명의의 경방응용

명의의 경방응용

청홍

원서명 『經方應用與硏究』 (中國中醫藥出版社, 1994)

저 자 姜春華·戴克敏

역 지 김영철

서 문

經方이라 함은 고대의 經驗方을 말한다. 인류는 單味藥을 이용한 치료로부터 시작하여 이후 여러 약물을 配合한 複合方을 만들었고, 오랜 기간에 걸쳐 많은 사람에게 반복적으로 사용되었다. 이들 중 유효한 것을 종합하여 책으로 만들고 이것을 經方이라고 높여서 불렀다. 『漢書·藝文志』(皇家圖書館目錄)는 劉歆 父子가 저술한 『七錄』을 增補한 것을 기초하여 만들어진 것으로 그 내용은 당시에 있었던 醫經 10家216卷, 經方 11家274卷(『湯液經法』 32卷을 포함), 그 외 房中, 神仙 몇 권 등이다.

世間에서 經方이라고 부르는 것은 대개 張仲景의 처방을 말하는데, 그 처방은 모두 『湯液經法』에서 전해진다. 『湯液』은 經方의 하나로 張仲景이 『湯液經』에서 발췌하였고, 세상 사람들이 이를 經方이라고 부르게 되었다.

晋나라의 皇甫士安은 『針灸甲乙經』의 序文에서 「(張仲景은) 『伊尹湯經』 수십 권을 폭넓게 논했다」고 서술하고 있다. 梁나라의 陶弘景은 『輔行訣』에서 「漢晋 이전에 張機·衛汎·華佗·吳晋·皇甫玄宴·支法存·葛稚川·范將軍 등 당대의 명의는 모두 『湯液經法』을 스승으로 삼고 있다」라고 진술하고 있다. 또 「外感天行病은 經方으로 치료하는데, 여기에는 二旦(陰旦과 陽旦, 즉 桂枝湯과 小柴胡湯), 六神 大小(즉 大小靑龍湯, 大小白虎湯 등)가 있다」고 하였다. 일찍이 南陽의 張機는 이러한 모든 처방을 기초로 하여 『傷寒論』의 일부를 만들었다. 따라서 후세 사람들이 仲景의 처방을 經方이라 하는 것은 믿을만하고 근거가 있다. 漢晋시대 이전의 여러 명의들이 채용한 經方이 記錄된 다수의 서적들이 분실되었고, 일부가 『千金方』 『外台秘要』에 수록되어 있다.

옛날 사람들은 張仲景의 처방을 效如桴鼓(효과가 북을 치는 것 같이 울린다)하다고 칭송했다. 또 처방과 병증이 맞으면 약을 복용하자마자 효과가 나타난다고 하였다. 더욱이 수천 년에 걸쳐서 수만 명에게 사용한 경험이 축적되어 있다. 후세에 張仲景의 처방을 임상응용에서부터 살펴보지 않고 문자적인 註釋에서 의미를 추구하고 원래의 뜻을 추론하는 사람들이 있다. 최근에는 經方이 아니라 고인의

註釋을 議論하고 相互非難하는 註釋家도 있다.

宋의 朱肱이 저술한『傷寒類證』과 淸의 徐靈胎가 저술한『傷寒類方』은 처방과 증상이 부합하고 치료효과의 선후가 記錄되어 있으며, 고전을 이용하여 고전의 내용을 증명하고 자의적으로 해석하지 않아서『傷寒論』을 이해하기 쉬운 책이라 할 수 있다. 그래서 나와 같은 공부를 하는 분들에게 이 두 책을 참고서로써 소개한다.

1970년에 戴克敏 군이 약학계로부터 中醫學敎室에 와서 나를 따라 中醫學을 공부했다. 나는 교실원들에게 經方의 用法을 강의하였는데, 한약과 양약의 藥理가 공통된 부분은 그대로 응용하고, 適應症을 현대적인 병명을 가진 환자에게 확대 적용시켰다.

내가 張仲景의 經方 강의를 1년여 동안 하였고, 그것을 戴克敏 군이 필기한 원고가 모여졌다. 또 各家의 註釋과 그 眞髓 그리고 현대과학의 연구 성과를 참고로 했다. 이것들을 보충하면 공부하는 분들에게 유용할 것이다.

수년에 걸쳐서 나는 임상의 方藥과 活用事例, 用藥의 경험을 정리하여 이 책을 만들었다. 나는 經方의 뜻을 추구하였으며, 그 처방을 그대로 사용하는 것이 아니라 병의 변화에 맞추어서 張仲景의 뜻에 따라 가감했다. 학습자도 張仲景의 뜻을 이해하고 현대의 인식을 따라 이것을 참고해야 할 것이며, 按圖索驥(그림만 보고 좋은 말을 구하는 것 같이 고지식하여 융통성이 없음)하는 것은 현실적이지 못하다. (이론과 실제의 차이점을 해결해야 한다.) 그리하면 하나의 처방만으로 질병의 다양한 변화에 일률적으로 대응하려는 잘못을 피할 수 있다. (병의 변화에 맞추어서 처방을 변경시킬 수 있다.)

姜 春 華

범 례

<원서 범례>

1. 본서에 수재된 방제는 張仲景의 상용처방 약 160방으로 처방 중에 사용된 약재는 약 120종이다.

2. 방제의 배열은 『王旭高醫書六種』 중의 類方의 형식에 의거하여 배열하였다. (桂枝湯類·麻黃湯類 등) 약물의 가감변화는 예를 들어 桂枝湯去桂加苓朮湯의 경우 이치대로라면 桂枝湯類에 포함되지 않지만 배열의 습관상 桂枝湯類에 포함하였다.

3. 본서의 方劑는 處方構成·單味藥의 藥理研究·適應症·處方解說·應用과 研究 등의 순서로 통일된 형식으로 記錄하였다.

4. 한 종류의 방제를 記錄하는 경우, 처음에는 하나의 표를 제시하였다. 桂枝湯을 예로 들면, 우선 桂枝湯의 處方構成 및 適應症을 記錄하였다. 그리고 이것을 기초로 한 가감처방 예를 들면 桂枝去芍湯·桂枝加芍藥湯·桂枝加大黃湯 등의 약물가감과 용량의 변화·適應症의 차이를 공부하는 분들이 스스로 비교해 보고 張仲景의 가감활용을 이해할 수 있도록 하였다. 編者는 공부하는 분들이 관점이나 사상을 고정시키지 않으면서, 하나를 들으면 열을 헤아릴 수 있도록 하였다. 한 종류에 하나의 처방만 있는 경우는 표를 생략하였다.

5. 單味藥의 약리연구에서는 우선 主藥을 記錄하였다. 예를 들어 桂枝湯에서는 桂枝·白芍, 白虎湯에서는 石膏·知母, 承氣湯에서는 大黃·芒硝 등이다.

6. 약물의 기원에 대하여서는 우선 약물이 속하는 科 및 學名과 藥用部分을 記錄하였다.

7. 약물의 주요 작용은 『神農本草經』의 記錄에 근거하였다. 또 中醫의 중요 처방에 대한 著作과 현대약리학적인 연구 성과에 관하여는 『神農本草經』의 記錄 뒤에 요점을 기술하였다.

8. '張仲景의 약물응용에 대한 고증'에서는 鄒潤安의 『本經疏證』을 주된 근거로 하고, 吉益東洞(요시마스 토도)의 『藥徵』을 적당하게 참고하였으며, 張仲景

의 약물응용에 대하여 상세하게 서술하였다. 어느 부분이 『神農本草經』의 기록과 같은지, 어느 부분이 그 후 발전된 것인지를 알기 쉽게 설명하였다.

9. '후세 명의의 응용'에서는 후세의 본초 응용을 포함하고, 『神農本草經』에서 부족한 부분을 보충하였으며, 필요한 경우에는 가벼운 결론을 적당하게 제시하였다. 마지막으로 가장 중요한 부분으로 編著者의 用藥의 임상경험을 서술하였다.

10. 처방내용 중의 약재의 용량은 g단위로 통일했다. 옛날과 지금의 도량형이 서로 다르고 고증도 제각각이며 용약의 습관도 지방에 따라 다르다. 따라서 본서에서는 약물의 용량을 張仲景의 原書에 따라 표기하였고 새롭게 용량을 바꾸지 않았다. 또 처방 중의 약재의 용량은 漢代의 1兩이 대략적으로 현대의 1錢에 상당하는데, 약 3g 정도이다.

11. 煎服法은 張仲景의 原著에는 각 탕제의 본래의 煎服法이 기술되어 있는데 본서에서는 생략했다.

12. 방제의 適應症은 주로 『傷寒論』『金匱要略』『王旭高醫書六種』의 記錄을 근거로 하였다.

13. 方解는 대부분을 『名醫方論』柯韻伯·尤在涇 등 諸家로부터 인용했다. 구체적인 이름이 없는 것은 編著者의 의견이다.

14. 응용은 주로 編著者의 임상경험 및 체험을 기록했다. 다만 여기에 얽매이지 말고 독자들께서는 미루어서 알아주시기 바란다.

15. 醫案은 그 처방의 적응례에 지나지 않으므로 독자의 辨證論治에 있어서 한 例일 뿐 적응함에는 제한이 없다.

16. 연구에서는 주요한 복합방의 약리작용을 상술하였고 출전을 명시하였다. 독자들께 참고가 되기를 바란다. 또 앞사람이 진술한 내용에 대한 저자의 개인적인 견해를 서술하였다. 百花齊放·百家爭鳴(여러 학파의 자유로운 논장을 촉진한다)의 정신에 근거하여 독자의 참고에 도움이 되게 하였다.

17. 본서 마지막에 본초 및 방제의 색인을 두어서 독자의 편의를 도모하였다.

<역자 범례>

1. 원문 중의 大棗의 용량은 매(개수)로 記錄되어 있지만, 독자의 편의를 도모하기 위하여 1개를 2g으로 환산하여 g수로 표기하였다.

2. 번역에 있어서는 국내외의 문헌과 사전류를 조사하거나 전문가의 의견을 묻거나 해서 정확한 번역이 되도록 노력했으나 세균이나 임상검사의 명칭 등에서는 현재 별로 사용되지 않고 있는 서양의학용어의 일부에 부적절한 것이 있을지도 모르겠다.

3. 본서에 있어서 「甘草」는 현재 중국에서 일반적으로 사용되고 있는 것과 같이 炙甘草를 모두 「甘草」라 기록하고 있고, 生甘草의 경우에만 「生甘草」라고 기록하였다.

4. 본문 중의 *표시를 한 다음에 나오는 설명문은 原注이다.

차 례

名醫의 經方應用

傷寒金匱方의 解說과 證例

1. 계지탕류(桂枝湯類)

方劑	藥物組成	加	減	適應症
桂枝湯	桂枝9g 芍藥9g 甘草6g 生薑3片 大棗8g			太陽病·頭痛·發熱·自汗·惡風寒·鼻鳴·乾嘔·脈浮.
芍藥甘草湯	本方	甘草3g	桂枝9g 生薑3片 大棗8g	下肢痙攣 또는 腹痛.
芍藥甘草附子湯	芍藥甘草湯	附子9g		下肢痙攣 또는 腹痛이 있으면서 惡寒이 나타나는 경우.
桂枝加桂湯	本方	桂枝6g		奔豚·氣가 少腹에서부터 胸部로 上衝한다.
桂枝加芍藥湯	本方	芍藥9g		太陰腹滿時痛, 혹 桂枝湯證에 腹痛·下痢가 겸한다.
桂枝加大黃湯	本方	大黃6g 芍藥9g		太陽病에 陽明腹中大實痛을 겸한다.
桂枝加附子湯	本方	附子9g		太陽病·發汗不止·惡風·小便困難·四肢微急하여 屈伸困難.
桂枝加黃耆湯	本方	黃耆6g		桂枝湯證에 黃汗·自汗 혹은 盜汗의 경우.
黃耆桂枝五物湯	本方	黃耆9g	甘草6g	血痺.
桂枝加黃芩湯	本方	黃芩6g		太陽病에 熱을 겸함, 水樣下痢의 초기.
栝樓桂枝湯	本方	栝樓根6g		太陽病에 項背强한데 脈은 반대로 沈한 경우, 口渴 또는 약간의 潮熱이 있는 경우.
桂枝加葛根湯	本方	葛根12g		項背强几几하면서 汗出惡風이 있는 경우.

桂枝去芍藥湯	本方		芍藥9g	太陽病을 瀉下시킨 후 脈促, 胸滿이 있는 경우.
桂枝去芍藥加附子湯	本方	附子9g	芍藥9g	桂枝去芍藥湯證에 惡寒이 있는 경우.
桂枝去芍藥加茯苓白朮湯	本方	茯苓6g 白朮6g	芍藥9g	太陽病未解, 心下滿微痛, 小便不利.
桂枝加芍藥生薑人蔘新加湯	本方	芍藥3g 生薑2片 人蔘9g		본래 氣虛自汗이 있거나 邪氣에 感觸되어 發汗하려고 하나 기운이 없는 경우.
桂枝加厚朴杏子湯	本方	厚朴6g 杏仁6g		桂枝湯證에 喘咳·胸悶·腹脹이 있는 경우.
小建中湯	本方	芍藥9g 飴糖30g		배가 갑자기 아프거나 心中 動悸와 煩燥가 있는 경우.
黃耆建中湯	小建中湯	黃耆4.5g		虛勞裏急·諸不足.
桂枝甘草湯	本方	桂枝3g	芍藥9g 生薑3片 大棗8g	心下에 動悸가 있어서 손으로 누르고 싶어함.
桂枝去芍藥加蜀漆龍骨牡蠣湯	本方	蜀漆9g 龍骨12g 牡蠣15g	芍藥9g	傷寒에 脈浮한데 실수로 火法을 써서 무리하게 發汗시켜 亡陽의 상태가 되어 驚狂하게 된 경우.
桂枝甘草龍骨牡蠣湯	本方	龍骨15g 牡蠣30g	桂枝6g 芍藥9g 生薑3片 大棗8g	衝逆, 動悸, 驚狂, 煩燥.
桂枝加龍骨牡蠣湯	本方	龍骨15g 牡蠣30g		遺精·體質虛寒하여 白帶下가 많음·혹은 慢性下痢.
桂枝芍藥知母湯	本方	桂枝3g 麻黃6g 知母12g 防風12g 附子15g 白朮15g	大棗8g	諸關節痛·身體瘦弱·脚腫如脫·眩暈·短氣·惡心.

계지탕(桂枝湯)『傷寒論』

方藥組成	桂枝9g, 芍藥9g, 炙甘草6g, 生薑3片, 大棗8g.

단미의 藥理연구

❖ 桂枝 ❖ ──────

본 품은 녹나무과의 식물인 肉桂 *Cinnamomum cassia* Blume의 어린 가지이다.

❖『神農本草經』의 記錄

「辛溫無毒, 主上氣咳逆, 結氣喉痺. 吐吸, 利關節, 補中益氣」

· 上氣咳逆: 실제로는 哮喘과 咳嗽를 말하는 것으로 어느 것이나 肺氣의 上逆에 속한다.

· 結氣喉痺: 結氣는 氣滯를 가리키고 喉痺는 咽喉의 閉塞感을 말한다.

· 利關節: 桂枝는 辛溫하여 溫經通脈하는 작용이 있어서 關節을 부드럽게 한다.

❖ 張仲景의 應用에 대한 고증

鄒潤安의 『本經疏證』에는 張仲景의 桂枝의 용법을 다음의 여섯 가지로 개괄하고 있다. 즉 和營, 通陽, 利水, 行瘀, 下氣, 補中이다.

① **和營作用:** * 桂枝湯의 主藥은 桂枝와 白芍藥이다. 桂枝는 陽藥으로 衛分에서 解肌發汗시킨다. 芍藥은 陰藥으로 營分을 순행하여 陰血을 滋養한다. 桂枝와 白芍을 配合하여 營衛를 조화시키고 表虛有汗의 風寒表證에 적용한다.

② **通陽作用:** 桂枝는 陽氣를 通하게 하고 解表하는 작용이 있다. 예를 들면 『金匱要略』의 枳實薤白桂枝湯 중 桂枝는 心陽不振에 의한 胸痺心

痛을 치료하기 위하여 쓰이고 있다.

③ **利水作用:** 水濕이 寒邪에 의해 凝結되어 있는 경우 桂枝를 써서 이것을 치료할 수 있다. 예를 들면『傷寒論』의 五苓散 중에 桂枝는 腎과 膀胱의 氣化를 촉진시키고, 茯苓·猪苓·澤瀉 등 利水하는 약물을 配合하여 충분한 利水作用을 발휘한다.

④ **行瘀作用:** 무릇 血結이 있으면 寒熱에 관계없이 桂枝를 쓸 수 있다. 예를 들면『金匱要略』의 桂枝茯苓丸 중에 活血化瘀하고 복부의 癥結을 부드럽게 풀어주는 작용이 있다.

⑤ **下氣作用:** 예를 들면『傷寒論』의 桂枝加桂湯은 氣上衝心하고 奔豚하는 증상을 치료하는데, 이것은 桂枝가 下氣시키는 작용이 있어서 上氣咳逆을 치료하는 것이다.

⑥ **補中作用:**『傷寒論』의 小建中湯에서 桂枝는 中陽을 溫補하고 裏虛를 補益하는 작용을 가지고 있다.

* 調和營衛는 古代 醫家의 桂枝湯에 대한 해석이다. 우리들은 桂枝와 白芍의 配合에 의해 자율신경기능의 조절이 가능하기 때문에 無汗한 경우에는 發汗시키고 自汗은 그치게 할 수 있다고 인식하고 있다.

❖ **後世 醫家의 應用**

『**名醫別錄**』:「心痛·脇痛·脇部의 風邪를 치료하고, 溫經通脈, 煩燥와 自汗을 그치게 하는 작용이 있다.」

甄權說:「冷風에 의한 頭痛을 없앰」

張元素說:「傷風에 의한 頭痛을 없애고, 腠理를 열어 解表發汗하며, 피부의 風濕을 제거한다.」

成無己說:「奔豚을 降下시키고 肌表를 和하고, 下焦蓄血을 치료한다.」
후세의 醫家는 모두 桂枝의 鎭痛作用을 말하지만 현대 약리에서도 桂枝의 鎭痛作用은 실증되고 있다.

張元素說:「桂枝는 腠理를 열어주고 解表發汗한다」는 기록은 桂枝의 抗

菌 및 解熱作用과 부합한다.

桂枝의 효용은 溫通이라는 두 글자로 개괄할 수 있다. 그 味는 辛하고, 氣는 溫한데, 通陽·利水·下氣·行瘀하는 작용은 桂枝의 溫通作用과 관계가 있다. 溫通은 溫寒通陽으로 해석할 수 있고, 溫經通脈으로 이해하는 것도 가능하다. 張元素說의 「皮膚의 風濕을 제거한다」는 것은 桂枝의 溫通血脈하는 작용을 근거로 하여, 「風을 치료할 때 먼저 血을 치료한다. 血이 循環하면 風은 자연히 없어진다」라는 의미이다.

❖ 桂枝의 藥理作用

① **解熱作用:** 桂枝의 휘발유 중에는 주로 Cinnamic aldehyde가 함유되어 있어서 溫熱刺戟으로 발열시킨 토끼에 대하여 解熱作用이 있다.

② **抗菌作用:** 桂枝의 알코올추출물은 시험관 내에서 대장균·황색포도상구균·티푸스균·파라티푸스균·적리균·프로테우스균·폐렴구균·살모넬라균·콜레라균에 대하여 抑制作用이 있다.

③ **항바이러스作用:** 人胚腎原代單層上皮組織으로 배양하면 桂枝의 煎劑(1:20)는 A형 인플루엔자바이러스 (京科68~1株)와 ECHO$_{11}$바이러스에 대하여 억제작용이 있다. 鷄胚에서 인플루엔자바이러스의 抑制作用이 있는데, 70% 알코올추출물에서 효과가 비교적 양호하다.

④ **消化促進作用:** 桂枝의 휘발유는 胃·腸에 대하여 자극완화·소화촉진·소화관 내 가스배출·위장의 痙攣性疼痛을 완화하는 등의 여러 효과가 있다. 桂枝加桂湯의 衝逆을 내려줄 수 있는데, 桂枝의 下氣作用은 이러한 효과에 의하는 것으로 여겨진다.

⑤ **利尿作用:** 마취된 개에게 체중 1kg당 0.25g의 五苓散을 정맥주사하면 소변량이 확연히 증가된다. 桂枝 單味를 체중 1kg당 0.029g 사용하면 다른 4종의 단미 약재를 쓴 경우보다 利尿作用이 강하므로, 桂枝가 五苓散의 구성약재 중 주된 이뇨약물 중 하나임을 알 수 있다.

⑥ **鎭痛作用:** 마우스의 꼬리압박법이나 복강 내 酢酸주사법에 의한 실험에서 桂枝에 포함되어 있는 Cinnamic aldehyde가 鎭痛作用을 가지는 것으로 밝혀졌다.

⑦ **活血通經作用:** 桂枝油는 子宮에 대하여 특이한 充血作用이 있어서 옛날부터 桂枝를 과량으로 사용하면 임부에서 流産을 일으킨다고 알려져 왔다. 본 품은 각종 특이한 充血作用과 모세혈관 확장작용 등의 특징이 있어서 桂枝茯苓丸과 같은 다른 活血化瘀藥의 효과를 증강시킬 수 있다.

⑧ **면역기능에 대한 작용:** 桂枝를 포함한 연구를 사용한 腎炎의 연구에서 Forssman 항체반응은 보체의 활성을 억제하는 작용을 보이고 있다. 비교적 강한 항알러지반응이 인정되고 있는 것을 볼 때, 五苓散은 알러지성신염에 대하여 비교적 좋은 치료효과를 가지고 있다고 보여진다. 柴胡桂枝湯은 알러지성피부염과 담마진에 대하여 치료효과를 가지고 있다. 이러한 것으로부터 桂枝가 몇몇 방제에서 항알러지작용을 가지는 중요한 약재라고 미루어 짐작할 수 있다.

❖ 芍藥 ❖ ───

본 품은 牧丹科 식물인 芍藥 *Paeonia lactiflora* Pall.의 뿌리이다. 芍藥에는 白芍藥과 赤芍藥의 구별이 있다. 赤芍藥의 기원은 상기약물 외에 山芍藥 *Paeonia obovata* Maxim. 및 川赤芍 *Paeonia veitchii* Lynch도 있다.

✤『神農本草經』의 記載

「味苦平, 主邪氣腹痛, 除血痺, 破堅積寒熱, 疝瘕, 止痛, 利小便, 益氣」

· 止痛: 芍藥에 함유된 paeoniflorin은 평활근의 痙攣을 완화시키고 輕度의 鎭痛作用을 가진다.

· 主邪氣腹痛: 임상상 芍藥甘草湯은 腹痛의 치료효과가 확실한데, 芍藥의

용량을 증가시키면 鎭痛效果는 더욱 강해진다.

· 除血痹: 芍藥은 혈관벽의 확장작용을 가지고 있어서,「血滯를 巡行시키고」血脈을 通하게 해 준다. 이것을 除血痹라고 부른다.

· 破堅積寒熱: 堅積이라고 하면 복강 내의 딱딱한 덩어리를 말하는데, 破堅積한다는 것은 赤芍藥이 散瘀·消積하는 작용이 있음을 설명한다. 연구에 의하면 赤芍藥에는 혈소판응집을 억제하는 작용이 있어서, 中醫學에서의 散瘀·消積의 효능에 대한 과학적인 근거를 부여하고 있다. 寒熱은 發熱을 말한다.

· 疝瘕: 疝瘕는 大腸에 痙攣性의 球狀의 塊가 있는 것을 말하는 것으로, 만져지기도 하고 없어지기도 하는 것이다. 이는 腹腔 內의 急性炎症으로 熱感이 있다. 赤芍에는 抗菌消炎·凉血活血의 작용이 있고 평활근의 痙攣을 완화시키는 작용이 있어서, 發熱·疝瘕를 치료할 수 있다.

❖ **張仲景의 應用에 대한 考證**

『藥徵』에 의하면「芍藥은 結實에 의한 拘攣을 치료하고 또 腹痛·頭痛·身體麻痹·疼痛腹滿·咳逆·下痢·膿瘍 등을 치료한다.」

① **桂枝加芍藥湯證:** 腹滿이 있고 때때로 통증이 있을 경우.

② **小建中湯證:** 배가 갑자기 아픈 경우.

③ **桂枝加芍藥大黃湯證:** 大實痛.

이상의 세 처방은 어느 것이나 芍藥의 분량을 18g까지 사용하고, 甘草를 병용하고 있는데, 芍藥은 解痙·鎭痛作用, 甘草는 解痙作用을 한다고 설명하고 있다. 甘草의 解痙作用은 中醫學에서「緩急止痛」이라고 했다. 古代의 임상에서는 일찍이 이 두 약물의 配合에 의해 확실한 鎭痛作用이 나타나고 있음을 실증하고 있다. 현대의 약리연구에서도 甘草와 芍藥의 협동작용은 실증되고 있다.

④ **枳實芍藥散證:** 腹痛·煩燥·腹滿

⑤ **芍藥甘草湯證:** 다리의 痙攣

⑥ 桂枝加芍藥生薑人蔘新加湯證: 전신의 疼痛

⑦ 穹歸膠艾湯證: 腹中痛

⑧ 芍藥甘草附子湯證: 급격한 痙攣·惡寒

이상의 5방제는 어느 것이나 芍藥을 12g까지 사용한다.

⑨ 小靑龍湯證: 咳逆

⑩ 大柴胡湯證: 心下滿痛·嘔吐하면서 下痢

⑪ 附子湯證: 신체의 疼痛

⑫ 眞武湯證: 腹痛·沈重疼痛·下痢·咳

⑬ 桂枝湯證: 頭痛·身體疼痛

⑭ 烏頭湯證*: 關節의 屈伸이 되지 않으면서 痛症·痙攣

⑮ 黃耆桂枝五物湯證: 신체의 저림·疼痛

이상 일곱 처방은 어느 것이나 芍藥을 9g까지 쓴다.

⑯ 黃芩湯證: 下痢

⑰ 柴胡桂枝湯證: 四肢關節의 煩疼

이상의 여러 처방에 대하여 吉益東洞(요시마스 토도)은 結實에 의한 것으로 인식하고 있다. 『藥徵』에 의하면 芍藥의 사용목표는 結實拘攣이다. 結實拘攣은 신경조직의 긴장수축으로 芍藥은 신경계통의 어떤 부위에 대하여 抑制作用을 가지고 평활근의 痙攣을 완화한다. 中醫의 說에 「芍藥은 平肝作用을 가진다」라고 하였는데, 平肝이라 함은 鎭靜·解痙의 의미를 포함하는 것으로 언어는 다르지만 뜻은 같다.

*附子湯證·眞武湯證·烏頭湯證에서의 鎭痛作用은 附子와 烏頭의 鎭痛作用 이외에 芍藥의 補助作用도 있을 가능성을 배제할 수 없다. 吉益東洞은 附子·烏頭 등의 주요 작용이 芍藥에 포함되어 있다(芍藥의 작용이 주체)라고 말하고 있다. 桂枝湯의 주약은 桂枝와 芍藥인데, 芍藥은 桂枝와 配合될 때 비로소 解表作用이 일어나며, 表證이 해소된 후에는 頭痛·身體疼痛이 자연히 없어진다. 芍藥의 鎭痛作用에만 의한 것이 아니다.

❖ 後世 醫家의 應用

『名醫別錄』:「酸微寒하고 有小毒한데, 血脈을 通하게 하고, 腹痛을 완화

시키며, 瘀血을 제거하고, 水氣를 없애며, 膀胱과 大小腸을 通하게 하고, 癰腫을 없애며, 流行性感冒·食中毒·腰痛에 쓴다.」

甄權說:「臟腑의 氣滯를 치료하고 계절성질환과 骨蒸勞熱을 치료하며 여성의 生理不順에 쓴다.」

張元素說:「瀉肝하고, 脾胃를 편안하게 하며, 胃氣를 받아들이고, 下痢를 그치게 한다.」

王好古說:「肝血不足에 쓴다.」

繆希雍說:「『圖經』에 두 가지 기록이 있다. 金芍藥의 색은 白色이고, 木芍藥의 색은 赤色인데, 赤芍은 利小便·散結하고, 白芍은 止痛·下氣하며, 赤芍은 行血하고 白芍은 補血한다.」

『**本草崇原**』:「芍藥의 氣味는 苦平한데, 후세의 사람이 神農本草經의 記錄을 제멋대로 수정해서 微酸이라 했고, 元明의 諸家가 酸寒收斂의 약물로 인식했기 때문에 裏虛에 의한 下痢의 收斂藥으로 주로 사용되었다. 그 성질·효능에는 통하는 부분이 있지만 氣味는 잘못 전해져 왔다. 시험 삼아 芍藥을 깨물어보면, 酸味가 느껴지는가? 또 産母는 酸味로 收斂하는 것이 좋지 않으므로 芍藥을 피하는 것이 좋다고 하였다. 『神農本草經』에서는 '주로 邪氣로 인한 腹痛을 치료하고 동시에 血痺寒熱을 제거하여 堅結疝瘕를 없앤다'라고 하였는데, 따라서 産後에 惡露가 완전히 제거되지 않은 경우 이것을 사용하면 좋다. 만약 裏虛하여 下痢하는 때에는 도리어 쓰지 말아야 한다」라고 하였는데, 이렇듯이 芍藥의 性味에 대하여는 옛날부터 異見이 있어 왔다.

芍藥의 性味에 대하여,『神農本草經』에서는 苦平, 張志聰 등도 苦平으로 인식했다.『名醫別錄』에서는 酸, 繆希雍 등도 酸이라고 하였는데, 그러면 芍藥의 性味는 苦平과 酸寒 중 어느 쪽일까? 張潞는 직접 맛을 보아 味苦하며 酸이 아니라고 하고 있다. 鄒潤安은『本草疏證』에서 桂枝湯의 止汗作用에 대한 해설에서「芍藥과 桂枝 중 하나는 破陰하고 하나는 通陽하는데, 生薑

을 써서 이러한 효과를 돕고, 甘草·大棗는 서로 가지고 있는 기세를 누그러뜨려 땀이 조금 나게 해서 제 증상을 해소시키는데, 이것은 실제로 和營布陽하는 작용이라 할 수 있고 절대로 酸收止汗의 효과가 아니다」라고 했다.

또 어떤 사람은 張仲景의 『傷寒論』에서 「太陽病인데 瀉下시킨 후에 脈促胸滿한 것은 桂枝去芍藥湯으로 치료한다」라는 구절을 인용하여, 胸滿不利한 것이 芍藥의 酸寒收斂에 의한 것으로 인식해서 이것이 芍藥이 酸收한다는 유력한 증거라고 설명하고 있다. 그러나 중요한 것은 芍藥은 胸滿이 아니라 痛症을 주로 치료하는 것이고, 脈促胸滿은 芍藥의 주된 치료 목표가 아니므로 뺀 것이다.

『本經疏證』에서 「太陽病을 瀉下한 후 脈促胸滿한 경우 桂枝去芍藥湯으로 주치한다. 원래 太陽病인데 의사가 잘못하여 瀉下시켜서 腹滿하고 때때로 통증이 있는 경우에는 桂枝加芍藥湯으로 주치한다. 같은 滿症인데 芍藥이 있는 것과 없는 것의 차이는 무엇 때문인가? 芍藥은 통증에 사용하는 것으로, 주된 목적은 滿한 것이 아니라 腹中滿痛인 경우에 芍藥을 많이 쓴다」라고 하고 있다.

또 芍藥은 酸收하지 않기 때문에 芍藥이 「斂肝」「柔肝」한다는 것은 전혀 근거가 없다.

그러면 여성의 肝病에 왜 효과가 좋은 것일까? 肝은 血을 저장하는 것 외에도 疏泄을 담당하고, 情志를 조절하는 작용이 있다. 우리는 芍藥의 平肝하는 작용은 타당하다고 생각하고 있다. 여성의 肝病은 神經性疼痛이 항상 많고, 芍藥에는 解鬱하는 작용이 있기 때문에 여성의 肝病 치료에 쓰여서 효과를 발휘한다. 「斂肝」「柔肝」이라는 말은 肝이 剛臟으로 怒하기 쉽고 燥하기 쉬워서 芍藥을 쓰면 柔和하게 되기 때문으로 芍藥이 酸斂하는 작용을 가진 것이 아니다.

芍藥을 配合하는 데에는 다음과 같은 종류들이 있다.

① **芍藥과 桂枝**의 配合은 營衛를 조화하는 작용이 이고, 發汗을 그치며, 無汗한 경우에는 發汗시킨다. 桂枝湯에서 주약의 配合이다.

② 芍藥과 甘草를 配合한 것이 芍藥甘草湯이다. 芍藥에는 鎭痙鎭痛作用이 있고, 桂枝에도 같은 작용이 있다고 생각되는데, 두 藥의 협동작용으로 急性 痙攣 등의 제반 증상이 치료될 수 있다

③ 芍藥과 香附子(理氣藥)의 配合은 生理痛에 효과가 있다.

④ 芍藥과 當歸의 配合은 肝血을 滋養한다. 王好古는「芍藥은 肝血不足을 치료한다」라고 하였다. 當歸에는 養血作用이 있어서 芍藥을 配合하면 그 효과가 증강된다.

⑤ 芍藥과 地黃의 配合은 肝腎을 滋養하는 작용이 있다. 地黃은 腎陰을 滋補하고, 芍藥은 肝陰을 養하는데, 두 약물을 配合하면 肝腎陰虛를 滋養할 수 있다.

⑥ 芍藥과 柴胡의 配合은 平肝解鬱하고 겸하여 脇痛을 치료한다.

⑦ 芍藥과 枳實의 配合은 枳實은 내장평활근을 수축시키고, 芍藥은 내장평활근을 이완시킨다. 하나는 수축시키고, 하나는 이완시켜서 균형을 잡아주는 작용이 있다.

⑧ 芍藥과 附子의 配合은 風濕에 의한 骨痛을 치료한다.

⑨ 芍藥과 白朮의 配合은 平肝健脾作用이 있어서, 痛瀉要方과 같이 脾虛肝旺으로 인한 下痢를 치료할 수 있다.

⑩ 芍藥과 牧丹皮·山梔子의 配合은 丹梔逍遙散(加味逍遙散)과 같이 凉肝瀉火해서 陽을 制한다.

❖ 芍藥의 藥理作用

芍藥根은 paeoniflorin을 3.3~5.7% 함유하고 있고, 芍藥의 藥理作用은 paeoniflorin을 대표로 하여 설명한다.

① **解痙作用**: Paeoniflorin은 기니피그와 랫드에서 적출한 腸管의 운동, 체내에서 胃의 운동 및 랫드의 子宮平滑筋의 운동을 억제하고, 하수체 후엽 hormone에 의한 자궁수축반응에 拮抗作用을 가진다.

② **血管擴張作用**: Paeoniflorin은 말초혈관과 관상동맥을 확장하는 작용

이 있고, 일시적인 血壓降下作用을 가진다.

③ 중추신경에 대한 작용: Paeoniflorin은 중추신경계의 억제작용을 가지므로, 마우스의 복강 내에 1g/kg의 용량으로 주사하면 자발운동이 감소하고, barbital에 의한 수면시간 연장과 酢酸의 복강 내 주사에 의한 몸을 뒤트는 동작을 억제한다. 랫드의 腦室에 1mg 주사하면 輕度의 鎭靜作用이 있고, 5~10mg으로는 수면상태가 되고 起立反射가 소실된다.

④ 위산분비 억제작용: Paeoniflorin은 랫드의 위액분비를 억제하고 스트레스성궤양의 발생을 예방한다.

⑤ 항균·해열·소염작용: 白芍의 煎劑는 시험관 내에서 적리균에 대한 항균작용을 가지는 것 외에, 포도상구균에 대해서도 억제하는 작용이 있고, 알코올 추출물은 녹농균에 대한 억제작용을 가진다. 白芍藥의 물추출물은 진균에 대한 억제작용이 있다. Paeoniflorin은 마우스의 정상체온을 내리는 작용이 있고, 인공적으로 발열을 유도한 마우스에서 체온을 떨어뜨리는 작용이 있다. 랫드의 뒷다리에 실험적으로 일으킨 浮腫에 대하여 항염증작용이 있다.

❖ 甘草 ❖ ──

본 품은 콩과 식물인 만주감초 *Glycyrrhiza uralensis* Fisch. 또는 유럽감초 *Glycyrrhiza glabra* Linn의 뿌리이다.

♣ 『神農本草經』의 記錄

「味甘平, 主五臟六腑寒熱邪氣, 堅筋骨, 長肌肉, 倍力, 金瘡腫, 解毒」

· 五臟六腑寒熱邪氣: 즉 臟腑의 內熱을 말한다.

· 堅筋骨, 長肌肉, 倍力: 체질을 강하게 하는 작용이다.

· 金瘡腫: 외상에 의해 일어나는 염증을 말한다.

· 解毒: 최근의 실험연구에서 甘草는 약물중독·식물중독·체내 대사산물에

의한 중독 및 세균독소 등 여러 종류의 독물에 대하여 확실한 해독작용을
가지고 있음이 증명되었다. (상세한 것은 약리작용을 참조)

❖ 張仲景의 應用의 考證

『**本經疏證**』:「『傷寒論』『金匱要略』의 두 책에 있는 250개의 처방 중, 甘
草는 120개의 처방에서 사용되고 있다. 그 중에서도 甘草에 의한 치료
가 주가 되는 처방은 많지 않고, 대부분의 처방에 甘草를 넣어서 병의
상태에 유연하게 적응할 수 있도록 하는 것이다. 대개 發散하는 藥은 病
이 외부에 있을 때에 쓰고 내부에 있을 때에는 쓰지 않는다. (麻黃湯·桂
枝湯·大靑龍湯·小柴胡湯·葛根湯 등) 攻下하는 처방은 瀉下시키되 上
昇시키지 않는다. (調胃承氣湯·桃仁承氣湯·大黃甘草湯 등) 溫하게 하
는 처방은 燥하게 하되 濡하게 하지 못한다. (四逆湯·吳茱萸湯 등) 淸하
는 처방은 차게 (격렬하다) 하되 溫和하게 하지 못한다. (白虎湯·竹葉石
膏湯 등) 복잡한 처방은 약재가 많지만 집중되지 못한다. (瀉心湯類·烏
梅丸 등) 有毒한 처방은 急迫하여 조절되지 않는다. (烏梅丸·大黃蟅蟲
丸 등) 만약 이러한 처방에 甘草를 넣지 않고 조제하면 한 쪽 방향으로
만 지나치게 작용하게 되어 돌이키기 어렵고 요행을 기대하는 것과 같
아서 임상에서 정확한 효과를 기대하기가 어렵다.」

『**藥徵**』:「急迫한 것을 主治하므로 裏急, 急痛, 攣急을 치료한다. 또 兼하
여 厥冷, 煩燥, 衝逆 등의 제반 急迫한 것을 치료한다.」

張仲景의 芍藥甘草湯은 脚攣急을 치료하고, 甘草乾薑湯은 厥·煩燥를 치
료하며 甘草瀉心湯은 煩燥不安을 치료하고, 甘麥大棗湯은 臟躁를 치료하
며, 甘桔湯(桔梗湯)은 咽痛을 치료하고, 桂枝甘草湯·炙甘草湯은 動悸를 치
료하며, 桂枝甘草龍骨牡蠣湯은 煩燥를 치료하고, 四逆湯은 四肢拘急·厥逆
을 치료하며, 苓桂甘棗湯은 心下悸를 치료하고, 苓桂五味甘草湯은 氣가 少
腹에서부터 胸部와 咽喉部로 上衝하는 것을 치료하며, 小靑龍湯은 咳逆依

息을 치료하고, 小建中湯·黃連湯은 裏急腹痛을 치료하며, 桂枝去芍藥加蜀
漆龍骨牡蠣湯은 驚狂하면서 안정되지 못한 것을 치료하고, 調胃承氣湯은
嘔吐가 없는 便秘·心煩을 치료하며, 桃核承氣湯은 사람이 미친것 같은 것과
少腹急結을 치료하는 등이다. 이러한 처방들이 치료하는 痛, 厥, 悸, 煩, 咳
逆, 上衝, 驚狂, 急結 등은 모두 急迫한 증이다. 甘草의 性味는 甘平하여 急
迫한 것을 부드럽게 하는 효과가 탁월하다. 甘草가 急迫을 부드럽게 한다는
說은 張仲景이 처음으로 言及한 것으로 역대 本草諸家가 모두 이에 대하여
詳述하고 있는데 그 시작은 張仲景의 경험에서부터이다.

　鄒潤安에 따르면 甘草의 용법은「대체로 邪氣를 제거하고 金瘡을 치료하
는데, 解毒에는 生用하고, 緩中·補虛·止渴에는 炙用한다」라고 하였다.

❖ 後世 醫家의 應用

　　『名醫別錄』:「溫中下氣하고, 心煩·胸滿·短氣·內傷性咳嗽·口渴에 쓰고,
　　　　通經脈, 利血氣, 解百藥毒한다」

　　王好古說:「肺膿瘍으로 膿血을 吐하는 경우에 쓰고, 五臟의 化膿性病巢
　　　　를 없앤다.」

　　李東垣說:「脾胃를 補하고 潤肺한다.」

　　『本草綱目』:「小兒胎毒을 없애고, 癲癇에 쓰이며, 降火止痛한다.」

　甘草는 상용되는 약물로 味甘性平하며, 補中健脾·潤肺·解毒·緩急·和藥의
효과가 있다. 아래에 각각 나누어서 기술한다.

　① 補中健脾: 桂枝·白芍·生薑·大棗를 配合하면 小建中湯이 되고, 脾胃虛
　　　寒·中氣不足의 증에 쓰인다. 党參·白朮·茯苓을 配合하면 四君子湯이
　　　되고, 脾胃虛弱·中氣不足·食欲不振·下痢의 증에 쓰인다.

　② 潤肺:『千金方』의 甘草湯은 1가지 약재로 구성되어 있으며 潤肺하고
　　　咽喉를 치료한다. 甘草에 貝母·杏仁을 配合하면 貝母丸이 되고, 肺熱
　　　燥咳를 치료할 수 있다. 麻黃·杏仁을 配合하면 三拗湯이 되고, 風寒犯

肺에 의한 喘咳를 치료할 수 있다. 만약 石膏를 加하면 麻杏甘石湯이 되고, 肺의 鬱熱에 의한 喘咳에 쓰인다. 이상의 肺熱 또는 外感에 의한 喘咳의 치료에는 주로 甘草의 潤肺作用을 이용하고 있다.

③ **解毒:**『名醫別錄』의 기록에서 甘草는「온갖 藥의 毒」을 解毒하는 작용이 있다. 四逆湯에서 甘草는 附子와 함께 달이는 것으로 되어 있는데, 약리시험에서 甘草와 附子를 같이 달이면 附子의 독성을 감소시키고, 强心作用은 그대로 유지되는 것이 증명되고 있다. (四逆湯의 複方藥理 研究를 참조) 生遠志를 직접 달여서 약에 혼합하면 咽喉에 자극이 있지만 甘草水에 담그면 그 독성이 저하된다. 또 甘草는 馬錢子·升汞(鹽化 第二水銀) 등의 독성을 없애는 외에도 복어독과 뱀독의 독성을 제거한다. 본 품 하나만 달여도 좋지만 녹두와 함께 달이면 효과가 증강된다. 甘草의 解毒作用의 다른 의미로는 外科의 瘡毒癰疽(화농성질환)에도 사용할 수 있다는 것이다.

④ **緩急:**「急」은 근육의 강직이나 痙攣을 가리킨다. 藥理研究에 의하면 甘草는 平滑筋의 痙攣을 누그러뜨리는 작용이 있고, 芍藥을 더한 芍藥甘草湯은 근육의 痙攣을 완화시켜 疼痛을 치료한다.

⑤ **和藥:** 甘草는 여러 약들을 조화시키는 작용이 있는데 이것은 다른 약재의 작용을 완화시켜서 치료 효과를 좀더 나은 쪽으로 가져가는 효과가 있다. 예를 들면, 白虎湯에서 甘草는 石膏·知母와 함께 사용해서 약성을 완화시키고 위장장애를 예방한다. 調胃承氣湯에서 甘草는 大黃·芒硝의 攻下作用을 緩和시키고, 瀉下시키되 너무 과도하지 않게 한다. 桔梗 單味만으로는 점막을 자극하는 작용이 있는데, 甘草를 配合하면 자극성이 완화되기 때문에 甘桔湯(桔梗湯)을 咽喉疼痛에 사용할 수 있게 된다. 麻黃湯에서 甘草는 麻黃·桂枝의 약성을 완화하고 지나치게 辛燥하지 않도록 한다. 四逆湯에서 甘草는 乾薑·附子의 辛熱한 속성을 완화하는 것 외에도 附子의 작용시간을 늘려준다. (四逆湯의 藥理研究 참조)

✤ 甘草의 藥理作用

① 消化器系統에 대한 작용

- 실험적 궤양에 대한 치료효과: 랫드의 幽門을 結紮하거나, histamine을 주사해서 만든 실험적 궤양에 대하여 甘草엑기스는 확실한 억제작용을 가진다. 임상적으로도 甘草는 消化性潰瘍의 치료에 효과가 있다.

- 胃酸分泌에 대한 영향: 甘草의 어떤 성분은 위산분비를 억제하는 작용이 있는데, 예를 들면, 유럽甘草 Glycyrrhiza glabra Linn.를 메탄올로 추출한 성분인 FM_{100}은 위액분비량과 胃의 단백분해효소의 활성을 억제하는 작용이 있다.

- 解痙作用: 甘草의 煎劑와 엑기스는 摘出腸管에 대하여 처음에는 흥분시키고, 나중에는 억제시키며, 체내에서 胃에 대하여는 확실한 억제작용을 가진다. 만약 腸管이 痙攣狀態에 있으면 解痙作用은 더욱 명료해진다. 甘草의 煎劑는 아세틸알코올·염화바륨·히스타민으로 유발된 腸管의 痙攣에 대하여 확실한 解痙作用을 가진다. 甘草의 解痙作用을 가지는 유효성분은 liquiritigenin으로, 甘草配糖體와 메탄올 추출물인 FM_{100}과는 달라서 그 작용기전은 소화관의 평활근에 대하여 직접 억제하는 것이다.

  韓醫學에서는 甘草의 효능을 「緩急止痛」이라고 인식하고 있는데, 이것은 甘草의 胃酸·胃의 단백분해효소의 분비를 억제하는 작용과 평활근의 解痙作用에 관계가 있어서, 芍藥을 配合(芍藥甘草湯)하면 협동작용이 있다. 동시에 甘草의 이러한 작용은 「무릇 中焦에서 濕이 阻塞되고 脘腹에 脹滿이 있는 경우에 이것을 쓰면 氣滯에 의한 滿悶을 증강시킨다」라고 하는 금기증을 설명하는 것이기도 하다.

② 鎭痛作用: 醋酸을 腹腔注射하여 유발한 마우스가 몸을 트는 반응을 보는 실험에서 FM_{100}의 확실한 진통작용이 증명되고 또 paeoniflorin과의 협동작용이 보이는데, 이것은 甘草의 「緩急止痛」에 대한 하나의 중

요한 요소라고 할 수 있다.

③ **鎭咳作用:** 일반적으로 甘草를 내복하면 염증을 일으킨 咽頭粘膜을 회복시키고 자극을 감소시켜 鎭咳作用을 발휘한다. 18-β 글리치리진산 유사물질은 기니픽에 대하여 확실한 鎭咳作用을 가지고 있고, 그 강도는 코데인에 필적할 만하다. 이러한 제제는 고양이에서 상후두신경을 화학성 및 전기로 자극하여 유발한 咳嗽에 대하여 모두 현저한 효과가 나타나는 것으로 보아 甘草의 鎭咳作用이 중추성임을 알 수 있다.

④ **解毒作用:** 甘草엑기스와 글리치리진산은 초산스트리크닌·붕수클로랄·살바르산·히스타민·복어독·뱀독·파상풍독소·디프테리아독소 등 모두에 대하여 解毒作用이 있다. 甘草는 테트라클로로메탄·테트라클로로에틸렌 및 알코올을 이용하여 실험적으로 유발된 간장해에 대하여 보호작용을 가진다. 甘草와 附子를 함께 달이면 附子의 독성이 크게 減弱된다. 해독작용의 원리는 완전히 밝혀지지는 않았지만, 어떤 사람은 글리치리진의 가수분해 후에 생성된 글루쿠론산이 유해물이 체내에서 대사되는 때에 생성되는 수산기와 카르복실기를 가진 물질과 반응을 일으켜서 해독작용을 발휘하는 것으로 여기고 있다.

⑤ **항균작용:** 甘草의 알코올 추출물과 글리시레틴산나트륨은 시험관내에서 황색포도상구균·결핵균·대장균·아메바원충 및 트리코모나스원충 등 모두에 대하여 억제작용을 가지고 있다. 다만 혈장의 존재 하에서는 항균과 아메바원충을 죽이는 작용은 감약된다. 어느 보고에서는 글리치리진산은 시험관 내에서 berberin에 의한 포도상구균의 억제작용을 두 배로 증강시킨다고 하였다. 리퀴리틴은 글리치리진산에 비하여 이러한 작용이 더욱 강하다. 이러한 내용을 볼 때, 甘草의 항균작용은 비교적 약하지만 다른 淸熱解毒藥의 細菌抑制作用을 증강시키는 작용이 있다. 임상에서 甘草는 瘡癤腫毒의 치료에 상용되고 金銀花·玄蔘·板藍根·蒲公英 등과 합하여 사용하면 抗菌消炎作用이 증강된다.

⑥ **부신피질호르몬양작용:** 甘草는 미네랄코티코이드양 작용을 가진다. 甘

草엑기스와 글리치리진의 칼륨염 또는 암모늄염·글리시레틴산은 어느 것이나 디옥시코티코스테론양 작용을 가져서 여러 종류의 실험동물에 水나트륨의 저류를 일으켜서 칼륨배출량을 증강시키지만 건강인에 대하여서도 유사한 상황을 일으킨다. 보고에 의하면, 25mg의 글리시레틴산은 1mg의 디옥시코티코스테론과 비슷한 정도의 水나트륨 貯留作用을 가지고 있다. 甘草는 확실한 글루코코티코이드양 작용을 가져서 코티손의 효과를 현저하게 연장시킨다. 甘草의 부신피질호르몬양작용은 임상상 만성부신피질기능저하증(Addison 병)의 환자에 대하여 확실한 치료효과가 있다.

⑦ **抗炎症作用:** 甘草는 페닐부타존과 하이드로코티손양의 抗炎症作用을 가지는데, 그 抗炎症성분은 글리치리진과 글리시레틴산이다. 글리시레틴산은 Rat에서 綿球法에 의한 肉芽腫, 포르마린에 의한 다리의 浮腫, 皮下의 肉芽腫性炎症에 대한 抑制作用이 있고, 효과는 페닐부타존과 하이드록시코티손의 약 1/10 정도이다.

⑧ **免疫機能에 대한 작용:** 어떤 보고에 의하면 甘草의 粗抽出物-Lx(글리치리진 이외에 열에 안정성을 가진 성분)은 면역작용을 가지고 있어서, 랫드에 2mg을 정맥주사하면 마크로파지에 의한 면역반응을 억제한다. 최근의 보고에서는 Lx는 글리시레틴산 이외의 일종의 아글리콘당단백으로 그 작용기전은 마크로파지의 탐식에 관계하는 효소에 작용하여 면역억제작용을 나타내고 있다.

⑨ **귀의 前庭機能에 대한 보호작용:** 甘草酸은 스트렙토마이신의 水酸基와 결합해서 그 抗菌活性에는 영향을 주지 않으면서 스트렙토마이신에 의한 前庭神經의 장해를 억제한다.

❖ **生薑** ❖ ───

본 품은 生薑科의 다년성 재배식물인 生薑 *Zingiber officinalis* Roscoe

의 根莖으로 채취하여 신선한 상태의 것을 그대로 사용한다.

♣ 『神農本草經』의 記錄

「味辛溫, 久服去臭氣」

이것은 生薑의 악취를 제거하는 작용을 설명하고 있지만 질병의 치료작용에 대하여는 설명하지 않고 있다.

♣ 張仲景의 應用의 考證

『藥徵』:「嘔吐의 치료를 주로 하고, 乾嘔, 噯氣, 呃逆도 치료한다.」

♣ 後世 醫家의 應用

『名醫別錄』:「五臟에 들어감, 風邪寒熱을 除去, 傷寒에 의한 頭痛·鼻閉·
    咳逆上氣를 치료하고, 嘔吐를 그치게 함」

甄權說:「胸滿을 없애고, 咳嗽·感冒를 치료한다.」

孟詵說:「嘔吐를 그치고, 煩悶을 흩으며, 胃氣를 열어준다. 汁으로 만들거
    나 달여서 마시면 일체의 結實을 내려주고 胸膈의 邪氣를 없앤다.」

陳藏器說:「汁은 解毒藥으로 破血調中하고 冷症을 없애며, 痰을 除하고
    胃를 열어준다.」

張元素說:「脾胃를 돕고 風寒을 흩는다.」

『本草綱目』:「生으로 쓰면 發散하고, 익혀서 쓰면 和中한다.」

王士雄說:「辛熱하여 風寒을 散하고, 溫中하여 痰濕을 제거하며, 止嘔止
    痛한다.」

生薑의 작용을 종합하면 다음과 같다.

① **解表作用:** 風寒感冒에 咳嗽를 겸한 때에 쓰인다.
② **健胃·溫胃止痛作用:** 嘔吐·呃逆·噯氣 등의 증상을 그치게 한다.

❖ 生薑의 藥理作用

① 내복하면 구강과 위의 점막에 자극작용이 있어서 소화액의 분비를 촉진하고 식욕을 증진시키며, 소장을 자극해서 乳糜管의 흡수력을 증가시킨다.

② 生薑汁엑기스는 硫酸銅으로 유발한 개의 嘔吐反射를 억제한다. 이것은 10~50% 生薑汁 30ml로는 효과가 나타나지만, 5% 30ml로는 효과가 나타나지 않는다. 生薑에서 분리되는 케톤과 케텐의 혼합물은 止嘔效果가 있어서 임상에서 인정되는 生薑의 止嘔效果에 대하여 약리학적 근거를 제공하고 있다.

③ 樹脂 부분의 알코올추출물은 마취시킨 고양이의 혈관운동중추와 호흡중추에 대하여 흥분작용이 있고, 심장에 대한 직접적인 흥분작용이 있다.

④ 生薑의 신선한 汁을 이용한 시험관희석법을 시행하면, 1:4에서 자색모균, 센라인황선균 등에 대하여 억제작용을 가지며, 1:20으로는 질의 트리코모나스에 대하여 살균작용이 나타난다.

[附]

● 生薑皮: 맛은 辛하고 性은 凉하다. 和中하고 利水消腫하는 작용이 있어서 水腫, 小便不利의 치료에 쓰인다.

● 生薑汁: 辛散하는 힘이 비교적 강하고, 痰을 없애고, 吐氣를 그치는 작용이 있어서, 惡心嘔吐가 그치지 않는 경우와 痰迷昏厥한 경우의 救急處置에 쓰인다. 한 번에 3~10방울을 복용시킨다.

● 煨薑: 性味는 辛溫하다. 辛散하는 힘은 生薑에 미치지 못하지만 溫中止嘔의 효과는 生薑보다 강하여 胃寒에 의한 嘔吐와 腹痛·下痢 등의 症에 쓰인다.

❖ 大棗 ❖ ───-

본 품은 갈매나무과의 대추 *Ziziphus jujuba* Mill. var. *inermis* (Bunge)

Rehd의 果實이다.

♣『神農本草經』의 記錄

「味甘平. 主心腹邪氣, 安中, 養脾氣, 平胃氣, 通九竅, 助十二經, 補少氣, 少津液, 身中不足, 易驚, 四肢重, 和百藥」

· 安中, 養脾氣: 大棗에는 健脾作用이 있어서 脾胃虛弱·中氣不足에 적용한다.

· 補少氣:『景岳全書』에서「少氣라는 것은 氣少不足한 것을 말한다」라고 하였는데, 大棗는 健脾하여 中氣를 補한다.

· 和百藥: 大棗는 여러 종류의 약물과 配合하여 藥性을 緩和시키는 작용이 있다. 大棗와 葶藶子를 配合한 葶藶大棗瀉肺湯은 瀉肺·平喘·利尿하는 작용이 있으면서 肺氣를 손상시키지는 않는다. 大戟·芫花·甘遂를 配合한 十棗湯은 瀉水·逐痰하는 작용이 있으면서도 脾胃를 손상하지 않는 것과 같이 모두 緩和하는 작용이 있다.

♣ 張仲景의 應用의 考證

『本經疏證』:「『傷寒論』『金匱要略』의 두 책에서 大棗는 58개의 처방에 사용되고 있고, 그 중 生薑이 없이 사용되는 처방은 11개에 지나지 않는다. 대체로 生薑과 大棗는 서로 연합하여 營衛를 調和하는 主劑로 사용되는데, 生薑은 衛를 大棗는 營을 主한다. 47처방 중 桂枝湯類가 24개, 小柴胡湯加減이 6개, 기타 柴胡·桂枝가 없는 것이 17개이다. 그 이유는 두 가지가 있는데, 모두 營衛와 관계가 있다. 하나는 營衛의 氣가 外邪에 의해 저해되어 있을 때 이것을 發散시켜야 하는데, 너무 강하게 發散해서 지나칠 위험이 있을 때에 麻黃이 포함된 처방에 加하여 지나치지 않도록 한다. 또 하나는 營衛의 氣가 내부에서 邪氣에 阻滯되어 있어서 이것을 補해서 循環시키고자 하는데, 補하는 것이 지나쳐서 壅滯하지 않도록 人蔘이 포함된 처방에 이것을 더하여 보조하는 것이다. 外邪를 막는 것은 힘이 균형이 되게 하고자 하여 桂枝湯類와 柴胡劑의 경우처럼 生薑과 大棗를 동량으로 사용한다. 내부를 돕는 다는 것은 속을 조화롭게 하여 힘이 생긴 후에 외부로 향하는 힘이 강해지도록 하는 것으로 大棗를 生薑보다 많이 쓰게 된다. 이것이 실질적인 生薑과 大棗의 사용법이고, 大棗의 작용은 여기에서 잘 이해될 수 있다.」「『金匱要略』에서 奔豚, 吐膿, 驚怖, 火邪 이렇게 네 가지는 모두 놀라서 병이 생긴 것이라고 했다. 그런데『神農本草經』에서는 大棗가 크게 놀란 것을 치료하니 마땅히 써야 하겠지만 모든 경우에 꼭 써야 하는 것은 아니라고 하였는데, 그 이유는『傷寒論』에서 이르기를 少陽病은 吐下하는 것이 불가한데 吐下하면 動悸와 놀람이 생기게 된다고 하였다. 그래서 이러한 症이 瀉下시킨 후 나타나면 柴胡加龍骨牡蠣湯을 쓰고, 發汗 또는 燒針 후에 나타나면 桂枝加桂湯을 쓰며, 發汗 후에 나타나면 茯苓桂枝甘草大棗湯을 쓰는데, 奔豚湯證은 少陽病을 誤治하여 생긴 것이 아니므로 大棗를 쓰지 않는다고 하였다.『千金方』에서의 風虛驚悸에 대한 23처방 중에 大棗는 11개의 처방에서 쓰이고 있고, 처방 중 獨活·細辛·羌活·白鮮皮·銀屑·大黃·石膏·蜀椒·菖蒲·防己·鐵精·麻黃 등이 쓰이고 있는 곳에는 大棗가 필요하지 않다. 이로부터 볼 때, 大棗는 놀람을 치료하지만 實中의 虛와 虛中의 虛를 치료하는데 쓰이고, 虛中의 實과 實中의 實에는 쓰이지 않음을 알 수 있다.」

❖ 後世 醫家의 應用

『名醫別錄』:「補中益氣하는 작용이 있고, 氣力·體力을 강하게 하며, 煩悶을 없애고, 心下痞와 慢性下痢를 치료한다.」

孟詵說:「소아가 가을에 下痢를 할 때 大棗를 먹이면 좋다.」

『大明本草』:「潤心肺, 止嗽, 補五臟, 治虛損, 除腸胃癖氣」

李東垣說:「따뜻하게 하여 脾經의 부족을 補하고, 甘味로 緩陰血, 和陰陽, 調營衛, 生津液한다.」

『藥品化義』:「養血補肝」

『現代實用中藥』:「强壯藥을 緩和시키고, 다른 약과 配合하여 맛을 조절하는데 쓴다. 또 鎭咳藥으로 咳嗽·嗄聲·脇痛을 치료하고, 緩下·利尿作用을 가진다. 또 山椒의 中毒을 풀어주고, 諸藥의 刺戟을 緩和시켜주는 것은 甘草와 類似하다.」

大棗는 味甘性溫하고 補中益氣·養血安神하는 藥으로 脾胃虛弱·氣血虧損 또는 血虛臟躁에 쓰인다. 혹은 峻烈한 藥과 倂用해서 그 藥力을 緩和시키지만 脾胃를 損傷시키지는 않는다. 본 품은 예를 들면 桂枝湯과 같이 生薑과 잘 配合해서 桂枝·芍藥의 작용을 돕고 營衛를 調和시킨다. 또 生薑·大棗와 補益藥을 병용하면 生薑은 和胃調中하고 大棗는 補脾益氣하는 작용이 있어서 합하여 사용하면 調補脾胃하는 것이 黃耆建中湯과 비슷하다.

✣ 大棗의 藥理作用

大棗를 달인 煎湯液을 마우스에게 매일 투여하면 3주 정도에 체중이 대조군에 비하여 명확하게 증가한다. 遊泳試驗을 시행하면 遊泳時間이 대조군에 비하여 확실하게 연장되어 筋力增强作用이 있음을 알 수 있다. 테트라플루오르메탄(Tetrafluoromethane)으로 肝障害를 유발한 토끼에 大棗를 달인 煎湯液을 매일 투여하면 1주일 만에 혈청총단백과 알부민이 대조군에 비하여 증가한다. 이상의 실험으로 大棗의 肝臟保護作用과 筋力增强과 체중 증가의 효과가 있음이 설명될 수 있다.

適應症

- 脈浮弱·自汗 등에 쓰인다.
- 雜病(過勞나 大病을 앓은 후, 또는 産後失調)·自汗·盜汗·虛瘰·虛痢 등에 모두 쓸 수 있다.

  柯韻伯說:「이 처방은 張仲景의 여러 처방 중 가장 중요한데, 滋陰和陽·解肌發汗·調和營衛하는 제1의 처방이다. 무릇 中風·傷寒·雜症·脈浮弱·自

汗 등의 表證이 풀리지 않는 경우 모두 이 처방으로 主治한다. 그 경우 上記의 증상이 있으면 쓸 수 있고, 반드시 모든 증상이 있어야만 할 필요는 없다」 또 「나는 언제나 自汗·盜汗·虛症·虛痢를 이 처방으로 치료하여 좋은 결과를 얻었다」라고 말하고 있다.

方解

桂枝湯은 外感風寒表虛證을 치료하는 常用方劑이지만 外感에만 국한되지 않고 雜病의 表虛證에도 應用할 수 있다. 옛날부터 이야기되어 온 外感風寒에 대하여 「風傷衛, 寒傷營」이라고 하는 說로 설명하기에는 근거가 부족하다. 表虛는 營衛不和하여 생기는데 衛陽이 외부를 단속하지 못한즉 肌表가 空虛해지고 營陰이 스스로 지키지 못하여 肌膚가 느슨해져서 自汗이 나오게 된다. 營衛는 인체 생리병리상의 특정 표현을 대표하고 있는데, 營衛不和는 교감신경과 부교감신경의 조절의 문제를 포함하고 있다. 桂枝는 陽性藥으로 衛分을 주행하고, 白芍은 陰性藥으로 營分을 주행한다. 桂枝와 白芍에 의한 營衛의 조화는 교감신경과 부교감신경의 조절을 의미하고, 균형을 잡는 작용이 있어서 無汗은 發汗시키고 發汗은 그치게 해서 自汗·盜汗 모두에 應用할 수 있다.

어떤 사람은 桂枝湯의 主藥은 桂枝라고 하고, 祝味菊先生은 芍藥이라고도 하였다. 우리는 桂枝湯의 主藥은 桂枝와 芍藥이라고 생각하고 있는데, 이는 앞에서 이야기한대로 두 약으로 營衛를 調和시키기 때문이다. 또 生薑은 桂枝를 도와서 解表하고 甘草는 和中益氣하는데 어느 것이나 輔藥이다.

應用

桂枝湯은 自汗, 盜汗뿐만 아니라 虛瘧·久痢·虛寒性胃痛·腹痛·寒性下痢 어느 것에나 효과가 있다. 夏仲方老中醫는 桂枝湯을 凍瘡을 예방하는데 썼다. 桂枝湯은 血脈을 溫通시키고 혈액운행을 촉진하는 작용이 있어서 대부분의 生理不順·生理痛과 身體痛이 있을 때 溫通해야 할 경우에는 언제나 쓸 수 있다.

桂枝湯은 解肌發汗·調和營衛하는 작용이 있어서 外感風寒의 表虛證에 쓰는 상용방제이지만 外感에 국한하지 않고 잡병으로 表虛證이 있는 경우에도 응용할 수 있다. (예: 증례1, 2) 表虛는 營衛不和에 의해 일어나는데, 衛陽이 외부를 견고하게 하지 못하고 營陰이 스스로 지켜지지 못하여 조절기능을 잃어서 제 증상이 생긴다. 이것은 張仲景의 『傷寒論』에 記錄되어 있는 처방이지만 外感病의 치료뿐 아니라 雜病의 치료에도 쓰이고 있음을 보여주고 있다.

증례 1

환자: 凌oo, 여성, 26세.

증상: 환자는 6개월 전부터 피부소양증을 앓고 있으며 차갑고 벌레가 기어가는 느낌이 있었다. 舌苔는 薄白하고 脈은 浮緩하였다. 證은 風邪侵襲·營衛不和·血虛失調하여 피부가 濡養을 喪失한 것에 속한다.

처방: 桂枝湯加當歸를 투여한다.

　　　桂枝9g, 白芍9g, 當歸9g, 生薑3片, 大棗10g, 炙甘草3g, 7劑.

고찰: 본안의 변증은 太陽表證에 착안하여 調和營衛하였는데 桂枝湯加當歸로 驅風養血하였다.

경과: 복약 후 瘙痒 및 冷症이 경감되고 계속해서 7제를 복용한 후 완전히 치유되었다.

증례 2

환자: 蔣OO, 여성, 28세.

증상: 産後의 虛弱한 상태로 항상 自汗·惡風·脫力感이 있고, 발이 차가워지면 저린 증상이 있었다. 脈浮하며 舌苔白하였다. 證은 營衛不和·血虛失調에 속한다.

처방: 桂枝湯과 當歸補血湯을 병용한다.

　　　桂枝9g, 白芍9g, 黃耆9g, 當歸9g, 生薑3片, 大棗8g, 炙甘草3g, 5제.

고찰: 본안의 변증은 産後血虛·營衛不調로 桂枝湯으로 營衛를 조화하고 또 桂枝와 當歸로 血脈을 溫通한다. 黃耆와 當歸·白芍으로 益氣養血하면서 扶正하였는데, 복약 후 완치되었다.

연구

桂枝湯은 解肌發汗, 營衛를 調和시키는 작용이 있고, 發汗·惡風이 있는 表虛證을 치료할 수 있다. 실험에서 桂枝湯은 비교적 강한 해열·진통·항염증·진정 등의 작용을 가지고 있음이 증명되었다.

● **桂枝湯은 비교적 강한 해열작용을 가진다.**

75% 桂枝湯(3ml/kg)은 토끼의 直腸온도를 1.78% 저하시키는데, 이것은 아미노피린 (1ml/kg)의 53.27%에 해당하는 효과가 있다. 桂枝湯의 解熱作用은 汗腺의 분비를 촉진하는 것 외에도 진정작용과 중추성의 체온강하작용을 가지는 것과 관련이 있다. 이것이 表證發熱을 풀어주는 약리학적 근거를 제시하고 있다.

● **桂枝湯은 비교적 강한 진통작용을 가진다.**

桂枝湯은 마우스의 초산자극에 의한 통증에 대하여 역치를 높여서 기피반응을 억제한다. 이것은 비교적 강한 진통작용을 나타낸다. 임상에서 桂枝加芍藥湯은 太陰腹痛을 치료하고, 小建中湯은 虛寒腹痛을 치료하는데 쓰이고 있는데, 이 결과가 桂枝湯의 진통작용에 대한 약리학적 근거를 제시하고 있다.

● **桂枝湯은 포르마린에 의한 염증에 대하여 비교적 강한 항염증작용을 가진다.**

앞에서 언급한 鎮痛作用은 桂枝湯이 가진 항류마치스성염증작용의 약리학적 근거를 제시하고 있고, 임상에 있어서도 桂枝湯과 桂枝附子湯은 류마티스성관절염의 동통에 쓰이고 있다.

桂枝湯이 가지는 진정작용은 마우스의 운동이 억제되는 실험으로 증명되고 있고, 아울러 Barbital에 의한 최면작용도 증강시킨다. 임상에서도

桂枝加龍骨牡蠣湯으로 불면을 치료하는 약리학적 근거를 제시하고 있다.
[『中成藥研究』1983, (3):25]

魏德煜 등이 면역의 측면에서 桂枝湯의 약리작용을 연구했는데, 실험을 통하여 면역기능에 대한 조절작용이 증명되었다. 임상에서는 감염(유행성 감기 등) 및 알러지성질환(담마진 등)을 치료할 수 있다. 감염은 면역기능 저하를 나타내며 알러지는 면역기능의 과잉반응에 의하는데, 桂枝湯은 면역 이상에 대하여 쌍방향의 조절작용을 가지고 있어서 이러한 질환에 대하여 치료효과가 있음이 설명된다. 桂枝湯은 비특이성 면역마크로파지의 탐식율과 탐식지수를 높여서 특이성 면역항체의 조절작용을 가진다.

작약감초탕(芍藥甘草湯) 『傷寒論』

方藥組成	芍藥9g, 炙甘草9g.

적응症

- 傷寒脈浮·自汗·頻尿·心煩·微惡寒·脚痙攣 등의 제반 증상.
- 복부의 違和感과 腹痛.

方解

『傷寒論』의 芍藥甘草湯은 「傷寒脈浮·自汗·頻尿·心煩·微惡寒·脚攣急」의 제증을 主治한다. 張仲景은 우선 甘草乾薑湯으로 煩燥吐逆을 救하고 陽을 恢復시키며, 芍藥甘草湯으로 陰을 恢復시키면 脚攣急이 호전되어 펼 수 있게 된다. 吉益東洞(요시마스 토도)는 芍藥甘草湯證을 「拘攣急迫을 치료한다」라고 정리하고 있다. 宋의 『魏氏家藏方』에서는 濕熱脚氣로 보행이 곤란한 경우의 치료에 쓴다고 하였다. 『朱氏集驗方』에는 다리의 힘이 약하고 步

行困難한 경우에 효과가 좋아서「去杖湯」으로 이름하였다.『神農本草經』에는 芍藥을「邪氣腹痛」을 主한다고 설명하였고,『名醫別錄』에는 甘草를「通經脈, 利血氣한다」고 설명하고 있다. 芍藥과 甘草의 配合은 腹痛을 치료할 수 있어서『醫學心悟』에서는「芍藥甘草湯은 腹痛의 치료에 대하여 즉효성이 있다」라고 설명하고 있다.

應用

芍藥은 解痙·鎭痛作用이 있는데, 甘草에도 같은 작용이 있지만 둘을 병용하여서 효과를 증강시키고, 拘攣急迫의 제 증을 치료할 수 있다. 芍藥甘草湯의 임상응용은 폭넓어서 다리에 힘이 떨어져서 생기는 보행곤란뿐 아니라 소화관의 통증, 腓腹筋(장딴지근)의 痙攣性疼痛(쥐나는 것)에도 쓰일 수 있다.

혈관확장성 두통에는 효과가 없지만 혈관수축성 두통에는 효과가 있다. 임상에서는 望診으로 두 증상을 감별하게 되는데, 혈관수축성 두통의 환자 대부분은 얼굴색이 창백하다.

『神農本草經』에 芍藥은「血痺를 除한다」라고 설명되어 있는데, 우리들의 분석으로는 혈관평활근의 경련에 의한 동통을 완해하면서 여러 평활근의 경련성질환, 예를 들면 횡격막의 경련에 의한 呃逆과 胃痙攣에 의한 구토도 치료할 수 있다. 우리는 신경성구토 환자에 대하여, 체질이 허약하기 때문에 虛症으로 오해해서 補中益氣湯으로 치료하였는데 효과가 없었고, 小半夏湯으로 바꾸었지만 불충분해서 그 뒤 小半夏湯에 芍藥甘草湯을 병용해서 止嘔作用이 확실하게 증강된 것을 관찰할 수 있었다. 이것은 芍藥이 진정작용뿐 아니라 半夏와 병용할 때에 止嘔效果도 증강시킨 것으로 볼 수 있다. 또 上海 어느 醫學院의 간부가 수술 후 십수 일간 주야를 불문하고 呃逆이 그치지 않아서 旋覆花代赭石湯과 丁香柿蔕湯을 썼지만 효과가 없었고, 그 후 다시 芍藥甘草湯으로 바꾸고 복용을 마치자마자 곧 치료되었다. 胸·腹·脅·大腿의 근육 및 신경성의 동통 또는 내장평활근의 경련성동통에 대하여는 통상 芍藥甘草湯을 기초로 하여 加減應用하는 처방이 좋은데, 특히 芍藥의 양을 증가시키면 진통작용은 현저해진다.

우리는 芍藥은 완만한 진통작용을 가지면서 항적리균작용과 소염작용을 가진다고 생각하고 있다. 옛날 張元素·李東垣은 芍藥甘草湯을 赤痢의 치료에 쓰고 있고, 劉河間이 芍藥湯이라 하여 下痢를 치료한 유명한 방제는 芍藥甘草湯의 加減方이다. 이러한 임상실천을 통하여 經方의 응용범위를 확대해 왔다.

증례 3

환자: 史○○, 여성, 32세.

증상: 일한 뒤 전신의 酸痛, 다리에 쥐가 남. 舌淡, 苔白, 脈弱.

처방: 活血解痙을 위해서 加味芍藥甘草湯을 쓴다.

芍藥30g, 甘草9g, 當歸9g, 鷄血藤15g, 3劑.

고찰: 본안에서는 芍藥甘草湯을 써서 쥐나는 것을 치료했지만 芍藥을 증량해서 진통효과를 증강시키고 있다.

경과: 芍藥에 當歸·鷄血藤을 配合해서 養血活血을 목표로 하였는데, 복약 후 환자의 증상이 크게 경감되었다.

증례 4

환자: 湯○○, 남성, 48세.

증상: 좌측 偏頭痛 발작이 빈번하게 있고, 苔薄白, 脈弦하였다. 症은 혈관성두통에 속하고, 脈弦은 肝旺을 나타낸다.

처방: 芍藥甘草湯加減을 쓴다.

芍藥30g, 川芎9g, 甘草9g, 7제.

경과: 환자의 偏頭痛 발작 횟수가 줄어들고 증상이 개선되며 계속해서 7제를 복용한 후 치유되었다.

고찰: 白芍으로 平肝하고 川芎은 佐藥으로 散瘀止痛한다. 宋·元시대에 川芎은 偏頭痛을 치료하는 주약으로 다용되었다. 예를 들면 川芎散·

川芎茶調散 등인데, 우리들은 川芎茶調散을 偏頭痛의 치료에 다용하고 있는데, 그 효과가 확실하다. 본안에서는 川芎과 芍藥甘草湯을 쓰고 있는데, 이것은 이전 의사들의 경험과 자기의 芍藥을 사용한 경험을 종합하여 만든 처방이다.

증례 5

환자: 洪O, 여성, 24세.

증상: 생리통이 있고, 양이 많을 때는 통증도 강하였다. 혀에 瘀斑이 있고 脈은 弦細하였다. 증은 氣滯血瘀에 속하고 行氣活血法을 시행한다.

처방: 生白芍24g, 生甘草6g, 香附子9g, 醋制延胡索15g, 益母草30g, 생리 전 7제 복용.

고찰: 생리통은 자궁근의 수축에 속하고 瘀血이 순환하지 않기 때문이다. 본안은 加味芍藥甘草湯으로 평활근의 경련성동통을 완해시켰다. 益母草와 醋制延胡索을 가하여 活血化瘀鎭痛을 목표로 하였다. 임상에서 생리통의 치료에는 香附子와 芍藥을 配合하면 효과가 있다.

증례 6

환자: 楊OO, 여성, 27세.

증상: 産後 1개월 즈음에 식중독으로 腹痛·裏急後重·적색의 점액상의 下痢가 하루 열 번 이상 있었다. 舌淡, 脈弱無力하였다. 검사상 세균성 하리로 진단되었다.

처방: 白芍18g, 黃連6g, 廣木香3g, 甘草4.5g, 黃耆15g, 當歸9g, 鮮馬齒莧60g, 3제.

경과: 3제 복용을 마친 후 腹痛이 없어지고, 下痢는 하루 두 차례 정도 되었지만 裏急後重이 여전하였고, 혀는 정상으로 되었으며 脈은 平하게 되었다. 위 처방에서 當歸·黃耆를 빼고 川厚朴6g을 가하여 계속해서 2제 더 복용시켰다.

고찰: 본안은 産後의 下痢로 逐邪와 扶正을 함께 중시한 것이다. 芍藥은 緩急止痛과 抗赤痢菌作用이 있고, 黃連의 配合으로 赤痢를 치료할 수 있다. 초진 시 芍藥에 黃耆를 配合하여 益氣養血에 의한 扶正을 목표로 하였고, 재진 시에는 當歸·黃耆를 빼고 木香·厚朴을 써서 理氣시켰는데, 「氣가 안정되면 後重은 자연히 그친다」는 원칙에 따라 질병이 치유되고 재발되지 않았다.

증례 7

환자: 兪OO, 여성, 38세.

증상: 약 15일 전부터 신경성구토가 있었고, 여러 약물을 투여했지만 효과가 없었다. 顔色이 창백하고 舌淡하며 脈弦하였다.

처방: 芍藥甘草湯과 小半夏湯을 투여했다.

芍藥18g, 甘草4.5g, 半夏9g, 生薑3片, 3제.

고찰: 嘔吐는 횡격막의 痙攣에 의할 가능성이 있다. 본안은 芍藥甘草湯으로 緩急解痙하고 芍藥과 半夏를 병용하였는데, 半夏의 진정작용에 芍藥이 협동하여 작용하기 때문에 1제로 嘔吐가 멈췄다.

연구

芍藥의 뿌리는 paeoniflorin을 함유하고 있고, 甘草의 알코올추출물에는 FM_{100}이 있어서 두 가지를 병용하면 협동작용이 나타나기 때문이다. 그리고 芍藥甘草湯의 약리를 연구해 보면 paeoniflorin과 FM_{100}의 협동작용을 설명할 수 있다.

- **解痙作用:** Paeoniflorin과 FM_{100}을 병용하면 기니픽과 랫드의 적출된 장관, 체내의 胃운동, 랫드의 자궁평활근의 수축 등 모두를 억제하는 작용이 있는데, 옥시토신의 수축작용에 대하여 길항작용을 가지고 있다.
- **진통·진정작용:** 마우스의 꼬리를 압박하여 痛覺閾値를 시험하는데, paeoniflorin과 FM_{100} 각각을 복강 내에 주사하면 진통작용은 확실하지

않지만, 동시에 주사하면 진통작용이 명확해진다. 단, 내복하면 효과가 없다. Paeoniflorin과 FM_{100}의 병용은 cyclobarbital에 의한 마우스의 수면시간을 연장시킨다.

● **항염증·항궤양작용:** Paeoniflorin은 약한 항염증작용이 있는데, 랫드를 이용한 동물실험에서 足底部의 부종에 대하여 항염증작용이 있고, FM_{100}의 병용으로 협동작용이 있다. 마우스에서 자극에 의한 궤양을 예방하는 작용도 있어서, 유문을 結紮한 마우스에 paeoniflorin과 FM_{100}을 투여하면 위액분비를 억제하는 방향으로의 협동작용이 있다.

Paeoniflorin과 FM_{100}의 협동작용은 中醫가 芍藥甘草湯을 쓰는 임상치료와 기본적으로 일치하고 있어서 과학적 근거가 되고 있다.

작약감초부자탕(芍藥甘草附子湯)『傷寒論』

方藥組成	芍藥9g, 炙甘草9g, 附子9g.

適應症

傷寒證에 發汗法으로 풀리지 않고 오히려 惡寒이 되는 虛證.

方解

柯韻伯은「脚攣急에 芍藥甘草湯을 쓰는 것은 본래 陰虛를 치료하는 것이다. 이 경우는 陰陽兩虛에 속하기 때문에 附子를 加하여 表가 아니라 裏를 치료하는 것이다」라고 설명하고 있다.

應用

본 처방은 腹痛·腿脚拘攣痛·骨節疼痛·足冷·惡寒·脈沈微한 少陰證의 치

료에 應用할 수 있다. 附子를 溫經回陽의 목적으로 사용하는 경우에는 3~6g 정도 사용하고, 止痛을 목적으로 사용하는 경우에는 9~12g 정도로 조금 많이 쓴다.

증례 8

환자: 周OO, 여성, 71세.

증상: 兩脚拘攣痛, 足冷하고 겨울에 악화된다. 舌淡, 脈沈.

처방: 芍藥18g, 炙甘草6g, 炮附子片9g, 7劑.

고찰: 본안의 辨證은 少陰證으로 陰陽兩虛證이 되어서 芍藥甘草附子湯을 투여하고 계속해서 14劑 복용한 후 완치되었다.

계지가계탕(桂枝加桂湯)『傷寒論』

方藥組成	桂枝15g, 芍藥9g, 炙甘草6g, 生薑3片, 大棗8g.

適應症

傷寒에 대하여 燒針法으로 發汗시킨 때 침 맞은 자리로 寒邪가 침투해서 隆起·發赤하면 반드시 奔豚을 일으키고 氣가 少腹으로부터 心으로 上衝하기 때문에 융기된 위에 뜸을 1壯 하고 이 처방을 투여한다.

方解

『金匱要略』의 기록에 의하면, 奔豚病의 증상과 원인은 「氣가 少腹에서부터 올라와서 咽喉에 上衝하고 죽을 것 같은 발작이 있거나 그치거나 하는 것은 놀람이나 공포가 원인이다」라고 하였다. 이것은 위장신경증에 속할 가능성이 있고, 桂枝가 衝逆을 내려주는 작용이 있기 때문에 桂枝의 용량을 늘린 것이다.

本方은 때때로 두통발작이 있을 경우 혹은 비오는 날의 두통·신체통 또는 몸을 차게 해서 腹痛·下痢가 생긴 경우 혹은 소화불량 또는 腹脹을 반복하는 경우에 쓰일 수 있다.

계지가작약탕(桂枝加芍藥湯) 『傷寒論』

方藥組成	桂枝9g, 芍藥18g, 炙甘草6g, 生薑3片, 大棗8g.

適應症

太陽病을 瀉下시킨 후 腹滿하고 때때로 아픈 경우는 太陰에 속하는데, 桂枝加芍藥湯으로 치료한다.

方解

柯韻伯은 「桂枝加芍藥湯은 小建中湯을 약간 시험해 볼 때 應用한다」라고 설명하고 있다. 本方은 桂枝湯의 원방에 芍藥을 倍加한 조성이다. 芍藥과 甘草의 配合은 모두 芍藥甘草湯의 주해에 있는 것과 같이 腹痛을 치료한다. 桂枝加芍藥湯은 桂枝湯의 調和營衛하는 작용을 이용하여 表邪가 아직 완전히 배출되지 아니한 것을 해소하고, 芍藥을 증량하여 和脾·緩急·止痛하는 작용이 있어서 瀉下시킨 후에 腹滿하고 때때로 아픈 症에 좋다.

應用

本方은 중독에 의한 下痢·腹痛의 치료 및 下痢가 그친 후의 腹痛에 사용할 수 있다.

계지가대황탕(桂枝加大黃湯)『傷寒論』

方藥組成	桂枝9g, 大黃6g, 芍藥18g, 生薑3片, 炙甘草6g, 大棗8g.

適應症

원래는 太陽病이었는데, 의사가 오히려 瀉下시켜서 大實痛을 일으킨 경우이다.

方解

柯韻伯은「만약 表邪가 아직 해소되지 않았는데, 陽邪가 陽明으로 들어가면 大黃으로 潤胃하여 大實痛을 없애야 하는데, 이것이 表裏雙解하는 방법이다. 억지로 瀉下시키면 胃氣를 傷하고 胃液이 고갈되면 陽邪와 胃의 陽氣가 결합해서 陽明으로 들어간다. 陽明에 속하면 배가 大實痛하고, 陽明腑가 實하게 된다. 大實하여 아프면 대변은 건조해진다. 桂枝加大黃湯은 調胃承氣湯의 가벼운 방제이다」라고 설명하고 있다.

應用

本方은 중독에 의한 下痢·腹痛과 소화불량에 의한 복통·모체내태아사망·月經時腹腔內拘攣痛·癥瘕(腫瘤)에 의한 閉經 등에 쓸 수 있다. 종합하면 복통시의 변증에서 拒按하는 實痛이 있을 때 쓰이게 된다.

증례 9

환자: 李○○, 남성, 13세.

증상: 下痢 초기로 腹痛이 있고 배를 누르는 것을 싫어하며, 惡寒發熱의 表證을 동반하고 있었다.

처방: 解表와 瀉下를 동시에 고려하여 桂枝加大黃湯加減을 썼다.

桂枝9g, 芍藥18g, 大黃9g(나중에 넣음), 檳榔子9g, 枳實9g,

生薑3片, 大棗8g, 炙甘草6g, 3제.

경과: 약을 다 복용하기도 전에 下痢가 그치고 병이 나았다.

고찰: 下痢에 瀉下法을 쓰는 것은 「通因通用」의 의미가 있다. 처방 중에 大黃·檳榔子·枳實은 장관의 積滯를 씻어서 없애는 것으로 大腸의 濕熱을 맑혀서 없애준다. 解表하는 桂枝湯을 따라서 俾邪가 皮毛로 부터 나간다. 表裏가 雙解하면 病이 어찌 낳지 않겠는가?

계지가부자탕(桂枝加附子湯)『傷寒論』

方藥組成	桂枝9g, 芍藥9g, 炙甘草9g, 生薑3片, 大棗8g, 熟附子9g.

適應症

- 太陽病에 發汗을 심하게 시켜서 땀이 그치지 않고, 惡風·小便難·四肢拘急屈伸不利한 경우.
- 冷症에 의한 복부의 疝痛·手足冷症·身體疼痛·저림증이 있는 경우.
- 浮腫이 있고, 소변이 적으며, 惡寒이 있고, 四肢冷症이 있는 경우.

方解

무릇 發汗을 지나치게 시키면 傷津할 뿐 아니라 陽氣도 손상된다. 陽虛하여 惡寒肢冷하고 發汗이 그치지 않으면 津液을 傷하여 四肢가 拘急하여 屈伸이 不利해진다. 아직 表邪가 남아있기 때문에 桂枝湯으로 解表하고 附子를 加하여 溫經扶陽하여 땀이 밖으로 누출되지 않게 하면 津液은 회복되고, 四肢拘急과 小便難이 해결되기 쉽게 된다. 本方은 表證에 陽虛를 겸한 상황을 설정하고 있는데, 만약 惡風·頭痛·發熱 등의 表證이 없으면 亡陽에 속하여서 本方을 적용하기 적합하지 않으며, 이때는 마땅히 回陽拘急하는 四逆

湯을 써야 한다.

應用

本方은 腹水와 浮腫으로 尿量이 감소된 경우, 冷症에 의해 腹痛이 심한 경우, 또는 虛證의 下痢, 瘧病으로 惡寒과 四肢冷症이 있는 경우에도 사용할 수 있다.

증례 10

환자: 趙OO, 여성, 67세.

증상: 手足浮腫, 怕冷, 기상 후 自汗淋漓, 脫力, 下肢浮腫, 面色萎黃, 頭暈, 脈細弦, 舌少苔.

처방: 桂枝加附子湯을 사용.

附子片6g, 桂枝9g, 白芍9g, 生薑3片, 甘草5g, 大棗24g

경과: 7제 복용하고 怕冷, 自汗, 浮腫은 개선되었지만 脫力은 남아있었다. 위 처방에 黃耆9g을 가하여 다시 7제를 복용해서 나았다.

고찰: 本方의 변증은 陽虛自汗으로 浮腫을 동반하는 것으로 치법은 調和營衛, 溫陽固表하는 것이다. 桂枝와 芍藥의 병용으로 多汗을 그치게 하고, 無汗한 것을 發汗시켜서 調和營衛하는 작용이 있다. 附子는 溫經固表하는데 陽虛自汗을 치료할 수 있고, 桂枝와 병용하면 血脈을 溫通시키고 四肢冷症·微脈을 치료할 수 있다. 심장쇠약에 의한 血行障碍로 下肢의 浮腫이 생기기 쉬운 경우, 附子는 心搏을 强하게 하고, 전신의 순환기능을 개선시켜서, 浮腫을 해소하는 작용이 있다. 나중에 黃耆를 加한 것은 黃耆와 附子를 같이 써서 虛寒을 치료할 뿐 아니라 扶正하는 효과도 있기 때문이다.

계지가황기탕(桂枝加黃耆湯)『金匱要略』

方藥組成	桂枝9g, 芍藥9g, 甘草6g, 生薑3片, 大棗8g, 黃耆6g.

단미의 藥理연구

❖ 黃耆 ❖ ──

본 품은 콩과의 식물 단너삼 *Astragalus membranaceus* (Fisch.) Bunge, 몽고黃耆 *Astragalus mongholicus* Bunge의 뿌리이다.

❖『神農本草經』의 記錄

「味甘微溫, 主癰疽久敗瘡, 排膿止痛, 大風, 癩疾, 五痔, 鼠瘻, 補虛」

· 主癰疽久敗瘡, 排膿止痛: 慢性化膿性疾患을 가리키고, 扶正의 효과가 있다. 무릇 염증에 의한 화농이 오래되거나 난치성의 어느 경우에나 응용할 수 있다. 또한 만성병으로 난치성인 경우에도 虛證을 補할 수 있다.

· 大風, 癩疾: 癩病만을 이야기하는 것은 아니라 피부병을 가리키는 것으로 癩病도 이 범주에 포함될 수 있다.

· 五痔, 鼠瘻: 鼠瘻라고 하면 결핵성의 痔漏를 말한다.

❖ 張仲景의 應用의 考證

『藥徵』:「黃耆는 肌表의 水를 主治하므로 黃汗, 盜汗, 皮水를 능히 치료하고, 겸하여 身體腫 혹 不仁을 치료한다.」

黃耆의 應用은 張仲景의『金匱要略』에서 芪芍桂枝苦酒湯·防己茯苓湯·黃耆桂枝五物湯·桂枝加黃耆湯 등에서 볼 수 있다. 이에 의하면 黃耆는 黃汗·盜汗·皮水를 치료하는 것 외에 신체의 浮腫도 치료할 수 있다. 이것은 皮水나 浮腫도 肌表의 水이기 때문이다. 현대 약리연구에서 黃耆에는 이뇨작용이 있음이 밝혀지고 있는데, 張仲景이 肌表의 水와 浮腫을 치료한다고 한 것은 과학적 근거가 있음을 알 수 있다.

『**本經疏證**』:「張仲景은 傷寒論에서 黃耆를 전혀 사용하고 있지 않다. 땀
이 나서 亡陽이 된 경우 黃耆를 써서 衛氣를 강화시키고 固表하면 좋을
텐데 그렇게 하지 않은 것은 왜인가?」

鄒潤安의 해석으로는 「만약 傷寒으로 多汗하여 亡陽하면 陰氣가 陽氣
의 핍박을 받아서 밖으로 쫓겨나기 때문에 附子를 써서 陽氣를 돕게 되면
陰氣가 흩어지게 된다.」 鄒潤安의 지적은 虛脫에 의한 發汗을 가리키고,
強心(振陽)에 의한 치료에는 黃耆가 적당하지 않음을 말하고 있다.

❖ 後世 醫家의 應用

『**名醫別錄**』:「여자의 內臟의 冷症과 남자의 虛損을 補하고, 과로에 의한
체중감소를 치료하며, 口渴을 그치게 하고, 腹痛下痢를 치료하며, 益氣
하는 작용이 있고, 陰氣를 이롭게 한다.」

甄權說:「虛喘·腎衰·難聽을 主治한다.」

張元素說:「虛勞自汗을 치료하고, 實皮毛하며, 益胃氣하고, 肌熱을 없애
고, 諸經의 통증을 없앤다.」

王好古說:「黃耆는 氣虛·盜汗·自汗·皮膚의 疼痛을 치료하는 皮表의 藥이
고, 諸血을 치료하고 脾胃를 튼튼하게 하는 中焦의 藥이며, 腎의 元氣
를 補하는 裏의 藥이다. 上中下 三焦에 걸치는 藥인 것이다.」

『**醫學衷中參西錄**』:「性溫味甘하다. 補氣하는 작용이 있고 升氣를 겸하
며, 胸部의 宗氣不足 (心不全)을 치료한다. 『神農本草經』에서는 大風
을 主治하고, 發表藥과 병용하면 外風을 없애주는 작용이 있으며, 養陰
淸熱藥과 병용하면 內風을 멈추게 하는 작용이 있다. 癰疽·久敗瘡을 主
治하고, 補益하는 힘에 의해서 肌肉(肉芽)을 생성하게 하는 작용이 있
으며, 스스로 潰破된 膿은 자연스럽게 배출된다. 表虛自汗에는 이것을
써서 固表補虛할 수 있다. 小便不利와 腫脹이 있으면 利小便할 수 있
다. 여성의 氣虛下陷으로 崩漏, 帶下가 많을 때 固崩帶할 수 있다. 그

補益하는 힘은 가장 우수하기 때문에 補藥 중 으뜸이므로 耆(으뜸, 어른이라는 뜻)라는 이름이 붙여져 있다.」

黃耆는 補氣固表·托膿生肌하는 작용이 있다. 黃耆를 生用하면 止汗作用이 있어서 自汗·盜汗 모두에 효과가 있다. 몸이 虛弱하기 때문에 감염되어서 발열이 있어도 땀이 나지 않을 때 發汗藥과 병용하면 發汗시킬 수 있다. 본품을 癰疽瘡瘍에 쓰는 경우 氣血不足하여 膿이 자연히 潰破되지 않으면 當歸·穿山甲 등을 추가할 수 있는데, 透膿散과 같은 처방으로 托膿生肌할 수 있다. 黃耆에는 利尿作用도 있어서 防己黃耆湯과 같이 氣虛不運에 의한 小便不利에 적용할 수 있다. 또 黃耆는 腎炎에 대하여도 약간의 치료효과가 있는데, 약리연구에 따르면 단백뇨를 개선하는 효과가 있다. 慢性腎炎·慢性肝炎에 대한 黃耆의 치료효과는 생체의 면역기능을 높여주는 것에서 기인한다. 黃耆에는 補氣行滯하는 작용이 있는데, 예를 들면 補陽還五湯은 뇌졸중의 후유증으로 나타나는 半身不隨의 치료에 쓰이고 있다. 黃耆에는 補氣升陽하는 작용이 있는데, 예를 들면 補中益氣湯은 中氣下陷·內臟下垂의 치료에 쓰이고 있다. 黃耆는 補氣攝血하는 작용이 있는데, 예를 들면 歸脾湯은 氣不攝血에 의한 血便과 崩漏에 쓰이고 있다.

✤ 黃耆의 藥理作用

① **强壯作用:** 마우스에 3주간 매일 黃耆 煎湯液을 투여하고 시행한 실험에서 대조군에 비하여 遊泳時間이 명확하게 연장되고, 체중도 증가하였다. 9일간 투여하면 肝보호작용이 나타남을 확인할 수 있고, tetrachloromethane로 유발되는 肝의 글리코겐 감소를 예방한다.

② **생체의 면역기능 항진작용:** 黃耆의 다당류는 동물의 비장을 증대시키고 비장 내의 형질세포를 增生시켜서 항체의 합성을 촉진하고, prednisolon 등의 면역억제제의 영향에 대하여 체액성 면역기능을 높이는 작용이 있다. 黃耆는 마우스의 혈장 중의 cAMP의 수준을 높이는

데, 사람이 黃耆를 복용하면 혈중의 cAMP 농도가 현저하게 증가된다. 임상에서는 단독으로 또는 다른 약재와 병용하여 感冒를 예방하고, 소아 천식의 예방과 치료, 만성기관지염의 치료에 비교적 좋은 효과가 있다.

③ **동물실험에서 腎炎의 억제작용:** 黃耆는 동물실험에서 腎炎에 대하여 확실한 치료효과가 있고, 어느 정도 단백뇨를 감소시키는 작용이 있다. 랫드에 다량의 黃耆 粉末을 내복시키면 항랫드신혈청을 주사하여 유발되는 血淸性腎炎에 대하여 발병을 억제하는 작용이 있어서 대조군에 비하여 단백혈량이 현저하게 감소되고 병리검사에서 신장병변의 정도가 경감됨을 알 수 있다.

④ **이뇨작용:** 黃耆의 생약 또는 추출액은 실험동물과 사람에 대하여 확실한 이뇨작용이 있다.

⑤ **동물실험에서 위궤양의 치료작용:** 新疆藥品檢査所의 최근 실험에서 黃耆는 랫드의 실험적 위궤양의 예방과 치료에 확실한 효과가 인정되었다. 임상상 黃耆建中湯이 궤양의 치료효과가 있는 점과 일치된다.

⑥ **심장혈관에 대한 작용:** 마취한 토끼에 黃耆 煎湯液을 주사하면 심장의 수축력을 增强시키는 작용이 있다. 쇠약한 심장에 대하여는 强心作用이 보다 명확하게 나타난다. 黃耆는 관상동맥과 전신의 말초혈관을 확장시키는 작용이 있다. 煎湯液을 마취한 개에 체중 1kg 당 0.5g으로 정맥주사를 하면 혈압강하작용이 나타나지만 반복 주사하면 내성이 빠르게 나타난다.

⑦ **항균작용:** 시험관에서 적리균·용연균·디프테리아균·폐렴구균·황색포도상구균·레몬색포도상구균·고초균 등에 대하여 억제작용이 있다.

⑧ **동물실험에서 간염에 대한 보호작용:** 마우스에 黃耆를 투여하면 간장의 병리조직검사에서 글리코겐의 증가가 인정되고, lysosome과 탈수소효소의 활성이 강화된다. 마우스에 유발시킨 급성중독성간염의 병태 모델에서, 글리코겐을 지표로 하여 마우스에 매일 黃耆 煎湯液(100%) 0.4ml을 내복시키고 8일 후에 tetrachloroethylene을 투여하면, 黃耆

의 肝보호작용이 나타나고, 특히 肝글리코겐의 감소가 예방된다.

- 桂枝湯證에 黃汗·自汗 또는 盜汗이 있는 경우.
- 身體疼痛·小便不利의 경우.

方解

尤在涇說: 「桂枝·黃耆로 陽氣를 순환하게 하고 邪氣를 發散하는 방법을 쓸 때에는 뜨거운 죽을 먹게 하여 發汗시키는 것이 좋은데, 이렇게 하여 邪氣를 발산시킨다.」

本方은 桂枝湯으로 通陽解表시키고, 除邪·去煩하며 營衛를 조화하는데, 黃耆는 扶脾固表한다.

應用

王旭高說: 「本方은 黃汗을 치료하는데, 黃汗이라고 하면 歷節風과 유사하지만 歷節風은 전신의 發熱이 있고 黃汗은 發熱이 있지만 四肢는 冷한 것이 다르다. 또 風水와 비슷하지만 風水는 惡風이 있고 黃汗은 惡風이 없는 점이 다르다. 또한 歷節風과 風水는 땀의 색깔이 黃色이 아니기 때문에 변별가능하다.」

황기계지오물탕(黃耆桂枝五物湯)『金匱要略』

方藥組成	黃耆9g, 芍藥9g, 桂枝9g, 生薑5片, 大棗8g.

適應症

血痺로 陰陽脈이 모두 微한데, 寸脈과 關脈이 微하며, 尺脈은 小緊하고, 온 몸에 風痺에서와 비슷한 麻痺感이 있다.

方解

血痺는 血氣의 運行이 不調하여 肌膚에 阻滯한 것이다. 血氣의 運行이 不調한 것은 正氣不足, 營衛不和, 장기간의 風寒邪 등에 기인한다. 正氣不足하므로 黃耆로 益氣固衛하고, 桂枝를 병용하여 溫經通陽시켜서 氣血運行을 순조롭게 한다. 營陰內虛를 補하기 위하여 芍藥으로 養血和營하고, 보조적으로 生薑을 써서 風寒邪를 발산시킨다. 生薑·大棗는 營衛를 조화시키는데 같이 써서 陽氣를 振興시키고 血痺를 치료하게 된다.

應用

本方은 血痺를 치료하는 것 외에도 中風後遺症으로 手足無力, 四肢麻木의 경우에도 應用이 가능하다. 氣虛의 경우에는 黃耆를 倍加하고 党參을 加하여 氣를 補한다. 血虛의 경우에는 當歸·鷄血藤을 加하여 血을 補한다. 또 慢性腎炎으로 陽虛多汗한 경우에도 應用할 수 있다.

증례 11

환자: 金OO, 남성, 42세.

증상: 부두노동자로 과로하여 땀을 많이 흘리고, 기상 후 風邪의 侵襲을 받았다. 처음에는 팔과 어깨가 무겁고 아프다가, 2일 후에는 上肢의 麻痺感·畏寒·酸痛이 있고, 오른쪽 팔을 들어 올리는 것이 힘들었다. 환

자의 얼굴은 黃白하고, 舌淡白而潤하며 脈沈하였다.

처방: 證은 血痺에 속하고, 黃耆桂枝五物湯加味를 썼다. 黃耆24g, 桂枝 9g, 白芍藥9g, 生薑5片, 製附子9g, 大棗14g, 5劑.

경과: 복약 후 上肢의 痛症·麻痺는 많이 경감되었고, 다시 5劑를 계속해서 복용하고서는 다 나아서 환자가 다시 오지 않았다.

고찰: 『內經』에 「아침에 일어나서 風邪에 맞으면 血이 皮膚에 凝結되어 痺症이 된다」라고 하였다. 본안에서는 과로 후 땀을 흘리고 正氣가 이미 虛해진 상황에서 風邪에 侵襲 당하였기 때문에 피부·근육의 마비가 생겼다. 만약 風邪가 비교적 심하면 통증이 생기고,『金匱要略』에 記錄된 것과 같이 「風痺의 상태」로 된다. 본안에서는 桂枝에 附子를 加하여 血脈을 溫通시키고 去寒止痛 하였으니, 藥과 症이 잘 맞아서 치료효과가 좋게 나타났다.

계지가황금탕(桂枝加黃芩湯) [양단탕(陽旦湯)]『外台秘要』

方藥組成	桂枝9g, 芍藥9g, 炙甘草6g, 生薑3片, 大棗8g, 黃芩6g.

適應症

產後의 中風이 오랫동안 낫지 않고, 머리가 조금 아프며, 惡寒發熱, 心下悶, 乾嘔, 汗出 등이 있다.

方解

陽旦湯은 桂枝湯證에 心煩, 口苦 등 裏熱證을 겸한 경우에 쓰이고, 黃芩을 加하여 裏熱을 식힌다.

應用

本方은 太陽病에 熱을 동반하는 경우와 水樣下痢·膿血便의 초기인데 熱症이 있는 경우에 쓴다. 太陽病에 熱을 겸하는 증상은 口乾·多飮·舌紅·小便色深·脈數有力 등이다.

증례 12

환자: 楊OO, 남성, 24세.

증상: 최근 3일간 水樣下痢가 하루에도 몇 차례씩 있고, 腹痛·肛門灼熱感·小便色深하였다. 환자는 1주일 전부터 감기기운이 있어서 아직 낫지 않았고, 오후에 微熱이 있으며, 활동하면 自汗·惡風이 있고, 舌苔薄白, 脈數하였다. 太陽中風에 熱痢를 겸한 것으로 변증하였다.

처방: 陽旦湯을 투여.

桂枝9g, 白芍藥18g, 甘草4.5g, 生薑3片, 大棗10g, 黃芩15g, 5劑.

고찰: 본안에서는 太陽中風에 熱痢를 겸하고 있다. 解表는 桂枝湯이 적절하고 芍藥의 양을 늘려서 腹痛下痢를 치료한다. 黃芩을 加해서 大腸의 濕熱을 치료한다.

경과: 복약 후 表證이 제거되고 下痢도 그쳤다.

괄루계지탕(栝樓桂枝湯)『金匱要略』

方藥組成	栝樓根6g, 桂枝9g, 芍藥9g, 炙甘草6g, 生薑3片, 大棗8g.

단미의 藥理연구

❖ 栝樓根 (天花粉) ❖ ───

본 품은 별명을 天花粉이라고 하며, 박과의 식물인 하눌타리의 뿌리이다.

❖ 『神農本草經』의 記錄

「味苦寒. 主消渴, 身熱, 煩滿, 大熱, 補虛安中, 續絶傷」

· 消渴: 口渴과 多飮, 多尿를 가리킨다.

· 身熱, 煩滿, 大熱: 熱病으로 津液이 소모되어서 나타나는 煩渴의 증상을 가리킨다.

❖ 後世醫家의 應用

『名醫別錄』:「腸胃의 鬱滯된 熱과 각종 黃疸·骨乾·口燥·短氣를 치료한다. 月經을 조절하고 頻尿를 그친다.」

『大明本草』:「小腸을 疏通시키고, 排膿作用이 있으며, 腫毒을 없애고, 生肌長肉(肉芽, 筋肉의 增生)하는 작용, 打撲에 의한 瘀血을 제거한다. 流行性熱病·乳腺炎·背部腫氣·痔漏瘡癤을 치료한다.」

『本草求眞』:「膈上의 熱痰을 내려주고, 生津止渴하는 작용이 있다. 따라서 口燥骨乾·腫瘤·乳腺炎·痔漏·流行性熱病의 狂躁·大便頻數의 증상 등에 복용시키면 호전된다.」

본 품은 淸熱生津하는 상용약물로 熱病에 의한 津液損傷·口渴 또는 肺熱燥咳에 쓰인다. 外科的으로는 消腫排膿하는 작용이 있어서 瘡瘍腫毒에 쓰이고 있다.

❖ 天花粉의 藥理作用

① **中絶作用:** 임신 30일 된 개에 天花粉 주사액(0.5ml/체중1kg)을 주사하면 개의 胎兒가 사망하고 娩出된다. 본 품의 원리는 태반융모막의 영양막세포를 變性壞死시켜서 流産을 일으킨다. 임상보고에 의하면, 天花粉 주사액은 中期中絶藥으로 양호하다. 2,000례의 中期姙娠·死胎·過期流産에 써서 관찰해보면, 성공률은 95% 정도이고 死胎의 유도분만에 가장 좋다. 또 포상기태·융모상피암 등에 확실한 치료효과가 있다.

② **항암작용:** 임상에서 天花粉蛋白은 융모암에 대하여 확실한 치료효과가 있다. 복수를 가지는 마우스의 간암모델에 체중 1kg당 5ml를 복강 내로 주사하면 복수의 감소와 생존기간의 연장이 있고, 확실한 치료효과가 인정된다. 이식한 肝癌腫瘤에 대하여서도 輕度의 억제작용이 있다. 다만 天花粉은 그 외의 腫瘤에 대하여서는 항암작용이 명확하지 않다.

適應症

太陽病의 증상이 있고, 신체가 강하여 뻣뻣하게 脈은 도리어 沈遲한 것은 痓症이다.

方解

太陽病에 汗出하고 惡風하는 때에는 脈이 마땅히 浮緩해야 하는데 오히려 沈遲한 것은 津液不足 때문임을 알 수 있다. 본 증은 風邪 때문에 乾燥해져서 痓症이 되었다. 栝樓根 즉 天花粉을 쓰면 津液을 滋養하는데, 解肌祛邪하는 桂枝湯을 합하여 舒緩筋脈한다.

應用

本方은 桂枝湯證에 口渴과 潮熱을 겸한 것을 치료한다.

계지가갈근탕(桂枝加葛根湯) 『傷寒論』

方藥組成	桂枝6g, 芍藥6g, 炙甘草6g, 葛根12g, 生薑3片, 大棗8g.

適應症

太陽病으로 項背가 뻣뻣하게 強하고, 發汗·惡風이 있는 경우.

  원서 중에는 麻黃이 있지만 『金匱玉函經』에는 麻黃이 없고, 林億은 「桂枝加葛根湯은 아마도 桂枝湯에 葛根만을 加한 처방일 것이다」라고 하여 麻黃을 빼고 있다. 汗出惡風은 太陽表虛證에 해당하므로 桂枝湯을 쓰고 여기에 葛根을 加하여 項背强을 치료한다.

應用

  桂枝湯證에 項背强, 口渴과 같은 가벼운 熱性症狀에 쓸 수 있고, 고혈압이나 風寒感冒에도 쓸 수 있다.

증례 13

환자: 楊OO, 여성, 65세.

증상: 고혈압 환자로 項背强이 있는데, 최근 감기에 걸려서 땀이 나고 鼻塞, 頭痛, 舌淡, 苔白, 脈浮弦하였다.

처방: 桂枝6g, 芍藥6g, 葛根30g, 甘草6g, 生薑3片, 大棗8g, 3劑.

고찰: 風寒感冒로 表虛有汗하면 桂枝湯으로 解表하는 것이 마땅하다. 고혈압이 있고 項强할 때에는 葛根을 加하여 혈압을 낮추고 項强을 치료해야 한다.

경과: 桂枝加葛根湯이 藥과 症이 서로 맞아서 복약 후 증상이 모두 개선되었다.

증례 14

환자: 馬OO, 여성, 34세.

증상: 6개월 전부터 頭痛과 項强이 있고, 風冷을 만나면 증상이 악화되었으며, 땀을 내면 약간 개선되고 舌淡, 苔白, 脈弦하였다. 症은 風寒이 들어와서 脈絡을 阻滯한 것이다.

처방: 桂枝加葛根湯加味가 적절하다.

桂枝6g, 芍藥18g, 炙甘草4.5g, 葛根9g, 川芎6g, 細辛1.5g, 生薑3片, 大棗8g, 3劑.

桂枝加葛根湯을 써서 風寒의 項强을 없애고, 川芎·細辛을 加하여 風寒頭痛을 치료한다.

고찰: 본안의 頭痛은 風冷을 만나면 악화하고, 發汗시키면 개선되기 때문에 辨證은 風寒의 邪氣가 들어와서 脈絡을 阻滯한 상태이다.

경과: 1劑로 통증이 감소되고, 3劑로 치료되었으며 다시 재발이 없었다.

계지거작약탕(桂枝去芍藥湯)『傷寒論』

方藥組成	桂枝9g, 炙甘草6g, 生薑3片, 大棗8g.

適應症

太陽病을 瀉下시킨 후 생긴 脈促, 胸滿한 경우.

方解

脈促은 表邪가 아직 풀리지 않았음을 나타낸다. 『傷寒論』에서 「太陽病에 瀉下시킨 후 脈促하지만 結胸이 없으면 풀리려고 하는 것이다」라고 하였다. 이는 잘못 瀉下하였어도 正氣가 아직 內陷하지는 않았고, 表證이 아직 완전히 해소되지는 않은 것이다. 마땅히 桂枝湯으로 解表해야 하는데 胸滿이 있어서 桂枝湯에서 芍藥을 뺀 것이다.

應用

本方은 脾胃虛寒·食欲不振·腹部의 氣脹不舒한 경우에 쓸 수 있다. 그러므로 桂枝湯證에 비하여 痙攣은 적고, 胸悶이 있는 경우에 적절하다.

계지거작약가부자탕(桂枝去芍藥加附子湯)『傷寒論』

方藥組成	桂枝9g, 炙甘草6g, 生薑3片, 大棗8g, 附子9g.

適應症

- 太陽病을 瀉下시킨 後 促脈이 나타나고 胸悶하며 微惡寒이 있는 경우, 桂枝去芍藥加附子湯으로 主治한다.
- 陽虛한 체질을 가졌는데 風寒邪를 感受한 경우 또는 自汗, 背部의 惡寒이 있고 四肢가 冷한 경우.

方解

『傷寒論』제 22조에는 「만약 微惡寒*한 환자는 桂枝去芍藥加附子湯으로 主治한다」라고 하였는데, 위 처방에 附子를 加하여 陽氣를 固護한 것이다.

*微惡寒이라고 한 것에 대하여, 脈微, 惡寒한 것은 陽虛함을 말한다는 說도 있다.

應用

本方은 浮腫·復水와 小便不利가 있는 경우, 呼吸氣短, 下痢와 四肢冷症, 瘧病으로 惡寒이 많은 경우, 痲疹이 透發하지 못한 경우, 陽虛하면서 惡寒이 심한 경우, 背部에 冷感, 四肢冷疼 등에도 쓸 수 있다.

증례 15

환자: 高OO, 남성, 65세.

증상: 환자가 본래 陽虛하여 四肢不溫하고 背惡寒하여 찬물을 끼얹은 것과 같다고 하였다. 최근 감기에 걸려서 頭痛, 惡風, 汗出, 胸悶하고 元氣가 不足하였다. 脈은 浮弱하고 舌은 淡하며 苔는 白潤하였다.

처방: 桂枝去芍藥加附子湯을 투여한다.

桂枝9g, 炙甘草5g, 生薑5片, 大棗8g, 附子片6g.

고찰: 본안의 변증은 太陽表虛證으로 땀이 있어서 桂枝湯으로 營衛를 調和하여야 하는데, 胸悶이 있으므로 芍藥을 뺐다. 처방 중 生薑을 倍加하여 大棗와 配合해서 桂枝의 營衛를 調和하는 작용을 돕게 했다. 환자는 원래 陽虛가 있어서 附子를 加하여 溫陽固表하고, 땀이 외부로 배출되지 않도록 하였다. 만약 脈이 沈細한데 반대로 發熱하는 경우는 少陰證에 속하고 麻黃附子細辛湯을 써야하므로 변증을 잘해야 한다.

계지거계가복령백출탕(桂枝去桂加茯苓白朮湯*)『傷寒論』

方藥組成	桂枝9g, 炙甘草6g, 生薑3片, 白朮6g, 茯苓6g, 大棗8g

*『醫宗金鑑』에서는 「去桂枝는 去芍藥으로 해야 마땅하다. 이 처방에서 桂枝를 去하면 어떻게 頭項强痛·發熱·無汗의 表證을 치료할 수 있겠는가?」라고 서술하고 있다. 일본의 丹波元簡(탄바 겐칸)·山田正珍 등도 去桂가 부당하다고 생각하고 있다. 이러한 설에 따라 去桂를 去芍藥으로 바꾸면 藥과 證이 부합한다.

適應症

太陽病에 桂枝湯을 복용하거나 또는 瀉下시킨 후, 오히려 頭項强痛이 있고, 翕翕發熱하며 땀이 나지 않고, 心下滿하며 통증이 조금 있고, 小便不利한 상태이다.

方解

桂枝湯을 복용하거나 혹은 잘못 瀉下시킨 후 表證이 아직 남아있다. 오래 전부터 전해오는 바에 의하면, 心下滿痛·小便不利는 脾의 運化障碍로 水氣가 내부에 阻滯되어 있는 상태이므로, 茯苓을 加하여 滲濕利尿하고, 白朮로 健脾除濕한다. 心下滿 즉 胸滿이 있어서 芍藥을 去한다. 또 「仲景心法」에 의하면, 發汗 후에 傷陰하여 津液이 감소한 때문에 小便不利가 있으면 茯苓·白朮로 利水하는 것이 불가하다. 이 처방은 發汗·瀉下 이외의 원인에 의한 小便不利에 넓게 應用할 수 있다.

應用

本方은 胃腸胸膈간의 積水와 呑酸·吐水·多涎沫·浮腫·小便不利한 것과 心下滿·食慾不振·消化不良과 咳嗽가 오래되고 痰涎이 많은 것과 脚氣脛腫한 것 姙娠浮腫, 흐린 날에 몸이 무겁고 통증이 있는 것 鼻流淸涕, 倦怠多眠한 등 증상에 두루 쓸 수 있다.

증례 16

환자: 謝○○, 여성, 32세.

증상: 임신 7개월에 兩足浮腫 少氣乏力 脈弱하였다. 이것은 子腫(태아에 의한 복부의 腫脹)이다.

처방: 桂枝去芍藥加茯苓白朮湯에 附子를 가한다.

桂枝9g, 附子片6g, 白朮6g, 茯苓9g, 炙甘草6g, 生薑3片, 大棗10g, 5劑.

고찰: 본안은 子腫인데, 임신 7개월에 태아에 의한 압박으로 심장의 부담이 증가되어 循環障碍가 있기 때문에 附子片과 桂枝를 써서 心機能을 증강시키고, 茯苓·白朮을 가하여 利水를 시키는데 실제로 효과적이었다.

계지가작약생강인삼신가탕(桂枝加芍藥生薑人蔘新加湯) 『傷寒論』

方藥組成	桂枝9g, 芍藥12g, 炙甘草6g, 人蔘9g, 大棗8g, 生薑5片.

適應症

● 發汗 후 身體疼痛이 있고, 脈沈遲한 경우.

● 陽虛 체질에 自汗이 있거나 혹은 邪氣에 感觸된 후 發汗시키려고 해도 안 되는 경우.

方解

發汗 후 제 증상이 모두 없어졌으나 身體疼痛이 아직 남아있는 것은 表邪가 未盡한 까닭이다. 脈이 沈遲한 것은 지나치게 發汗시켜서 亡津傷氣한 것이다. 이 처방은 桂枝湯으로 營衛를 조화시키고, 남아있는 邪氣를 없애며, 人蔘을 가하여 益氣生津을 도모하는 것이다. 人蔘은 扶正하는 작용이 있고, 虛證의 사람에서 땀을 낼 기운이 없는 것을 돕는다. 芍藥을 많이 加하여 和血하고 營陰의 汗液을 기르고, 生薑을 많이 加하여 衰微한 陽氣를 宣通시킨다. 종합하면 本方은 調和營衛하면서 益氣養陰하는 목적을 겸하고 있다.

應用

本方은 脾胃虛弱·消化不良·脘悶腹脹의 정도가 변화하는 경우, 麻疹이 있는데 외부로 透達하지 못하는 경우, 下痢로 복부가 虛軟하고 困乏한 경우, 生理不順·自汗·盜汗이 비교적 심한 경우, 發汗 후의 四肢痙攣·心下痞塞·意慾低下가 있는 경우, 신체가 虛弱하여 發汗시킬 힘이 없는 경우에도 쓸 수 있다.

증례 17

환자: 汪OO, 남성, 53세.

증상: 최근 風寒의 邪氣를 感受해서 頭痛發熱·全身倦怠·少氣乏力·發汗·
心悸·舌淡·苔膩·脈弱하였다. 환자는 원래 氣虛하여 말소리의 톤이
낮고, 食欲不振·少氣乏力이 있으며, 조금만 움직여도 땀이 나고, 불
면증이 있었다. 치료는 調和營衛·益氣養陰하는 것이 좋다.

처방: 桂枝加芍藥生薑人蔘新加湯을 투여한다.

고찰: 환자는 稟賦不足·氣血虛弱이 있고, 表邪의 侵襲을 받아서 發汗하려
고 해도 힘이 없다. 본안에 桂枝加芍藥生薑人蔘新加湯을 투여하는
것은 人蔘 대신 党參을 증량해서 扶正을 도모하고, 芍藥을 많이 쓰
는 것으로 營陰을 補하여 衛陽을 돕고, 生薑을 증량해서 營衛氣血
不足에 의한 身體痛을 치료한다. 扶正逐邪에 좋은 방제이고 약을 다
복용하기도 전에 제반 증상이 모두 소실되었다.

계지가후박행자탕(桂枝加厚朴杏子湯)『傷寒論』

方藥組成	桂枝9g, 炙甘草6g, 生薑3片, 芍藥9g, 大棗8g, 厚朴6g, 杏仁6g.

단미의 藥理연구

❖ 厚朴 ❖ ──

본 품은 木蓮科의 식물 *Magnolia officinalis* Rehd. et Wils의 수피이다.

♣ 『神農本草經』의 記錄

「味苦溫, 主中風, 傷寒, 頭痛, 寒熱, 驚悸, 氣血痺, 死肌, 去三蟲」

· 中風, 傷寒, 頭痛, 寒熱: 鄒潤安은 三陽表證이라고 생각하거나 혹은 外感證이라고 말했으나 後世에는 거의 쓰이지 않음.
· 氣血痺: 氣血虛弱에 의한 痺症이다. 잘 때 風邪에 侵襲되거나 혹은 과로하여 땀을 흘린 후 몸이 虛한 틈을 타서 風邪가 들어와서 氣血이 막혀서 不通하게 된 所致이다.
· 死肌: 痛·痒·寒·熱을 알지 못함. (感覺障碍)

✤ 張仲景의 應用의 考證
『藥徵』:「胸腹滿을 치료하고, 兼하여 腹痛을 치료한다.」

✤ 後世醫家의 應用
『名醫別錄』:「溫中益氣 消痰下氣하는 작용이 있어서 癨亂 및 腹痛脹滿, 胸中嘔不止, 泄痢淋露를 치료하고, 驚悸를 없애고 留熱을 제거하며, 心煩滿을 치료하고 胃腸을 보호한다.」

甄權說:「積年冷氣, 腹內雷鳴, 虛喘, 消化不良을 치료하고, 痰飮을 제거하며 結水를 없애고 宿血을 깨뜨리며 水穀을 消化시키고 통증을 그치게 한다. 胃氣를 크게 따뜻하게 하고 嘔吐酸水를 그치게 한다.」

王好古說:「肺氣의 脹滿을 치료하는데, 肺가 膨滿해서 喘咳하는 것을 主治한다.」

厚朴의 주된 작용은 두 가지가 있다.
• 腹部脹滿, 脘腹氣滯에 의한 脹痛을 치료하고, 大黃·枳實과 병용하여 『金匱』의 厚朴三物湯과 같이 熱結便秘·腹部脹痛을 치료한다. 大黃·枳實·芒硝를 配合하면 大承氣湯이 된다. 급성위장염에 의한 下痢에는 連朴飮 등과 같이 黃連 등과 병용한다.
• 痰飮阻肺의 경우에 消痰下氣한다. 張仲景은 厚朴麻黃湯 혹은 桂枝加厚朴杏子湯을 쓰고 있다.

❖ 厚朴의 藥理作用

① **평활근에 대한 작용:** 厚朴 煎湯液은 마우스와 기니픽의 切除한 腸管에 대하여 소량으로는 흥분시키고 대량으로는 억제하는 작용이 있어서, 張力을 낮추고 振幅을 감소시키는 것이 나타난다.

② **근이완작용:** Magnocurarine은 신경과 근육 사이의 신호전달을 차단해서 전신의 근육을 이완시키기 때문에 Curare양의 마비작용을 가진다.

③ **혈압강하작용:** Magnocurarine은 토끼와 고양이에 소량으로 주사하면 혈압을 낮추고 심박수를 증가시킨다.

④ **抗菌作用:** 煎湯液은 폐렴구균·디프테리아간균·용혈성연쇄상구균·적리균·황색포도상구균·탄저균과 약간의 피부진균에 대하여 억제작용이 있다.

❖ 苦杏仁 ❖ ──

본 품은 장미과의 식물 살구나무 *Prunus armeniaca* Linn. 또는 산살구나무 *Prunus armeniaca* Linn. var. ansu Maxim. 등의 종자이다. 여름철 과실이 성숙한 때에 종자를 채취하여 건조시켜 약으로 쓴다. 또 찧어서 기름성분을 제거하고 남은 것을 약으로 쓴다.

❖ 『神農本草經』의 記錄

「味甘溫, 主咳逆上氣, 雷鳴, 喉痺, 下氣, 産乳, 金瘡, 寒心, 奔豚」

· 主咳逆上氣, 雷鳴: 杏仁의 下氣作用을 말하며, 따라서 咳逆上氣를 치료한다.

· 喉痺: 급성인후두염을 가리킨다.

· 下氣: 肺氣를 내려주는 작용이 있어서 咳逆을 치료한다.

· 産乳: 출산 직전의 돌연한 失神.

· 金瘡: 칼에 의한 외상.

· 寒心: 몸속이 冷한 느낌.

· 奔豚: 氣가 위로 치받아 오르는 것.

✤ 張仲景의 應用의 考證

『本經疏證』:「麻黃湯·大靑龍湯·麻黃杏仁甘草石膏湯·麻黃加朮湯·麻黃杏仁薏苡甘草湯·厚朴麻黃湯·文蛤湯은 모두 麻黃·杏仁을 병용하고 있다. 여기서 麻黃은 開散을 主하고, 그 힘은 모두 毛孔으로 모여 있으나 杏仁의 힘을 빌리지 않고는 그 血絡 중의 힘을 펼치지 못하게 된다. 따라서 麻黃과 杏仁의 관계는 桂枝와 芍藥의 관계와 같이 해파리가 물에 의존해서 생활하고 있는 것과 같은 관계이다.」

✤ 後世醫家의 應用

『名醫別錄』:「驚癎·心下煩滿·易感冒·유행성질환에 의한 頭痛을 主하고, 解肌하며 心下急을 없애고 광견병의 毒을 해소한다.」

甄權說:「腹痛을 치료하고, 溫病·脚氣·咳逆上氣·喘息을 主治한다.」

張元素說:「肺氣를 제거하고 上焦의 風燥를 치료하며 利胸膈氣逆, 潤大腸氣秘한다.」

『本草綱目』:「殺蟲, 제반 瘡疥를 치료하고 消腫, 頭面의 제반 風氣에 의한 痤瘡을 제거한다.」

✤ 苦杏仁의 藥理作用

① **鎭咳平喘作用:** 苦杏仁은 amygdalin을 약 3~4% 함유하고 있고, 酵素와 酸으로 가수분해하면 靑酸 (0.2%) 등을 만들어낸다. 미량의 청산은 호흡중추를 가볍게 억제하고, 鎭咳平喘의 효용이 있다.

② **소화기계에 대한 작용:** 苦杏仁을 가수분해하면 benzaldehyde를 만들어내고, 건강인과 소화성궤양환자 모두에게 위의 단백분해효소의 작용을 억제한다.

③ **抗腫瘤作用:** 체외실험에서 苦杏仁을 전탕하여 생긴 물추출물은 사람

의 자궁경부암세포주에 대하여 60~70%의 억제율을 가지고 있다. 청산·benzaldehyde·amygdalin은 체외실험에서 미약한 항암작용을 가지고, 靑酸加benzaldehyde·苦杏仁加β-포도당배당체효소는 모두 항암효과를 높인다. 랫드에 W-265 癌肉腫을 접종시키고 5일 후에 amygdalin 등을 써서 치료한 결과 대조군이 평균 23일 생존한데 비해 amygdalin군은 평균 33일, amygdalin加β-포도당군은 평균 41일 생존했다. 마우스에 苦杏仁을 자유롭게 섭취하도록 하면 에를리히 복수암(Erlich's Ascites Carcinoma)의 성장을 억제할 수 있고, 생존기간을 연장한다. 그 외의 보고에 의하면 암세포 내의 Rhodanese는 정상군에 비해 적기 때문에 청산의 해독능력이 정상세포에 비하여 감약되어 있어서 苦杏仁은 腫瘤세포에 대하여 확실한 선택성을 가지고 있다.

④ **독성:** 苦杏仁을 대량으로 내복하면 중독을 일으킨다.* 우선 延髓의 嘔吐·呼吸·迷走·血管運動 등의 중추에 대하여 모두 흥분시키고, 계속해서 意識昏迷·痙攣을 일으키며, 중추신경계통을 마비시키고, 호흡중추를 마비시켜 사망에 이르게 된다.

일본인 연구자의 說: 苦杏仁은 소량으로는 喘咳를 치료하는 작용이 없고, 중독량에 근접하면 그 작용이 보이기 때문에 時逸人선생은 杏仁을 喘咳에 쓰는 것을 반대하고 있고, 우리도 咳嗽를 치료하는데 있어서 苦杏仁은 거의 쓰지 않고 있다.

*苦杏仁 중독의 구급처치에는 주로 아초산아밀($C_5H_{11}NO_2$)과 치오유산나트륨($Na_2S_2O_3·5H_2O$)이 쓰이고 있다. 우선 아초산아밀로 헤모글로빈을 메트헤모글로빈(methemoglobin)으로 만들고, 청산이온과 결합시켜서 시안화메트헤모글로빈(cyanmethemoglobin)을 만들고 cytochrome 산화효소의 활성을 회복시킨다. 그 후 치오유산나트륨($Na_2S_2O_3·5H_2O$)을 주어서 청산화합물과 반응시켜 무독한 치오시안산염(thiocyanate)으로 바꾸고 신속히 소변을 통해서 배출시킨다.

適應症

● 太陽病을 瀉下시킨 후 가볍게 숨이 찬 것은 表邪가 未解한 때문인데 이

것으로 치료한다.

● 桂枝湯證이 있으면서 喘咳하고, 胸悶·腹脹이 있는 경우.

方解

桂枝湯으로 發汗解肌시키는데 表邪가 없어지지 않는 경우, 杏仁을 加하여 止咳平喘하고, 厚朴으로 下氣消痰한다. 本方은 有汗의 喘咳症에 적응할 수 있고, 無汗의 身體疼痛을 동반하는 경우에는 適應症이 아니다. 만약 無汗의 喘症으로, 寒喘에 痰飮을 동반하는 경우에는 小靑龍湯證이 되고, 熱喘의 경우에는 麻杏甘石湯證이 된다.

應用

本方은 喘咳에 더하여 外邪를 感受한 경우, 喘咳에 胸滿이 있는 경우, 또는 변비에 腹脹이 있는 경우에도 쓸 수 있다.

증례 18

환자: 唐OO, 남성, 42세.

증상: 氣가 胸中에서 막히고 上衝하며, 咳嗽와 喘鳴音을 동반하는 喘息이 3~4년 동안 있었다. 최근 風寒의 邪氣를 感受해서 喘咳의 발작이 일어나면서 땀이 많고, 脈은 浮緩하며, 舌質은 淡하고 苔는 白하였다.

처방: 桂枝9g, 白芍藥9g, 川厚朴9g, 杏仁6g, 枳實9g, 生薑3片, 甘草3g, 大棗8g, 7제.

경과: 복약 후 咳喘, 氣急한 것이 많이 감소되고, 정신상태도 개선되었다. 桂枝9g, 白芍藥9g, 枳實9g, 川厚朴9g, 杏仁6g, 茯苓9g, 生薑3片, 大棗8g, 5劑 복용하여 병이 나았다.

고찰: 본안에서는 본래 喘咳가 있었고, 최근 새로이 邪氣에 感觸되면서 喘咳가 재발되었다. 변증은 太陽中風에 喘咳가 겸하고 있어서 桂枝加厚朴杏子湯加減을 투여했다. 厚朴과 杏子는 枳實과 함께 쓰이고 있

는데, 복약 후 환자의 증상은 크게 경감되었다. 두 번째 진찰에서는 中滿을 방지하기 위해 甘草를 빼고 茯苓을 加하였으며 痰濕을 없애는 데에 더욱 효과적이었다.

소건중탕(小建中湯) 『傷寒論』

方藥組成	芍藥18g, 桂枝9g, 炙甘草9g, 生薑3片, 大棗8g, 飴糖30g.

단미의 藥理연구

❖ 飴糖 ❖ ──────

본 품은 쌀·보리·밀·조·옥수수 등의 식료를 醱酵, 糖化시킨 것이다. 飴糖은 硬·軟의 두 종류로 분류되어 있는데, 약용으로는 軟飴糖이 좋다.

❖ 『名醫別錄』의 記錄

「飴糖의 氣味는 甘溫하고 虛弱을 補하며 口渴을 그친다.」

飴糖은 補脾益氣作用이 있어서 虛弱을 補하고 口渴을 그친다.

❖ 後世醫家의 應用

『千金要方』: 「虛冷을 補하고 氣力을 도우며, 腸鳴·咽痛을 그치고, 喀血을 치료하며, 痰을 없애고, 潤肺止咳한다.」

孟詵說: 「補虛하고 口渴을 그치게 하며, 健脾益氣하여 留血을 제거하고 中焦를 補한다.」

『大明本草』: 「氣力을 더하고, 消痰止嗽하며, 五臟을 부드럽게 한다.」

『本經逢原』: 「심한 咳嗽를 그치게 하고 虛冷을 補한다. 따뜻한 술로 복용하면 食積을 제거하는 작용이 있다.」

『**本草求眞**』: 「補脾潤肺하는 작용이 있고 化痰止嗽한다. 張仲景은 建中湯을 補中健脾에 쓰고 있다.」

飴糖은 緩中補虛하는 약으로 小建中湯과 같이 虛寒腹痛에 쓰일 뿐 아니라 咳嗽氣喘에 단미 또는 百部·貝母 등 止咳·平喘藥과 함께 쓴다.

適應症

- 虛勞에 裏急·動悸·鼻出血·腹痛·夢精·四肢酸痛·手足煩熱·咽乾口燥 등의 症.
- 黃疸에 小便自利 및 傷寒에 陽脈澁·陰脈弦·腹中急痛한 경우.
- 傷寒二三日에 心中動悸하고 煩燥한 경우.

方解

柯韻伯說: 「桂枝湯은 裏證을 치료하기 위해서 만들어졌는데, 自汗이 있어서 芍藥을 佐藥으로 쓰고 있다. 自汗은 원래 表證인데 여기에 自汗이 있는 것은 煩燥症이 있기 때문으로 煩燥症은 즉 裏熱이기 때문이다. 이 처방에서는 芍藥의 양을 배로 하고 膠飴를 첨가하였고, 이름을 建中이라고 한 것은 裏劑이기 때문이다. 傷寒에 內熱이 있고 外感이 아직 제거되지 못한 때에는 桂枝·生薑을 뺄 수 없고 解表와 동시에 급히 建中해야 하기 때문에 小라는 글자를 붙였다. 이 방제는 寒이나 熱에 치우치지 않고, 補益이나 瀉下를 시키지도 않으며 단지 甘味로 부드럽게 하며 微酸으로 收斂하기 때문에 建中이라고 이름하였다. 이른바 '中'에는 두 가지의 의미가 있는데, 하나는 心中이 動悸하고 煩燥한 것인데 煩은 즉 熱이고 動悸는 虛에 해당한다. 이 처방은 辛甘하여 太陽의 熱을 흩어버리고, 酸苦하여 少陰의 虛를 滋潤하여 宗氣를 가지런히 한다. 또 하나는 腹中이 急痛한 것을 말하는데, 急은 즉 熱이고, 痛은 즉 虛이다. 이 처방은 辛味로 厥陰의 邪氣를 없애고, 甘味로 痙攣性疾患을 緩化하며, 苦味로 少陽의 火를 없애고, 酸味로 太陰의 津液을 滋潤하여 脾胃를 다스린다. 만약 그것이 中氣不足·過勞에 의한 것이어서 風寒의 外邪에 의하지 않은 경우에는『金匱』의 黃耆를 가한 처방(黃耆建中湯)으로 腠理를 견고하게 하여 皮毛를 보호하면, 亡血失精의 증상은 자연히 줄어드는데 이것은 陽密乃固한 이치이다.」

應用

本方은 소화성궤양의 虛寒腹痛, 産後의 痙攣性腹痛, 急性~慢性의 下痢腹痛·嘔吐, 下痢 후의 痙攣, 心脾虛勞, 心中이 動悸·煩燥가 있는 경우에 사용할 수 있다.

腹痛은 實痛과 虛痛으로 나눌 수 있는데, 만약 大實痛하여 拒按하면 本方의 適應症이 아니다. 만약 腹痛에 눌러보면 부드럽고 세게 누르거나 오래 누르면 통증이 감소되며 따뜻하게 하면 통증이 감소되고, 脈弦澁한 때에는 本方이 적당하다.

증례 19

환자: 陳OO, 여성, 24세.

증상: 출산 후 15일 정도 지났는데, 얼굴색이 창백하고 복통이 지속되며, 눌러주면 편안해진다고 하였다. 따뜻하게 하면 통증이 감소되고, 四肢는 冷하였다. 脈은 細遲하고, 舌質淡, 苔白하였다. 證은 血虛에 寒을 겸하여 생긴 腹痛에 속하고 養血散寒하는 것이 좋다.

처방: 芍藥18g, 桂枝9g, 生薑3片, 大棗14g, 當歸9g, 飴糖30g, 7劑.

고찰: 본안은 産後腹痛으로 當歸建中湯으로 養血去寒한다. 芍藥과 甘草의 배합은 腹痛을 치료하는 효과가 있고, 특히 芍藥의 양을 늘리면 鎭痛효과가 현저해진다. 王好古의 說에서는「芍藥은 肝血不足을 치료한다.」當歸는 養血하고, 芍藥과 配合하면 養血作用이 강화된다. 桂枝와 飴糖을 配合하면 전체적으로 溫中補虛의 효과가 있고, 産後의 腹痛을 치료할 수 있다.

황기건중탕(黃耆建中湯) 『金匱要略』

方藥組成	黃耆4.5g, 桂枝9g, 白芍藥18g, 炙甘草6g, 生薑3片, 飴糖30g, 大棗10g.

適應症

- 虛勞하고 裏急·諸不足한 症.
- 傷寒에 發汗 후 身體疼痛·表虛惡寒·脈遲弱한 경우.

方解

　『金匱要略』에서「虛勞裏急, 諸不足, 黃耆建中湯主之」라고 하였다. 이 '諸不足'은 처방으로 症을 추론해 보면 氣虛·陽虛 및 脈無力 등의 증을 말하는 것으로 이 처방은 小建中湯보다 補虛의 효능이 더욱 강하다.

　本方은 桂枝湯에서 白芍藥을 2배로 하여 거기에 黃耆·飴糖을 첨가한 것이다. 桂枝湯은 和解劑일 뿐 아니라 健胃·解痙·鎭痛作用도 있어서 內傷雜病에도 應用할 수 있고, 倍加한 芍藥과 甘草를 함유하고 있어서 解痙鎭痛의 효력이 더욱 강하다. 黃耆는 인체의 면역력을 증강시키는 외에 桂枝·生薑과 함께 사용하여서 호흡중추와 혈관운동중추를 흥분시켜 혈액순환을 증강시키고 신진대사를 촉진하기 때문에 扶正하는 작용이 있다. 甘草에는 glychirrhizin酸이 함유되어 있어서 飴糖과 配合하여 위점막의 보호작용을 발휘하고 아울러 궤양의 癒合을 촉진하므로 本方은 소화성궤양의 疼痛에 쓰는데 적합하다.

應用

　本方은 慢性病의 虛寒不足의 증상에 다용하고, 주로 消化性潰瘍·慢性胃炎·慢性消化不良 등 소화기계의 질환에 쓰인다.

증례 20

환자: 李OO, 남성, 35세.

증상: 환자는 7년 전부터 소화성궤양을 앓아서 입원치료를 받았고, 상부소화관조영을 시행하여 십이지장구부의 궤양으로 진단되었다. 최근 수개월은 식사가 불규칙하고, 증상이 악화되었다. 疼痛은 공복 시에 더욱 심하고 식후에는 감소되었다. 야간에 疼痛이 심해지고, 腰背部에 통증이 放散되었다. 生冷之物을 먹으면 疼痛이 악화되었다. 疼痛이 있을 때에는 찬 기운을 싫어하고 따뜻하게 하거나 손으로 눌러주는 것을 좋아하고, 氣力이 저하되거나 숨이 가빠지기도 하며, 食欲不振하여 惡心이 있고, 신물이 넘어오고 얼굴색이 창백하였다. 舌質은 淡하고 苔는 白하며, 혀를 내 밀면 떨림이 있고, 脈細無力하였다.

처방: 黃耆建中湯을 투여한다.

黃耆9g, 當歸9g, 桂枝9g, 炙甘草9g, 芍藥18g, 大棗14g, 고량강4.5g, 교이30g(沖服), 鍛瓦楞15g, 7劑.

경과: 복약 후, 胃脘部의 疼痛은 현저히 경감되었고, 신물이 넘어오는 것이 없어졌으며, 식욕도 호전되었다. 위 처방을 그대로 계속해서 7제 복용시켰다.

고찰: 본안은 십이지장구부의 궤양으로 변증은 脾胃虛寒에 속하고, 黃耆建中湯으로 補氣溫中하며 養血止痛한다. 그 중 黃耆는 飴糖·高良薑과 함께 溫中補虛하고, 黃耆와 當歸는 補血湯이 되어 補氣養血한다. 또 2배의 芍藥과 甘草로 緩急止痛한다. 甘草에 함유되어 있는 글리치리진산과 이상의 配合으로 궤양의 癒合을 촉진하고, 鍛瓦楞은 制酸하는 작용이 있다. 처방이 症과 맞아서 胃脘의 疼痛을 輕減하고 식욕도 회복되었다.

연구

실험연구에서 黃耆建中湯加當歸는 유문을 결찰해서 유발한 위궤양의 발생을 방지하고, 위액의 분비를 억제하며, 유리산과 총 산도를 감소시켜서 위액의 pH를 상승시켜 비둘기의 위의 정상적인 운동과 토끼의 장의 운동을 억제할 수 있고, acetylcholine 과 pilocarpine에 의한 장의 痙攣에 대항하는 효과가 증명되고 있다. [『藥學學報』1965, 12(7)]

비고

本方은 일체의 虛寒不足症에 적용할 수 있다. 陰虛潮熱의 경우에는 이 처방을 쓰지 않고 滋陰法을 應用한다.

계지감초탕(桂枝甘草湯)『傷寒論』

方藥組成	桂枝12g, 炙甘草6g.

適應症

과도한 發汗으로 양손으로 가슴을 누르려고 하고, 心下部의 動悸를 느끼는 경우.

方解

땀은 심장의 津液인데, 發汗을 과도하게 하면 심장의 氣가 虛해진다. 이두 약재는 心氣虛를 主治하는데, 桂枝는 心陽을 돕고, 甘草는 補營益氣의 작용이 있다.

應用

本方은 心下의 動悸·腹中의 氣上衝을 치료하는 외에도, 寒邪의 侵襲을 당해서 胃中이 冷하고 불쾌한 경우에도 쓸 수 있다. 陰虛의 動悸는 本方의 適應症이 아니다.

환자: 黃OO, 여성, 30세.

증상: 환자는 신경증으로 오랫동안 불안감이 강하고, 누군가에게 붙잡힐 것 같은 기분이 들었다. 대소변은 정상이고 때때로 自汗이 있고, 脈緩하며 舌苔는 薄白하였다.

처방: 甘麥大棗湯 및 桂枝甘草湯加減을 투여한다.

桂枝18g, 炙甘草9g, 小麥15g, 大棗8g, 14劑.

고찰: 본안의 臟燥症은 대개 心氣虛에 의하기 때문에 桂枝甘草湯으로 心下의 動悸를 치료하고, 甘麥大棗湯을 加하여 養心安神·和中緩急을 도모한다. 복약 후 증상이 완전히 치유되었다.

계지거작약가촉칠용골모려구역탕(桂枝去芍藥加蜀漆龍骨牡蠣救逆湯)『傷寒論』

方藥組成	桂枝9g, 炙甘草6g, 生薑3片, 大棗8g, 龍骨12g, 蜀漆9g, 牡蠣15g.

단미의 藥理연구

❖ 龍骨 ❖ ─────

본 품은 고대의 포유동물인 코끼리·코뿔소·영양 등의 골격의 화석이다.

❖ 『神農本草經』의 記錄

「性甘平無毒, 主心腹鬼疰, 咳逆, 泄痢, 膿血, 女子漏下, 癥瘕堅結, 小兒熱氣驚癇」

· 心腹鬼疰: 心腹의 刺痛이 있거나, 혹 쓰러져서 숨이 멎을 것 같은 상태를 가리키는데, 치료하여도 나중에 다른 사람에게 전염될 수 있다.

· 咳逆, 泄痢, 膿血: 龍骨은 진정작용이 있고, 咳逆을 경감시킨다. 또 龍骨
  은 수렴작용이 있어서 膿血便·下痢를 치료할 수 있다.

· 女子漏下: 月經이 끊어지지 않고 계속되는 것을 漏下라 하는데, 龍骨의
  수렴작용은 漏下를 그치게 하는 작용이 있다.

· 癥瘕堅結: 癥은 고정성, 瘕는 있다가 없다가 하는 복부의 腫瘤를 말한다.

· 小兒熱氣驚癎: 龍骨에는 定驚鎭痛作用이 있어서 痙攣을 치료할 수 있다.

✣ 張仲景의 應用의 考證

『藥徵』:「臍下의 動悸를 主治하고, 겸하여 煩驚失精을 치료한다.」

✣ 後世醫家의 應用

『名醫別錄』:「心腹煩滿·四肢萎縮·發汗·夜臥自驚⋯⋯腸癰內阻·陰部潰
瘍·頻尿·血尿를 치료하고, 養精神, 定魂魄, 安五臟한다. 白龍骨은 夢
精·尿失禁을 치료한다.」

甄權說:「邪氣를 쫓고 心身을 안정시키며, 冷症에 의한 下痢와 膿血, 여자
의 崩中帶下, 夢精을 그치고, 血尿를 치료한다. 虛하여 꿈을 많이 꾸는
때에 이것을 加한다.」

『大明本草』:「健脾·收斂腸胃하고, 下痢·膿血便·口渴·임신 중의 出血·下
血·崩中帶下·鼻出血·吐血·發汗을 그치게 한다.」

『本草綱目』:「益神鎭驚·陰瘡(冷症으로 인한 往來寒熱)을 그치고, 濕氣를
없애고, 脫肛을 치료하며, 生肌斂瘡하는 작용이 있다.」

章次公說:「고대에 있어서 龍은 날아올라 변화하는 신비한 동물로 여겼는
데, 그 뼈의 潛陽育陰하는 힘을 빌어서 사람의 氣血滑脫·心神耗散·腸
胃洞泄(食後에 곧 下痢하는 것)을 모두 치료할 수 있다고 여겼다. 실제
로 본 품을 써서 무거운 성질로 怯을 없애고, 澁한 성질을 이용해서 固
脫할 수 있다.」

따라서 龍骨의 작용은 첫째로는 鎭靜이고, 둘째로는 收斂하는 것이다.

❖ 牡蠣 ❖ ──────

본 품은 연체동물인 굴과의 동물, 長牡蠣 *Ostrea gigas* Thunb., 近江牡蠣 *O. rivularis* Gould 또는 大連牡蠣 *O. talienwhanensis* Crosse 등의 貝殼을 말하는데, 부숴서 그대로 쓰거나 火鍛하고 분쇄하여 쓴다.

❖ 『神農本草經』의 記錄

「性鹹微寒無毒. 傷寒寒熱, 溫瘧洒洒, 驚恚怒氣, 除拘緩, 鼠瘻, 女子帶下赤白」

· 傷寒寒熱, 溫瘧洒洒: 牡蠣의 解熱作用을 말하지만 후세에는 별로 쓰지 않는다.

· 驚恚怒氣: 牡蠣의 鎭靜作用을 가리킨다.

· 除拘緩: 痙攣을 그치게 한다.

· 鼠瘻: 두 종류의 해석이 있는데, 하나는 瘰癧을 말하고 다른 하나는 肛門結核을 말한다. 일반적으로는 偸糞老鼠라고도 한다.

❖ 張仲景의 應用의 考證

『藥徵』:「주로 胸腹의 動悸를 치료하고 겸하여 驚狂煩燥를 치료한다.」

❖ 後世醫家의 應用

『名醫別錄』:「關節營衛의 留熱을 없애고, 虛熱潮熱·煩滿을 치료한다. 땀을 그치게 하고 心痛氣結을 치료하며, 口渴을 그치고, 老血을 제거하며, 澀腸하여 大小便을 그치게 하며, 遺精·喉痹·咳嗽·心脇下의 痞熱을 치료한다.」

陳藏器說:「분말은 성인과 소아의 盜汗을 그치게 한다.」

孟詵說:「여성의 崩中을 치료하고 止痛하며, 風熱, 風瘧을 없앤다.」

李珣說:「남성의 虛勞를 치료하고, 補腎安神시키며, 煩熱을 없애고, 소아의 痙攣을 치료한다.」

王好古說:「脇下의 堅滿을 없애고, 癥瘕, 일체의 瘡症을 치료한다.」

『本草綱目』:「化痰軟堅, 淸熱除濕하는 작용이 있어서, 心脾의 氣痛, 血便과 小便混濁을 그치게 하고, 疝瘕積塊·癭疾結核(頸部·四肢·胸腹部 등의 表在性 腫瘤)를 없앤다.」

『現代實用中藥』:「制酸劑여서 和胃鎭痛作用이 있고, 胃酸過多·身體虛弱·盜汗·動悸·근육의 떨림을 치료한다. 임산부와 소아의 칼슘부족과 폐결핵 등에 효과가 있다.」

❖ 牡蠣의 臨床應用

① 煩熱·留熱·風熱 등의 虛熱을 없앤다.

② 놀라고 화남·煩燥·痙攣·動悸·무서움 등을 진정시킨다.

③ 盜汗·帶下·遺精·白濁·下血·下痢 등을 수렴시킨다.

④ 脇下堅滿·癥瘕·癭疾結核·疝瘕積塊 등을 軟堅消結한다.

⑤ 煅牡蠣는 制酸作用이 있어서 胃酸過多를 치료한다.

⑥ 平肝潛陽하는 작용이 있어서 고혈압증과 갑상선기능항진증을 치료한다.

❖ 常山 ❖ [부]蜀漆 ─────

본 품은 산초과의 다년생 낙엽관목인 常山 *Dichroa febrifuga* Lour의 뿌리이다.

❖ 『神農本草經』의 記錄

「苦寒有毒, 主治傷寒寒熱, 熱發溫瘧, 胸中痰結吐逆」

· 傷寒寒熱, 熱發溫瘧: 즉 瘧疾에서의 往來寒熱을 가리킨다.

· 胸中痰結吐逆: 痰結이라고 하면, 老痰積陰(만성적이고 咯出하기 어려운 痰飮)을 말하는데, 吐하고 싶지만 나오지 않는 경우를 吐逆이라고 한다.

❖ 張仲景의 應用의 考證

『**本經疏證**』:「무릇 비늘이 없는 藥物(물고기나 조개 이외의 것)에 비린내가
나는 것은 없다. 그러나 張仲景은 蜀漆을 사용할 경우 반드시 씻어서 비
린내를 없애야 한다고 注에서 기록하고 있는데, 다른 초목류와는 다르게
氣가 惡劣함을 알 수 있다. 인체에 있어서 惡劣한 氣에 의한 질병의 증상
으로는 肺에서는 痰涎이 가장 많고, 腸胃에서는 膜原(횡격막의 위, 心肺
주위의 공간)의 邪가 가장 많고, 肝膽에서는 積聚가 가장 많다. 따라서 痰
涎으로 인한 증상은 咳逆寒熱, 膜原에서는 瘧疾, 積聚의 凝滯에서는 腹
中의 癥堅과 痺症이 보이는데 蜀漆이 이 모두를 치료할 수 있다. 上焦와
中焦에 있으면 吐하여 제거하고, 下焦에 있으면 瀉下시켜서 없앤다.」

❖ 後世醫家의 應用

『**名醫別錄**』:「水脹·洒洒(냉수로 샤워하는 것 같은) 惡寒·鼠瘻(항문결핵·
瘰癧)을 치료한다.」

甄權說:「諸瘧을 치료하고, 痰涎을 吐하게 하며, 項頸部의 응어리를 치료
한다.」

『**本草求眞**』:「常山은 瘧疾老痰積飮을 제거하는 要藥이다.」

陳修園說:「一切의 瘧疾에 대하여 급히 효과를 보고 싶으면 發熱이 3회
있은 후에 小柴胡湯加常山 3錢을 복용하면 곧 치유된다.」

常山은 말라리아 원충을 죽이는 작용이 있어서 일찍이 中醫學에서는 오랫
동안 抗瘧藥으로 사용했고, 瘧疾의 증상인 발작을 억제하는 외에 解熱作用
도 비교적 좋다. 常山의 부작용으로는 催吐作用이 있지만 檳榔子·草果 등을
배합하면 경감될 수 있다.

❖ 常山의 약리작용

① **항말라리아작용**: 항말라리아작용을 가진 Dichroine에는 α·β·γ의 유

효성분이 있는데, γ-Dichroine의 항말라리아작용이 가장 강해서 quinine의 95~152배에 이르고, β-Dichroine은 quinine의 약 89배, α-Dichroine는 quinine와 비슷한 정도의 작용을 가진다.

② **항아메바원충작용:** β-Dichroine의 항아메바원충 효과는 emetine 보다 강해서, 어린 랫드에 감염시킨 아메바 원충에 대한 치료효과가 emetine보다 강하고, 치료지수는 emetine의 2배 정도이다. 임상에서도 常山은 혈중의 말라리아원충을 빠르게 제거함이 증명되었는데, 유지 시간이 짧고 재발하기 쉽다.

③ **해열작용:** α-Dichroine·β-Dichroine은 인공적으로 發熱시킨 토끼에서 解熱作用이 있다.

④ **최토작용:** 여기서의 최토작용은 약물이 장관점막을 자극해서 일으키는 반사성의 구토중추흥분에 의한다.

⑤ **독성:** Dichroine 중독증상은 惡心·嘔吐·下痢·血便·신장장해 등이다. Dichroine은 瘧疾을 치료하는 효과가 강하고 빠르지만 치료량과 중독량의 차이가 크지 않으므로 임상에서 이러한 점을 잘 이해하고 써야 한다.

[附] 蜀漆

蜀漆은 常山의 어린 싹의 잎으로, 약리작용과 瘧疾을 치료하는 작용은 常山과 비슷하다.

『**神農本草經**』:「味苦平, 主瘧及咳逆發熱, 腹中癥堅痞結積聚」

腹中癥堅痞結積聚는 즉 瘧母(응어리, 脾腫 등)를 가리킨다.

『**續藥徵**』:「蜀漆은 胸腹 및 臍下에 심한 動悸가 있는 것을 主治하고, 아울러 驚狂火逆瘧疾을 치료한다.」

닭을 이용한 말라리아 실험에서 蜀漆의 抗瘧效果는 常山의 6배로 나타난다. 연구에 의하면 常山에 함유된 Dichroine의 함유량은 잎에 가장 많고 다음으로 줄기에 많으며, 뿌리에는 가장 적게 함유되어 있다.

傷寒에 脈浮한데 실수로 뜸과 같은 火치료를 시행하여 亡陽驚狂症이 된 경우.

方解

徐靈胎說: 「이것은 少陰病인데 發汗해서 亡陽이 된 경우와는 감별해야 한 다. 만약 少陰의 亡陽의 경우에는 陰中의 陽이 없기 때문에 四逆湯類를 써서 陽을 腎中에 되돌려야 한다. 위의 경우는 火의 핍박을 받아서 發汗되 어서 陽中의 陽이 없어진 것으로 安神藥을 써서 陽을 心中으로 안정화시 킨다.」

尤在涇說: 「火邪가 心을 손상시키면 驚狂·起臥不安이 되는데, 龍骨·牡蠣를 쓴다. 芍藥을 빼고 蜀漆을 加하는 것은 甘草로 급히 心陽을 회복시키기 위 함으로 芍藥으로 營氣를 도울 필요는 없다. 蜀漆 즉 常山의 싹은 味辛하 고 胸中의 邪氣·結氣를 없앤다. 이러한 症은 火氣가 안으로 心包를 逼迫 하기 때문에 급히 邪氣를 없애고 안정시켜야 한다.」

應用

本方은 瘧疾로 腹部에 衝動하는 것이 있는 것, 오랫동안의 不眠과 狂躁가 있는 경우, 火傷으로 煩悶疼痛이 있는 경우 등을 通治하는 외에 自汗·盜汗· 夢精·遺精·帶下·下痢 등 陽虛失禁으로 변증할 수 있는 경우에도 사용할 수 있다.

계지감초용골모려탕(桂枝甘草龍骨牡蠣湯)『傷寒論』

| 方藥組成 | 桂枝3g, 炙甘草6g, 龍骨15g, 牡蠣30g. |

適應症

- 뜸 치료로 壞病이 된 것을 下法으로 瀉下시키고, 그 후 燒針을 써서 煩躁症이 된 경우.
- 亡陽에 의한 煩躁로 胸腹에 심한 動悸가 있는 경우.

方解

火逆에 下法을 쓴 (誤治의) 결과, 燒針에 의한 心陽의 손상에 더하여 煩燥不安의 증상이 있는 상태이다. 桂枝·甘草를 써서 心陽을 溫通시키고, 龍骨·牡蠣로 煩躁를 그치게 한다.

應用

桂枝甘草龍骨牡蠣湯은 不眠·夢精·遺精·묽은 白帶下·動悸 등의 증에 상용된다. 즉 환자의 증상이 寒症이고 신체가 쇠약한 때 이 처방이 치료효과가 있다. 龍骨·牡蠣는 鎭靜收斂作用이 있고, 桂枝·甘草는 興奮作用이 있어서, 陽藥과 陰藥을 병용하여 靜中動·動中靜을 도모하는 것인데 실제로 相成의 효과를 얻게 된다. 不眠의 치료에는 이와 같이 鎭靜작용이 있는 약물을 단독으로 쓰는 것보다 효과가 좋다.

증례 22

환자: 高OO, 여성, 31세.

증상: 환자는 신경증으로 1년 이상 不眠이 있고, 여러 종류의 安神鎭靜藥을 복용하였으나 효과가 없었으며, 현재는 頭昏·不眠·動悸·顔色蒼白虛浮 하였다. 脈弱, 舌質은 胖大하고 齒痕이 있었다.

처방: 桂枝6g, 炙甘草9g, 牡蠣30g(先煎), 龍骨15g(先煎), 黃耆9g, 7劑.

경과: 위 처방을 복용한 후 불면증상은 개선되었지만 動悸에는 변화가 없었다. 이 처방에 小麥30g, 大棗14g을 첨가하여 이어서 복용하였다.

고찰: 본안은 鎭靜藥으로는 효과가 없었던 오래된 不眠에 대하여 桂枝甘草龍骨牡蠣湯을 복용시켜 확실한 치료효과가 있었다. 그 이유를 설명하자면, 陽藥과 陰藥의 병용에 의해 相反相成(相反되는 것이 서로 협력함)이 되는 것인데, 興奮藥과 鎭靜藥의 병용이 鎭靜藥만 쓰는 것보다 효과가 좋은 경우이다.

계지가용골모려탕(桂枝加龍骨牡蠣湯)『傷寒論』

方藥組成	桂枝3g, 芍藥9g, 甘草6g, 生薑3片, 大棗8g, 龍骨15g, 牡蠣30g.

適應症

- 遺精·少腹弦急·陰頭冷·目眩·脫毛가 있는 경우.
- 脈極虛芤遲·下痢·出血·遺精이 있는 경우.
- 脈이 芤·動·微緊하고 남자에서 遺精, 여자에서 夢交가 있는 경우.

方解

桂枝湯은 外感에 대하여 解表祛邪하고, 內傷에 대하여 虛弱을 補하는 작용이 있으며, 龍骨·牡蠣를 加하면 固澁하여 遺精을 그치게 한다.

應用

이 처방은 遺精의 치료에 쓰는 외에 일체의 羸瘦·虛弱으로 胸腹에 動悸가 있는 병에 쓸 수 있다. 動悸·多汗·盜汗·吞酸·吐水·慢性下痢·白色帶下·遺尿

등에도 확실한 치료효과가 있다.

증례 23

환자: 秦OO, 남성, 35세.

증상: 顔面蒼白無華·眩暈·不眠健忘·遺精·早漏가 6개월 이상 있고 脫力·食慾不振을 동반하였다. 舌質은 淡紅하고 舌苔는 薄白하며 脈은 虛하였다.

처방: 桂枝6g, 白芍6g, 炙甘草6g, 生薑6g, 大棗14g, 龍骨15g, 牡蠣30g, 7제.

경과: 위 처방을 복용한 후에 眩暈은 호전되었지만 아직 不眠은 남아있고 夢精은 없었다. 위 처방에 附子6g, 五味子6g을 加하여서 遺精·眩暈·不眠이 현저히 호전되었다. 계속해서 14제 복용 후 치료되었고, 6개월 후 추적검사에서도 재발은 없었다.

고찰: 우리들의 임상경험에 의하면 桂枝加龍骨牡蠣湯에 五味子·附子를 加하면, 眩暈·遺精·不眠에 효과가 있다. 이것은 桂枝·附子의 병용으로 전신 臟腑의 기능을 조절하고, 아울러 陰陽의 조절작용이 나타난다. 五味子는 安神하는 작용이 있고, 龍骨·牡蠣를 配合하면 收斂·固澁·鎭靜하는 작용이 있어서, 不眠·遺精·眩暈의 치료를 동시에 할 수 있다. 附子·桂枝와 龍骨·牡蠣·五味子를 병용해서 動中求靜, 靜中求動하는 복합적인 작용을 하는 것으로 이러한 配合으로 3가지 증상을 한꺼번에 치료한다.

계지작약지모탕(桂枝芍藥知母湯)『金匱要略』

方藥組成	桂枝12g, 芍藥9g, 甘草9g, 麻黃9g, 附子15g, 防風12g, 知母12g, 白朮15g, 生薑3片.

단미의 藥理연구

❖ 防風 ❖ ──

본 품은 미나리과 식물 防風 *Saposhnikovia divaricata (Turcz.)* Schischk의 뿌리이다.

❖ 『神農本草經』의 記錄

「味甘溫, 無毒, 主大風, 頭眩痛, 惡風, 風邪, 目盲無所見, 風行周身, 骨節疼痺, 煩滿」

· 大風, 頭眩痛: 血管性頭痛과 같이 風寒에 의해서 일어나는 頭眩, 頭痛.

· 惡風: 피부병을 가리킴.

· 風行周身, 骨節疼痺: 전신 關節의 疼痛.

❖ 後世醫家의 應用

『名醫別錄』:「脇痛·脇風頭面去來·四肢攣急·催乳·金瘡內痓에 쓴다.」

『大明本草』:「36종의 風을 치료하고 남자에서는 일체의 과로에 대하여 補中益氣하고, 結膜紅赤·流淚와 麻痺를 그치게 하며, 五臟의 脈을 通利시키고, 五勞七傷·羸瘦盜汗·心煩·體重에 사용하며, 정신안정의 작용이 있고 氣血을 조절한다.」

張元素說:「上焦의 風邪를 치료하고, 肺實을 瀉하며, 頭目 中의 滯氣를 없앤다.」

王好古說:「肝氣를 다스린다.」

『本草求眞』:「上焦의 風邪를 치료하고, 頭痛目眩·背痛項强·全身疼痛을

치료한다.」

防風은 『神農本草經』과 후세 본초서의 기록에 의하면, 風寒頭痛·身體痛·關節痛에 쓰이고, 去寒解表하는 작용을 가진다. 또 關節疼痺·四肢痙攣·體重·全身痺痛에도 쓰인다. 『名醫別錄』에 나오는 金瘡內痙은 파상풍과 비슷한 증상을 말하는데, 후세의 처방에서 防風에 白附子와 天南星 등을 配合한 玉眞散 등은 파상풍을 치료한다. 唐시대에는 防風을 風疹과 피부의 丘疹에도 사용하였는데, 이것은 防風의 항알러지작용과 관계가 있다. 金시대의 劉河間이 창방하여 『宣明論』에 나오는 防風通聖散은 表裏雙解法으로 表裏共實·風化壅盛의 實熱證에 대하여 쓰이고, 임상적으로는 간염·감염을 동반하는 面炮·蕁麻疹 등에 좋은 효과가 있으며, 그 외에도 약간의 염증·알러지성 질환에도 효과가 있다. 또 防風은 止瀉作用이 있고, 痛瀉要方은 防風이 主藥으로 되어 있다.

✤ 防風의 藥理作用

① **해열작용:** Vaccine으로 발열시킨 토끼에 防風전탕액과 알코올추출액을 체중 1kg당 2g 투여하면 해열작용이 150분간 지속되는데 전탕액이 알코올추출물보다 효과가 강하다.

② **진통작용:** 마우스에 防風 50%알코올추출액(가열하여 알코올을 휘발시킨다)을 투여하고 꼬리를 자극했을 때 통각역치가 상승되어 있는 것을 알 수 있고, 피하주사로도 동일한 효과가 나타난다.

③ **항균작용:** 신선한 防風을 짜서 얻은 즙으로 시험관에서 시행한 실험에서 녹농균과 황색포도상구균에 대하여 확실한 항균작용이 인정된다. 또한 防風은 Columbia SK virus와 양피상소포자균에 대하여도 억제작용이 나타난다.

- 제반 관절의 동통을 치료하고, 身體羸瘦·脚腫如脫·頭眩·短氣·惡心을 치료한다.
- 류마티스성관절염, 風毒腫痛, 惡寒高熱, 口渴, 脈數 등을 치료한다.

方解

桂枝芍藥知母湯은 桂枝附子湯·甘草附子湯·麻黃加朮湯 및 烏頭湯을 종합한 처방으로 류머티스성관절염의 치료효과가 비교적 좋은 방제이다. 本方의 효능은 通陽行痺·去風逐濕이다. 本方의 桂枝·麻黃·防風은 去風逐濕하여 解表하고, 芍藥·知母·甘草는 養陰淸熱하여 和裏하며, 生薑·甘草는 和胃調中하고, 白朮·附子는 通陽逐濕하는 작용이 있어서 痺症·筋肉痛·關節痛에 대하여 항상 좋은 효과가 있다. 本方은 辛溫하지만 傷陰하지 않으므로 風·寒·濕의 3邪에 의한 痺症을 치료할 수 있다.

應用

桂枝芍藥知母湯은 류머티스성관절염의 치료효과가 현저하지만 임상증상과 陽性의 소견이 소실된 후에는 桂枝芍藥知母湯에 生黃耆 15g을 加하여 면역력을 증강시키면 유효증례에 대하여 치료효과를 확실하게 할 수 있다. 附子는 독성이 있어서 30분 먼저 달이고, 生甘草·生薑과 함께 달여서 함께 사용하면 그 독성은 상당히 경감된다. 실제로 사용해 보면 처방 중에 附子를 빼게 되면 치료효과가 급격히 감소되는 것을 보아 附子가 류머티스성관절염의 치료에 중요한 약물임을 알 수 있다.

증례 27

환자: 夏OO, 여성, 29세.

증상: 3개월 전부터 전신 관절의 流走性疼痛이 있고, 손가락관절도 紡錘狀으로 부어있으며, 屈伸이 어려웠다. 西醫에서 류머티스성관절염

으로 진단받았다. ASLO(항스트렙토라이신 O)는 750단위, ESR은 30mm/hr이었다.

처방: 桂枝芍藥知母湯을 썼다.

桂枝12g, 芍藥9g, 甘草6g, 麻黃6g, 附子15g(30분 먼저 달임), 知母 9g, 白朮9g, 防風9g, 生薑3片, 14제.

경과: 14제 복용 후 자각증상이 호전되었다. 계속하여 원방에 生黃耆15g 을 가하여 14제 더 복용한 뒤 전신의 관절통은 소실되었다. 손가락의 關節腫脹도 消退되고 검사에서 ASLO는 320단위, ESR은 6mm/hr 로 개선되었다.

연구

보고에 의하면 류머티스성관절염 환자는 발작기간 중에 혈액유체역학의 각종지표가 정상인보다 높지만, 桂枝芍藥知母湯 복용 후에는 全血粘度(比)· 血漿粘度(比)·적혈구전기영동시간이 확실하게 하강하고, 이러한 지표가 정상으로 회복된다. 치료 후 ASLO가 하강하면 자각증상과 양성소견이 소실되거나 혹은 호전된다. 이러한 혈액유체역학의 지표가 정상으로 되는 것은 桂枝芍藥知母湯이 혈액의 유동성을 개선시켜서 치료효과를 가지게 됨을 설명하는 것이라 할 수 있다.

2. 마황탕류(麻黃湯類)

方劑	藥物組成	加	減	適應症
麻黃湯	麻黃9g 桂枝6g 炙甘草6g 杏仁9g			太陽表實證·脈浮緊·無汗·喘 등.
麻黃加朮湯	本方	蒼朮12g		寒濕에 의한 身體疼煩·無汗·惡寒·發熱.
麻黃杏仁薏苡甘草湯	本方 (단, 용량감소)	薏苡仁1.5g	桂枝6g	濕邪가 강한 전신의 激痛, 發熱이 저녁에 심해짐.
麻杏甘石湯	本方	石膏24g	桂枝6g	肺熱喘息.
越婢湯	本方	麻黃3g 石膏24g 生薑3片 大棗8g	桂枝6g 杏仁9g	風水에 의한 水腫·裏熱無汗.
越婢加朮湯	越婢湯	白朮12g		風水에 의한 水腫·腫脹이 강한 경우.
越婢加半夏湯	越婢湯	半夏15g		肺脹·咳喘·脈浮大한 경우.
大靑龍湯	本方	麻黃3g 生薑3片 大棗8g 石膏24g		太陽表實證·裏熱無汗·煩燥.
甘草麻黃湯	本方	炙甘草3g	桂枝6g 杏仁6g	哮喘咳逆·羸瘦.
麻黃附子細辛湯	本方	細辛3g 附子9g	桂枝6g 杏仁9g	感冒·痰飮喘咳·手足冷症·表證이 있으면서 脈微弱한 자.
麻黃附子甘草湯	本方	附子9g 甘草3g	桂枝6g 杏仁9g	麻黃附子細辛湯의 輕症·表微熱.

小靑龍湯	本方	芍藥9g 五味子9g 半夏9g 甘草6g 桂枝3g 乾薑3g 細辛3g	杏仁9g	寒飮에 의한 喘咳·表證을 겸한 경우· 또는 겸하지 않은 경우.
小靑龍加石膏湯	本方	石膏15g		寒飮이 있으면서 煩燥症을 겸한 경우.
厚朴麻黃湯	本方	厚朴15g 石膏24g 半夏15g 五味子15g 小麥30g 細辛3g 乾薑6g	桂枝6g 甘草3g	胸滿·氣逆·痰飮·가벼운 裏熱症.
射干麻黃湯	本方	射干9g 細辛3g 紫菀9g 款冬花9g 生薑3片 五味子15g 半夏15g 大棗14g	桂枝6g 杏仁9g 甘草3g	寒飮의 咳嗽·목에서 꾸룩꾸룩하는 소리가 남.
麻黃連翹赤小豆湯	本方	連翹6g 赤小豆30g 生梓白皮30g 大棗8g 生薑3片	桂枝6g	黃疸·小便不利 또는 瘡瘍內攻·浮腫·喘滿 등의 症.

마황탕(麻黃湯)『傷寒論』

方藥組成	麻黃9g, 桂枝6g, 杏仁9g, 炙甘草3g.

단미의 藥理연구

❖ 麻黃* ❖ ─────

본 품은 麻黃科의 식물 草麻黃 *Ephedra sinica* Stapt, 木賊麻黃 *E. equisetina* Bunge, 또는 中麻黃 *E. intermedia* Schenk et C.A. Meyer 등을 포함한 동속 식물을 말한다. 麻黃을 건조하여 잎과 줄기부분을 약재로 사용한다.

❖ 『神農本草經』의 記錄

麻黃은 龍沙라는 별명이 있는데,「味苦溫, 主中風傷寒頭痛, 溫瘧. 發表汗出, 去邪熱氣, 止咳逆上氣, 除寒熱, 破癥堅積聚」

· 主中風傷寒頭痛, 發表汗出, 去邪熱氣: 風寒性表實證을 치료할 수 있음을 말한다.

· 止咳逆上氣, 除寒熱: 外感에 의해서 발생한 咳喘을 치료할 수 있음을 말한다.

· 破癥堅積聚: 徐靈胎의 說에서「積痰凝血의 깊은 속까지 들어가서 藥力이 미치지 않는 부분이 없고, 세밀한 부분에까지 도달한다.」 예를 들면 陽和湯은 麻黃·熟地黃·鹿角膠·炮薑 등을 配合해서, 陰疽(深部의 冷膿瘍)이 난치성인 경우에 확실한 효과가 있다. 徐靈胎는 麻黃이 積痰凝血의 가운데로 깊이 들어가서 '癥堅積聚를 깨뜨리는 것이 틀림없다'라고 하고 있다.

· 溫瘧:『素問』瘧論에 의하면「먼저 風邪에 傷하고, 나중에 다시 寒邪에 傷하여서 先熱後寒하고, 때때로 발작을 반복하기 때문에 溫瘧이라고 한다.」

* 요즘 사람들이 麻黃湯은 傷寒을 치료하고, 桂枝湯은 中風을 치료한다고 하지만 사실 中風, 傷寒에 꼭 구애될 필요는 없다. 張仲景은 책에서「太陽中風, 脈浮緊, 不汗出而煩燥」「陽明中風, 脈弦浮大, 不得汗」이라고 하였고, 또「太陽病, 惑微發熱, 惑易發汗, 必惡寒體痛嘔逆, 陰陽俱緊者, 名曰傷寒」이라고 하여, 無汗이라고는 하지 않고 있다. 한편「太陽病, 頭痛發熱, 身疼腰痛, 骨節疼痛, 惡風, 無汗而喘者, 麻黃湯主之」라고 하여 麻黃湯을 썼는데도 傷寒이라고 하지는 않았다. 만약 傷寒·中風의 說에 구애되었다면 麻黃·桂枝를 쓰는 처방에 혼란이 있고, 有汗한 때에는 麻黃을 쓸 수 없게 된다. 병명에 구애되지 말고 證을 중심으로 해야 할 것이다.

❖ 張仲景과 後世醫家의 應用

① **斑疹을 없앰:**『名醫別錄』에서「赤黑斑毒을 없앤다」라고 하였는데, 이른바 斑疹에는 蕁麻疹·痲疹·丹毒 등을 포함한다.「肺主皮毛」에 근거하여, 防風通聖散 중의 麻黃과 같이 麻黃의 宣肺作用을 사용하여 蕁麻疹을 透發시킨다.

② **肌膚의 痲痺를 치료:** 甄權의 說에서「皮肉의 不仁을 치료한다」고 하였는데, 피부의 부분적 마비·감각소실을 말하는 것이다. 張仲景의 麻黃加朮湯은 痺症을 치료할 수 있다.

③ **발작성 협통:**『名醫別錄』에서「五臟의 邪氣에 의한 緩急·風脇痛을 主治한다」라고 하였는데, 風脇痛은 脇痛이 돌발적으로 생기거나 갑자기 사라지는 것을 말한다.

④ **瘧疾:**『神農本草經』에서 말한「溫瘧」은 甄權이 말한「山嵐瘴氣」이다.

⑤ **結膜炎:**『本草綱目』에서「赤目腫痛을 없앤다」라고 하였다.

⑥ **黃疸:**『千金方』의 麻黃醇酒湯은 張仲景의 처방에서 인용한 것으로 全身面目黃腫, 小便不利를 치료한다.

⑦ **水腫:** 張仲景의 처방에서 羸瘦(甘草麻黃湯)·惡風·全身浮腫(越婢湯)·水腫·脈沈(麻黃附子甘草湯)을 치료한다.

⑧ **喘咳:** 張仲景의 처방에서 發汗 후의 喘症(麻杏甘石湯)·喘症에서와 비슷하게 눈이 빠지는 느낌(越婢加半夏湯)·咳嗽와 微喘(小靑龍湯)을 치료한다.

⑨ **心滿痛:**『范旺方』에서 心胸滿悶을 치료하는 通命丸에서는 麻黃을 君藥

으로 했다. 『本經疏證』에서 麻黃은 通心陽하고 散煩悶한다고 하였다.

요즘 의사들이 麻黃 사용하기를 꺼려하는데, 특히 蘇派의 의사들이 더욱 그러하다. 그 이유를 찾아보면 麻黃은 發表作用이 강해서 무심코 쓰면 發汗이 지나쳐서 죽을 수도 있기 때문이라고 한다. 우리들의 경험에는 麻黃의 適應症에 맞기만 하면 여름에라도 麻黃을 쓸 수 있다. 發汗이 지나칠 걱정은 없다. 麻黃의 작용은 發汗散寒·宣肺平喘·利水消腫·散陰疽·消癥結·항알러지 작용 등이 있다.

- **發汗散寒:** 麻黃 단독으로는 發汗作用이 강하지는 않지만, 桂枝와 함께 사용하면 發汗散寒 하는 작용이 확실해져서, 麻黃湯에서와 같이 無汗發熱의 증에 쓰이게 된다. 麻黃과 葛根을 配合하면 表熱을 없앨 수 있다. 麻黃과 羌活을 配合하면 發汗散寒하는 외에도 頭痛과 전신의 통증을 치료할 수 있다. 白朮과 配合하면 風濕에 의한 요통을 치료할 수 있다. 「肺主皮毛」의 이론에 근거해서 麻黃에 西河柳 또는 芫荽를 配合하면 痲疹을 透發시킬 수 있고, 薄荷·蟬衣(退) 등을 配合하면 風疹에 의한 瘙痒을 치료할 수 있다.

- **宣肺平喘:** 麻黃과 杏仁의 配合은 三拗湯·麻黃湯과 같이 宣肺平喘하기 위해서 꼭 같이 사용해야 한다. 麻黃과 白果의 配合에서 麻黃은 宣肺平喘하고, 白果는 斂肺平喘하는 작용이 있으며, 두 가지를 配合하면 定喘湯과 같이 一開一合이 된다. 또 五味子는 斂肺平喘작용이 있는데, 麻黃과 五味子를 配合하면 小靑龍湯·射干麻黃湯 등에서와 같이 平喘止咳작용이 강해진다. 麻黃과 石膏를 配合하면, 麻杏甘石湯과 같이 發表작용은 減弱되고 鬱熱을 식히고 煩渴을 해소시키는 작용이 강해진다. 만약 咳喘에 피가 섞여있을 때 麻黃을 쓰는 경우에는 佐藥으로 出血을 그치는 효과가 있는 生地黃을 配合하면 麻黃의 平喘하는 작용을 얻을 수 있다.

- **利水消腫:** 麻黃은 원래 이뇨작용을 가진 외에 「肺는 水液의 上源」이라 하여 宣肺와 아울러 下焦를 도와서 水氣를 宣化시켜 行水消腫하는 목

적에 이를 수 있다. 麻黃은 肺의 通調作用이 상실되어서 발생하는 水腫
에 쓰일 수 있다. 예를 들면, 越婢湯은 麻黃에 生薑·石膏·甘草 등을 配
合해서 風水에 의한 水腫을 치료한다. 보고에 의하면 越婢加朮湯은 腎
炎에 의한 水腫에 효과가 있다. 또「肺와 大腸은 서로 表裏의 관계」에
있어서, 麻黃에 葶藶子·大棗를 配合하면 水濕痰飮을 대변으로 배출시
킨다. 또 麻黃에 赤小豆·連翹를 配合하면 황달을 소변으로 배출시킬 수
있다. (麻黃連翹赤小豆湯 등) 麻黃과 芦根을 配合하면 利水消腫하는 작
용이 있다.

● **散陰疽·消癥結:**『神農本草經』에 의하면 麻黃은 癥堅積聚를 破한다는
기록이 있어서, 陽和湯과 같이 麻黃과 熟地黃의 配合에 鹿角·肉桂로 腎
陽을 溫補시키면 陰疽·痰核·다발성낭종·腫瘤 등을 消散시킬 수 있다.

● **항알러지작용:** 麻黃과 防風의 配合은 항알러지작용이 있어서『宣明論』
의 防風通聖散에서와 같이 肝炎·面皰·蕁麻疹 등의 치료에 효과가 있다.

❖ 麻黃의 藥理作用

① **평활근에 대한 작용:** Ephedrine은 기관지평활근의 이완작용이 있어
서 기관지가 경련상태인 경우 그 작용이 보다 현저하게 나타나기 때문
에 喘息을 그치게 하는데 쓰인다. 또 동공괄약근을 흥분시켜서 수축시
키므로 散瞳作用을 보이고 혈관평활근을 수축시켜서 혈압을 높인다.
Pseudoephedrine의 작용은 이것과 유사하지만 散瞳·혈압상승의 작
용은 비교적 약하다. 임상경험상, 喘症의 치료에 쓰이는 小靑龍湯·麻杏
甘石湯·定喘湯 등 모두에서 麻黃이 平喘의 주약으로 작용하는데, 이는
麻黃에 함유되어 있는 Ephedrine과 Pseudoephedrine의 기관지평활
근에 대한 이완작용과 관계가 있다.

② **解熱發汗作用:** 麻黃의 휘발성 정유성분은 인위적으로 발열시킨 토끼에
대하여 해열작용이 있고, 정상적인 마우스에 대해서도 체온을 떨어뜨리
는 작용이 있다. Ephedrine은 정상인에 대해서는 발한작용이 없지만

高熱의 조건 하에서는 대조군에 비하여 땀의 분비량을 증가시킨다.

③ **순환기계에 대한 작용:** Ephedrine은 심박수증가·말초혈관수축·혈압상승작용을 가지고 있는데, 이들은 Adrenalin과 유사하지만 비교적 지속력이 약하고, 반복사용하면 신속하게 내성이 생긴다. 이 때문에 고혈압이나 심장병 환자에게 麻黃을 사용하는 것은 금기이다.

④ **이뇨작용:** Pseudoephedrine은 강한 이뇨작용을 가지는데, 中醫의 임상경험과 일치한다.『傷寒論今釋』에는「麻黃을 식혀서 마시면 이뇨작용이 있고, 發汗은 보이지 않는다」라고 하였다.

⑤ **중추신경계에 대한 작용:** Ephedrine은 대뇌피질과 피질하중추에 대하여 흥분작용이 있고, 다량으로 쓰면 不眠·不安·振戰을 일으킨다.

⑥ **항알러지작용:** 담마진과 알러지성피부염에 대하여 확실한 효과가 있고, 鼻腔 내에 점적하면 鼻粘膜의 혈관을 수축시켜서 鼻炎을 치료할 수 있다.

[附] 麻黃根

麻黃의 뿌리 부위인 麻黃根의 엑기스를 고양이·토끼의 정맥에 주사하면 혈압강하작용과 호흡의 심도를 증대시키는 작용이 있다. 이 작용은 麻黃엑기스와 완전히 상반된다. 보고에 의하면 麻黃根에 함유된 Pseudoephedrine은 止汗作用이 있다.

適應症

● 太陽病에 風寒의 邪氣가 表에 있고, 頭項强痛·身體疼痛·頭痛·關節痛·發熱惡寒·惡風無汗·胸滿而喘·脈浮緊惑浮數한 경우.

● 風·寒·濕의 邪氣에 의해 痺症이 나타나고, 冷風에 맞으면 哮喘·咳嗽가 생기는 경우에 가장 좋다.

方解

尤在涇說:「寒邪가 陽氣를 傷하여 鬱滯되고 熱症이 되어서 피부가 폐색되어

實證이 된다. 麻黃은 가벼워서 實을 제거하고, 辛味에 의해 陽氣를 發散시키며, 溫性에 의해 寒氣를 없앤다. 杏仁은 麻黃을 도와 肺氣를 通하게 하고, 腠理를 열어주어서 王好古가 말한 表實을 치료하는 약이다.」

呂搽村說:「傷寒으로 脈緊·無汗 등이 있어 營分의 邪氣가 땀으로 쉽게 제거되지 않는 경우 衛分을 통하여 發汗시키는 麻黃으로 치료하는 것이 마땅하고, 桂枝의 힘을 빌어서 衛分의 寒氣를 흩어주어서 좋다. 本方의 요점은 <無汗而喘>이라고 하는 네 글자인데, 杏仁은 下氣定喘하고, 甘草는 和中하며 補液한다. 이것은 본디 發汗의 峻劑에 속하는데 묽은 죽을 마셔서 藥力을 도울 필요는 없다. 生薑과 大棗를 쓰지 않은 것은 生薑은 상승의 기운을 가졌고, 大棗는 味가 滯하기 때문에 杏仁의 下氣定喘하는 작용을 방해하기 때문이다.」

應用

本方은 감기와 유행성질환으로 風寒表實證에 속하는 경우에 쓰는 외에도 風寒濕痺症·冷風哮喘症·百日咳·기관지염·痲疹不透와 腎炎에 의한 浮腫 등에도 쓸 수 있다. 本方을 應用하는 경우에는 惡寒發熱·無汗而喘·脈浮緊 한 것이 변증의 요점이다.

本方에서 桂枝를 뺀 것(麻黃은 마디를 제거하지 않고, 杏仁은 皮尖을 제거하지 않고, 甘草는 法製하지 않은 상태)을 三拗湯이라고 한다. 우리들은 三拗湯加減을 哮喘·급성기관지염·만성기관지염·咳嗽의 치료에 쓰고 있는데, 확실한 효과가 있다.

麻黃湯과 辛溫解表하는 峻劑는 風熱表證이나 表虛證에 잘못 사용하여서는 안 된다. 『傷寒論』에서는 瘡瘍이 잘 생기는 사람, 排尿痛·鼻出血·출혈경향·다한증, 血虛해서 尺脈이 遲한 사람, 瀉下시킨 후 身重하고 動悸가 있는 경우, 尺脈이 微한 경우 등에는 本方이 금기라고 지적하고 있다. 이상의 제증의 형성은 氣·血·津液이 虛한 상태로 가는 양상이므로 만약 麻黃湯을 써서 解表하게 되면 虛한 상태를 더욱 虛하게 만들게 된다.

증례 28

환자: 胡OO, 여성, 46세.

증상: 胸悶하여 숨막히는 느낌, 호흡곤란하여 눕기 어려움, 목에서 꾸룩꾸룩하는 물소리가 나는 것 같음, 기침이 조금 있어도 가래는 없음, 舌苔는 白하고 脈은 부드러움.

처방: 麻黃6g, 桂枝6g, 川厚朴9g, 枳實9g, 杏仁9g, 甘草6g, 2제.

경과: 복약 후 기침은 감소되었다.

麻黃9g, 桂枝9g, 枳實9g, 杏仁6g, 陳皮3g, 炙甘草3g, 3제.

고찰: 환자는 寒喘을 앓고 있어서 胸悶하여 숨이 막힐 듯하게 불편하고, 호흡곤란으로 눕기 어려우며, 목에서 꾸룩꾸룩하는 물소리 같은 것이 났다. 이것은 주로 痰飮이 肺에 있어서 좀처럼 喀出되지 않는 것이다. 따라서 麻黃湯으로 宣肺平喘하고, 厚朴으로 麻黃의 平喘作用을 도우며, 厚朴·枳實로 下氣除滿한다.

경과: 두 번째 진찰 시에는 厚朴을 빼고 陳皮를 加하여 健脾和胃하였다.

증례 29

환자: 宋OO, 여성, 6세.

증상: 寒邪에 침습된 후 咳嗽가 6일간 계속되고 痰은 黃色으로 많지 않으며 惡寒發熱이 있고, 舌苔는 薄白黃하며 脈은 浮緊數하였다. 風寒外襲으로 肺에 痰熱이 있어서 解表淸肺하는 것이 좋다.

처방: 麻黃9g, 桂枝9g, 黃芩6g, 大貝母3g, 甘草3g, 4제.

고찰: 본안의 변증은 風寒外襲으로 肺에 痰熱이 있어서 寒包火에 속하고 解表淸肺하는 것이 좋다. 이 처방은 麻黃湯의 杏仁을 大貝母로 바꾼 것이다. 杏仁과 貝母는 모두 去邪化痰止咳하는 작용이 있지만 杏仁은 苦溫하고 貝母는 苦寒하다. 본안에서는 肺에 痰熱이 있어서 大貝母를 사용하고 있다. 더하여 黃芩을 써서 肺熱을 식혀주고 있다. 우리는 麻黃湯·三拗湯加減으로 咳喘을 치료하고 있는데, 적절하게 가

감하여 확실한 효과를 얻을 수 있다.

연구

麻黃湯은 주로 發汗解表·宣肺平喘에 쓰이고 있다. 실험연구에 의하면, 麻黃湯은 解熱과 內分泌腺의 분비를 촉진하는 작용이 있다. 麻黃湯은 정상인 마우스의 피부온도에 대하여 빠른 영향을 미치고, 토끼의 직장온도를 서서히 내린다. 麻黃湯은 마우스의 唾液腺과 氣管支腺의 酚紅(phenol red) 분비작용이 강한데, 이에 비하여 桂枝湯은 이 작용이 약한 것은 麻黃湯은 無汗表實證에 쓰이고, 桂枝湯은 有汗表虛證에 쓰이는 것의 확실한 차이를 설명해주고 있다.

한편, 麻黃湯은 喘症과 胸滿에 쓰이고 있는데, 실험에서도 麻黃湯은 鎭咳作用·氣管支腺의 분비촉진·점막상피의 융모운동억제·기관지확장작용을 가지는 것이 나타나며, 이는 임상에서 咳喘의 치료에 應用되고 있는 것과 기본적으로 일치한다.

麻黃湯은 鎭咳平喘 작용을 가지고 있는데, 그 이유는 Ephedrine이 Adrenalin을 작동시키 약에 속하고 α,β 두 수용체에 대한 작용을 가짐과 동시에 아드레날린의 신경말단에서의 전달물질 방출을 촉진하고, 간접적으로는 Adrenalin樣 작용을 발휘하여서 기관지평활근을 이완시키고 平喘作用을 발휘한다. 杏仁은 체내에서 분해되어 靑酸이 되고, 呼吸中樞와 咳嗽中樞를 억제하여 鎭咳作用을 발휘한다.

그 외에 병리검사에서 麻黃湯은 정맥의 瘀血과 出血, 眼窩內出血 등을 일으킴이 밝혀졌다. 이는「排尿痛이 있으면 發汗시키면 안되는데 發汗시키면 下血하게 된다」「鼻出血이 있으면 發汗시키면 안되는데, 發汗시키면 이마의 혈관이 怒張되고 눈은 直視한 채로 움직이지 않게 된다」라는 기록과 일치한다. 이것은 麻黃湯의 적응증이 아닌 경우에 쓰게 되면 出血과 脈絡의 病變을 일으키게 됨을 설명하고 있다. [『中醫雜誌』1984,(8):63]

마황가출탕(麻黃加朮湯)『金匱要略』

方藥組成	麻黃9g, 桂枝6g, 杏仁9g, 炙甘草6g, 朮*12g.

단미의 藥理연구

❖ 朮 ❖ ────

『神農本草經』과 張仲景의『傷寒論』『金匱要略』에 쓰이고 있는 朮은 蒼朮과 白朮의 구분이 없다. 蒼朮과 白朮의 구별은『名醫別錄』에서 보인다. 둘은 어느 것이나 국화과의 식물이다. 白朮의 기원은 *Atractylodes macrocephala* Koidz의 根莖이다. 蒼朮의 기원은 3가지 있는데 南蒼朮, 北蒼朮 및 關蒼朮이 있다. 南蒼朮의 기원은 *Atractylodes lancea* (Thunb.) DC.이고, 北蒼朮의 기원은 *Atractylodes chinensis* (DC.) Koidz이며, 關蒼朮의 기원은 *Atractylodes japonica* Koidz. ex Kitam이다.

❖『神農本草經』의 記錄

「味苦溫, 主風寒濕痺死肌, 痙疸, 止汗, 除熱, 消食…」

· 風寒濕痺死肌: 류머티스성관절염, 근육의 마비라고 볼 수 있다.

· 痙疸: 痙은 關節强直을 가리키고, 疸은 黃疸을 가리킨다. 朮은 利水하는 작용이 있어서 황달을 물러나게 한다.

· 止汗, 除熱: 鄒潤安은「桂枝湯이 中風을 치료하며 止汗除熱하는 것과는 다르지만, 이것 역시 風濕相搏한 症과 관련이 있어서 發熱·汗出·體痛·身體重한 경우에 朮을 쓰면 모든 증상이 없어진다!」라고 하여 朮이 濕熱을 치료하는 것을 설명하고 있다. 金·元시대의 사람들이 일반적인 解表藥으로 쓴 것은 잘못이다.

❖ 張仲景의 應用의 考證

『**本經疏證**』:「張仲景은 痺症을 치료하는 제 처방에서 朮을 쓰는 경우, 반드시 煩 또는 重을 겸하고 있다. 예를 들어 麻黃加朮湯에서는 『身煩疼』, 防己黃耆湯에서는 『身重』, 桂枝附子湯去桂加白朮湯에서는 『身體疼煩』, 甘草附子湯에서는 『骨節疼煩』 『激痛으로 屈伸不利하거나 신체가 조금 부음』, 苓薑朮甘湯에서는 『腰重如五千錢』, 桂枝芍藥知母湯에서는 『肢節疼痛·脚腫如脫』, 附『近効方』의 朮附湯에서는 『頭重』이라는 기록이 있다.」

鄒潤安은 무릇 濕이 강한 경우에 朮을 쓰는 것이 가장 좋고, 寒이 강한 경우에는 그 다음이라고 인식하고 있다. 朮은 烏頭나 附子와 같은 鎭痛作用은 없으나 利水作用이 강하므로 심한 痙病인데 濕에 속한 때에 적합하다. 또 張仲景은 朮을 頭重感에 쓰고 있지만, 鄒潤安은 「어지럼증을 치료하려면 痰과 水를 치료해야 한다」라고 설명하는 것은 이유가 있다. 苓桂朮甘湯證과 같이 「心下에 痰飮이 있어서 頭眩도 나타난다」는 경우, 澤瀉湯證과 같이 「그 사람이 冒眩으로 고통스럽다」라고 하는 경우, 痰飮이 本이 되고 頭重感이 증상으로 나타나는 것이어서 朮로 痰과 水를 치료하면 頭重感은 자연히 없어진다.

❖ 後世醫家의 應用

여기서는 蒼朮에 대하여 서술한다.

『**名醫別錄**』:「頭痛을 主治하고, 痰水를 없애며, 皮間의 風水結腫을 쫓아내고, 心下急滿과 癨亂으로 吐下가 그치지 않는 것을 없애며, 胃를 따뜻하게 하여 소화를 촉진하고 식욕을 증진시킨다.」

甄權說:「風濕痺·心腹脹痛·水腫脹滿을 主治하고, 寒熱을 제거하며, 嘔逆을 그치고, 下痢를 그친다.」

『**大明本草**』:「筋無力·腹部腫瘤·婦人冷症에 의한 腹部腫瘤·山嵐瘴氣와 같은 溫性疾患을 치료한다.」

『**珍珠囊**』:「健胃安脾하는 작용이 있고, 濕에 의한 腫脹은 이것이 아니면 제거되지 않는다.」

『藥品化義』:「味가 辛하여 散을 主하고, 性은 溫하여 燥한데 燥로 濕을 없앨 수 있고, 오로지 脾胃로 들어간다. 風寒濕痺·山嵐瘴氣·皮膚水腫을 主治하는데, 이는 모두 辛烈逐邪하는 효과이다.」

蒼朮은 去風濕의 要藥으로 麻黃加朮湯에서처럼 風濕과 寒濕에 의해 일어나는 關節과 身體의 疼痛에 쓰인다. 蒼朮과 黃柏을 配合하면 二妙丸으로 熱秘 또는 濕熱下注에 의해 발생하는 穢濁한 帶下에 쓸 수 있다. 만약 다시 牛膝을 추가하면 三妙丸이 되는데 腰膝關節疼痛에 쓰인다. 蒼朮은 燥濕健脾하는 작용이 있어서, 厚朴·陳皮와 配合한 平胃散은 濕阻脾胃로 인한 胃脘滿悶·惡心嘔吐·下痢·食慾不振에 쓰인다. 蒼朮은 散寒解表하는 작용이 있어서 藁本·白芷와 配合한 神朮散은 外感風寒·頭痛無汗 등에 쓰인다.

❖ 蒼朮의 藥理作用

① **혈당강하작용**: 본 품의 煎劑는 알록산을 이용하여 실험적으로 당뇨병을 유발한 토끼의 위에 관류하면 혈당강하작용이 있다. 10일간 투여하면 혈당치는 지속적으로 하강해서 투약을 중지한 이후에도 상승하지 않는다.

② **배설작용**: 본 품의 煎劑를 체중 1kg당 10~40g 랫드의 胃에 관류하면 Na, K의 배설작용이 나타나지만 이뇨작용은 나타나지 않는다.

③ **항야맹증**: 본 품의 유효성분인 Vitamin A는 Vitamin A 결핍에 의한 야맹증과 각막연화증을 치료한다.

④ **최면작용**: 蒼朮의 최면작용은 蒼朮의 성분 중 Atractylol과 β-eudesmol의 협동작용에 의한다.

⑤ **진정작용**: 소량의 蒼朮油는 참개구리에 대하여 진정작용이 있지만 대량으로 쓰면 중추신경이 마비되고, 최후에는 호흡마비로 사망한다.

⑥ **연기에 의한 해독작용**: 蒼朮과 艾葉으로 만든 消毒香 또는 薰煙劑는 여러 종류의 바이러스(유행성 감기의 바이러스 등)·B군연쇄상구균·황색포도상구균·아플라톡신과 질병을 일으키는 진균에 대하여 살균작용을

가진다. 세균은 蒼朮과 艾葉으로 薰煙한 후에 변형되고 퇴행성변화를
초래한다.

> *丹波元簡(탄바 겐칸)은 濕에 의한 身體疼煩에 麻黃加朮湯을 쓰는 경우 白朮을 쓰는 것에 異
> 議를 제기하고 있다. 이 설에서「加朮은 表濕을 제거하기 위해서이고, 本方의 경우 裏濕은
> 아니기 때문에 蒼朮이 좋다」라고 말하고 있다.

適應症

寒濕으로 身體疼痛·無汗·惡寒·發熱이 있는 경우.

方解

王旭高說:「本方은 表部의 寒濕을 치료하는 것이 본래의 목표인데, 麻黃이
朮과 함께 처방되면 發汗過度에 이르지 않고, 朮이 麻黃과 같이 쓰이면 表
部로 가서 表濕을 제거한다.」

應用

本方은 전신의 浮腫·痰飮을 通治한다. 최근의 보고에 의하면 소아의 급성
신염을 치료할 수 있다.

증례 30

환자: 項○○, 남성, 51세.

증상: 1년 전 風寒과 비를 맞아서 痺症이 생기고, 下肢의 관절통이 있어서
흐린 날이나 비오는 날에 疼痛이 악화되고, 무겁고 부어있다. 舌質은
淡하고, 苔는 薄白하며, 脈은 濡弦하다. 양방에서는 류머티스성관절
염으로 진단받았다. 證은 風濕이 經絡의 巡行을 저해하고 있다.

처방: 麻黃加朮湯과 當歸를 쓴다.

麻黃9g, 桂枝9g, 杏仁9g, 甘草3g, 蒼朮12g, 當歸12g, 7제.

경과: 복약 후 疼痛이 감소되고, 계속해서 14제 복용 후에 치유되었다.

고찰: 본안의 痺症은 風濕이 經絡을 저해하는 證에 속하고, 치료에는 解表去濕·溫經通絡하는 것이 좋다. 麻黃加朮湯을 써서 表의 風濕을 驅出한다. 또 麻黃·桂枝에 當歸를 병용하면 溫經通絡할 수 있는데, 이것은 「血이 巡行하면 風은 自滅한다」는 의미이다.

마황행인의이감초탕(麻黃杏仁薏苡甘草湯)『金匱要略』

方藥組成	麻黃1.5g(湯泡), 炙甘草3g, 薏苡仁1.5g, 杏仁1.5g.

단미의 藥理연구

❖ 薏苡仁 ❖ ───

본 품은 벼과의 식물인 율무 *Coix lacryma-jobi* Linn의 성숙한 종자 및 그 변종 식물인 *Coix lacryma-jobi* Linn.var. mayuen (Roman.) Staf의 종자이다.

❖『神農本草經』의 記錄

「味甘微寒, 主筋急, 拘攣不可屈伸, 風濕痺, 下氣」

· 筋急, 拘攣不可屈伸: 무릇 風濕病의 환자는 항상 風濕에 의한 관절변형이 있고, 손가락의 腱에 약간 彎曲이 생긴 것을 말한다.

· 風濕痺: 상기의 병을 가리킨다.

❖ 張仲景의 應用의 考證

『本經疏證』:「益氣·除濕·和中하는 작용에 있어서 薏苡仁과 朮은 유사하지만 약간의 차이를 알지 못하면 큰 잘못에 이르게 된다. 그것은 朮은

溫性이고 薏苡仁은 微寒한데, 朮의 氣味는 厚하고 性急하며 薏苡仁의 氣味는 薄하고 性은 緩한 것으로 張仲景은 종종 朮을 쓸 때에 薏苡仁은 쓰지 않았다.」

張仲景이 薏苡仁을 쓰는 경우는 3가지 처방인데, 薏苡附子散·薏苡附子敗醬散·麻杏薏苡甘草湯이다. 薏苡附子散은 胸痺緩急을 치료한다. 鄒潤安은 『本經疏證』에서 『內經』의 이론을 인용해서 표현하고 있지만 의미가 명확하지 않다. 「緩急」의 2 글자가 실제로는 「急」하다는 뜻인데, 「緩急之需」라고 한 것은 즉 「急需」를 말하는 것이다. 또는 「혹은 緩하고 혹은 急하다」라는 것과도 통한다. 薏苡附子敗醬散은 腫瘤狀을 띠는 腸癰을 치료하지만, 腸癰을 가진 환자는 오른쪽 다리를 당겨서 펴지 못하는 것이어서 고대의 사람은 이것을 筋急이라고 했다. 麻杏薏苡甘草湯은 麻黃杏仁甘草石膏湯加薏苡仁으로 喘咳·浮腫에 쓴다. 이상의 3 처방에서 보면, 張仲景의 薏苡仁의 사용법은 대체로 『神農本草經』과 일치하고 있다.

❖ 後世醫家의 應用

『名醫別錄』:「筋骨 중의 邪氣와 不仁을 제거하고, 利腸胃, 消水腫하여 식사를 잘 하게 한다.」

薏苡仁은 水腫을 없애는 작용이 있는 利濕藥으로 후세의 醫家가 濕溫에 의한 傷寒을 치료하는데, 三仁湯을 쓰는 것은 여기에서 온 것이다.

甄權說:「肺痿·肺氣腫에 의한 喀血·咳嗽·鼻汁·唾液·上氣를 치료하고, 發赤·腫脹을 없앤다.」

張師正『倦游錄』:「南宋시대의 대시인인 辛稼軒이 과로한 다음에 疝痛發作이 일어나면 陰囊이 茶碗크기로 부어있어서 薏苡仁을 볶아서 물에 끓여서 복용하면 곧 치료되었다. 辛稼軒은 친구인 程沙도 역시 疝痛을 앓을 때 복용하여 호전되었다.」 이것은 陰囊水腫을 가리킨다.

『本草綱目』:「健脾益胃·補肺淸熱·去風勝濕… 달여서 마시면 熱痳에 대하여 利小便한다.」

후세의 醫家는 본 품을 利水滲濕·和中健脾에 썼다. 또 葉橘泉은 「薏苡仁
은 피부의 사마귀에 쓰는데, 효과가 있지만 중국산은 확실한 효과가 없다」라
고 말했다. 우리들의 경험에서도 역시 薏苡仁을 피부의 사마귀에 써서 효과
적이었고 대장 polyp에도 널리 쓰고 있다. 보고에 의하면 薏苡仁은 암세포
의 억제 효과가 있어서, 매회 30~60g을 물로 달여서 복용하면 대장암을 치료
할 수 있다고 하였다.

✤ 薏苡仁의 藥理作用

① 薏苡仁油의 作用

- 薏苡仁油는 소량으로는 호흡중추를 흥분시키고, 대량으로는 마비시
  켜서 곧 호흡을 정지시킨다.
- 薏苡仁油는 肺 혈관을 현저하게 확장시키는데, 저농도에서는 적출한
  개구리의 심장에 대하여 흥분작용을 가지고, 고농도에서는 억제작용
  을 가진다.
- 에테르로 추출한 薏苡仁油는 개구리의 횡문근과 운동신경말초에 대
  하여 저농도에서는 흥분시키고, 고농도에서는 마비시킨다.
- 토끼의 적출된 腸의 평활근에 대하여 저농도에서는 흥분작용, 고농도
  에서는 억제작용이 있고, 토끼와 기니픽의 자궁에 대하여는 긴장도를
  증가시키고, 수축의 정도도 증가된다.

② Coixenolide의 작용

- 용이 인정되고 Aminophyloine에 필적할 만큼 강하다. TTG에 의한
  발열에 대하여 해열작용이 있다.
- 筋抑制: 개구리의 횡문근에 대하여 수축억제작용이 있다.
- 抗腫瘤: Coixenolide 및 薏苡仁의 물추출물은 Erlich복수암 세포에
  대하여 억제작용이 있다.

適應症

濕邪가 강하여 전신이 심하게 아픈 것, 發熱이 해질 무렵에 악화되는 경우.

方解

麻杏薏苡甘草湯은 麻黃湯에서 桂枝를 빼고 薏苡仁을 加한 것으로 麻黃湯 원방보다 약재의 양이 적다. 따라서 發汗去濕 작용이 麻黃加朮湯 보다는 약하고, 外感風濕證으로 전신이 심하게 아프고, 저녁 무렵에 악화하는 것을 치료할 수 있다.

本方은 薏苡仁의 양을 많이 하면 利水作用이 있고, 濕邪가 강한 경우에 적합하다.

應用

本方은 浮腫·身體疼痛·喘咳, 폐종양의 초기에 악취가 있는 痰을 喀出하는 경우, 濕疹·다발성의 사마귀 치료에도 쓸 수 있다.

마황행인감초석고탕(麻黃杏仁甘草石膏湯)『傷寒論』

方藥組成	麻黃9g, 杏仁9g, 炙甘草6g, 石膏24g.

適應症

- 發汗 또는 無汗하면서 喘咳·煩渴이 있는 경우.
- 太陽溫病으로 無汗한데 喘·發熱·口渴이 있는 경우.
- 肺氣가 熱에 의해 막히고, 喘逆·氣急이 있으며, 심하면 鼻翼呼吸을 하고, 口渴·苔黃·脈數이 있는 경우.

方解

柯韻伯說:「石膏는 淸火하는 중요한 약재이다. 이 처방은 단지 熱만 있고 寒이 없는 경우 麻黃湯에서 桂枝의 辛熱을 빼고, 腠理를 열어주는 麻黃, 諸藥을 조화시키는 甘草, 내부에 쌓인 實熱을 식혀주는 石膏를 두 배로 사용하여 땀이 잘 나오게 하여, 내외의 煩熱과 喘鳴을 모두 없애는 것이다.」

尤在涇說:「發汗시켜서 喘症이 생기고 大熱은 없는 것은 邪氣가 經絡이나 腠理에 있는 것이 아니고 肺 속에 있기 때문에 桂枝湯으로 發散해야 하는 證이 아니다. 本方은 麻黃·杏仁의 辛甘으로 肺에 있는 邪氣를 풀어주고, 肺가 邪鬱을 받으면 熱이 생기므로 石膏의 辛甘으로 肺에 들어간 熱氣를 없애며, 甘草의 甘溫으로 中氣를 안정시켜서 散邪淸熱을 돕는다. 따라서 肺의 邪氣에 의한 喘症이 발생한 경우에 쓰는 약재이다.」

應用

本方의 辨證은 發熱·喘急·苔黃·脈數한 것이 요점이고, 有汗·無汗에 관계없이 쓸 수 있다. 만약 發汗하여 喘症이 있는 것은 熱이 肺에 壅滯해 있는 것인데, 石膏의 용량을 麻黃의 5배까지 쓸 수 있다. 또 無汗으로 喘症이 있는 것은 熱이 肺에 막혀있는 것인데, 石膏의 용량을 麻黃의 3배까지 쓸 수 있다.

本方은 폐렴·백일해·기관지염·기관지천식·소아천식·부비동염·디프테리아·상기도감염 등의 질환에 쓸 수 있다. 肺熱熾盛으로 변증할 수 있는 경우 本方을 가감해서 치료할 수 있다.

증례 31

환자: 郭OO, 남성, 22세.

증상: 기관지천식을 9년째 앓고 있고, 현재는 咳喘·氣急·胸悶이 있고, 痰은 黃色粘稠하였다. 口脣·咽喉·혀가 모두 紅色을 띠고, 舌紫脈數滑하였다.

처방: 麻黃9g, 生石膏30g, 杏仁9g, 甘草6g, 開金鎖15g, 五味子6g, 全栝樓24g, 5제, 牛黃解毒片을 병용한다.

경과: 복약 후 胸悶은 곧 없어지고, 咳喘·氣急은 눈에 띄게 줄어들었다. 위 처방에서 全栝樓를 빼고 계속해서 5제를 복용했다.

고찰: 본안은 熱喘·痰熱壅肺에 속하며, 麻杏甘石湯으로 宣肺淸熱平喘하고, 開金鎖(野蕎麥筋)의 淸熱解毒·活血散瘀하는 작용으로 肺熱咳嗽를 치료하며, 全栝樓로 痰熱을 淸泄시켜서 胸悶을 모두 치료한다. 五味子는 鎭咳平喘의 상용약으로 內傷外感을 무론하고 咳嗽에 쓸 수 있다. 현대의 약리연구에 의하면 五味子에는 양호한 항스트레스 작용이 있어서 생체의 비특이적 자극에 대하여 방어능력을 증강시키고, 부신피질기능을 증강시켜서 당대사에 영향을 미치고, 간에서 글리코겐의 분해를 촉진시켜 혈당과 乳酸 수치를 높이며, 강장약의 의미를 가진다. 동시에 양호한 鎭咳去痰작용이 있어서 오랜 喘息·咳嗽를 앓고 있는 환자에 대하여 扶正과 止咳의 효능을 동시에 얻을 수 있다.

증례 32

환자: 江OO, 남성, 12세.

증상: 고열(39.5℃)·鼻翼呼吸·氣急, 發汗 後 解熱되지 않고, 咳喘이 있으며, 痰이 黃色粘稠하고, 舌紅·苔黃·脈洪大하였다. 양방에서는 소아기관지염으로 진단받았다. 치료에는 宣肺化痰·淸熱解毒하는 것이 좋다.

처방: 麻黃9g, 生石膏30g, 杏仁9g, 甘草6g, 黃芩15g, 金銀花15g, 鮮鴨拓草30g, 5제.

고찰: 본안은 소아기관지폐렴으로 辨證은 痰熱壅肺에 속하며, 麻杏甘石湯加味를 투여하였는데, 淸熱解毒하는 작용이 부족할 것을 염려해서 金銀花와 黃芩으로 肺熱을 해소하며, 함께 逐邪하고, 鮮鴨拓草로 고열이 내리게 하여서, 복약 후 완전히 치유되었다.

연구

복수의 실험연구에서 麻杏甘石湯은 연쇄상구균·용혈성연쇄구균·폐렴쌍구균·황색포도상구균 등 여러 종류의 빈번히 관찰되는 병원균 모두에 대하여 항균작용이 보이지 않았는데, 麻黃에서는 항바이러스작용이 관찰된다. 이러한 결과에서 볼 때, 本方은 호흡기감염에 쓰는 경우 淸熱解毒藥을 加하거나 항생물질을 병용하면 높은 치료효과를 얻을 수 있다. [『上海中醫藥雜誌』 1957,(3):15]

동물실험의 결과 麻杏甘石湯 엑기스는 염산히스타민에 의해 일어나는 기관지와 장관의 평활근수축 모두에 대하여 억제작용이 있다. 麻杏甘石湯은 기관지병변에 의해 일어나는 咳嗽에 대하여 유효하고 정상의 기관지에 대하여서는 영향을 미치지 않는다.

麻杏甘石湯은 뛰어난 치료효과가 있는데, 최근 天津 第3中藥工場이 「麻杏甘石湯」에서 과학적으로 유효성분을 추출해서 가공한 「止咳定喘片」은 폐렴·기관지염·기관지천식 등의 질환에 쓰이고 있다.

대청룡탕(大靑龍湯) 『傷寒論』

方藥組成	麻黃12g, 桂枝6g, 炙甘草6g, 杏仁6g, 石膏24g, 生薑3片, 大棗8g.

適應症

- 太陽中風으로 脈浮緊·發熱·惡寒·身體疼痛이 있고, 發汗은 없으며, 煩燥가 있는 경우.
- 傷寒으로 脈浮緊하고 身體疼痛은 없으나 단지 무겁고, 때때로 가벼워지며, 少陰證이 없는 경우.

方解

柯韻伯說:「麻黃湯證이 심한 것은 麻黃湯加味로 치료할 수 있다. 제증은 모두 麻黃湯證에 들어맞지만 喘과 煩燥의 구별이 있는데, 喘症의 경우 寒邪가 氣를 鬱滯해서 昇降이 제대로 일어나지 않는 것으로 杏仁을 많이 써서 苦味로 泄氣하게 된다. 煩燥의 경우에는 寒邪가 氣를 傷害해서 津液이 傷하고 땀이 만들어지지 않아서 특별히 石膏를 첨가하여 甘味로써 生津시키지만, 그 性이 沈하고 大寒한 때문에 內熱이 갑자기 없어지면 寒邪가 남아서 寒中으로 변하고 協熱下痢로 바뀔 위험이 있다. 그래서 반드시 麻黃의 양을 2배로 하여 發表시키고, 2배량의 甘草로 和中시키며, 더하여 生薑·大棗로 營衛를 조화시키면 한 번 發汗시켜도 表裏가 동시에 풀어져서 風熱이 동시에 없어진다. 이러한 內邪를 맑게 하고 外邪를 제거하는 작용은 麻黃湯이나 桂枝湯이 미치지 못하는 부분이다.」

禁忌

柯韻伯說:「少陰病의 發熱惡寒·無汗煩燥의 증상은 大靑龍湯의 證과 같은 부분이 있지만, 단 脈은 浮하지 않고 頭痛이 없는 것이 다르니 마땅히 溫補해야 한다. 또 脈浮弱한데 自汗이 있는 경우가 桂枝湯證인데, 오히려

麻黃·石膏를 쓰면 眞陽이 손상되게 된다. 胃氣가 四肢에 이르지 못하기 때문에 四肢가 厥冷하고, 太陽이 전신을 돌지 않기 때문에 근육이 떨리게 되며, 이러한 것들은 張仲景이 깊이 경계한 부분이다. 사용해서는 안 될 경우가 아닌지 세밀하게 검토하여야 하고, 그런 후에는 꼭 사용해야 하는 때에 失期하지 않도록 할 것이다.」 柯韻伯은 또「張仲景은 脈을 참고하여 辨證하고, 虛實을 명확하게 구분하고 있지만, 中風傷寒과 脈의 緩緊에 대해서는 論하고 있지 않다. 脈이 有力하면 實, 脈弱無力하면 虛, 無汗으로 煩燥하면 實, 發汗해서 煩燥하면 虛, 證이 太陽에 있어서 煩燥하면 實, 證이 少陰에 있고 煩燥하면 虛라고 했다. 實證의 경우에는 大靑龍湯을 투여하지만, 虛證의 경우에는 이것을 투여하면 안 된다.」라고 설명하고 있다.

應用

大靑龍湯은 傷寒表實의 重症이나 裏熱證이 있는 경우 외에도 水氣를 發散시키는 작용이 있어서, 『金匱要略』에서는 溢飮에 實熱을 겸하는 증후의 치료에도 쓰고 있다. 이외에 痲疹으로 無汗하거나 熱鬱이 해소되지 않는 경우, 四肢의 浮腫에 熱을 겸한 경우, 肺氣腫으로 喘息·氣急이 있는 경우에도 쓸 수 있다.

증례 33

환자: 陳OO, 남성, 26세.

증상: 洋醫의 진단으로는 상기도감염이고, 38.9℃ 정도의 發熱이 이틀간 있었으며, 주소증은 惡寒·頭痛·全身酸疼·不汗出·閉塞感·煩燥가 있었다. 脈은 浮緊有力하고 舌紅苔白하였다.

처방: 麻黃12g, 桂枝6g, 杏仁6g, 甘草6g, 生薑3片, 大棗14g, 生石膏30g. 환자에게는 약을 복용한 후 땀이 나오면 더 복용하지 않도록 지시했다.

고찰: 이 의안은 表寒裏熱의 證으로 大靑龍湯證을 갖추고 있다. 表寒의 症候는 惡寒·頭痛·發熱·無汗·脈浮緊이다. 裏熱의 증후는 閉塞感·煩

燥·舌紅·高熱이다.

경과: 大靑龍湯을 복용하면 表裏雙解·風熱兩除하는 작용이 있어서 1제를 복용하면 바로 땀이 난다.

월비탕(越婢湯)『金匱要略』

方藥組成	麻黃12g, 石膏24g, 生薑3片, 大棗8g, 甘草6g.

適應症

- 風水에 의해 전신이 붓고, 脈浮하고 口渴(원문에서는 不渴)·喘咳·發熱이 있는 경우.
- 裏水에 의해 全身·顔·目의 黃疸·浮腫이 있는데, 脈은 沈하고 小便不利하므로 水病이 된 것이다. 小便自利한 것은 亡津液한 것이므로 渴症이 있는데, 越婢加朮湯으로 치료한다.

方解

喩嘉言說:「越婢湯證은 表證이 약간 있는데 發散할 수 없을 때로 보통 營衛를 通調시키는 방법을 사용한다. 麻黃·石膏는 하나는 甘熱하고 하나는 甘寒한데 두 약재를 합한 것은 脾는 陰에 속하여서 甘熱로 調和하고 胃는 陽에 속하여서 甘寒으로 調和시키는 것이다. 風熱의 陽과 水寒의 陰이 脾胃를 침범한 경우 어느 때에나 사용할 수 있는 것은 왜인가? 脾胃의 不和 즉 水穀의 소화흡수가 안 되는 상황에서는 水穀精微가 정제되지 않아서 營衛도 충실하게 되지 못한다. 營衛가 虛하면 發熱과 惡寒이 있고, 經絡이 막혀 있어서 表裏가 통하지 않는다. 따라서 表의 風水에 이것을 쓰고, 裏水에 口渴을 겸하고 小便自利한 경우에도 이것을 쓰면 脾胃를 다치지 않는다. 脾胃를 보호하면 자연히 병이 없어진다.」

費伯雄說:「風과 水가 皮膚間에 있어서 붓기만 하고 脹하지는 않아서 小靑
龍湯으로 다스리기는 적합하지 않고 風水를 毛孔으로 배출시키므로 越婢
라고 했다. 越婢는 脾를 쾌적하게 한다는 것이다.」

應用

本方은 姙娠癲癇·부스럼을 치료하고, 변증이 表實裏熱인 경우에 쓸 수 있
으며, 虛寒의 경우에는 쓰지 말아야 한다.

[附]

- **越婢加朮湯**: 本方에 朮(白朮12g)을 加한 越婢加朮湯은 癧風(한센병)·脚氣
  로 下肢에 浮腫이 있으면서 약해진 경우에 쓸 수 있다.
- **越婢加半夏湯**: 本方은 半夏15g을 加하면 越婢加半夏湯이 되는데, 肺氣腫
  에 의한 咳喘·안구돌출·脈浮大한 경우에 쓸 수 있다.
- **喩嘉言說**:「越婢湯에는 石膏가 있고 半夏가 없으며, 小靑龍湯에는 半夏가
  있고 石膏가 없다. 越婢湯加半夏와 小靑龍湯加石膏에는 어느 것에나 半
  夏·石膏 두 가지를 포함하고 같은 작용을 한다. 石膏는 淸熱하는 작용이
  있어서 辛熱藥의 豁痰하는 작용을 돕고, 半夏는 豁痰하는 작용이 있어서
  辛凉藥이 淸熱할 수 있도록 돕는다. 越婢加半夏湯이 氣를 하강시켜서 喘
  症을 가라앉히는 작용이 있는 것은 淸熱藥에 半夏를 넣었기 때문이다. 張
  仲景이 기본방에 가감하여 이 처방을 만들었고 後學者들 모두가 활용하고
  있는 것이다.」

증례 34

환자: 丁OO, 여성, 13세.

증상: 眼瞼이 누에처럼 부었고, 浮腫은 얼굴에서부터 시작해서 현재는 양
다리와 복부에까지 생겼다. 惡風·發熱, 때때로 咳嗽가 있고, 舌苔는

薄白하고 脈은 浮하였다. 혈액 검사에서는 급성신염으로 나타났고, 風水로 辨證되었다.

처방: 越婢湯加減을 썼다.

麻黃9g, 生石膏24g(先煎), 白朮9g, 生薑3片, 大棗8g, 甘草6g, 4제

고찰:『金匱要略』에는「환자를 볼 때 眼瞼이 누에 혹은 자다 일어난 것처럼 조금 부어 있고 頸部의 동맥박동이 보이며, 때때로 기침을 하고, 手足의 피부를 눌러보면 움푹하게 가라앉아서 올라오지 않는 경우가 風水이다」라고 하였다. 본안의 辨證은 風水이고, 越婢湯加白朮로 發表除濕하였는데, 복용 후 浮腫은 완전히 없어지고 제반 증상은 모두 치료되었다.

감초마황탕(甘草麻黃湯)『金匱要略』

方藥組成	炙甘草6g, 麻黃9g.

適應症

- 裏水가 있고 脈沈하며, 顔目에 黃疸과 浮腫이 있고, 小便自利한 경우.
- 風濕水의 병으로 身體·顔目이 붓고 감각이 둔하며 무거운 경우.

方解

肺는 水의 上源인데, 만약 肺氣가 폐색되면 水穀精微가 散布되지 않고 腫脹이 생긴다. 麻黃은 肺氣를 宣通하고, 肺氣가 通하면 소변이 잘 나오게 되는 것은 이른바「提壺揭盖法(병을 들어 뚜껑을 열고 붓는다)」으로 浮腫을 없앨 수 있다. 甘草는 和中하는 작용과 아울러 麻黃의 溫燥를 완화한다.

고대의 사람은 甘草와 麻黃을 병용하면 傷陰하지 않고 邪氣를 表部에서

몰아낸다고 인식하고 있다.

<u>應用</u>

本方은 哮喘咳逆·傷風에 의한 頭痛을 치료할 수 있고, 겸하여 일체의 腫毒·手足疼痛·風痹에 의한 마비를 치료할 수 있다.

증례 35

환자: 顧OO, 여성, 62세.

증상: 哮喘이 있기를 15년 되었는데 겨울에 심해지고 여름에는 가벼워진다. 발작할 때에는 바로 눕기 어렵다. 현재는 목구멍이 좁아진 느낌이 들고, 哮喘 때의 특이한 호흡음이 있다. 脈細한데 혀는 정상이다. 證은 風寒束肺에 속하고 치료는 宣肺平喘하는 것이 좋다.

처방: 麻黃9g, 枳實9g, 玄蔘9g, 甘草6g, 3제. 별도로 砒礬丸을 한 번에 5丸, 1일 2회, 합계 30丸을 복용시켰다.

고찰: 본안은 甘草麻黃湯加味로 咳喘을 치료하고 있다. 麻黃은 宣肺平喘하고 枳實은 寬胸, 玄蔘은 利咽, 별도로 복용하는 砒礬丸은 寒喘에 대하여 특효가 있다. 砒礬丸은 許叔微의 『本土方』에 記錄되어 있는 紫金丹으로 砒石1·明礬3·豆豉10의 비율이며 분말을 糊丸으로 綠豆大 크기로 만들어서 매회 5~7丸 복용하면 寒性의 哮喘에 대하여 효과가 좋다. 다만 熱性의 哮喘에 대하여서는 효과가 없을 뿐 아니라 복용 후 오히려 악화된다. 약량이 적당한 것이 중요한데, 부족하면 효과가 없고 지나치면 중독될 수 있다. 2주간 계속 복용해서 효과가 없으면 중지하고 효과가 있으면 일정한 간격을 두고 투여하는데 1개월 이상 연속해서 복용해서는 안 된다. 肝臟이나 腎臟病 또는 출혈성질환의 경우에는 쓰지 않는다.

증례 36

환자: 李OO, 남성, 36세.

증상: 咳嗽를 12년, 哮喘을 3년간 앓고 있었다. 목에서 그렁그렁한 소리가 나고, 痰이 많았다. 舌淡·苔白, 脈弦滑하였다. 證은 肺氣上逆·痰熱壅肺에 속하는데, 치료는 止咳去痰하는 것이 좋다.

처방: 麻黃9g, 百部9g, 射干9g, 甘草3g, 3제. 별도로 砒礬丸을 매회 5환, 1일 2회, 합계 30환을 복용시킨다.

고찰: 본안도 또한 甘草麻黃湯加味로 咳喘을 치료한다. 百部는 止咳에 좋고 溫潤不燥하여 開泄降氣하는 작용이 있는데, 신선한 百部의 효능이 가장 좋다. 약리연구에 의하면 百部는 인플루엔자바이러스와 여러 종류의 호흡기감염을 일으키는 세균에 대하여 억제하는 효과가 있고, 咳嗽 반사도 억제한다. 麻黃은 射干을 配合해서 宣肺豁痰하고 射干은 목의 그렁거림을 치료한다.

마황부자세신탕(麻黃附子細辛湯)『傷寒論』附:麻黃附炙甘草湯

方藥組成	麻黃6g, 附子9g, 細辛3g.

適應症

- 少陰病이 처음 시작할 때 無汗惡寒, 頭不痛, 但慾眛, 反發熱, 脈沈한 경우.
- 手足이 冷하고 發熱하며 脈沈한 경우나 혹은 脈微細하고 惡寒이 심한 경우.

方解

柯韻伯說:「무릇 發熱이 있으면서 땀이 나지 않으면 太陽經表證으로 發散시켜야 하고, 脈沈한 것은 病이 속에 깊이 있는 것이니 少陰之樞를 단단하게 해야 하는데, 麻黃으로 腠理를 열거나 細辛으로 散浮熱하여야 한다. 附子로 元陽을 단단하게 하지 않으면 少陰의 津液이 밖으로 빠져나오고, 太陽의 微陽도 외부로 소실되어 생명에 위험이 생긴다. 附子와 麻黃을 병용하여서 寒邪가 흩어지지만, 陽氣는 없어지지 않아서, 精이 자연히 저장되고 陰도 손상되지 않는다.」

程郊倩說:「沈은 少陰에 속하고 發汗해서는 안 된다. 단 처음에 發熱이 있는 것은 太陽에 속하므로 어쩔 수 없이 發汗시켜야 한다. 附子는 溫經助陽하고 속을 단단하게 하는데, 眞陽이 땀과 함께 나가지 않도록 하는 것은 麻黃에 細辛을 병용해서 발휘될 수 있다.」

張仲景은 병을 치료할 때 病因의 순환기계통의 변화에 특별히 주의해서 脈微나 脈沈의 경우에 附子의 강심작용을 써서 心源性의 shock을 방지하고 있다.

應用

痰飮喘咳, 頭痛이 머릿속 깊이까지 아픈 것, 冷症에 의한 關節痛과 惡寒, 노인의 感冒 및 눕고 싶은 경우에 쓸 수 있다. 종합하면 本方은 虛衰의 경우에 쓸 수 있고, 實熱興奮證에는 쓰지 않는다.

[부] 麻黃附子甘草湯

本方에서 細辛을 빼고 炙甘草 6g을 가한 것이 麻黃附子甘草湯이다. 『傷寒論』에 의하면 「少陰病, 二三日經過」「裏證이 없음」「약간 땀이 나는 경우」또는 水氣病으로 浮腫·氣急·小便不利·脈沈小가 보이는 경우를 主治한다.

柯韻伯說:「裏證이 없는 것을 말한다는 표현으로부터 즉 表證이 있다는 것을 알 수 있다.」 또 「만약 表에 微熱이 있으면 感受한 寒邪는 가볍고, 細辛을 甘草로 바꾸어서 조금 發汗시키면 좋다. 甘味로 緩和하는 것과 辛味로 散하는 것은 약간의 차이다.」

麻黃附子甘草湯은 浮腫·喘咳·冷症에 의한 關節痛 등의 증상에 쓰일 수 있다.

증례 37

환자: 薛OO, 남성, 53세.

증상: 形寒畏冷하고 哮喘을 이미 20여 년간 앓았다. 현재는 더운 날씨에도 발병하고, 咳嗽가 있고, 痰은 많지 않았다. 舌淡하고 苔는 白膩한데 약간 파란 기운이 돌고, 脈沈하였다.

처방: 麻黃9g, 附子片6g, 細辛2.4g, 桂枝9g, 款冬花9g, 紫菀9g, 5제.

고찰: 본안은 哮喘이 20년간 있고, 완고한 병으로 여러 번 반복하며, 正氣가 소모되고 精氣도 內傷하며, 錯綜한 증상이 보인다. 그런데 결국 寒痰飮凝이 內部에 있어서 附子·麻黃·細辛을 써서 陽을 興奮시키고 陰邪를 消散하면 喘症은 가라앉고 痰이 줄어든다. 본안에서는 桂枝로 解表를 돕고 紫菀과 款冬花로 장기간의 咳嗽와 氣의 上逆을 치료했다.

증례 38

환자: 兪OO, 여성, 19세.

증상: 哮喘을 3년간 앓았고, 날씨가 추워지면 곧 재발하였다. 기침이 심하고 痰은 많으며, 胸悶·氣急·心身疲勞하고, 嗜眠하였다. 舌淡하고 齒痕이 있으며 苔는 白하고 脈은 弦滑하였다.

처방: 麻黃9g, 附子片6g, 枳實9g, 川厚朴9g, 前胡9g, 款冬花9g, 甘草6g, 4제.

고찰: 본안의 변증은 少陰의 寒喘으로 麻黃附子甘草湯加味를 쓰고, 麻黃에 前胡를 配合해서 宣肺豁痰하며, 輔藥으로는 枳實·厚朴으로 下氣하며, 佐藥으로 款冬花를 써서 止咳를 목표로 한다.

경과: 복용 후 제반 증상은 輕減되고 3제 계속해서 복용하여 緩解되었다.

소청룡탕(小靑龍湯)『傷寒論』

方藥組成	麻黃9g, 桂枝9g, 芍藥9g, 細辛3g, 乾薑3~6g, 炙甘草9g, 五味子9g, 半夏9g.

단미의 藥理연구

❖ 細辛 ❖ ───

본 품은 쥐방울덩굴과의 식물인 민족도리풀/北細辛 *Asarum heteropoides* Fr. Schmidt rar. dahuricum (Aaxim) Kitagawa 및 漢城細辛 *Asarum sieboldi* Miq의 건조한 뿌리를 포함하는 전초이다.

❖ 『神農本草經』의 記錄

「味辛溫, 主咳逆, 頭痛, 腦動, 百節拘攣, 風濕, 痺痛, 死肌」

· 主咳逆: 氣急·咳嗽를 가리킨다. 급·만성기관지염과 기관지천식에 대하여 효과가 있다.

· 百節拘攣: 風寒性의 關節拘攣과 심한 感冒時의 全身酸痛·痙攣.

· 風濕, 痺痛, 死肌: 關節炎에 쓴다. 死肌라고 것은 감각마비·운동마비를 말한다.

❖ 後世醫家의 應用

『名醫別錄』:「溫中下氣하고 破痰, 利水道하며 胸中의 痰結을 없앤다. 除喉痺하고 축농증으로 냄새를 맡지 못하는 것을 치료하며, 癲癇과 乳房의 응어리에 쓴다. 땀을 내고, 血을 순환하게 하며, 五臟을 편안하게 하고, 肝膽을 도우며, 精氣를 通하게 한다.」

甄權說:「기침을 치료하고 皮風濕痒을 없애며, 결막염에 의한 流淚를 치료하고, 齒痛을 없애며, 閉經·婦人血尿·腰痛을 主治한다.」

『本草綱目』:「辛溫한 性味는 散邪하므로 風寒風濕에 의한 頭痛·痰飮 등

에 쓰면 좋다.」

細辛은 辛溫하여 風寒의 邪氣를 풀어주는 작용이 있어서 風寒感冒·咳逆上氣·風寒頭痛·全身酸痛·關節痙攣 등을 치료할 수 있다. 다만 細辛의 解表作用은 약하여, 麻黃·桂枝 또는 羌活·防風 등의 辛溫解表藥과 配合해서 쓴다. 細辛을 風熱證에 쓰는 것은 별로 없고, 辛凉藥과 配合하는 경우는 거의 없다. 농촌에서 진료를 할 때는 風寒感冒證이 많아서 羌活·獨活·葛根에 細辛을 配合해서 風寒頭痛에 탁월한 효과를 발휘하고 있지만, 도시에서는 風熱感冒가 많아서 細辛은 별로 쓰지 않는다. 細辛에 麻黃·前胡·百部를 配合하면 宣肺止咳하고, 當歸를 配合하면 活血去瘀鎭痛하며, 風濕痺痛을 치료하기 위해서는 細辛에 羌活·川烏 등을 병용한다. 細辛의 용량에 관해서는 「細辛은 5分 이상 쓰면 안 된다」라는 말이 있는데, 1.5g 이상 쓰지 않는다는 의미이다. 경험상 細辛은 3g까지 쓰는 것은 가능하지만 그 이상 쓰는 것은 좋지 않았다. 약리보고에 의하면 細辛의 휘발성 정유는 동물실험에서 독성이 있는데, 처음에는 흥분현상이 보이지만 나중에는 마비상태에 빠져서 최후에는 호흡마비로 사망하게 된다. 細辛은 심근·평활근에 대하여 직접적인 억제작용을 가진다.

❖ 細辛의 藥理作用
① **국부마취작용:** 細辛을 물이나 20~100% 알코올에 담근 약재는 개구리의 좌골신경의 전도를 차단하고, 기니픽의 팻취테스트에서는 침윤마취의 효과가 있다. 그러나 끓여서 만든 물추출물은 효과가 없다. 細辛의 휘발성 정유는 표면마취 작용이 있지만 자극성이 강해서 표면마취제로는 적당하지 않다.
② **해열진통작용:** 細辛의 휘발성 정유는 동물실험에서 解熱作用이 있고, 강도는 antipyrine과 비슷하다.
③ **항균작용:** 細辛의 알코올추출물은 황색포도상구균·고초균·적리균·장티

푸스균 등에 대하여 억제작용이 있다.

④ **혈압에 대한 작용:** 細辛의 휘발성 정유는 마취한 동물의 혈압을 하강시키지만 물추출물은 혈압을 상승시킨다.

⑤ **중추신경억제작용:** 細辛油는 중추신경계에 대하여 확실한 억제작용을 가진다. 소량의 細辛油는 동물을 안정시키고 얌전하게 하여 자발적인 운동을 감소시키며, 대량으로 사용하면 동물을 수면·마취상태에 이르게 한다. 細辛油와 펜토바비탈나트륨(pentobarbital sodium)·포수크로랄(chloral hydrate)을 병용하면 의식이 명료한 동물을 깊은 수면상태에 이르게 하고, 그 강도는 용량에 비례한다.

⑥ **호흡기계에 대한 영향:** 華細辛의 추출액을 토끼에 정맥주사를 하면 모르핀에 의한 호흡억제에 대항한다. 그러한 精油의 주성분은 메틸유제놀(methyleugenol)인데, 기니픽의 적출한 기관에 대하여 현저한 이완작용을 가진다. 北細辛의 알코올추출물은 적출한 肺의 관류량을 처음에는 서서히 저하시키지만 나중에는 지속적으로 증가시켜서 15~30분 정도 유지시킨다. 상술한 작용은 中醫가 細辛을 「痰飮喘咳」의 치료에 쓰는 데 대한 약리학적 기초를 확실하게 보여주는 것이다.

⑦ **독성:** 細辛의 휘발성 정유는 黃樟에테르를 함유하고 있는데, 이것은 독성이 비교적 강하며 발암물질이기도 하고, 사료에 이것을 섞어서 먹이면 2년 후 28%의 랫드에서 간암이 발생한다. 細辛추출액의 독성은 물추출물에서 강하고, 華細辛의 煎湯液을 마우스에 복용시키거나 또는 정맥주사를 하면 LD_{50}이 체중 1kg당 각각 12.375g, 0.778g 정도이다.

❖ **五味子** ❖ ───

본 품은 목련과 五味子 *Schisandra chinensis* (Turcz.) Baill의 과실이다.

❖ 『**神農本草經**』의 記錄

「味酸溫, 主益氣, 咳逆上氣, 勞傷羸瘦, 補不足, 强陰, 益男子精」

· 益氣, 補不足: 益氣는 숨찬 것을 치료하는 것을 말하고, 强壯作用이 있어서 부족한 것을 돕는다.

· 咳逆上氣: 咳嗽·氣上逆하는 것을 가리키고, 喘息을 포괄한다.

· 勞傷羸瘦: 勞傷은 五勞七傷을 가리키고, 『巢氏病源』에서 나온 말이다. 羸瘦는 虛勞病에 속한다.

· 强陰, 益男子精: 五味子는 補腎作用을 가진다. 腎은 精을 저장하기 때문에 精이 풍성하면 陰은 강해진다.

❖ **張仲景의 應用의 考證**

『**本經疏證**』:「五味子가 치료하는 證은 『傷寒論』에서는 咳逆이라고 하고, 『金匱要略』에서는 上氣라고 하였다. 예를 들면 射干麻黃湯은 기침을 하면서 上氣하고 목에서 그렁그렁하는 소리가 날 때에 쓰고, 小靑龍加石膏湯은 肺氣腫으로 咳逆上氣가 있고 煩燥하면서 喘症이 있는 경우에 쓴다.」

❖ **後世醫家의 應用**

『**名醫別錄**』:「五臟을 기르고 熱을 除하며, 陰氣를 生하여 肌膚를 기른다.」

甄權說:「氣를 내려주고, 嘔逆을 그치며, 虛勞를 補하고, 피부의 윤기를 좋게 한다.」

李東垣說:「生津止渴하고 下痢를 치료하며, 元氣의 不足을 돕고, 흩어진 氣와 산대된 동공을 가다듬는다.」

五味子는 『名醫別錄』과 『千金方』에서 이미 많이 사용되고 있고, 효능은 强壯作用과 咳逆上氣를 치료하는 작용이라는 두 가지로 요약될 수 있다. 五味子는 强壯作用에 의해 動悸·不眠·眩暈·多夢을 치료할 수 있고, 『千金方』에서 人蔘·麥門冬을 配合한 「生脈散」은 氣陰兩虛를 치료할 수 있다. 人蔘·

蛤蚧를 配合한 「參蛤散」은 腎을 補하고 氣를 가라앉혀주며, 虛喘에 쓸 수 있다. 五味子는 咳逆上氣의 치료에 쓰는 경우에 張仲景의 처방에서는 麻黃·乾薑을 配合하고 있는데, 무릇 麻黃·乾薑은 開散하는 작용이 있고 五味子에는 收斂作用이 있어서 一開一合하는 것으로 喘咳에 쓰고 있지만, 실제로 五味子는 乾薑 등을 配合하지 않아도 좋고, 만성적인 咳嗽가 있는 虛證의 환자에게 五味子를 쓰면 扶正止咳하기 때문에 一擧兩得이다. 耳性眩暈에 대하여서는 변증했을 때 肝腎兩虛인 경우에 五味子를 주약으로 해서 9g 정도 쓰면 현저한 치료효과가 있음이 인정되고 있다.

❖ 五味子의 藥理作用

① **强壯作用:** 五味子는 人蔘과 비슷하여 適應原樣作用(유해자극에 대한 방어능력을 높이고, 적응성을 증강하는 작용)을 가지고 있는데, 人蔘에 비하여 작용이 약하다. 다만 비특이성자극에 대한 방어능력을 높여서 부신피질기능을 높이기 때문에 이것 한 가지로도 强壯藥이 된다.

② **중추신경계에 대한 작용:** 건강한 사람의 중추신경계 각 부분에 대하여 반사를 빠르게 하고 지적활동을 개선시켜서 작업효율을 높이다.

③ **호흡에 대한 작용:** Schisandrin은 호흡에 대한 흥분작용이 있고, 煎劑(농도 100%, pH 2.6~3.2)를 각성한 토끼와 마취한 토끼에 체중 1kg당 0.1~0.5ml를 정맥주사하면 호흡의 흥분작용(빈도증가·진폭증대)이 나타난다. 마취한 개·고양이 등에 대하여도 모르핀에 의한 호흡억제에 대하여 길항적인 호흡흥분작용이 있다.

④ **鎭咳祛痰作用:** 본 품의 에테르 추출물은 내복이나 복강 내 주사에 관계없이 암모니아수로 유발한 마우스의 기침을 그치게 하는 작용이 있다. 마우스의 페놀레드 시험에서 祛痰作用이 보인다. 에테르추출물에서는 두 종류의 결정이 분리되는데, 둘 다 확실한 鎭咳作用이 있다. 이외에도, 휘발성 정유에는 확실한 鎭咳作用이 있고, 酸性 부분에는 祛痰作用이 있다.

⑤ **代謝에 대한 작용:** 당대사에 영향해서, 간글리코겐의 분해를 빠르게 하고, 腦·肝·筋肉 중의 과당 및 포도당의 인산화과정을 강화시켜 血糖과 乳酸의 수치를 높이는데 혈당에는 영향이 없다는 보고도 있다. 알코올 추출물 0.25g을 매일 마우스의 胃에 주입하면 6일 만에 마우스의 흉선이 위축되는 것을 보아 부신피질의 기능을 증강한다는 것을 설명할 수 있다.

⑥ **子宮에 대한 작용:** 토끼의 자궁평활근에 대하여 흥분작용을 가져서 규율성의 수축을 강화하고, 張力에 대하여는 영향이 적으며, 攣縮은 일어나지 않고, 혈압도 높이지 않는다. 五味子의 알코올희석액은 微弱陣痛과 過期姙娠에 대하여 분만활동을 강화하는 작용이 있어서 이미 자연적인 분만활동이 시작된 경우에 효과가 더욱 좋다.

⑦ **肝臟에 대한 작용:** 五味子는 중독성간장해가 있는 동물의 간세포에 대하여 간글리코겐의 함량을 약간 증가시키고, 간세포의 지방변성을 경감시켜서 중독성발병인자에 의한 미토콘드리아 및 리소좀의 파괴를 경감시킨다. 간장의 보호와 간세포의 재생을 촉진하는 작용을 가져서 간장의 해독작용을 증강한다. 五味子는 혈청의 GPT를 저하시킨다는 초보적인 연구가 확실한 것이지만, 간장해로 의한 간세포의 효소활성이 억제되는 것이고 정상적인 간장에 대해서는 확실한 작용은 없다. 이미 손상을 받은 간장에 대하여서는 효소의 활성을 더욱 억제한다.

⑧ **抗菌作用:** 五味子를 알코올에 담근 액체는, 시험관내의 탄저균·황색포도상구균·백색포도상구균·파라티푸스A균B균·폐렴구균·장티푸스균·적리균·이형적리균·콜레라균·살모넬라균·가스생산균·변형균 등 모두에 대하여 억제작용이 있고, 綠膿菌에 대하여는 특별히 강한 抗菌作用이 있다. 생체 내 및 시험관 내에서 항바이러스 작용을 가진다.

適應症

● 傷寒에 表邪가 풀리지 않고, 心下에 水氣가 있으며, 기침과 가벼운 喘

息, 乾嘔, 發熱이 있지만 口渴이 없거나 또는 口渴, 下痢, 小便不利, 少
腹이 脹한 경우.

● 溢飮, 身體重痛, 肌膚實腫을 치료한다.
● 咳逆·숨이 차서 눕기 어려운 경우.
● 여성이 涎沫을 吐하는 경우 의사가 반대로 瀉下시키면 心下痞가 된다.
먼저 涎沫을 치료해야 하는데, 小靑龍湯이 이것을 主治한다. 涎沫이 그
치면 瀉心湯으로 痺症을 치료한다.

方解

柯韻伯說:「惡寒發熱이 해소되지 않고 기침이 나오므로 水氣犯肺가 있음
을 알 수 있다. 乾嘔가 있으므로 水氣가 아직 胃에 들어가지 못하고 心下
에 있음을 알 수 있다. 水氣의 變幻에 구애되지 말고, 아래에 있어서 위로
올라가지 않는 때, 口渴이나 下痢가 생긴다. 위에 있어서 아래로 내려가지
않을 때에는 딸꾹질이나 喘症이 생긴다. 腸胃에 머무르게 되면 小便不利
하게 되고, 少腹滿이 생긴다. 發熱과 咳嗽 증상이 확실하게 나타나므로 桂
枝湯에서 停滯하는 성질이 있는 大棗를 빼고, 麻黃을 加하여 腠理를 열어
주고, 細辛으로 水氣를 몰아내며, 半夏로 嘔氣를 없애고, 五味子·乾薑으
로 기침을 그치게 한다. 生薑 대신에 乾薑을 쓰는 것은, 生薑의 氣味는 乾
薑만큼 猛烈하지 못하고, 强한 溫性으로 心下의 水氣를 몰아내고, 苦辛에
의해 五味子의 酸味를 緩化시키는데, 麻黃·細辛으로 직접 解表하기 때문
에 生薑으로 풀어줄 필요가 없는 것이다.」

小靑龍湯證은 風寒邪의 外感과 水飮의 內停이 결합되어 있어서 단순한
解表藥으로는 水飮을 해소할 수 없고, 단순히 水飮을 해소하는 藥으로는 外
邪를 해소할 수 없기 때문에 解表散寒과 溫肺化飮을 병용해서 外邪를 宣解
하고 停飮을 제거하는 것이다. 本方은 8가지의 약재로 구성되어 있지만 配合
이 세밀하여서 이 配合으로 散寒解表와 化飮平喘하는 방제가 된다.

應用

本方은 만성기관지염·기관지천식·노인성폐기종으로 喘咳·백색의 엷은 痰·舌淡·苔白滑한 것을 치료할 수 있다.

[附]

小靑龍加石膏湯: 小靑龍湯에 石膏15g을 가한 것으로 小靑龍湯證에 裏熱· 煩燥를 겸한 경우에 쓴다. (『金匱要略』)

王旭高說:「肺氣腫의 咳喘은 대부분은 水飮에 의한 煩燥와 熱邪가 겸해 있 으므로 小靑龍加石膏로 寒溫을 함께 치료하고 水飮과 함께 없앤다.」

本方은 만성기관지염의 급성발작·천식성기관지염·폐기종 등에서 辨證이 風寒의 外感에 속하고 內에는 寒飮이 있어서 邪熱煩燥를 겸한 경우를 치료 할 수 있다.

증례 39

환자: 管OO, 남성, 56세.

증상: 咳嗽가 10여 년 동안 있어왔는데, 매년 1~2회의 발작이 있었다. 이번 의 발작은 지난 해 小雪 때에 시작해서, 喘鳴·숨참·胸悶을 동반하고, 痰은 泡沫이 많고 엷었다. 기침하는 때에 動悸가 있고, 추위를 타고 사지가 차며, 舌淡苔白하고, 脈은 沈弱하였다. 寒飮伏肺·腎不納氣 의 證에 속하고 치료는 溫肺納腎 하는 것이 좋다.

처방: 麻黃9g, 桂枝6g, 附子片6g, 細辛2.4g, 薑半夏6g, 五味子6g, 乾薑3g, 甘草6g, 栝樓仁9g, 枳實9g, 7제. 별도로 黑錫丹과 臍帶를 각 1.5g씩 매일 2회 복용한다.

경과: 복약 후 喘症이 가라앉고, 제반 증상은 경감되었다. 계속해서 7제 복 용시켜서 예후를 확실하게 하였다.

고찰:『景岳全書』에서「肺는 氣의 주인이 되고, 腎은 氣의 근본이 된다」라 고 했다. 이 환자에게는 慢性咳嗽·畏寒·四肢冷·喘鳴·氣急이 있는

데, 이것은 腎不納氣한 증상으로 黑錫丹·臍帶·附子片을 써서 溫腎納氣하여야 한다. 痰이 많고 泡沫狀으로 엷어서 肺寒伏飮이 확실하므로 小靑龍湯加減으로 溫肺化痰했다.

증례 40

환자: 屠OO, 남성, 44세.

증상: 1967년부터 기관지염이 있어왔는데, 매년 겨울에 發症하며, 다음 해의 늦봄까지 계속된 다음 서서히 호전되었다. 최근에는 발작이 자주 일어나고, 시간도 연장되었다. 병력은 매년 7개월. 안색은 어둡고, 추위를 타며 氣急이 있고, 痰은 엷고 색깔은 희다. 기침할 때 胸脇痛이 있다. 舌은 胖大濕潤하고, 舌苔는 薄白하며, 脈은 弦滑하였다. 洋醫는 천식성기관지염으로 진단하고 오랫동안 아미노필린 등을 투여해 왔지만 효과가 없었다.

처방: 변증은 肺寒伏飮으로 小靑龍湯으로 溫肺化飮한다.
麻黃9g, 桂枝6g, 白芍9g, 細辛2.4g, 五味子6g, 乾薑6g, 半夏9g, 炙甘草6g, 5제.

경과: 3제 복용 후, 곧 痰이 감소됨을 느끼고, 기침은 가라앉았다. 左·右歸丸 각 12g을 매회 각 6g씩, 1일 2회 복용시켜 발작을 막았다.

고찰: 본안은 寒喘이 있으면서 내부에 水飮을 겸한 것으로 小靑龍湯證을 갖추고 있다. 小靑龍湯을 3제 투여한 후 환자는 곧 현저한 호전을 보였다. 이것은 急症에 대해서는 表證을 치료하는 것이다. 「喘息 발작 시에는 肺를 치료하고, 평상시에는 腎을 치료한다」라고 하였다. 본안은 左·右歸丸을 써서 溫腎固本하여 喘息 발작을 막는 것이다. 만약 左·右歸丸이 없으면 七味都氣丸을 써도 좋다.

토론

大·小靑龍湯은 어느 것이나 表裏雙解하는 방제이지만, 왜 본안에서는 大

靑龍湯이 아니라 小靑龍湯을 쓰고 있는가? 왜냐면 본안은 表裏共寒으로 痰飲을 겸하여 있기 때문에 麻黃·桂枝로 表寒을 풀어주고, 乾薑·細辛·半夏로 寒飮을 溫和하며, 五味子로 斂肺해서 喘咳를 치료함과 동시에 芍藥·甘草의 配合으로 기관지평활근의 痙攣을 緩解하는 것이다. 또 다른 증례인 陳OO씨는 表寒裏熱의 證이어서 大靑龍湯을 투여하였는데, 麻黃·桂枝로 表寒을 풀면서 다량의 石膏로 裏熱을 식히고 煩燥를 풀었다. 大小靑龍湯의 立法用藥을 살펴보면, 發表藥은 어느 것이나 똑같이 麻黃·桂枝를 쓰고 있으나 治裏藥은 달라서 비교분석하면 張仲景의 立法用藥의 묘미를 깨달을 수 있다. 『金匱要略』에서 小靑龍加石膏湯과 越婢加半夏湯은 肺氣腫에 기침이 있으면서 氣가 상승하는 때에 쓰고 있지만 각각 다르게 사용하는 이유는 어디에 있는가? 小靑龍加石膏湯은 喘症과 煩燥를 치료하고, 다량의 石膏를 加해서 煩熱을 제거하여서 寒飮에 熱을 겸한 哮喘을 치료한다. 越婢加半夏湯은 越婢湯으로 辛凉宣肺泄熱하고, 다량의 半夏로 辛溫豁痰하며, 降氣平喘한다. 하나는 石膏, 하나는 半夏인데, 이러한 것은 용약의 힌트를 준다. 무릇 환자를 진찰할 때, 잘 생각하고 유연하게 변증하며, 변하지 않는 것들 중에 변화되어 있는 부분을 발견하고, 변화되고 있는 것 중에서는 변화되지 않는 부분을 발견하여, 하나에서 셋을 알 수 있지 않으면 안 된다.

연구

本案의 小靑龍湯 煎湯液 1劑 분량을 성인에서 하루 4회 分服시킨 8,000여 명에 대한 임상관찰에서, 本方은 發熱惡寒·咳嗽喘息·喀痰 등의 호흡기증상을 없애고, 현저한 치료효과가 나타남이 인정되었다. [江西中醫藥』1955,(5):28]

후박마황탕(厚朴麻黃湯)『金匱要略』

方藥組成	厚朴15g, 麻黃12g, 石膏24g, 杏仁9g, 乾薑6g, 細辛3g, 小麥30g, 五味子15g, 半夏15g.

適應症

- 기침이 있고 脈浮한 경우.
- 哮喘·咳嗽上氣가 있으면서 表證이 있거나 혹은 表證이 없으면서 裏熱을 조금 겸한 경우.

方解

尤在涇說:「厚朴麻黃湯은 小靑龍加石膏湯과 거의 비슷하지만, 邪氣를 없애고 痰飮을 제거하는 힘이 강하고, 厚朴은 辛溫하여 表를 돕는 작용이 있고, 小麥은 甘平하여 五味子와 함께 써서 精氣를 수렴한다. 張仲景의 뜻은, 무릇 기침이 있으면 모두 肺의 邪氣로 인한 것으로 脈浮한 것은 邪氣가 대부분 表에 있어서 용이하게 외부로 배출하는 것이 가능하다는 것이다.」

應用

本方의 변증은 胸滿氣逆이 主가 되고, 表證이 명확하지는 않지만 裏證이 있는 경우이다. 또 感冒로 頭痛이 있는 경우, 心下가 冷하고 嘔氣가 있는 경우, 痰飮停滯에 의해 기침과 痰涎이 있는 경우에도 쓸 수 있다.

연구

南京中醫學院의 보고에 의하면 기관지천식에 상용하는 11종류의 처방을 이용하여 Neostigmine으로 마취시킨 고양이의 기관지경련 모델에서 치료효과를 비교검토 했을 때, 3號處方(厚朴12g, 麻黃9g, 石膏30g, 杏仁12g, 五味子9g, 半夏12g, 乾薑4.5g, 細辛4.5g)의 10% 煎湯液을 체중 1kg당 1ml 정맥주사하면 기관지경련을 현저하게 완화시킴이 확인되었다.

사간마황탕(射干麻黃湯)『金匱要略』

方藥組成	射干9g, 麻黃12g, 生薑3片, 細辛3g, 紫菀9g, 款冬花9g, 五味子15g, 半夏15g, 大棗14g.

단미의 藥理연구

❖ 射干 ❖

본 품은 붓꽃과의 다년생물 범부채 *Belamcanda chinensis* (Linn.) Leman의 근경이다.

❖『神農本草經』의 記錄

「味苦平, 主咳逆上氣, 喉痺咽痛不得消息, 散結氣, 腹中邪逆, 食飮大熱」

· 咳逆上氣: 射干은 氣를 잘 내려주고『金匱要略』의 射干麻黃湯과 같이 기침과 氣上逆을 치료할 수 있다.

· 喉痺咽痛不得消息: 射干은 解毒利咽하기 때문에 喉痺腫痛의 증을 치료할 수 있다. 痰이 많고, 氣가 喉中에 막혀서 그렁그렁하는 소리가 나기 때문에 말을 정확하게 할 수 없는 상태이다.

❖ 張仲景의 應用의 考證

『金匱要略』에는「기침과 氣上逆, 喉中에 그렁그렁하는 소리가 나는 경우, 射干麻黃湯이 이것을 主治한다」라고 하였다. 射干은 降氣散結하는데, 鄒潤安에 의하면「射干은 降氣開結하는 힘이 강해서 그 이름을 처방명의 처음에 붙인 것이다.」

『神農本草經』의 記錄도 동일하다.

❖ 後世醫家의 應用

『**名醫別錄**』:「老血이 心脾間에 있는 것을 치료하고, 咳唾·口臭를 없애며 胸中의 熱氣를 제거한다.」

『**本草綱目**』:「射干은 降火하는 작용이 있어서 古方에서는 喉痺咽痛을 치료하는 要藥이다.」

射干은 淸熱解毒하고, 消腫利咽降氣하며, 痰이 많은 喘息의 證에 적용된다. 『金匱要略』의 射干麻黃湯과 같이 목에서 그렁그렁하는 소리가 나는 痰飮咳嗽에 쓴다.

❖ 射干의 藥理作用

① **바이러스 억제작용:** 射干은 外感 및 인후질환을 일으키는 몇 종류의 바이러스(3형 아데노바이러스, ECHO$_{11}$바이러스)에 대한 억제작용이 있다.

② **항균작용:** 射干의 煎湯液을 써서 시험관희석법으로 살펴하면 황선균과 자색모균 등 8종류의 피부진균에 대하여 억제작용이 있다.

③ **혈압강하작용:** 射干의 알코올추출물은 토끼의 혈압을 하강시킨다.

④ **타액분비촉진작용:** 射干의 알코올추출물을 체중 1kg당 20~100ml를 토끼의 위장 내에 주입시키면 타액분비를 증가시키고 주사액으로 투여하면 작용이 더욱 신속하게 나타난다.

❖ 紫菀 ❖ ───

본 품은 국화과의 다년생초본식물 紫菀 *Aster tataricus* Linn의 根莖과 뿌리이다.

❖『神農本草經』의 記錄

「味苦溫, 主咳逆上氣, 胸中寒熱結氣, 去蠱毒萎蹶, 安五臟」

· 咳逆上氣: 본 품에는 潤肺下氣하는 작용이 있어서 咳喘과 肺氣의 上逆
  을 치료한다.

· 胸中寒熱結氣: 外感에 의해 肺氣가 폐색되어 咳喘이 있고 痰이 많은 상태.

❖ 後世醫家의 應用

『名醫別錄』:「기침을 하면서 膿血을 吐하는 것을 치료하고, 喘鳴·動悸를
  그치게 하고, 과로·虛弱에 대하여 不足을 補하며, 소아의 癲癇을 치료
  한다.」

紫菀은 만성의 咳嗽를 치료하고 潤肺下氣·消痰止咳하는 작용이 있다.『醫
學心悟』의 止咳散과 같이, 본 품에 百部·桔梗·荊芥·甘草를 配合해서 外感으
로 咳嗽·咳痰이 있어서 시원하지 못한 것에 쓸 수 있다. 우리도 紫菀에 百部·
板藍根·金錢草·前胡를 써서 咳嗽·기관지염을 치료하여 확실한 효과를 확인
하였다.

❖ 紫菀의 藥理作用

① **거담진해작용**: 본 품의 煎湯液을 체중 1kg당 1g씩 胃에 주입하면 마취
  한 토끼의 기관지점막의 분비가 증가한다. 또 알코올추출물에서 분리
  되는 일종의 白色針狀結晶은 마우스의 실험적 咳嗽에 대하여 鎭咳作
  用을 가진다.

② **항균작용**: 본 품은 결핵균·황색포도상구균·변형균·장티푸스균·파라티
  푸스균·적리균·대장균·녹농균에 대하여 억제작용이 있고, 유행성 감기
  바이러스도 억제하는 작용이 있다.

③ **심혈관에 대한 작용**: 紫菀의 알코올추출물과 煎湯液을 고양이에 정맥주
  사하면 혈압이 처음에는 약간 낮아지지만 이내 급격히 높아져서 비교

적 장시간동안 유지된다. 에테르추출물을 고양이·토끼·개·랫드에 투여하면 일반적으로 처음에 잠깐 혈압이 하강되는 효과가 없이 상승되는 것이 확실하게 나타난다. 출혈성의 쇼크 상태인 고양이에게 에테르추출물을 체중 1kg당 0.2g(생약)을 투여하면 昇壓作用이 현저하게 나타나고, 昇壓의 폭은 평균 120mmHg 정도이다. 그러한 昇壓作用의 특징은 용량이 적고, 작용이 크며, 지속시간이 길고, 반복해서 투여해도 耐性이 쉽게 나타나지는 않는 것이다.

❖ 款冬花 ❖ ──────

본 품은 국화과의 다년생초본인 款冬 *Tussilago farfara* Linn의 꽃봉오리이다.

❖ 『神農本草經』의 記錄

「味辛溫, 主咳逆上氣, 善喘, 喉痺, 諸驚癇, 寒熱邪氣」

· 咳逆上氣: 咳喘에 의한 肺氣의 上逆을 가리킴.
· 善喘: 본 품은 平喘作用이 있다.
· 喉痺: 喉痺腫痛을 일으키는 병증의 총칭.

❖ 後世醫家의 應用

『名醫別錄』:「消渴·喘息에 쓰인다.」

甄權說:「頻呼吸과 動悸·疲勞·咳嗽가 그치지 않고 계속되고, 콧물과 唾液이 粘稠하며, 폐섬유증과 폐농양으로 膿血을 吐하는 것을 치료한다.」

『本經疏證』:「『千金要方』『外台秘要』에서 무릇 咳逆, 慢性咳嗽를 치료하는 경우 열 처방 중 아홉에 紫菀과 款冬花를 병용하고 있다. …『千金要方』『外台秘要』에 있어서 이것들을 쓰는 대략적인 이유도 보이고 있다. 膿血을 吐하고, 목소리가 나오지 않는 경우, 또 風寒으로 水氣가 왕성한 경우에는 대부분 款冬花를 쓰지 않고 紫菀을 쓴다. 款冬花는 溫劑·

補劑를 쓰고 있는 경우에 쓰이는 경우가 많다.」

款冬花는 辛酸·潤·溫·不燥하고, 潤肺化痰止嗽의 良藥으로, 심한 기침·장기간의 기침·咳嗽·氣喘의 증 어느 것에나 應用할 수 있지만 寒飮喘咳에 가장 적당하다. 張仲景의 射干麻黃湯 속에 款冬花가 있고, 定喘湯에도 款冬花가 쓰이고 있다. 消痰止咳하는 작용을 강화하기 위해서 항상 紫菀과 配合하여 쓰이고 있다.

❖ 款冬花의 藥理作用

① **호흡기계에 대한 작용:** 款冬花는 鎭咳去痰·止喘·호흡중추를 흥분시키는 작용이 있다. 煎湯液을 체중 1kg당 1.6g씩 고양이의 胃에 주입하면 胸腔 내 尿素液을 주입해서 일어난 咳嗽에 대하여 鎭咳作用이있다. 체중 1kg 당 1g을 胃에 주입하면 고양이의 기관지분비를 촉진하고, 輕度의 去痰作用이 있다. 적출한 토끼·기니픽·고양이의 기관에 灌流하는 실험에서 款冬花의 알코올추출물은 소량으로 투여할 때는 분비물이 증가되고, 대량으로 투여할 때는 감소된다. 히스타민으로 유발한 기니픽의 기관지경련에 대한 鎭痙作用은 아미노필린에는 미치지 못한다. 알코올추출물을 마취시킨 고양이에 주사하면 호흡중추의 흥분작용이 있고, 대량으로는 일부 고양이에 대하여 처음에는 호흡을 억제시키고 나중에는 흥분시킨다.

② **순환기계에 대한 작용:** 款冬花의 煎湯液과 알코올추출물은 마취시킨 고양이·토끼 등의 동물에 정맥주사하면 처음에는 혈압을 약간 떨어뜨리고, 그 후 급속히 상승시킨다. 알코올과 에테르에 녹는 성분에 昇壓작용이 있고, 알코올에 녹지만 에테르에는 녹지 않는 성분에 降壓작용이 있다. 알코올추출물은 동물의 혈관에 관류시키면 혈관수축작용이 있음이 연구를 통해서 증명되었다.

③ **위장과 자궁평활근에 대한 작용:** 款冬花의 에테르추출물은 위장평활근에 대하여 억제작용이 있고, 염화바륨에 의해 일어나는 장관수축에 대하여

길항작용이 있다. 적출하지 않은 혹은 적출한 자궁에 대하여 소량으로는 흥분, 대량으로는 억제시키고, 혹은 처음에는 흥분시키고 나중에는 억제적으로 작용한다.

④ **독성:** 款冬花의 煎湯液을 마우스에 복용시켰을 때의 LD_{50}(반수치사량)은 체중 1kg당 124g이고, 알코올추출물을 마우스에 복용시킨 경우의 LD_{50}은 체중 1kg당 112g, 에테르추출물을 마우스의 복강 내에 주사한 경우의 LD_{50}은 체중 kg당 43g이다.

適應症

기침이 있고, 氣가 상승하며, 목에서 그렁그렁 소리가 나는 경우.

方解

尤在涇說: 「기침이 나고 氣가 상승하는 것은 肺의 邪氣가 鬱滯해서 氣가 내려가지 않고 거꾸로 올라가기 때문이다. 肺에 寒飮이 있어서 상승하여 목구멍에 들어가고, 호흡의 자극에 의해 그렁그렁하는 소리가 난다. 射干·紫菀·款冬花는 逆氣를 내려주고, 麻黃·細辛·生薑으로 邪氣를 發散하며, 半夏로 水飮을 없애고, 大棗로 安中, 五味子로 斂肺한다. 發散이 지나치지 않도록 해서 精氣의 손상을 막는 것이다.」

應用

本方은 喘息·肺氣腫·慢性咳嗽·소아백일해 등에 쓸 수 있다. 咳嗽를 주증상으로 하고, 寒性의 형태에 쓸 수 있는데, 發熱症에도 괜찮다. 乾性의 咳嗽와 粘稠한 痰이 있는 경우에는 쓰지 않는다.

증례 41

환자: 陳OO, 여성, 37세.

증상: 천식을 5년간 앓고 있는데, 찬 기운을 만나면 증상이 발생하였다. 咳

喘·백색포말상의 엷은 痰이 있고, 야간에 목이 그렁그렁하였다. 舌淡苔白하고 脈은 滑하였다. 肺에 寒飲이 있는 증에 속한다.

처방: 射干麻黃湯加減을 쓴다.

射干9g, 麻黃9g, 前胡9g, 紫菀9g, 乾薑3g, 細辛3g, 五味子6g, 半夏9g, 5제.

고찰: 본안은 肺에 伏飲이 있고, 차가우면 喘息이 발증한다. 처방 중의 射干은 利咽降氣하는 작용이 있고, 목구멍에 그렁그렁하는 소리가 나는 것을 치료하는 주약이다. 麻黃은 平喘하는 작용이 있고, 前胡·紫菀과 配合하면 宣肺降逆한다. 細辛·乾薑·半夏와 같이 쓰면 水飲을 溫散하는 작용이 있다. 처방 중의 五味子는 강장약으로 동시에 비교적 좋은 鎭咳去痰作用을 가지고 있어서 오랜 喘息을 앓는 환자에게는 扶正과 止咳라는 一擧兩得의 효과를 기대할 수 있다.

마황연교적소두탕(麻黃連翹赤小豆湯)『傷寒論』

方藥組成	麻黃6g, 連翹6g, 杏仁6g, 赤小豆30g, 大棗8g, 生梓白皮30g, 生薑3片, 炙甘草6g.

단미의 藥理연구

❖ 連翹 ❖ ───

본 품은 木犀(물푸레나무)과의 식물 連翹 *Forsythia suspensa* (Thunb.) Vahl의 과실이다.

❖ 『神農本草經』의 記錄

「味苦平, 主寒熱, 鼠瘻, 瘰癧, 癰腫, 惡瘡, 癭瘤, 結熱, 蠱毒」

- 寒熱: 外感에 의한 惡寒發熱이라고도 볼 수 있고, 火毒瘡瘍에 의한 惡寒 發熱이라고도 볼 수 있다.
- 鼠瘻: 頸部의 임파절결핵.
- 瘰癧: 작은 것을 瘰라 하고 큰 것을 癧이라고 한다. 瘰癧頸이라고도 한다.
- 癰腫, 惡瘡: 瘡瘍을 말한다.
- 瘻瘤: 갑상선종대를 말한다.

❖ 後世醫家의 應用

『名醫別錄』:「白蟲 (蟯蟲)을 없앤다.」

甄權說:「五痳·소변불통을 通利하고, 心의 客熱을 제거한다.」

『大明本草』:「소장을 通하게 하고 排膿시킨다. 瘡癤을 치료하고, 통증을 그치게 하며, 月經을 通하게 한다.」

張元素說:「連翹는 세 가지의 사용법이 있다. 첫째는 心經의 客熱을 없애고, 둘째는 上焦의 諸熱을 없애며, 셋째는 瘡家의 聖藥이 된다.」

『本草求眞』:「連翹는 味苦微寒한데, 가볍고 위로 뜨는 성질이 있어서 六經의 鬱火를 없애준다고 記錄되어 있는데, 성질이 가볍고 맑아서 실제로는 瀉心의 要藥이 된다. 心火를 主治하는데, 心火가 시원하게 되면 다른 臟器의 火도 모두 다스려진다. …『內經』에는 諸痛瘡癢은 모두 心火에 속하고, 連翹는 瘡家의 聖藥이다 라고 하였다.」

連翹는 淸熱解毒·散結消腫의 효능이 있고, 金銀花·荊芥·薄荷 등의 解表藥과 配合하면 風熱性의 感冒 및 熱病의 초기에 쓸 수 있다. 牧丹皮 등과 配合하면 血熱을 식혀줄 수 있으므로 만성간질환에서 ZTT(zinc sulfate turbidity test, 황산아연혼탁시험-정상치는 4~12단위이며 만성간염, 간경변증, 다발성골수종 등의 검사에 쓰인다)를 저하시킨다. 夏枯草·玄蔘·貝母와 配合하면 瘰癧結核을 치료할 수 있고, 赤芍·桃仁·山梔子·黃芩 등 淸熱解毒藥과 병용하면 癰腫瘡毒에 쓸 수 있다.

❖ 連翹의 藥理作用

① **항균작용:** 본 품의 煎湯液을 시험관희석법으로 살펴보면, 지하적리균·이형적리균·페스트균·인형결핵균·황색포도상구균·장티푸스균·파라티푸스균·콜레라균·폐렴쌍구균·대장균·디프테리아균·용연균 등 모두에 대하여 억제작용이 있다. 본 품의 알코올추출물 7.8mg/ml는 렙토스피라에 대하여 살균작용이 있다. 유효성분 중 연교페놀은 황색포도상구균·적리균·파라티푸스균·디프테리아균에 대하여 비교적 강한 억제작용이 있다.

② **항염증작용:** 인위적으로 유발한 白鼠의 무균성육아조직 모델에 대하여 連翹液을 복강 내에 주사하면 抗滲出作用이 있고 抗增生作用은 없다. 連翹液을 白鼠에 주사하면 P^{32}로 표시한 혈중의 적혈구가 「염증성육아조직」으로 滲入하는 수가 확실하게 감소한다. 이것으로부터 염증에 의한 혈관벽의 脆弱化作用을 저하시키는 것을 알 수 있다.

임상보고에서 連翹는 장농종·폐결핵·자반병·망막출혈에 대하여 효과가 있고, 連翹의 항균·항염증작용과 관계가 있다.

③ **해열작용:** 連翹의 煎湯液은 인위적으로 발열시킨 집토끼에 대하여 해열작용이 있음이 실험적으로 증명되었다.

④ **抗肝損傷作用:** 사염화탄소로 기니픽에 유발시킨 간손상 모델을 써서 대조군과 비교한 결과, 連翹를 쓴 후의 동물에서는 간장의 변성과 괴사가 확연히 경감되고, 간세포 내의 간글리코겐과 RNA의 함유량이 대부분 정상에 가깝게 회복되었다. 혈청 GPT치는 현저히 하강하여, 連翹의 抗肝損傷作用이 있음을 나타내었다. 그 유효성분은 올레아놀산(oleanolic acid)으로, 올레아놀산의 작용은 사염화탄소에 의한 기니픽의 간손상에 대항하는 작용이 있고, 급성간염에 대하여 상당한 치료효과가 있다.

⑤ **鎭吐作用:** 본 품의 煎湯液은 디기탈리스의 정맥주사로 유발된 구토에 대하여 대항하는 작용이 있고, 개에 몰핀을 피하주사하여 생긴 구토를

억제하는 작용이 있다. 이러한 鎭吐作用은 延髓의 催吐化學收容體를 억제하기 때문이다.

❖ 赤小豆 ❖ ───

본 품은 콩과의 식물 덩굴팥 *Phaseolus calcaratus* Roxb의 성숙한 씨를 말한다. 동속식물인 팥 *Phaseolus angulars* Wight의 종자는 덩굴팥의 대신 사용될 수 있으나 질이 떨어진다.

♣ 『神農本草經』의 記錄

「主下水, 排癰腫膿血」

· 下水: 利小便하는 것이다.

· 排癰腫膿血: 赤小豆는 淸熱解毒하는 작용이 있어서 癰腫에 쓰인다.

❖ 後世醫家의 應用

『名醫別錄』:「惡寒·發熱·內熱에 의한 消渴을 치료하고, 下痢를 그치게 하며, 脹滿을 해소해주고, 嘔吐와 慢性下痢를 멈추게 한다.」

甄權說:「熱毒을 해소하고, 瘀血을 없애주며, 煩滿을 제거하고, 氣를 通하게 하며, 脾胃를 건강하게 한다. …분말로 만들어서 계란 흰자위와 섞어서 熱毒에 의한 癰疽에 바른다.」

『日華子本草』:「赤豆粉은 煩燥를 치료하고, 熱毒을 해소하고, 排膿하며, 血脈을 補한다.」

『本草綱目』:「溫疫을 개선하고, 難産을 치료하며, 태반을 배출시키고, 모유를 나오게 한다.」

赤小豆는 消腫除水하는 작용이 확실해서 다리의 浮腫과 腹水를 치료하고, 張仲景의 麻黃連翹赤小豆湯과 같이 濕熱을 外泄하여 黃疸을 치료한다.

- 傷寒에 瘀熱이 속에 있고, 머리부터 發汗하며, 小便不利·黃疸이 있는 경우.
- 黃疸·發熱·腹滿이 있고, 喘咳·無汗 혹은 小便不利가 있는 경우.

方解

尤在涇說:「瘀熱이 속에 있는 경우, 땀이 나지 않고 熱이 내부에 鬱滯해 있다. 따라서 麻黃·杏仁·生薑의 辛溫으로 表를 發越시키고, 赤小豆·連翹·梓白皮의 苦寒甘으로 裏熱을 맑게 하며, 大棗·甘草의 甘溫으로 健脾하여, 散濕逐邪하게 된다. 潦水(장마철의 빗물)를 써서 복용하는데 그 이유는 味가 薄하고 水氣가 停滯되지 않기 때문이다. 종합하여 보면 麻黃連翹赤小豆湯은 散熱하는 방제이고, 茵蔯蒿湯은 下熱하는 방제이며, 梔子柏皮湯은 淸熱(熱을 中和한다)하는 방제이다.」

應用

本方은 傷寒에 의한 發熱·身體痛·瘡瘍濕毒에 의한 浮腫·黃疸·小便不利·無汗·皮膚瘙痒에 넓게 應用할 수 있다.

本方은 麻黃湯에서 桂枝를 빼고 連翹·梓白皮·赤小豆·生薑·大棗를 가한 것으로 連翹는 瘡瘍을 치료하고, 消腫·利小便·止嘔하며, 梓白皮는 淸熱去毒, 赤小豆는 利小便하는 작용이 있다. 따라서 本方은 解表·淸熱利水하여 濕熱鬱表의 實證에 쓰인다.

증례 42

환자: 張OO, 남성, 37세.

증상: 환자는 足部白癬에 의한 濕疹으로 滲出液이 많은데, 외용약으로 치료하여 며칠 만에 나았지만, 갑자기 전신에 현저한 浮腫이 발생해서 내원하였다. 尿量減少·口乾이 있고, 더운 날씨에도 땀이 나지 않으며 식욕은 약간 저하되었다.

처방: 麻黃連翹赤小豆湯加減을 썼다.

麻黃9g, 連翹9g, 杏仁9g, 赤小豆30g, 大棗8g, 桑白皮15g, 茯苓9g, 白朮9g, 生薑3片, 甘草6g, 茅根15g, 7제.

경과: 복용 후 浮腫은 서서히 없어졌지만 복부는 더욱 부어서 별도로 五皮飮加減(蘇梗9g, 陳皮9g, 桑白皮9g, 大腹皮9g, 茯苓皮9g, 冬瓜皮15g) 14제를 투여해서 치료되었다.

고찰: 본안의 변증은 瘀熱이 裏에 있고, 小便不利·身體腫滿을 보이고 있다. 麻黃連翹赤小豆湯加減으로 開鬼門·淨府하는 방법(汗腺을 열어주고, 利尿시키는 방법)을 썼다.

경과: 복용 후 신체의 부종은 서서히 없어지고, 두 번째 진료에서는 理氣利濕을 강화시키는 방법으로 五皮飮加減으로 바꿔서 마지막에는 완전히 치유되었다.

증례 43

환자: 倪OO, 남성, 28세, 노동자.

증상: 환자는 출퇴근으로 피로가 누적되고, 폭음폭식을 겸하여 發熱·微惡寒·黃疸이 나타나고, 心下痞, 嘔逆, 赤色尿가 있었으며, 舌苔는 白色이었다.

처방: 麻黃連翹赤小豆湯加減을 썼다.

麻黃9g, 連翹9g, 赤小豆15g, 桂枝9g, 桑白皮15, 杏仁9g, 川黃連3g, 仙茅根15g, 全栝樓15g, 7제.

경과: 복약 후 권태감이 있고 尿量이 조금 증가했다. 위 처방에 黃耆15g, 太子參9g, 防己15g을 첨가하여 다시 7제 투여한 후, 黃疸은 없어지고 제 증상은 소실되었다. 1년 후에 추적검사를 했지만 재발은 없었다.

고찰: 본안의 黃疸은 濕熱鬱表의 實證이다. 麻黃連翹赤小豆湯加減을 쓴 것은 解表淸熱利水의 의미이다. 두 번째 진료에서 人蔘·黃耆·防己

를 가하여 益氣利水하는 작용을 증강시켜서 치료효과를 얻을 수 있었다.

증례 44

환자: 丘OO, 여성, 35세.

증상: 환자는 전신에 濕疹이 있고, 兩大腿 외측에 특히 심했다. 야간에 瘙痒이 심하고, 국소에 灼熱感이 있으며, 舌苔는 黃色, 脈은 弦數하였다. 濕熱鬱表의 症.

처방: 麻黃連翹赤小豆湯加減을 썼다.

麻黃6g, 連翹9g, 赤小豆24g, 苦蔘12g, 薏苡仁15g, 當歸9g, 生地黃12g, 甘草6g, 生薑3片, 大棗8g, 5제.

경과: 복용 후 습진은 半減하고, 瘙痒은 상당히 감소되었으며, 계속해서 5제를 복용해서 치료되었다. 1년 후 추적검사에서도 재발은 없었다.

고찰: 本例의 습진은 변증으로는 濕熱鬱表이며, 치료법은 解表淸熱·去風凉血해야 한다. 麻黃連翹赤小豆湯은 解表淸熱을 목적으로 하고 있고, 苦蔘·薏苡仁을 가하여 濕熱을 淸化하고 當歸·生地黃으로 凉血去風하여 완전히 치유되었다.

증례 45

환자: 向OO, 남성, 27세. 농민.

증상: 환자가 전신에 發疹이 있으면서 가려워서 견디기 힘들어했다. 매번 발작할 때는 1주일 정도 지속되고, 모 병원의 피부과에서「蕁麻疹」의 진단 하에 복약했지만 효과가 없었다. 금년에도 이미 4번의 발작이 있었고, 어제도 발작이 있었다. 皮疹은 흉부에서 명료하고, 짙은 붉은 색과 灼熱感이 있고, 바람이 불면 악화되었다. 舌紅苔白하고 脈은 弦數하였다. 風熱이 肌表에 있는 症이다.

처방: 麻黃連翹赤小豆湯加減을 썼다.

麻黃6g, 連翹9g, 赤小豆30g, 金銀花9g, 赤芍藥9g, 牧丹皮9g, 當歸 9g, 生甘草3g, 3제.

경과: 복약 후, 發疹은 소실되고 2제를 연속하여 복용하여 완전히 치유되었다.

고찰: 본안은 發疹으로 風熱이 肌表에 있는 것으로 치료는 去風解表·清熱 凉血하는 것이 좋다. 처방 중의 麻黃과 甘草의 配合으로 去風解表 하고, 金銀花·連翹로 清熱解毒하며, 赤小豆로 利濕하고, 赤芍藥·牧 丹皮·當歸로 活血凉血한다. 「風을 치료하는 경우, 먼저 血을 치료한 다. 血이 순환하면 風은 자연히 소멸된다」는 의미에 기초한다.

마황승마탕(麻黃升麻湯*) 『傷寒論』

方藥組成	麻黃7.5g, 升麻3.8g, 當歸3.8g, 知母2.4g, 黃芩2.4g, 萎蕤2.4g, 赤芍藥0.8g, 天門冬0.8g, 桂枝0.8g, 茯苓0.8g, 甘草0.8g, 石膏0.8g, 白朮0.8g, 乾薑0.8g.

* 麻黃升麻湯의 방약은 복잡해서 張仲景의 처방이 아닐 것 같은 생각이 든다.

단미의 藥理연구

❖ **升麻** ❖ ──────

본 품은 미나리아재비과의 升麻 *Cimicifuga heracleifolia* Komar., 興 安升麻 *Cimicifuga dahurica* (turcz.) Maxim., 升麻 (西升麻) *Cimicifuga foetida* Linn. 등의 根莖이다.

✤ 『神農本草經』의 記錄

「味甘辛, 主解百毒, 辟溫疾障邪, 毒蠱」

· 解百毒: 升麻의 해독력은 강하고, 여러 종류의 독으로 인한 증상에 쓸 수
있다.
· 辟溫疾障邪: 溫疾은 고대의 급성전염성질환을 가리킨다. 障邪는 毒氣에
의한 瘧·악성말라리아 등을 가리킨다.

✤ 後世醫家의 應用

『名醫別錄』:「味苦·微寒. 解百毒·급성전염병·毒氣에 의한 熱病의 邪氣를
避하고, 惡心嘔吐·腹痛을 치료하며, 유행성의 전염병·風邪에 의한 發
赤腫痛·喉痛·구내염에 쓴다.」

甄權說:「소아癲癇·熱壅不通에 쓰고, 癰腫·豆狀瘡을 치료한다. 달인 물을
면에 적셔서 상처를 닦는다.」

張元素說:「피부의 風邪를 없애고, 肌肉間의 風熱을 해소하며, 肺痿를 치
료한다.」

王好古說:「齒槽膿漏에 의한 악취에 쓴다.」

『滇南本草』:「소아의 手痘와 風疹을 透表하고, 瘡毒·咽喉腫痛·喘咳로 말
을 하지 못하는 것을 없애주며, 肺熱·치통을 그치게 하고, 편도선염·이
하선염을 치료한다.」

『本草綱目』:「斑疹을 없애고, 瘀血을 풀어서 혈액순환을 돕고, 陽氣虛에
의한 眩暈을 치료하며, 胸脇虛痛을 치료하고, 慢性下痢·後重을 그치게
하며, 遺精·帶下·不定性器出血·血尿·下血·陰痿·脚冷을 치료한다.」

陸九芝說:「무릇 三焦大熱에 屬하면서 惡血과 陽毒發斑한데 紫暗色을 띠
는 경우는 犀角으로 主治한다. 그런데 실수로 升麻를 투여하면 血이 조
절이 안돼서 皮疹이 검게 되고 胃의 糜爛이 생겨 증상이 도리어 심해진
다. 升麻를 써야 할 症에 犀角을 잘못 쓰는 예로는 手痘痲疹의 초기에
喉頭의 發疹이 시작되는 경우 우선 透達시켜야 하기 때문에 升麻를 써
야 한다. 여기에 犀角을 투여하면 邪氣가 속으로 더욱 깊이 들어가서 쉽
게 배출되지 않고 악화된다. 따라서 마땅히 升麻를 써서 邪氣를 表部에

서 배출하도록 하며, 犀角을 써서 邪氣를 下降시키는 경우 속으로 들어
가 버린다.」

升麻는 淸熱解毒하는 약으로 유행성의 溫熱病을 치료하는데 쓸 수 있다.
또 李東垣은 升麻가 淸陽의 氣를 올려주는데 장점이 있어서, 慢性下痢·脫
肛·子宮下垂 등의 증을 치료하는데 좋다고 하였다. 또 泄熱·透疹·解毒하는
작용이 있어서 痘毒의 斑疹不透·瘡癰腫毒 등의 증을 치료할 수 있다. 葛根을
配合하면 升麻葛根湯이 되는데, 麻疹의 透發不暢에 쓸 수 있다. 黃連·生地
黃·當歸 등을 配合하면 淸胃散이 되는데, 胃火에 의한 齒痛·口舌靡爛을 치
료할 수 있다. 金銀花·連翹·大靑葉·赤芍 등을 配合하면 瘡癰腫毒 등을 치료
할 수 있다. 黃耆·党參·柴胡 등을 配合하면 補中益氣湯이 된다.

❖ 升麻의 藥理作用
① **항균작용**: 물추출액은 결핵균의 성장을 억제하고 피부병의 진균에 대하
여도 억제작용이 있다.
② **평활근에 대한 작용**: 동물의 적출된 장관과 임신한 자궁에 대하여 억제
작용이 있다. 방광과 미임신의 자궁에는 흥분작용이 있다.
③ **진정작용**: 北升麻의 알코올추출액은 진정작용이 있고, 아울러 解熱·抗
痙攣作用을 가지고 있다.
④ **독성**: 사람에 대량으로 쓰면 頭痛·振戰·사지의 强直性痙攣·陰莖의 異
常勃起가 나타나고, 위장염을 일으킨다. 중증의 경우, 호흡곤란·譫語
등 중독증상이 보인다.
⑤ **심혈관계에 대한 작용**: 升麻는 심장을 억제하고, 심박수·혈압을 하강시
키는 작용이 있다.
⑥ **抗癲癎作用**: 北升麻의 알코올추출액은 장뇌 또는 strychinine에 의한
마우스의 癲癎을 억제한다.
⑦ **抗炎症作用**: 升麻의 한 성분인 isoferulic acid를 北升麻에서 추출해서
랫드의 胃에 체중1kg당 2g 주입하면 carrageenan과 dextran에 의한

다리의 浮腫에 대하여 消炎作用을 가지고, 乳酸과 酢酸에 의한 항문궤양에 대하여 면적의 축소를 빠르게 한다.

❖ 玉竹 ❖ ────

본 품은 백합과의 식물인 둥글레 *Polygonatum odoratum* (mill) Druce의 根莖이다.『神農本草經』에는 萎蕤라고 記錄되어 있고,『名醫別錄』에서는 玉竹이라고 하였다.

❖『神農本草經』의 記錄

「氣味甘平, 主中風暴熱, 不能動搖, 跌筋結肉, 諸不足. 久服去面黯黑, 好顔色, 潤澤」

· 中風暴熱, 不能動搖: 中風은 風邪의 外感에 의한 병증을 말한다.
· 跌筋結肉: 근육 사이의 硬結일 가능성도 있다. 張隱庵은「跌筋이라고 하면 筋이 부드럽지 않은 것이다. 結肉이라고 함은, 근육에 광택이 없는 것이다」라고 말하고 있다.
· 諸不足: 虛損을 말한다.
· 久服去面黯黑, 好顔色, 潤澤: 장기간 복용하면 津液이 충만해지고, 顔面의 黑斑이 없어지며, 顔色이 좋고 피부가 윤택하게 된다.

❖ 後世醫家의 應用

『名醫別錄』:「心腹의 結氣, 虛熱濕毒에 의한 腰痛·陰莖의 冷症·眼瞼靡爛·泪出을 主治한다.」

甄權說:「유행성질환에 의한 惡寒發熱에 쓰고, 안으로는 不足을 補하고, 虛勞客熱·頭痛不安을 없앤다.」

『大明本草』:「煩悶을 없애고, 消渴을 그치게 하며, 心肺를 윤택하게 하고, 五勞七傷의 虛損을 補하며, 腰足의 疼痛을 치료한다.」

『滇南本草』:「氣血을 補하고, 補中健脾한다.」

『本草綱目』:「風溫에 의한 自汗灼熱·악성말라리아에 의한 惡寒發熱·脾胃虛乏·男子頻尿·遺精·일체의 虛損을 主治한다.」

『本草求眞』:「味甘性平하고 質은 潤하다. 記錄에 의하면 肺陰을 補하고 肝脾腎에 들어가서 風濕을 제거한다.」

玉竹은 益陰去風除濕하는 작용이 있어서 신경쇠약에 의한 咳嗽·頭痛·虛熱에 의한 咽乾·乾咳·소모성발열·足痺·足痿弱에 쓸 수 있다.

✤ 玉竹의 藥理作用

① **혈압에 대한 작용:** 靑島勞山에서 나는 玉竹의 줄기와 잎을 사용하여 얻어진 침출액, 煎湯液 등은 양의 다소에 관계없이 토끼의 혈압을 완만하게 상승시키고, 마취한 개에 대하여 소량으로는 영향이 없지만 대량으로 투여하면 잠깐 동안 혈압을 하강시킨다.

② **강심작용:** 勞山 玉竹의 煎劑·알코올추출액은 소량으로는 적출한 개구리의 심박동을 신속하게 증가시키고, 대량으로는 減弱 내지 정지시키는데, 이른바 根莖에서 짠 즙에는 鈴蘭에 상당하는 강심배당체를 함유하고 있어서 강심작용이 있다.

③ **혈당에 대한 작용:** 토끼에게 玉竹을 우려낸 물을 내복시키면 혈당이 처음에는 상승하다가 나중에는 하강하게 되고, 부신피질에 의해 일어나는 고혈당을 현저하게 억제하는 작용이 있다. 포도당·알록산에 의해 일어나는 고혈당에 대하여도 억제작용이 있다.

④ **항균작용:** 煎劑를 평판희석법으로 검사하면 1:320에서 황색포도상구균, 1:160에서 변형균, 1:40에서 녹농균, 1:20에서 대장균 등에 대하여 억제작용이 있다.

⑤ **고지혈증과 실험적 동맥죽상경화반의 塊에 대한 작용:** 토끼의 고지혈증 모델에 100% 玉竹 煎劑를 매회 5ml, 매일 3회 총 30일간 투여하는 실

험을 수행하였다. 그 결과 대조군과 비교하면 약을 투여한 뒤 10일, 20일, 30일에 triglyceride, cholesterol, β-리포단백 모두 하강되었다. 玉竹의 煎劑는 동물에서 동맥의 죽상경화반의 塊의 형성(육안관찰)을 확실하게 경감시키는 작용이 있다고 인식하고 있는 사람도 있다.

⑥ **기타 작용**: 복강 내에 100% 玉竹 주사액을 주입하면 마우스가 무산소 상태에서 견디는 시간을 연장시켜 준다. 다만 30분을 경과하면 사망한다. 玉竹을 내복하면 포도당과 알록산에 의해 유발되는 랫드의 혈당상승을 억제하는 작용이 있다. 실험적으로 결핵을 유발한 마우스에 2.5% 玉竹을 함유하는 사료를 매일 50~75mg, 체중 1kg당 2.5~3.75g 투여하면 사망률이 저하되지만 병변의 축소는 확실하지 않다.

❖ 天門冬 ❖ ───

본 품은 百合科 식물 天門冬 *Asparagus cochinchinensis* (Lour.) Merr의 뿌리이다.

❖ 『神農本草經』의 記錄

「味苦平, 主諸暴風濕偏痺, 强骨髓, 殺三蟲, 去伏屍」

· 諸暴風濕偏痺: 돌발적인 風濕痺痛.

  天門冬을 風濕痺에 쓰는 것은 현대에는 드물다.

· 殺三蟲, 去伏屍: 살충멸균작용이라고 해석할 수 있다. 『巢氏病源』에서는 「伏屍라는 병은 사람의 五臟 내에 숨어 있어서 오랫동안 제거되지 않는다. 發症하지 않은 때에는 아무렇지도 않은 것처럼 컨디션이 좋지만, 發症하면 心腹刺痛·脹滿·喘息 등이 보인다」라고 하였다.

❖ 後世醫家의 應用

『名醫別錄』:「肺氣를 補하고, 惡寒發熱을 없애며, 肌膚를 돕고, 氣力을 강

하게 하며, 소변을 이롭게 하고, 冷症을 補하는 작용이 있다.」

『**本草綱目**』:「潤燥滋陰, 淸肺降火한다.」

天門冬은 滋養藥으로 肺胃의 陰氣를 補하는데 쓰인다. 天門冬·生地黃·人蔘 등으로 구성된 王孟英의 三才湯과 같이 溫病으로 인한 氣陰兩虛의 증에 쓸 수 있다.

溫病에 의한 傷津 또는 高熱傷陰의 환자는 胃陰이 손상되고 음식을 먹을 수 없어서 王孟英의 養陰法을 쓴다. 天門冬·麥門冬·枇杷葉加石斛 등을 몇 제 복용하면 환자는 식욕이 생기고 효과가 좋다.

❖ 天門冬의 藥理作用
① **항균작용:** 煎劑는 시험관내에서 탄저균·αβ-용연균·디프테리아균·류디프테리아균·폐렴쌍구균·황색포도상구균·레몬색포도상구균·백색포도상구균·고초균 등에 대하여 정도는 상이하지만 항균작용을 가진다.
② **抗腫瘤作用:** 시험관내에서 급성임파성백혈병·만성골수성백혈병·급성단핵세포형백혈병 환자의 백혈구에 대하여 deaminase를 확실하게 억제하는 작용이 있고, 급성임파성백혈병 환자의 백혈구수를 억제하는 작용이 있다.

適應症

厥陰病의 寒熱錯雜한 上熱下寒證, 吐血·咽痛·四肢厥逆·下痢가 그치지 않는 증에 쓴다.

方解

이 처방은 寒·熱·濕·淸·收·緩·泄하는 약물을 포함하고 있고, 처방은 복잡해서 古方에서는 별로 보이지 않은데, 한 예를 들어서 하나의 형식을 보여주고 있다.

古說에 의하면 陽熱이 厥陰으로 陷入되고 經脈은 邪氣에 막혀서, 下部에 脈이 도달하지 못하며 上部에서는 咽喉不利가 나타나며 膿血을 吐하는데, 邪氣가 經脈을 阻滯하고 있는 것이다. 따라서 麻黃·桂枝로 肌表를 열고 發散시켜서 外部로 熱을 排泄한다. 白虎·越婢로 肺胃를 淸潤케 하고 裏熱을 없앤다. 芍藥甘草合黃芩湯은 寒因寒用에 해당하며, 甘草乾薑合腎著湯은 熱因熱用에 해당하는데, 증상이 복잡해서 逆順兼施의 방법을 채용하고 있다. 이렇게 증상이 복잡하므로 처방도 복잡한 것이다.

3. 갈근탕류(葛根湯類)

方劑	藥物組成	加	減	適應症
葛根湯	葛根12g 麻黃9g 桂枝6g 生薑3片 炙甘草6g 芍藥6g 大棗8g			風寒邪가 表에 있고, 頭項强痛·背部强直이 있어 뻣뻣하게 땡기며, 脈浮·無汗·惡風하면서 下痢가 있는 경우.
葛根加半夏湯	本方	半夏9g		太陽·陽明의 合病으로 嘔吐하면서 下痢하는 경우.
葛根黃芩黃連湯	本方	葛根12g 黃芩9g 黃連9g	麻黃9g 桂枝6g 芍藥6g 生薑3片 大棗8g	急性腸炎·下痢·膿血便의 초기, 表證이 아직 남아있으면서 裏熱을 겸한 경우.

갈근탕(葛根湯)『傷寒論』

方藥組成	葛根12g, 麻黃9g, 桂枝6g, 生薑3片, 炙甘草6g, 芍藥6g, 大棗8g.

단미의 藥理研究

❖ 葛根 ❖ ─────

본 품은 콩과 식물인 칡 *Pueraria lobata* (Willd.) Ohwi의 뿌리이다.

♣『神農本草經』의 記錄

「味甘平, 主消渴, 身大熱, 嘔吐, 諸痺, 起陰氣, 解諸毒」

· 消渴: 口渴多飮을 가리키고, 多食하지만 도리어 마르게 되어 당뇨병과 유사하다. 葛根은 生津止渴하여 消渴을 치료할 수 있다.

· 身大熱: 葛根의 解熱作用을 가리킨다.

· 嘔吐: 葛根은 止嘔作用을 가진다.

· 諸痺: 痺는 閉의 뜻인데, 그 개념이 넓어서 咽喉의 浮腫·肢體의 疼痛·관절운동장애 등을 가리킨다.

❖ 張仲景의 應用의 考證

『本經疏證』:「葛根의 應用은 단지 栝樓와 같이 陰津을 증가시키는 것 뿐 아니라 升麻와 같이 陽氣를 상승시키는 등 두 가지의 장점을 모두 가지고 있다. 따라서 太陽·陽明의 合病으로 下痢(葛根湯證)하는 경우에 쓴다. 太陽病을 잘못 瀉下시켜서 下痢가 그치지 않게 되고 脈促하고 喘息이 있으면서 땀이 나는 경우(葛根黃芩黃連湯證) 에도 쓴다.」

❖ 後世醫家의 應用

『名醫別錄』:「傷寒中風에 의한 頭痛을 치료하고, 解肌·發表·發汗시키며,

腠理를 열어주고, 外傷을 치료하며 통증을 그치게 하고 脇風痛을 치료한다.」「뿌리로 즙을 낸 것은 消渴·傷寒에 의한 壯熱을 치료할 수 있다.」

甄權說:「유행성질환에 의한 喘息·咳逆을 치료하고 소화를 촉진시키며, 酒毒을 해소하고 煩渴을 그치게 한다.」

『大明本草』:「胸膈의 熱·心煩·熱에 의한 發狂을 치료하고, 血痢를 그치게 하며, 소장을 通하게 하고, 排膿破血하며, 뱀이나 벌레에게 물린 곳에 바른다.」

『開寶本草』:「소아의 熱에 의한 痞症에는 葛根을 갈아서 그 汁을 마시게 한다.」

張元素說:「表邪를 發散시키고, 소아의 瘡疹이 쉽게 나오지 않는 것을 發散시킨다.」

李東垣說:「건조시킨 葛根은 그 氣가 輕浮하여 胃氣를 고무시켜 上行하게 하고, 津液을 생기게 하며, 肌熱을 풀어주고, 脾胃虛弱에 의한 下痢를 치료하는 聖藥이다.」

葛根의 應用은 다음과 같이 정리할 수 있다. ①發表解肌退熱, ②痘疹의 透發, ③生津止渴, ④升陽止瀉.

葛根은 表熱을 풀어주는 작용이 있지만 發汗시키는 힘에는 한계가 있어서, 風寒의 邪氣를 풀어야 할 때는 葛根湯에서와 같이 麻黃·桂枝를 配合하게 된다. 葛根에 麻黃·桂枝를 加하면 淸涼滋潤의 효능이 있고, 項背强急을 치료하는 것뿐 아니라 剛痙를 치료하는 작용도 있다. 葛根과 升麻를 配合하면 升麻葛根湯이 되는데, 痲疹의 透發에 쓰인다. 葛根과 天花粉·麥門冬·芦根을 配合하면 熱病에 의한 口渴과 消渴症을 치료한다. 葛根과 党參·白朮·藿香을 配合하면 脾虛에 의한 下痢를 치료한다. 葛根과 黃芩·黃連을 配合하면 葛根黃芩黃連湯이 되는데, 下痢에 表證을 겸한 경우에 쓰인다. 이외에도 葛根을 단독으로 쓰면 고혈압에 의한 頭痛·項强·관상동맥질환에 의한 心絞

痛과 돌발성난청 등에도 확실한 치료효과가 있다.

❖ 葛根의 藥理作用

① **鎭痙作用:** 그 유효성분은 daidzein으로 평활근에 대하여 解痙作用이 있고, 히스타민과 아세틸콜린에 의한 痙攣을 억제할 수 있다.

② **解熱作用:** 葛根을 水沈한 液과 알코올추출액을 發熱을 유발시킨 토끼의 胃에 체중 1kg당 2g 주입하면 解熱作用이 인정된다.

③ **혈당강하작용:** 본 품의 煎劑를 胃에 주입하면 경도의 혈당강하작용이 있지만 부신피질성의 고혈압에는 효과가 없다.

④ **관상동맥 순환에 대한 영향:** 마취한 개의 좌측 관상동맥회선지에 카테타를 삽입하고 그 혈류량을 측정할 때, flavone을 체중 1kg당 1~2mg 동맥주사하면 혈류량이 102~120% 정도 증가하고, 혈관저항이 50% 저하된다. 정맥주사로도 어느 정도 효과가 있다. 葛根이 心絞痛을 치료할 수 있는 것과 관계가 있는 것 같다.

⑤ **심근보호 작용:** 葛根은 하수체후엽호르몬에 의한 랫드의 心筋虛血을 보호하는 작용이 있다.

⑥ **여성호르몬양 작용:** 葛根은 미성숙한 마우스의 자궁의 중량을 증가시키고 여성호르몬양 작용을 가진다.

⑦ **降壓作用:** 葛根의 煎劑를 腎性고혈압을 가진 개에 매일 20g씩 14일 동안 투여하면 2/3에서 輕度의 혈압하강이 나타난다. 알코올추출액을 12일간 투여하면 3/4에서 혈압이 하강한다. 다수의 정상 혈압을 가진 개를 마취한 후 flavone을 정맥주사하면 혈압이 곧 하강되었다가 4~8분 후에 회복된다. 마취하지 않은 고혈압의 개에 정맥주사하면 혈압은 아주 짧은 시간동안 상승했다가 바로 하강하게 되고, 지속시간은 15~18분이다.

⑧ **혈소판응집 억제작용:** Puerarin의 농도가 각각 0.25mg, 0.5mg, 1.0mg/ml일 때, 시험관 내에서 ADP로 유도되는 랫드의 혈소판농도를 다양한 정도로 억제하고, 정맥주사에서도 억제작용이 있다. Puerarin

의 농도가 0.5~3.0mg/ml인 경우 시험관 내에서 ADP와 5-HT로 유도된 토끼와 綿羊과 정상인의 혈소판응집을 억제하는 작용이 있다. Puerarin을 체중 1kg당 0.5mg 투여하면, 5-HT가 혈소판에서 유출되는 것을 억제하는 작용이 있어서 心絞痛과 심근경색의 예방·치료에 유리하다.

適應症

- 風寒의 邪氣가 表部에 있어서 頭項强痛·背部痛이 강하고, 牽引痛이 있으며, 脈浮·無汗惡風하고 下痢하는 경우.
- 太陽病·無汗한데 소변이 적고, 氣가 胸部로 上衝하며, 口噤해서 말할 수 없고, 剛痙이 될 것 같은 경우.
- 太陽과 陽明이 合病하면 반드시 下痢한다.

方解

頭項强痛이 있고, 背部에 강직이 있으며, 소변이 적고, 口噤하며, 剛痙이 될 것 같은 것은 陰氣不和·肌肉攣急의 증상이다. 葛根은 味甘氣凉하고 陰氣를 움직이게 하고 津液을 생기게 하는 작용이 있어서 筋脈을 부드럽게 하고 당기는 것을 완화시키는 주약이 된다. 芍藥·甘草·大棗는 輔藥으로 痙攣을 풀어주고 긴장된 것을 부드럽게 한다. 表邪의 實證에 麻黃·桂枝·生薑으로 發汗解表한다.

應用

葛根湯은 下痢·麻疹·천연두의 초기에 惡寒發熱·頭項强痛·脈浮數한데 무한한 증에 쓸 수 있다. 최근의 보고에 의하면 유행성감기·기관지염의 치료에도 효과가 있다. 그 외에 이전부터도 이 처방은 수막염·소아담마진·중증근무력증에도 효과적이라는 보고가 있다.

증례 46

환자: 姚〇〇, 여성, 47세.

증상: 환자는 이전부터 머리 양쪽에서 頭頂部에 걸쳐서 저리고 통증이 있었으며, 肩·背中에 酸痛이 있어서 발작적으로 자주 나타났다. 舌淡苔白하고 脈은 細弦하였다.

처방: 葛根9g, 麻黃9g, 桂枝9g, 當歸9g, 鷄血藤15g, 7제.

고찰: 『神農本草經』에서 葛根은 「諸痺」를 치료한다고 기록되어 있다. 머리의 양측에서 頭頂部에 걸쳐서 저리고 통증이 있으며 肩·背中에 酸痛이 있어서 葛根을 주약으로 했다. 桂枝·麻黃으로 溫經去風寒하고, 當歸·鷄血藤으로 活血通絡하며, 전체적으로는 痺痛을 치료한다. 「風을 치료하는 경우 먼저 血을 치료하는데, 血이 순환하면 風은 자연히 소멸된다」라는 의미로 이 案은 葛根湯加減을 雜症에 쓴 1례에 해당한다.

갈근가반하탕(葛根加半夏湯) 『傷寒論』

方藥組成	葛根12g, 麻黃9g, 桂枝6g, 生薑3片, 炙甘草6g, 半夏9g, 芍藥6g, 大棗8g.

適應症

太陽과 陽明의 合病으로 下痢는 없으면서 嘔吐만 있는 경우.

方解

葛根湯으로 表에 있는 風寒의 邪氣를 解散시키고 半夏를 加하여 降逆止嘔하면 昇降이 정상화되고 嘔逆은 자연히 치유된다.

모든 留飮을 치료할 수 있다.

갈근금련탕(葛根芩連湯) 『傷寒論』

方藥組成	葛根24g, 甘草6g, 黃芩9g, 黃連9g.

適應症

太陽病의 桂枝湯證에 의사가 반대로 이것을 瀉下시켜서 下痢가 그치지 않게 되고 脈促한 경우, 表邪가 未解하여 喘症과 發汗이 있는 경우에 이것을 쓴다.

方解

徐靈胎說:「本方은 表邪가 풀리지 않았기 때문에 葛根을 쓰고, 喘症·發汗· 下痢가 있기 때문에 黃芩·黃連의 苦味로 배설시키고 堅調하게 하는데, 黃 芩·黃連이 下痢를 치료하는 주약이다. 本方의 解表는 桂枝를 쓰지 않고 葛根을 쓰는 것은 왜인가? 그것은 脈이 促急하므로 熱邪임에 틀림없으므 로 辛熱藥인 桂枝를 쓰지 않고 甘凉藥인 葛根으로 解表한다. 여기서 甘草 는 胃氣를 보호하고 苦寒한 黃芩·黃連에 의한 傷胃를 막는다.」

本方은 傷寒의 表證이 풀리지 않고 邪氣가 陽明으로 內陷하며 協熱下痢가 된 경우의 방제이다.

尤在涇說:「7割이 邪氣가 속으로 內陷하고, 3割은 邪氣가 表에 머물러 있다. 表裏 모두에 병이 있으므로 방법은 表裏雙解하는 것이 좋다.」

應用

急性腸炎·下痢·膿血便의 초기에 表證이 아직 제거되지 않았는데 裏熱을 겸한 경우, 葛根芩連湯을 쓰는 것이 가장 적합하고, 장티푸스와 소아마비 등의 증도 치료할 수 있다.

증례 47

환자: 方OO, 여성, 39세.

증상: 어제 39℃의 發熱·頭痛·惡風·사지의 酸痛이 있고, 腹痛을 동반했다. 급성의 下痢가 1일 5회 있고, 오늘은 下痢에 裏急後重을 동반하며, 膿血便이 보였다. 검사로 세균성하리임을 확인되었고, 舌質紅·苔黃膩·脈弦數하였다.

처방: 葛根24g, 黃芩9g, 黃連4.5g, 木香6g, 鐵莧菜30g, 芍藥15g, 甘草5g, 3제.

고찰: 本例의 변증은 太陽·陽明의 合病으로 下痢의 초기에는 表證을 겸하고, 腹痛下痢·裏急後重이 있으며 葛根黃芩黃連湯을 투여하여 表裏雙解를 시켰다. 鐵莧菜를 加해서 止血淸腸하는 것은 一石二鳥이며 本方을 2제 복용했더니 熱이 곧 물러나고 下痢도 없어졌다.

4. 치자탕류(梔子湯類)

方劑	藥物組成	加	減	適應症
梔子豉湯	山梔子6g 香豉9g			淸熱除煩作用이 있어서, 虛煩不眠·起臥不安·心中懊憹가 있는 경우에 쓴다.
梔子生薑豉湯	本方	生薑3片		상기의 증이 있으면서 嘔吐할 경우.
梔子甘草豉湯	本方	炙甘草6g		상기의 증이 있으면서 숨참이 있는 경우.
枳實梔子豉湯	本方	枳實9g		除煩消痞.
梔子厚朴枳實湯	本方	厚朴12g 枳實9g	香豉9g	腹滿.
梔子大黃湯	本方	大黃9g 枳實9g		腹滿便秘.
梔子乾薑湯	本方	乾薑6g	香豉9g	溫中除煩.
梔子柏皮湯	本方	黃柏6g 甘草3g	香豉9g	傷寒으로 黃疸·發熱이 있는 경우.

치자시탕(梔子豉湯)『傷寒論』

方藥組成	梔子6g, 香豉9g.

단미의 藥理연구

❖ 梔子 ❖ ─────

본 품은 꼭두서니과 치자나무 *Gardenia jasminoides* Ellis의 성숙과실이다. 가을에 성숙한 과실을 따서 햇볕에 말려서 약으로 쓴다. 生用·炒用·炒焦用이 있는데, 生山梔子가 좋다.

❖ 『神農本草經』의 記錄

「性味苦寒, 主五內邪氣, 胃中熱氣面赤, 酒炮, 皶鼻, 白癩, 赤癩, 瘡瘍」

· 五內邪氣: 病邪가 臟腑에 침입한 것을 가리킨다.
· 胃中熱氣面赤: 胃에 裏熱이 있고, 胃로 熏蒸해서 顔面이 붉게 된다.
· 酒炮, 皶鼻: 코 위에 酒炮가 있는 것으로 속칭 酒皶鼻이다.
· 白癩, 赤癩: 피부병으로 瘡瘍의 초기에 생기는데, 어느 것이나 血熱에 의한다고 인식된다.

❖ 張仲景의 應用의 考證

『藥徵』:「心煩의 치료를 主하는데, 겸하여 黃疸을 치료한다.」

❖ 後世醫家의 應用

『名醫別錄』:「目赤熱痛·胸心·大小腸의 大熱·心中煩熱·胃中의 熱氣를 치료한다.」

甄權說:「蟅蟲의 毒을 없애고, 熱毒風을 제거하며, 五淋을 풀어주고, 嘔吐를 主治하며, 소변을 通하게 하고, 五種의 黃疸病을 해소시키며, 明目하는 작용이 있어서 유행성질환의 熱과 消渴·口乾·目赤腫痛을 없앤다.」

孟詵說:「瘡瘊·紫癜風·黃疸·積熱·煩燥를 主治한다.」

張元素說:「心煩懊憹不眠과 臍下가 血滯해서 小便不利한 것을 主治한다.」

朱丹溪說:「三焦의 火를 끄고, 胃脘의 血熱을 식히며, 熱厥心痛을 치료하고, 熱鬱을 풀어주며, 結氣를 순환하게 한다.」

『本草綱目』:「吐血·鼻出血·血性下痢·下血·血尿·外傷에 의한 瘀血·病後의 과로에 의한 再發·熱厥頭痛·疝痛·火傷을 치료한다.」

『本草備要』:「生으로 쓰면 瀉火시키고, 炒炭하여 쓰면 止血하며, 生薑汁으로 炒하면 煩嘔를 치료하는데, 內熱에는 씨를, 表熱에는 껍질을 쓴다.」

이상, 각 본초서에서 보이는 梔子의 응용을 종합적으로 분석하면, 梔子의 작용은 ①止血(吐血·鼻出血·血性下痢·下血·血尿 등), ②退黃작용과 이뇨작용, ③淸熱瀉火(병후의 과로에 의한 재발·熱鬱·三焦의 火·유행성질환의 熱·紫癜風 등), ④除煩(心中煩悶·心煩懊憹不眠), ⑤消炎解毒(目赤熱痛·瘡瘍·火傷), ⑥消瘀血(臍下의 血滯·外傷에 의한 瘀血 등) 등이다.

山梔子의 配合例를 아래에 설명한다.

본 품을 단독으로 내복하면 鼻出血을 치료할 수 있다. 梔子와 大黃·黃連·黃柏 등을 병용하면 實火에 의해 일어나는 吐血·鼻出血 등의 血症을 치료할 수 있다. 본 품에 黃柏 또는 大黃·茵蔯 등을 배합하면 梔子柏皮湯·茵蔯蒿湯과 같이 濕熱鬱結에 의한 黃疸을 치료할 수 있다. 본 품에 黃連을 배합하면 瀉火하여 邪熱을 식히는 것이 가능하다. 만약 豆豉를 배합하면 氣分의 熱鬱·心煩不眠 등의 증을 치료할 수 있다. 본 품에 黃連·黃芩·黃柏을 배합하면 黃連解毒湯이 되는데, 熱毒이 三焦에 壅盛한 증과 패혈증 등을 치료할 수 있다. 生山梔子를 가루로 만들어 小麥粉·紹興酒와 혼합해서 외용하면 외상에 의한 瘀血 등의 증에 쓸 수 있다.

❖ 梔子의 藥理作用

① **利膽작용:** 梔子의 水煎劑 또는 冲服劑를 사람에게 내복시키면 내복한 지 20~40분 후의 담낭조영에서 담낭을 확실하게 수축시킴이 인정된다. 梔子의 煎劑와 알코올추출물을 체중 1kg당 1g씩 胃에 灌流시키면 총담관을 결찰한 마우스의 빌리루빈 상승을 억제하는 작용을 가진다. 이것에 포함되는 picrocrocin과 crocetin의 나트륨염은 체중 1kg당 0.1g씩 투여하여 비슷한 작용이 있고, 담즙의 분비를 증가시키는 작용이 있다. 梔子가 利膽작용을 가지는 것은 梔子柏皮湯과 茵蔯蒿湯이 황달을 없애는데 대하여 약리학적 근거를 제공하고 있다.

② **鎭靜작용:** 마우스에 梔子의 추출액을 피하주사하면 자발적 활동이 감소되고, 눈을 감고, 머리를 내리고, 근육이 이완되는 것과 함께 pentylenetetrazol에 의한 경련을 감소시킨다. 梔子의 鎭靜작용은 임상에서 除煩·心中懊憹不眠을 치료할 수 있다고 해석된다.

③ **降壓작용:** 梔子의 煎劑와 알코올추출액은 마취시킨 고양이·마취시키지 않은 고양이·白鼠·토끼에서 내복이나 복강 내 주사 어느 경우에나 지속성의 降壓작용을 가진다. 정맥주사로는 강압은 신속하게 나타나지만 지속시간은 짧다.

④ **降溫작용:** 본 품의 水煎液과 알코올추출액은 랫드의 정상체온을 확실하게 저하시키는데, urusolic acid가 유효성분이다.

⑤ **항미생물작용:** 梔子의 水煎液은 시험관 내에서 쇤라인황선균(Achorion schonleinii)·鼠徑表皮癬菌·紅色表皮癬菌 등 다종의 眞菌에 대하여 억제작용이 있고, 그 水煎液 15mg/ml은 렙토스피라를 사멸시키는 작용이 있다. 체외에 있어서 梔子의 煎劑는 주혈흡충의 활동을 정지시킨다.

⑥ **지혈작용:** 본 품은 지혈작용을 가지는데, 生山梔子보다 焦山梔子에서 그 작용이 더 강하다.

❖ 豆豉 ❖ ───

본 품은 콩과 식물 大豆 *Glycine max* (Linn.) Merr의 성숙한 종자를 가공한 것이다.

✤ 張仲景의 應用의 考證

「心中懊憹, 心中結痛, 心中滿而煩」

· 心中懊憹: 虛煩의 표현으로 惡心이 있지만 嘔吐는 나오지 않고, 안절부절하면서 불쾌한 상태.
· 心中結痛: 虛熱에 의해서 일어나는 疼痛.
· 心中滿而煩: 胸部의 鬱熱과 煩燥症을 말하는데, 豆豉는 胸中의 鬱熱을 배설하므로 除煩하는 작용이 있다.

✤ 後世醫家의 應用

『**名醫別錄**』:「傷寒에 의한 頭痛·惡寒·發熱·瘴氣(濕熱의 氣에 의한 말라리아 등의 풍토병)·煩燥滿悶·虛勞喘息·兩足疼痛과 冷症을 치료한다.」

甄權說:「유행성열병에 의한 發汗을 치료하고, 炒하여 분말로 쓰면 盜汗을 그치게 하며, 煩燥를 없앤다. 生으로 찧어서 丸劑로 만들어 쓰면 風邪와 胸中의 熱感을 치료한다.」

『**本草綱目**』:「下氣시키고 中焦를 조절하며, 傷寒溫毒에 의한 發疹·嘔逆을 치료한다.」

豆豉의 작용에는 세 가지가 있다고 생각된다. ①除煩작용, ②腸胃의 調整작용, ③약간의 解熱作用.

豆豉에 본래 發汗作用은 없고, 항상 파와 配合해서 蔥豉湯으로 해서 外感風寒證에 쓴다.*

*본 품은 가공하는 재료에 따라 그 성질이 달라진다. 만약 麻黃·紫蘇와 炮製하면 藥性이 따뜻하게 되어 外感風寒證에 쓰일 수 있다. 만약 桑葉·菁蒿와 함께 炮製하면 藥性이 서늘하

게 되어 外感風熱 또는 溫病의 초기에 쓰일 수 있다.

適應症

- 發汗法·吐法·下法으로 치료한 후 虛煩不眠이 되고, 중증의 경우 起臥不安·心中懊憹이 있는 것은 梔子豉湯이 주치한다.
- 發汗해야 할 병에 瀉下시켜서 煩熱·胸中의 답답함이 있는 경우.
- 傷寒 5, 6일에 심하게 瀉下시킨 후 發熱이 없어지지 않고, 心中結痛이 있는 경우.

方解

徐靈胎說:「虛는 正氣의 虛이고, 煩은 邪氣의 분란을 말한다. 發汗法·吐法·下法에 의해 實邪를 몰아내어도 正氣가 아직 충실하지 못하여 餘邪가 남아서 上焦에 머물러서 胸中을 감싸서 虛煩不眠이 된다. 煩熱·胸中이 답답한 것은 전술한 虛煩보다 약간 더한 實證으로 내외의 邪氣가 모두 풀어지지 않고 結痛은 胸中에 막혀 있어서 보다 重症에 해당한다.」

徐靈胎는 「心中結痛」을 小結胸이나 心下痞症과 혼동할 것을 염려하여 다음과 같은 설명을 하고 있다.

「小結胸證은 心下의 疼痛을 말하는데 胸中은 心의 상부에 있으므로 陷胸이라고 하지 않는다. 왜 瀉心시키는 여러 방법을 쓰지 않는가 하면 瀉心證은 心下痞症인데, 痞症은 형태가 없는 것이고, 痛症은 형태가 있기 때문에 瀉心湯類를 쓰지 않는다.」

本方은 梔子의 苦寒으로 泄熱除煩하므로 주약이 되고, 淡豆豉는 辛凉하여 升散하는 성질이 있어서 梔子가 胸中의 鬱熱을 宣泄하는 것을 돕는다. 이 둘은 같이 써서 淸熱除煩의 효능을 가진다.

應用

本方은 黃疸·咽頭腫脹·目赤·耳下腺炎·尿赤熱痛·鼻出血·血尿·血性下痢·

下血·小兒蓄熱·發熱狂躁 또는 昏迷·人事不省의 경우 어느 것이나 치료할 수 있고, 辨證은 熱性의 증상이 主가 되고, 虛寒의 증상이 없기만 하면 쓸 수 있다.

本方이 단독으로 쓰이는 경우는 적다. 熱이 氣分에 있고 表邪가 아직 해소되지 않은 경우, 薄荷·牛蒡子 등 辛凉解表藥을 배합한다. 口苦, 舌紅·苔黃 등 裏熱이 왕성한 경우는 黃芩·連翹·芦根 등을 加하여 裏熱을 清泄시킨다.

증례 48

환자: 黃OO, 여성, 21세.

증상: 환자는 3일전부터 요로감염이 있어서 소변이 붉고 빈뇨가 있으며, 尿急하고 澁痛이 있었다. 양약 복용 후 증상은 緩解되고 체온도 37.8℃가 되었지만 心煩하고 小便澁痛하며 尿急한 상태가 되었다. 舌紅苔膩하고 脈은 數하였다.

처방: 梔子豆豉湯加味를 투여했다.

生山梔子6g, 豆豉9g, 黃柏4.5g, 知母9g, 仙茅根15g, 4제.

고찰: 本例는 下焦의 濕熱에 虛煩을 겸하고 있고, 梔子豉湯으로 清熱除煩하고, 黃柏·知母로 下焦의 濕熱을 식혀주며, 仙茅根을 가하여 利尿清熱한다.

경과: 약을 3제 복용하고 제반 증상이 모두 치유되었다.

증례 49

환자: 崔OO, 여성, 27세.

증상: 환자는 2년 전부터 만성간질환을 앓고 있고, 不眠·식욕부진·胸悶·噯氣·目赤·顏面紅潮·鼻腔內膿瘡·口乾·口苦·肝火上衝을 자각하였다. GPT는 60 이상이었다.

처방: 山梔子9g, 豆豉9g, 田基黃30g, 蒲公英30g, 羊蹄根30g, 藿香9g, 蘇梗9g, 白朮9g, 旋覆花9g(包), 茯苓9g, 穀芽9g, 麥芽9g, 7제.

경과: 위 처방을 복용한 후 不眠·食慾不振은 경감되었고, 소변색은 맑아졌다. 다만 대변은 秘結하였다.

위 처방에 望江南30g을 가하여 7제 처방하였다.

GPT가 40 이하로 되었고, 체중은 조금 증가하였으며, 불면은 없고, 대소변은 잘 통하였으나 咽喉의 疼痛이 있었다.

위 처방에서 望江南을 빼고, 玄蔘9g을 가하여 7제 처방하였다.

고찰: 本例는 만성간질환의 환자로 변증이 肝火上炎에 속하고, 동시에 GPT가 높고, 胃氣上逆의 증상을 동반하고 있다. 따라서 山梔子·豆豉를 써서 肝火를 식혀주는 주약으로 하였고, 田基黃·蒲公英·羊蹄根으로 肝熱을 식혀주며, GPT를 저하시켰다. 본안에서 安神鎭靜藥을 복용하지 않은 것은 肝火上炎이 없어지면 불면증은 자연히 경감되기 때문이다. 또 旋覆花를 가하여 胃氣를 내려주고, 藿香·蘇梗으로 理氣健胃를 도우며, 白朮·茯苓·穀芽·麥芽로 健脾開胃하였다. 21제 복용 후 체중은 증가되고, GPT는 정상으로 회복되었다.

[附]

梔子生薑豉湯: 위 처방에 生薑3片을 가한다. 梔子豉湯證에 嘔吐를 겸하는 것은 胃中의 水飮이 上逆하기 때문으로 生薑을 가하여 水飮을 흩고 嘔吐를 그치게 한다.

梔子甘草豉湯: 梔子豉湯의 처방에 炙甘草6g을 가한 것이다. 梔子豉湯證에 少氣를 겸한 것은 熱邪傷氣한 것인데, 炙甘草를 가하여 益氣한다.

枳實梔子豉湯: 梔子豉湯의 처방에 枳實9g을 가한 것이다. 큰 병을 앓고 난 후의 勞復을 치료한다. 勞復은 病後의 氣虛를 말하는데, 餘邪가 아직 제거되지 않고, 활동을 하면 發症하는데, 증상이 다양하게 나타난다. 따라서 梔子로 淸熱除煩하고, 枳實로 貫中下氣하는데 둘 다 주약이 된다. 豆豉는 餘熱을 없애고 除煩하는 輔藥이 된다.

梔子大黃湯: 枳實梔子豉湯에 大黃9g을 가한 것이다. 상기의 증상 외에 大便

秘結 食不下 脈中有力한 경우 大黃을 가할 수 있고, 이것을 梔子大黃湯이라 칭한다.

치자후박지실탕(梔子厚朴枳實湯)『傷寒論』

方藥組成	山梔子6g, 厚朴12g, 枳實9g.

適應症

傷寒을 瀉下시킨 후 心煩腹滿이 있고 起臥不安이 있는 경우.

方解

心煩腹滿은 熱과 氣가 결합해서 胸腹間을 막고 있기 때문이다. 本方은 梔子로 除煩하고, 枳實·厚朴으로 腹滿을 해소하고 있다.

柯韻伯說:「梔子로 煩燥를 치료하고 枳實·厚朴으로 腹滿을 제거하여 心腹을 같이 풀어주는 좋은 처방이다. 熱이 胃에 들어와 있지만 吐法을 쓸 상황이 아니고, 便이 아직 딱딱하지 않아서 瀉下시킬 상황도 아닌데, 이것은 小承氣湯 투여보다 먼저 행하는 방법이다.」

應用

本方은 心煩·胸腹脹滿痞悶·起臥不安·尿少而濁·舌質紅·苔厚膩한 경우에 쓸 수 있다.

치자건강탕(梔子乾薑湯)『傷寒論』

方藥組成	山梔子6g, 乾薑6g.

適應症

傷寒에 發熱이 해소되지 않고 煩燥症이 약간 있는 경우.

方解

柯韻伯說:「의사가 丸藥으로 瀉下시켜서 心中에 煩燥가 약간 생기고, 밖으로
는 熱이 제거되지 않고 寒氣가 속에 머물러 있는 것을 알 수 있다. 熱이 上焦
에 머물러 있어서 梔子로 除煩하고, 乾薑을 써서 內寒을 몰아낸다.」

치자백피탕(梔子柏皮湯)『傷寒論』

方藥組成	山梔子6g, 黃柏6g, 甘草3g.

단미의 藥理연구

❖ 黃柏 ❖ ───

본 품은 옛날에는 蘗木이라고 불렀는데, 蕓香과 식물인 황벽나무 *Phello-
dendron amurense* Rupr. 또는 川黃柏 *P. chinense* Schneid. var.
glabriusculum Schneid의 樹皮이다.

❖『神農本草經』의 記錄

「主五臟, 腸胃中結熱, 黃疸, 腸痔, 止泄痢, 女子漏下赤白, 陰痒蝕瘡」

· 五臟, 腸胃中結熱: 臟腑의 熱을 가리키는데, 中醫學에서 장부의 열이라고 하는 개념은 그 범위가 광범위하여 腸胃에 염증이 있는 것은 腸胃有熱에 속한다고 할 수 있다. 하지만 心熱은 염증에 의한 것이라 한정하기 어렵고 血熱 증상이 있다는 표현일 수 있으며, 心은 神命을 主한다고 하는 것도 신경계통의 증상에 대한 표현일 수 있다. 이외에도 肝膽濕熱·膀胱濕熱·腎熱 등이 모두 五臟의 結熱에 속한다.
· 黃疸: 염증성황달을 치료할 수 있다.
· 腸痔: 염증성의 腫脹·疼痛·出血의 경우로 外痔核을 가리키는 것일 가능성이 있다.
· 止泄痢: 赤痢에 의한 下痢를 치료한다.
· 女子漏下赤白: 不正性器出血과 적색·백색의 帶下를 가리킨다.

❖ 後世醫家의 應用
『**名醫別錄**』:「肌膚에 熱이 있어서 赤腫(丹毒의 가능성 있음), 目赤熱痛 口瘡에 쓴다.」
張元素說:「방광의 相火를 瀉下시키고, 腎水의 부족을 補하며, 痿症이나 癱瘓을 치료하고, 淸熱利小便한다.」
李東垣說:「참기 어려운 瘡痛을 치료한다.」
朱丹溪說:「知母를 배합하면 滋陰降火하고, 蒼朮을 배합하면 除濕淸熱하여 痿症을 치료하는 要藥이 된다. 細辛을 배합하면 口舌의 靡爛을 치료한다.」
『**本草綱目**』:「小兒頭瘡에 바른다.」
『**現代實用中藥**』:「타박염좌 등에 분말을 진흙처럼 만들어 도포한다.」

黃柏은 苦寒하여 淸熱燥濕·瀉火解毒하는 작용이 있다. 張仲景은 梔子柏皮湯으로 황달을 치료하고 있는데, 실제로 黃柏이 주된 작용을 하고 있다. 종합적으로 말하면, 급성염증과 열성출혈의 경우 黃柏은 대단히 효과적이고,

그 치료효과는 黃連에 필적한다. 黃柏과 知母의 배합을 丹溪는 滋陰降火에
썼는데, 우리는 下焦의 濕熱을 없애는데 쓴다. 當歸·仙茅·仙靈脾를 배합한
것은 二仙湯으로 갱년기장애에 쓸 수 있다. 黃柏은 또 婦人의 帶下가 황색으
로 냄새가 있는 경우와 癰腫瘡毒·瘡瘍 등에 모두 현저한 치료효과가 있다.

❖ 黃柏의 現代藥理作用

① **抗菌作用:** 黃柏의 煎劑와 알코올추출액은 시험관내에서 황색포도상구
균·백색포도상구균·표피포도상구균·부성(腐性)포도상구균·용혈성연쇄
구균·폐렴쌍구균·탄저균·콜레라균·디프테리아균·고초균·대장균·녹농
균·티푸스균·파라티푸스균·뇌막염쌍구균·알칼리분변균 등에 대하여 다
양한 정도의 억제작용을 가지고 있고, 여러 실험에 의해서 각종 적리균
에 대하여 비교적 강한 억제작용을 가짐이 증명되고 있다. 黃柏이 가지
는 항균작용의 원리는 세균의 호흡과 RNA합성을 강력하게 억제하는
것과 관계가 있다. 이외에도 黃柏의 煎劑는 렙토스피라에 대하여 비교
적 강한 살균작용을 가진다. 黃柏의 煎劑, 물추출액은 여러 종류의 피부
진균, 예를 들면 자색포선균·서경부표피선균 등에 대하여 다양한 정도
의 억제작용을 가진다. 질트리코모나스에 대하여도 확실한 억제작용을
가진다.

② **강압작용:** 黃柏을 마취한 동물의 정맥과 복강 내에 주사하면 명확하고
지속적인 강압작용이 나타난다.

③ **평활근에 대한 작용:** 黃柏은 토끼의 적출한 장관에 대하여 수축을 증강
시키는 작용이 있고, 수축의 폭을 증가시킨다. 성분 중의 berberine은
수축의 폭을 증가시키고, obacunone은 張力과 진폭을 증강시키지만,
ester는 장관을 이완시킨다.

④ **혈당강하작용:** 黃柏과 黃柏 내의 ester는 혈당을 내리는 작용이 있다.

⑤ **기타 작용:** 黃柏에는 혈소판을 보호하는 작용이 있고, 겸하여 미약한
curare樣 작용이 있다.

- 傷寒에 黃疸과 發熱이 있는 경우.
- 發熱·心煩·吐血·鼻出血, 目赤目痛한 경우, 또는 黃疸·小便不利·脈數한 경우.

方解

本方은 山梔子의 苦寒瀉火에 의해 濕熱을 대소변으로 배출시키고, 黃柏의 清熱利尿하는 작용으로 山梔子를 보조하여 黃疸을 없앤다. 두 가지는 本方의 主藥이 되고, 甘草는 山梔子·黃柏의 苦寒한 性味를 완화시킬 뿐만 아니라 清熱解毒하는 작용도 가진다.

應用

陽黃·發熱이 있고 腹部脹滿은 없으며, 대변은 순조로운 경우의 병증에 쓴다. 本方에 大黃은 없고, 주된 증후는 茵陳蒿湯보다 가볍다.

증례 50

환자: 康OO, 남성, 32세.

증상: 1주일 전에 돌연 中脘部가 脹滿하고, 불쾌하며 38.5℃의 發熱이 있었다. 직장 내 의무실에서 치료를 받고 양약을 복용했지만 차도가 없었고, 4일 후에 열이 내렸지만 안검결막과 피부에 황달이 나타났다. 병원에서 혈액검사를 받았는데 GPT가 300, 황달지수가 80이 나와 양방에서 황달형간염으로 진단받고 현재 입원치료를 받고 있다. 食慾不振·惡心이 있고, 소변색이 짙은 편이며, 3일 동안 대변이 나오지 않고, 舌紅·苔黃·脈弦數하였다. 證은 중증 황달을 동반한 濕熱에 속한다.

처방: 梔子柏皮湯 및 茵陳蒿湯加減을 썼다.

生大黃18g, 山梔子15g, 黃柏9g, 川黃連6g, 茵陳蒿30g, 田基黃15g,

木通9g, 仙茅根30g, 7제.

경과: 1제 복용 후 대변이 通하고 소변도 通利하였다. 원방을 가감해서 1
주간 치료한 후 전신의 황달은 상당히 감소되었고, 胸悶煩惡는 개선
되었으며, GPT는 70으로 되었고 황달지수도 40으로 하강했다. 大黃
을 줄이고 健脾利濕하는 약물을 가하여 7제 연속 복용하여 황달은
완전히 없어져서 황달지수가 10으로 되었으며, GPT는 30으로 되고
식사량도 증가되어 입원 3주 만에 퇴원했다.

고찰: 本例는 급성황달형간염으로 濕熱俱重型에 속하고, 大黃·黃連·黃柏·
山梔子를 다량으로 써서 淸熱解毒하였으며, 또 淸熱解毒利濕하여
간염치료에 主藥으로 상용되는 田基黃을 가미하였다. 이상 5가지의
약재로 本에 해당하는 간염을 치료하고, 大黃·山梔子·茵蔯 등의 利
膽하는 약물, 茵蔯·木通·仙茅根 등의 利水하는 약물 등을 더하고, 여
기에 大黃으로 通便하여, 황달을 대소변으로 배출할 수 있었다.

증례 51

환자: 蔣OO, 여성, 41세.

증상: 환자는 우측 뺨에 紅潮가 있고, 피부의 색은 紅赤色을 띠며, 구름 같
은 형태의 종창·화끈거림·악하임파선종창이 있었다. 초발 시는 6개
월에 1회 정도 발작이 있었지만, 최근 6개월간은 매월 발작이 있었
다. 내원 시는 발병한 지 3일째로 체온은 38.5℃였는데, 證은 丹毒에
속하고, 치료는 淸熱解毒·解表去風이 적합하였다.

처방: 梔子柏皮湯加減을 쓴다.

山梔子9g, 黃柏9g, 荊芥9g, 防風9g, 薄荷9g(나중에 넣는다), 牛蒡
子9g, 玄蔘9g, 5제.

경과: 복약 후 紅腫이 서서히 물러가고, 腫脹은 완전히 사라졌다.

고찰: 本例는 丹毒으로 中醫에서는 濕熱이 火毒으로 변한 것이라 인식되고
있고, 山梔子·柏皮로 瀉火解毒하고, 荊芥·防風·牛蒡子·薄荷 등 解表

去風의 약물을 첨가하였으며, 邪氣를 皮毛로부터 몰아내었다. 本方
은 丹毒治療의 유효한 경험방으로 대다수의 丹毒이 치료되었다.

5. 백호탕류(白虎湯類)

方劑	藥物組成	加	減	適應症
白虎湯	石膏30g 知母9g 炙甘草6g 粳米9g			陽明經證으로 大熱·大渴·脈洪 大惑滑數·汗出하면서 惡寒이 없고 오히려 惡熱한 경우·혹은 譫語가 있는 경우·혹은 熱厥한 것을 치료한다.
白虎加人蔘湯	本方	人蔘9g		白虎湯證에 氣津兩傷·多汗·脈 大無力을 겸한 경우.
白虎加桂枝湯	本方	桂枝9g	粳米9g	溫瘧을 치료한다. 다만 發熱無 惡寒·骨과 關節의 煩疼·때때로 嘔吐하는 경우.
竹葉石膏湯	本方	竹葉2把 (약9g) 半夏9g 人蔘6g 麥門冬18g 知母9g		邪熱이 아직 남았고, 氣陰兩傷 한 경우.

백호탕(白虎湯) 『傷寒論』

方藥組成	石膏30g, 知母9g, 炙甘草6g, 粳米9g.

단미의 藥理연구

❖ 石膏 ❖ ──

본 품은 單結晶의 硫酸칼슘광석으로 통상 내륙의 호수와 해안에 형성되는 퇴적암 중에서 나온다. 채굴 후 불순물을 제거하고, 生用 혹은 煅用한다. 石膏에는 두 종류가 있는데, 生石膏는 결정수를 함유한 硫酸칼슘($CaSO_4 \cdot 2H_2O$)으로 대부분 편평하지만 불규칙한 괴상으로 전체가 유백색 내지 청백색을 띠고 있고, 단면에는 섬유상의 무늬가 있어서 광택이 나며, 그 색은 수정처럼 반짝인다. 『名醫別錄』에는 「무늬가 가늘고 백색으로 광택이 있는 것이 좋다」라고 하였다. 다른 하나는 煅石膏($CaSO_4 \cdot \frac{1}{2}H_2O$)인데 生石膏를 煅製하여 부드러운 백색의 가루로 만든 것으로 내복할 수 없고 收斂生肌하는 작용이 있어서 오로지 외용으로만 쓴다.

❖ 『神農本草經』의 記錄

「味辛微寒, 主中風寒熱, 心下逆氣驚喘, 口乾, 苦焦, 不能息, 腹中堅痛, 産乳, 金創」

· 中風寒熱: 外感에 의한 發熱을 가리킨다.

· 心下逆氣驚喘: 心下(胃)의 逆氣에 의한 驚喘을 가리킨다.

· 口乾, 苦焦: 고열에 의한 傷津의 상태.

· 不能息: 호흡곤란을 말함.

· 腹中堅痛: 臟器 평활근의 痙攣과 관계가 있는데, 石膏는 解痙하는 작용이 있어서 腹中의 堅痛을 완해할 수 있다.

· 産乳: 産後의 眩暈·失神 혹은 부인의 催乳를 가리킨다.

· 金創: 칼에 의한 외상으로 유발된 파상풍과 같은 질병을 가리킬 가능성이
있다.

❖ 張仲景의 應用의 考證

『藥徵』:「主로 煩渴을 치료하고, 겸하여 譫語·煩燥·發熱을 치료한다.」

張仲景은 石膏를 大熱한 증상에 국한하지 않고 煩渴에도 쓰고 있다. 張仲
景은 石膏를 知母와 麻黃·桂枝·人蔘·竹葉·龍骨·牡蠣 등과 配合해서 쓰고 있
고 다음과 같이 구분하여 記錄하고 있다.

· 石膏+知母: 이 配合은 淸熱하는 힘을 증강시킬 뿐 아니라 救陰하는 작용
도 가지고 있다. 陽明經證으로 氣陰이 소모된 경우 張仲景은 白虎湯을
쓰고 石膏와 知母의 配合으로 淸熱存津하였다.

· 石膏+知母+人蔘: 이 配合은 여름철 中暑로 津氣兩傷·高熱·口渴이 있는
경우에 쓸 수 있다. 이때 白虎湯만으로는 힘이 부족하므로 반드시 人蔘
을 가하여 白虎加人蔘湯으로 한다. 石膏와 人蔘의 配合은 淸熱益氣의
효과가 있고, 暑熱에 의한 傷津에 대하여 石膏는 人蔘의 힘을 얻으면
高熱 후에 眞陰을 곧 회복시키기 때문에 餘熱은 자연히 사라지게 된다.
이것이 仲景方의 묘미이다.

· 石膏+竹葉: 이 配合은 胃熱을 제거하고 煩渴을 잘 그치게 한다. 病後의
虛煩餘熱에 쓴다.

· 石膏+麻黃: 『傷寒論』『金匱要略』에서 石膏가 쓰이고 있는 15개의 처방
가운데 麻黃이 配合되어 있는 처방은 8가지인데, 이들은 麻杏甘石湯·
大靑龍湯·小靑龍加石膏湯·越婢湯·越婢加朮湯·越婢加半夏湯·厚朴麻
黃湯·文蛤湯 등이다. 『方函口訣』에 의하면 「膈間의 水氣는 石膏가 아
니면 내릴 수 없는데, 越婢加半夏湯·厚朴麻黃湯·小靑龍加石膏湯은 모
두 같은 의미를 가진 처방이다」. 石膏와 麻黃을 配合하면 痰飮을 제거
하고, 水氣를 발산할 수 있어서 肺脹咳喘을 치료할 수 있고, 아울러서
石膏의 肺熱을 식혀주고 逆氣를 내려주게 된다. 石膏의 降逆하는 작용

으로 驚悸喘息을 치료할 수 있다고 한 기록은 『神農本草經』에도 보인
다. 麻黃은 본래 辛溫發散하는 약으로 發汗定喘하는 작용이 있지만, 石
膏를 配合하면 辛散하는 성질이 억제되고, 降逆定喘하는 작용이 십분
발휘된다고 하는 점이 張仲景의 配合의 묘이다.

· 石膏+桂枝: 이 配合은 張仲景의 白虎加桂枝湯·大靑龍湯·小靑龍加石膏
湯·木防己湯 등에 쓰이고 있다. 白虎湯加桂枝에 대하여 말하자면 그 적
응증은 熱이 寒보다 강하고 關節의 煩疼이 있는 것으로 石膏로 淸熱除
煩하고 桂枝를 配合해서 解表止痛한다. 大靑龍湯·小靑龍加石膏湯·木
防己湯은 煩燥·肺脹·知音에 대하여 石膏와 桂枝의 配合으로 淸熱降逆
하고, 또 水飮을 溫化시킨다.

· 石膏+龍骨+牡蠣: 이들을 配合한 처방으로 風引湯이 있는데, 張仲景은
熱性痙攣의 치료에 쓰고 있다.

· 石膏+龍骨+牡蠣: 이들을 配合하면 重鎭熄風하는 작용이 있다. 心機能
저하가 보이는 경우에는 石膏를 신중하게 쓴다.

❖ 後世醫家의 應用

『名醫別錄』:「유행성질환에 의한 頭痛·發熱·三焦의 大熱·피부의 熱·腸胃
의 氣滯를 없애고, 解肌發汗하는 작용이 있으며, 消渴·煩熱·腹脹·暴氣
喘息·咽頭의 熱을 그치게 한다.」

『藥性本草』:「傷寒에 깨질 듯한 頭痛·高熱로 피부가 불에 덴 것 같은 상태
에 쓴다.」

甄權說:「유행성열병에 의한 痙攣을 치료하고 哺乳를 촉진하며 眩暈을 치
료한다.」

張元素說:「陽明經의 頭痛·發熱·惡寒·日晡潮熱·口渴引飮·中暑·潮熱에
의한 齒痛을 그치게 한다.」

李東垣說:「胃熱·肺熱을 치료한다.」

『本草備要』:「斑疹을 치료하는 중요한 약재이다.」

❖ 石膏의 藥理作用

① **해열작용:** 石膏는 發熱中樞와 發汗中樞를 억제하는 작용이 있어서, 發汗시키지 않으면서 解熱하는 작용이 있다. 發汗過多하면 쉽게 正氣가 손상을 입게 되는데, 石膏에는 그런 폐해가 없어서 고열에 적용되고, 해열작용은 비교적 지속적이다.

② **진정 및 진경작용:** 石膏를 내복하면 그 속의 칼슘이 위산의 작용으로 부분적으로 변성되어 가용성의 칼슘염이 되어 혈액 중에 칼슘 이온농도를 증가시키고, 생체의 신경자극에 대하여 반응을 저하시키며, 골격근의 흥분성을 경감시켜서 근육의 경련을 완해시킨다.

③ **생체의 면역기능에 대한 작용:** 1:1의 石膏 Hanks액으로 시험관배양시험을 하면 토끼의 폐포대식세포에 의한 백색포도상구균의 死菌과 콜로이드상 금속에 대한 탐식능력이 확연하게 증강되며, 아울러 대식세포의 성숙을 촉진시킨다. Ca^{++}는 폐포대식세포의 捕捉率을 높이고 탐식활성을 강화하며, 粉塵입자의 제거를 가속화하는 작용이 있어서, 대식세포의 생리기능을 유지하는 것 이상의 중요한 의의를 가지므로, 위에 언급한 石膏의 작용 가운데 Ca^{++}가 중요한 작용을 하고 있을 가능성이 있다.

④ 煆石膏의 외용은 점막을 수렴시키고 분비를 감소시키는 작용이 있다.

❖ 知母 ❖ ───

본 품은 백합과의 식물 知母 *Anemarrhena asphodeloides* Bunge의 비대한 根莖이다.

❖ 『神農本草經』의 記錄

「味苦寒, 主消渴, 熱中, 除邪氣, 肢體浮腫, 下水, 補不足, 益氣」

· 消渴: 넓게는 多飮·多食·多尿의 증상을 특징으로 하는 병증을 가리킨다.
· 熱中: 中焦의 熱, 이른바 心胃의 熱을 가리키는데 消渴을 말한다.

· 除邪氣: 外邪를 제거하는 것을 가리키는데, 除熱의 의미이다.

· 肢體浮腫, 下水: 知母는 利尿하는 작용이 있고, 浮腫을 없앨 수 있다.

· 補不足, 益氣: 秦·漢時代의 醫家가 첨가했을 가능성이 있고, 元의 朱丹溪는 「知母로 滋陰할 수 있다」라고 하고 있다.

朱丹溪說에는 오류가 있는데, 知母는 瀉火에 의해 補陰하는 것이 가능한 것으로, 知母를 滋陰藥으로 인식하는 것은 잘못이다.

❖ 後世醫家의 應用

『名醫別錄』:「傷寒에 의한 오랜 瘧·煩熱·脇下邪氣·惡心과 黃疸을 치료할 수 있다.」

甄權說:「心煩躁悶·骨結核·産褥熱·腎陰虛에 의한 內熱·惡寒·虛弱 등을 主治한다.」

『大明本草』:「熱의 반복·전염병·난치성동통을 治療하고, 小腸을 通하게 하며, 消痰止嗽하고, 心肺를 潤澤하게 하며, 安心시키고 驚悸를 그치게 한다.」

張元素說:「凉心去熱하고 陽明의 火熱을 치료하며, 膀胱腎經의 火를 瀉하고, 熱厥頭痛·下痢에 의한 腰痛·喉中의 腥臭를 치료한다.」

王好古說:「肺를 瀉하고, 腎水를 윤택하게 하며 命門의 相火가 有餘한 것을 치료한다.」

『本草綱目』:「아래로는 腎燥를 윤택하게 하여 滋陰하는 작용을 하고, 위로는 肺를 맑게 하여 瀉火한다.」 앞에서 말한 것 같이 知母는 瀉火하여 補陰하는 것으로 滋陰하는 것이 아니라는 말이다.

李士材說:「知母를 써서 癆瘵證을 치료하다가는 환자를 夭折하게 만들 수 있다」라고 하였는데, 이러한 李士材의 說은 좀 지나친 면이 있다.

張景岳說:「知母는 淸火하지만 補益하는 작용은 없다.」

『理虛元鑑』:「아직 虛勞가 되지 않은 단계를 치료한다.」

현대에는 知母를 抗癆療藥과 병용하여 결핵병의 초기에 쓴다.

상술한 諸家와 후세의 본초학을 종합하면 知母의 임상응용은 다음과 같이 요약할 수 있다.

① 肺·腎·心·胃·小腸의 熱을 瀉하는데, 이른바 裏熱을 瀉하고, 또 外感內傷의 熱을 풀어준다.

② 熱에 의해서 발생되는 수반증상, 예를 들면 煩燥口渴·頭痛·驚悸에 대하여 급성열병·만성소모성열병 모두에 쓸 수 있다.

③ 咳嗽를 그치게 한다.

④ 下痢를 치료한다.

⑤ 소변을 通하게 한다.

⑥ 성욕을 억제한다.

知母의 配合例는 다음과 같다.

- 知母+生石膏: 陽明經의 熱·高熱煩渴을 식혀준다.
- 知母+川貝母:『局方』의 二母丸과 같이 肺熱咳逆을 치료할 수 있다.
- 知母+黃柏: 下焦의 濕熱을 치료할 수 있다. 만약 소량의 肉桂를 가하면『蘭室秘藏』의 通關丸과 같이 滋陰降火하고 化氣通關하는 작용이 있다.
- 知母+鱉甲+地骨皮: 骨蒸에 의한 微熱을 치료할 수 있다.
- 知母+天花粉+麥門冬: 消渴病을 치료할 수 있다.
- 知母+附子: 甘寒한데 辛熱이 더하여져서 溫潤작용이 있으므로 熱性病의 心陽不振에 口渴欲飮을 겸한 경우에 쓸 수 있다.

❖ 知母의 藥理作用

① **해열작용:** 知母의 추출액을 체중 1kg당 2ml, 인공적으로 發熱시킨 토끼의 피하에 주사하면 해열작용이 나타난다.

② **항균작용*:** 知母의 煎劑를 써서 시험관내에서 실험해 보면, 티푸스균·포도상구균·폐렴쌍구균·적리균·콜레라균·백일해균·녹농균·B형용혈성연

쇄구균과 각종의 피부병의 진균에 대하여 비교적 강한 억제작용을 보인다.

③ **혈당강하작용:** 知母의 물추출액은 정상적인 토끼의 혈당치 수준을 저하시킨다. 알록산으로 당뇨병이 유발된 마우스에 복강으로 知母 煎劑를 주사하면 혈당을 내리는 작용이 나타난다.

④ **심기능억제작용:** 두꺼비의 심장에 대하여 소량에서는 확실한 영향은 없으나, 중등량으로는 심장의 기능을 억제하며, 대량에서는 심장을 마비시켜서 박동을 정지시킨다.

* 唐의 王燾는 『外台秘要』에서 知母가 유행성질환을 치료한다고 記錄하고 있는데, 知母가 항균작용을 가지는 것과 관계가 있을 가능성이 있다. 朱丹溪는 종종 黃柏과 知母를 配合해서 사용하고 있는데, 후세 사람은 淸熱燥濕하는 작용이 있다고 인식하고 있다. 현대약리학의 분석에 의하면 黃柏과 知母는 항균작용에 있어서 협동작용이 있다.

❖ 粳米 ❖

본 품은 벼과의 식물인 벼 *Oryza sativa* Linn의 종자이다.

♣ 『名醫別錄』의 記錄

「味苦, 平, 無毒. 益氣를 主하고, 煩燥와 下痢를 그치게 한다.」

♣ 後世醫家의 應用

『千金·食治』:「味辛苦, 平, 無毒. 修治하지 않으면 寒性, 炒하면 熱性이다.」

孟詵說:「溫中益氣하는 작용이 있고, 下元을 補한다.」

『日華子本草』:「筋骨을 강하게 하고, 腸胃를 補한다.」

『滇南本草』:「諸虛百損을 다스리고, 陰을 强하게 하며, 뼈를 튼튼하게 하고, 生津·明目하는 작용이 있으며, 기억력을 좋게 한다.」

『**本草綱目**』:「益氣하는 작용이 있고, 煩·口渴·下痢를 그치게 한다.」

粳米는 補中益氣·健脾和胃하는 작용이 있으며 煩渴을 없애고 下痢를 그치게 하는 작용이 있다.

適應症

- 陽明病으로 脈洪大하고 長, 不惡寒反惡熱, 舌上乾燥, 煩燥不得臥, 渴慾飮水한 경우.
- 大熱·大渴·脈洪大 혹은 滑數·汗出不惡寒反惡熱한 경우 혹은 譫語가 있는 경우.
- 傷寒에 脈滑·手足厥冷한 것은 熱厥에 해당하며 이것을 主治한다.

方解

王旭高說:「白虎湯은 陽明氣分의 邪熱을 맑힌다. 石膏는 淸火, 知母는 滋陰, 甘草는 陽明의 津液을 補한다. 石膏의 性은 重하고, 知母의 性은 滑하기 때문에 약의 작용이 너무 빨리 하강하지 않게 하기 위하여 다른 방법으로 달여서 죽처럼 만들게 된다. 辛寒重滑한 性味는 粳米·甘草의 도움으로 上行하여, 肺胃를 淸肅하는 작용을 가지게 된다.」

「止渴除煩의 효과가 널리 쓰이고 있지만, 發汗이 과다하고 熱이 盛한 경우에 가장 적합하고, 無汗하면서 惡寒이 심한 경우에는 적당하지 않다.」

應用

本方은 發狂·眼睛赤痛·齒齦腫痛·高熱을 동반하는 發疹·瘧疾에 의한 煩渴·中暑大渴·暑風에 의한 痙攣·熱性喘息·丹毒·消渴·不眠 등의 증을 치료할 수 있다. 근대에 이르러서는 白虎湯의 응용범위가 계속 넓어져서 유행성B형뇌염·유행성출혈열·폐렴 등 氣分의 實熱에 비교적 양호한 치료효과가 있다. 변증은 裏熱(肺胃의 實熱)로 胃가 아직 結實하지 못하고, 脈洪大有力하며

顔面과 눈이 붉고, 口舌乾燥하며, 口臭·咬牙(이갈이)·呼氣熱·小便赤·腹部灼熱感이 있는 경우 등이다.

白虎湯은 石膏를 써서 淸熱하는데, 그 양은 비교적 많다. 吳鞠通·余師愚는 8兩을 썼고, 余無言은 1斤을 썼다. 江筆花는 『醫鏡』에서 환자 한 사람에게 石膏를 총 14斤 썼다. 劉蔚楚는 8兩씩, 연속으로 18제 썼다.

石膏는 칼슘염인데, 甘草를 가하면 용해도가 촉진되지만, 포화용해도에는 일정한 범위가 있고, 그 범위를 넘는 대량의 石膏를 가하면 소용이 없기 때문에 石膏를 대량으로 쓰는 것에 대해서는 연구가 필요하다. 노약자에는 신중하게 쓸 필요가 있고, 심기능 저하의 경우에도 신중을 기해야 한다.

증례 52

환자: 周OO, 남성, 34세.

증상: 환자는 천식발작·숨참·胸膈煩悶·胸滿이 있고, 痰은 濁한데 황색으로 粘稠하고 객출이 쉽지 않았다. 目赤·脣紅絳하고, 渴慾飮水하였다. 舌質은 紅하고 苔는 黃하며, 脈滑數하였다. 이것은 熱喘으로 痰火가 왕성한 證이고, 치료는 淸熱宣肺·化痰平喘하는 것이 좋다.

처방: 白虎湯加減을 쓴다.

生石膏30g, 知母9g, 黃芩9g, 厚朴9g, 枳實9g, 五味子6g, 麻黃9g, 款冬花9g, 5제. 별도로 炙廣地龍30g을 細末하여 매회 3g, 1일 2회 복용시켰다.

고찰: 本例는 痰과 熱이 肺에 결합되고 여기에 外邪가 더하여져서 痰熱이 化火하고, 火氣가 上焦를 막고 있어서 胸滿·숨참이 있고, 目赤·脣紅絳, 渴慾飮水한 것이다. 舌質紅·苔黃·脈滑數은 痰火가 왕성하기 때문이다. 白虎湯에 麻黃을 配合해서 淸熱宣肺하고, 胸悶하고 객담배출이 잘 안되므로 厚朴·枳實을 가하여 麻黃의 平喘下氣 작용을 돕는다. 本方의 廣地龍은 性寒하고, 麻黃을 도와서 熱喘을 다스리는데, 복약 후에 肺火가 사라지고 喘咳는 안정되었다.

증례 53

환자: 吳OO, 남성, 38세.

증상: 환자는 齒齦出血·腫脹·腫痛이 3개월 이상 지속되고 있었고, 口內炎·口臭·口腔乾燥·口苦·口渴·胸悶煩燥 등이 있었으며, 舌質紅·苔黃膩·脈洪大 하였다. 證은 脾胃積熱에 속하였다.

처방: 白虎湯에 淸熱解毒하는 약재를 가하여 치료하였다.

生石膏30g, 肥知母9g, 川黃連3g, 生地黃15g, 牧丹皮9g, 連翹9g, 甘草5g, 4제.

고찰: 本例는 脾胃에 積熱이 있고, 齒齦은 胃에 연락되어 있어서 齒齦出血·口內炎이 있는데, 白虎湯으로 胃熱을 식혀주고, 黃連은 淸熱解毒하며, 牧丹皮·連翹는 血熱을 식혀서 口內炎에 효과가 있어서, 3제 복용 후 증상은 모두 사라졌다.

白虎湯은 『傷寒論』에 처음 보이는데, 후세의 의가들에게도 이 처방은 높이 평가되고 있다. 陽明經의 熱症에 대하여 넓게 추천받는 대표적인 처방이고, 溫病學派도 氣分의 熱을 식혀주는 주된 처방으로 쓰고 있다.

本方의 가감변화와 類方이 비교적 많다.

- 白虎加人蔘湯(本方加人蔘)은 白虎湯證에 煩渴이 그치지 않고 땀이 많고 脈大無力을 겸한 氣津兩傷에 속하는 경우에 쓴다.
- 白虎加桂枝湯(本方加桂枝)은 「溫瘧, 脈은 平하고, 惡寒이 없고 發熱이 있으며, 骨節煩疼하고 때때로 嘔逆한 것」을 치료한다. 최근에는 關節腫痛·發熱發汗·惡風·口渴·煩燥가 보이는 「熱秘」의 치료에도 쓴다.

연구

中國醫學科學院은 마우스의 감염성B형뇌염바이러스에 대하여 8종류의 複方과 3종류의 單味의 약물을 써서 치료효과를 연구한 결과, 白虎湯을 처방한 치료군은 對照群에 비하여 생존률이 높고, X^2검정에서 유의성이 인정되었

다. [『中華醫學雜誌』1964,50(7):456]

本方을 써서 대장균과 포도상구균에 대하여 항균작용을 시험한 결과, 원액·농축액 모두에서 항균작용이 나타나지 않았고, 白虎加人蔘湯에서도 항균작용은 관찰되지 않았다. [『中醫雜誌』1955,(10):36]

上海中醫學院의 연구에서 白虎湯은 해열작용이 있음이 확실하게 증명되었다. 약리실험에서 石膏 단독으로는 해열작용이 빠르게 나타났지만 작용시간은 짧았고, 知母는 해열이 완만했지만 작용은 비교적 강하고 작용시간도 길었다. 두 약재를 병용하면 해열효과는 더욱 현저해졌다. 이것은 中醫가 石膏·知母를 배합해서 淸熱瀉火하는 작용을 증강시키는 점과 일치하고 있다. [李向中『中醫學基礎』1983,228]

백호가인삼탕(白虎加人蔘湯) 『傷寒論』

方藥組成	石膏30g, 知母9g, 炙甘草6g, 粳米9g, 人蔘9g.

適應症

- 傷寒을 치료할 때, 桂枝湯을 복용한 후 發汗이 많고, 煩渴이 그치지 않으며, 脈洪大한 경우.
- 太陽中暍하여 發汗·惡寒·發熱·煩渴이 있고, 火熱이 肺를 傷해서 膈消 (三消 중 上消의 別名)가 된 경우, 이것을 쓰면 가장 좋다.
- 白虎湯證으로 心下痞鞕이 있는 경우.

方解

『醫宗金鑑』에서는 다음과 같이 서술하고 있다. 「大煩渴은 陽明證이다. 洪大한 것은 陽明의 脈이다. 中風의 邪氣가 桂枝湯을 복용해서 크게 땀을 낸 후에도 해소되지 않고, 大煩渴·脈洪大한 것은 邪氣가 이미 陽明에 들어가 있고, 津液은 大汗에 의해서 손상되어 胃中이 乾燥하므로 白虎加人蔘湯을 투여하는 것이 좋은데, 淸熱生津에 의해 煩渴은 자연히 해소된다!」

應用

本方은 暑熱에 의한 소아의 乳糜尿와 여름에 더위를 먹어서 發熱·口渴·汗出·脈大無力한 것을 치료할 수 있다. 白虎湯證과 비교할 때 心下痞鞕의 증상을 가지고 있는 것이 차이점이다.

증례 54

환자: 何OO, 남성, 62세.

증상: 환자는 한여름 뙤약볕 아래서 걷다가 眩暈과 眼花가 생기고 熱이 났다. 땀이 많고 천식처럼 호흡이 급해지며 입이 마르고 반응이 늦어졌다. 脈大하였지만 세게 눌러보면 힘이 없고, 證은 暑熱傷津에 속하였다.

처방: 白虎加人蔘湯을 투여한다.

白人蔘9g, 石膏30g, 知母9g, 天花粉15g, 甘草9g.

경과: 1제 복용 후, 열이 물러나고 땀도 그쳤지만, 口渴을 자주 호소하고, 찬 물을 마시고 싶어 해서 天然白虎湯(수박의 즙)을 마시게 해서 나았다.

고찰: 暑熱이 陽明을 뜨겁게 해서 發熱·眩暈·眼花가 나타났다. 津液을 핍박해서 外泄하게 하므로 땀이 많고 천식처럼 호흡이 급해졌다. 氣津兩傷하므로 脈大無力하다. 本例는 노인이 暑氣에 당하여 高熱傷津이 된 것인데, 白虎加人蔘湯으로 淸熱生津하면 煩渴이 풀리고, 人蔘을 써서 심기능 저하를 예방하게 된다.

증례 55

환자: 莊OO, 남성, 53세.

증상: 환자는 2년 전부터 당뇨병을 앓고 있고, 공복 시 혈당이 233mg/dL,

뇨당 (++)~(+++), 煩渴多飮하며, 소변량이 많았다. 喘·脫力·舌尖邊紅하고, 舌苔薄黃·脈洪數하였다. 證은 陽明에 內熱熾盛한 消渴症이다.

처방: 白虎加人蔘湯加減을 투여한다.

生石膏30g, 知母12g, 人蔘6g, 天門冬9g, 天花粉15g, 生地黃9g, 僵蠶殼15g, 7제.

경과: 14제 계속 복용 후, 공복 혈당치는 120mg/dL, 뇨당정성(−).

고찰: 당뇨병은 消渴에 속한다. 本例는 煩渴多飮이 있는 上消에 속하므로, 石膏·知母를 써서 肺胃를 淸肅하며, 天花粉·生地黃·天門冬을 가하여 養陰淸熱·生津止渴하고, 氣虛를 겸하므로 人蔘을 가하여 益氣生津止渴한다.

연구

白虎加人蔘湯에 대하여는 랫드의 당뇨병모델을 이용한 동물실험에서, 知母·人蔘 단독으로도 확실한 혈당강하작용을 가진다. 知母와 石膏 혹은 人蔘과 石膏를 配合한 경우, 혈당강하작용이 증강된다. 그러나 知母와 人蔘을 配合한 경우는 혈당강하작용이 증강되지 않을 뿐 아니라 도리어 감약된다. 人蔘의 양이 많으면 작용은 약화된다. 知母:人蔘=1:1.8정도로, 石膏를 가하면 혈당강하작용은 감약되기 이전 정도로 회복된다. 일정한 범위 내에서 石膏의 용량을 증대하면, 작용은 그에 따라 증강되고, 甘草와 粳米를 넣으면 효과는 더욱 높아진다. 상기의 실험결과로부터 방제 중의 知母와 人蔘은 혈당강하 측면에서 길항작용이 있고, 石膏에 의해 증강되며, 甘草·粳米로 보좌하여 협동하여 혈당강하작용을 발휘한다고 설명할 수 있다. [『第一回和漢藥討論會議記錄』 1967,14]

백호가계지탕(白虎加桂枝湯)『傷寒論』

方藥組成	石膏30g, 知母9g, 桂枝9g, 炙甘草6g.

適應症

● 發熱·骨關節痛·頭痛이 있고, 때때로 嘔吐하며, 大渴·煩燥·脈洪大한 경우.

● 溫瘧인데 脈이 平한 듯하고, 惡寒없이 發熱하며, 骨關節의 煩疼이 있고, 때때로 嘔吐하는 것을 치료한다.

方解

本方은 太陽·陽明의 합병을 치료한다. 陽明經의 熱은 白虎湯으로 淸泄시킨다. 頭痛과 骨關節痛은 太陽의 表證으로 桂枝湯을 써서 解表하고, 또 寒邪가 骨·關節에 있기 때문에 桂枝로 溫通한다.

應用

本方은 熱痺(熱性의 關節痛인 경우), 溫瘧인데 惡寒은 없고 發熱하는 것을 치료한다.

증례 56

환자: 徐OO, 남성, 39세.

증상: 환자는 2주전부터 發熱(체온38.2℃)·發汗·전신권태와 疼痛, 특히 膝關節의 流走性疼痛이 강하고, 灼熱感·赤腫이 있으며 屈伸不利한데 움직일 때에 더욱 악화한다. 舌質은 붉고, 苔는 薄白하며 脈은 洪數하다.

처방: 白虎加桂枝湯을 투여한다.

石膏30g(先煎), 知母9g, 桂枝9g, 炙甘草6g, 5제.

경과: 복약 후 熱이 물러나고, 關節痛은 경감되며, 계속해서 三妙丸(蒼朮·

199

黃柏·牛膝)을 투여하면 치유된다.

고찰: 본안은 熱痺이다. 대부분 風寒濕의 邪氣가 經絡에 侵襲해서 鬱滯되고 化熱하여 일어나는데, 일반적으로는 發病이 비교적 급하고, 關節의 灼熱感과 腫痛 외에도 熱象이 명확하다. 본안에서는 熱이 濕보다 重하므로 먼저 白虎加桂枝湯을 써서 淸熱瀉火를 主로 하고 疏風解表로 보좌한다. 熱이 물러가고 疼痛이 감소되기를 기다려서 다시금 三妙丸을 써서 淸熱燥濕하고, 濕熱下注를 치료해서 최종적으로 완치에 이르렀다.

죽엽석고탕(竹葉石膏湯)『傷寒論』

方藥組成	竹葉2把, 石膏30g, 半夏9g, 麥門冬18g, 人蔘6g, 炙甘草6g, 粳米9g.

단미의 藥理연구

❖ 竹葉 ❖ ──

본 품은 벼과 식물 솜대 *Phyllostachys nigra var. henonis* Stapf, 또는 고죽 *Pleioblastus amarus* (keng) Keng f의 잎, 혹은 둘둘 말려서 아직 펴지지 않은 어린잎이다.

❖『名醫別錄』의 記錄

「甘淡, 寒. 胸中의 痰熱, 咳逆上氣를 主治한다.」

繆希雍은『本草經疏』에서「陽明에 客熱하면 胸中에 痰이 생기고, 痰熱이 壅滯해서 咳嗽上氣하게 된다. 竹葉은 辛寒하여 陽明의 熱結을 풀어주는 작용이 있어서, 痰이 자연히 없어지고, 氣도 스스로 下降하여 咳嗽가 그치게

되는 것이다. 張仲景은 傷寒에 發熱·大渴이 있는 것을 치료하는 처방에 竹葉
石膏湯이 있는데, 이는 辛寒의 氣를 빌어서 陽明의 熱邪를 없애는 것이다」
라고 하고 있다.

❖ **後世醫家의 應用**
『食療本草』:「咳逆, 消渴, 痰飮, 喉痺를 主治하고, 煩熱을 제거한다.」
張元素說:「心經을 시원하게 하고, 元氣를 도우며, 除熱·健脾하는 작용이
있다.」
『藥品化義』:「竹葉은 상쾌한 향기가 나고, 마음을 시원하게 하며, 味苦한
성질로 熱을 식혀주는데, 氣味 모두 상쾌하다. 暑熱에 의한 消渴·胸中
의 熱痰·傷寒에 의한 虛煩·咳逆·喘息을 主治하는데, 어느 것에나 좋은
약재로 쓰이고 있다.」

竹葉은 甘淡하고 性은 寒하다. 淸心除煩에 우수하고, 上焦의 風熱을 없애
며, 熱病 후기에 나타나는 煩熱·口渴에 적용된다. 張仲景의 竹葉石膏湯이
그 예이다.

適應症

- 傷寒이 풀린 뒤, 虛嬴에 의한 氣急·氣上逆·惡心 등이 있는 경우.
- 三陽의 합병으로 脈이 關部에 있으면서 浮大하고, 자려고 눈을 감으면
發汗하는 경우.
- 傷寒으로 口渴이 있고 脈이 虛한 경우.

方解

本方은 邪熱이 아직 제거되지 않고, 氣陰은 이미 손상된 경우에 처방된다.
처방 중의 竹葉·石膏는 淸熱除煩하고, 人蔘·甘草·麥門冬·粳米는 益氣養陰·
安中和胃하며, 半夏의 협조로 降逆止嘔하는 작용이 있다. 따라서 『醫宗金

鑑』에서 이르기를 「大寒한 방제를 가지고 淸補하는 처방을 대신한다」라고 하였는데, 이것이 本方과 白虎湯의 감별점이다.

應用

무릇 熱病의 과정에서 출현하는 氣陰兩傷의 증상에 본 처방을 적용할 수 있다. 또 骨蒸勞熱·咳逆上氣·鼻出血·吐血·多夢·盜汗·熱性下痢·虛煩·消渴 등 모두에 본방을 가감해서 사용할 수 있다.

溫熱病에 餘熱이 남아있거나 혹은 여름철에 發熱하는 경우, 菁蒿·牧丹皮· 生地黃 등을 상황에 따라 첨가한다. 肺炎으로 熱性의 症狀이 있는 경우, 麻 黃·杏仁·魚腥草·黃芩 등을 가한다. 그 외에도 痲疹 혹은 肺炎 등에도 쓸 수 있다.

증례 57

환자: 林OO, 남성, 42세.

증상: 환자는 1주 전부터 高熱이 있고, 체온은 38℃·脈數無力·舌質絳紅· 脣紅 등이 있으며 渴症을 느꼈다. 환자는 惡心·煩熱을 호소하고, 대 변은 과립상으로 건조하였다. 倦怠脫力이 있고 症은 氣陰兩虛에 속 하였다.

처방: 竹葉石膏湯加味를 투여한다.
淡竹葉15g, 生石膏30g, 党参9g, 半夏9g, 麥門冬9g, 全栝樓15g, 玄 蔘9g, 生甘草3g. 3제.

경과: 1제 복용 후 發熱은 많이 감소하고, 2제 복용 후 대변은 부드럽게 되 었다. 3제 복용하여 정신상태가 호전되고 완치되었다.

고찰: 본안은 大熱에 의해 津液이 손상되고, 氣陰兩虛가 되었기 때문에 竹 葉石膏湯加味를 써서 淸熱시키면서 和胃를 겸하였고, 補虛하면서 邪氣가 남지 않도록 하였으며, 玄蔘·全栝樓를 가하여 潤腸生津하고 있다.

6. 승기탕류(承氣湯類)

方劑	藥物組成	加	減	適應症
大承氣湯	大黃9~12g 厚朴15g 枳實15g 芒硝9g			傷寒의 陽明腑實證에 邪熱이 入裏하고 胃가 實하며, 便秘·潮熱·譫語가 있고, 舌苔黃厚乾燥 或焦黃点刺하며, 痞·滿·燥·實·堅 모두를 보이는 것을 치료한다.
小承氣湯	本方		芒硝9g 厚朴9g 枳實6g	傷寒의 陽明腑證으로 譫語·便堅·潮熱, 上·中 二焦의 痞滿이 있고, 大承氣湯證보다 가벼운 것.
調胃承氣湯	本方	甘草6g 芒硝3g	厚朴15g 枳實15g	燥·實의 두 증은 위 처방보다 더 가볍고, 熱邪가 胃에 머물러서 胸痛·心煩·口渴·便秘·譫語한 것을 치료한다.
厚朴三物湯	本方	厚朴9g	芒硝9g	陽明腑實證으로 腹部의 脹滿·疼痛을 主治한다.
厚朴七物湯	本方	厚朴9g 甘草9g 大棗10g 桂枝6g 生薑3片	大黃3g	太陽·陽明의 합병으로 腹滿·發熱·脈浮數한 것.
大黃甘草湯	本方	甘草3g	厚朴15g 枳實15g 芒硝9g	먹은 후 바로 嘔吐하는 것.
桃核承氣湯	本方	桃仁12g 桂枝6g 甘草6g	厚朴15g 枳實15g 芒硝9g	少腹의 蓄血.
麻子仁丸	麻子仁500g 芍藥250g	枳實250g 大黃500g 厚朴250g 杏仁250g		脾約·大便秘結.

대승기탕(大承氣湯) 『傷寒論』

方藥組成	大黃9~12g, 厚朴15g, 枳實15g, 芒硝9g.

단미의 藥理연구

❖ 大黃 ❖ ─────

본 품은 마디풀과 식물인 掌葉大黃 *Rheum palmatum* Linn., 唐特古
大黃 *R. palmatum* L. var. tanguticum Maxim. ex Rgl., 및 藥用大黃 *R.
officinale* Baill의 根莖 및 뿌리이다.

❖ 『神農本草經』의 記錄

「味苦寒, 主下瘀血, 血閉寒熱, 破癥瘕積聚, 留飲宿食, 蕩淨腸胃, 推陳致
新, 通利水穀, 調中化食, 安和五臟」

· 下瘀血, 血閉寒熱: 이른바 瘀血이라는 것은 經脈 外의 血을 말한다. 瘀血
  이 있는 경우, 瘀滯에 의해 發熱하므로 임상에서는 血閉하여 寒熱이 있으
  면 大黃을 써서 通하게 하고 瘀血을 내려주어 惡寒發熱을 없앤다. 大黃
  에는 원래 解熱作用이 있고(염증성의 發熱 및 일반적인 實熱), 惡寒發熱
  을 없애기 때문에 瘀血과 發熱의 양자를 겸하는 경우에 이것을 쓴다.

· 破癥瘕積聚: 대략적으로 말하자면, 복강 내의 有形性의 腫瘤를 없애는
  작용을 설명하고 있다. 우리가 치료한 한 부인은 위암으로 진단하고 下瘀
  血湯 수십 제를 투여하여 적지 않은 積滯를 瀉下하였는데, 3년을 지난 현
  재까지도 신체는 건강하고 음식섭취도 정상적이다.

· 留飲宿食, 蕩淨腸胃: 留飲은 胃腸 속에 積滯된 체액을 말하고, 宿食이라
  하면 燥屎를 가리키며, 大黃은 瀉下작용이 있지만 반드시 芒硝를 配合하
  여야 蕩淨하는 효과를 기대할 수 있다.

· 推陳致新: 여기에는 복수의 의미가 있다. 하나는 六腑는 宣通하는 것을

本으로 삼는데 즉 大黃으로 瀉下하여 濁陰이 하강하면 淸陽이 상승될 수 있다고 하는 의미이다. 또 다른 하나는 瘀血이 제거되면 新血이 생긴다고 하는 의미이다. 또 다른 하나는 張子和가 말한 것으로 「瀉下하는 것으로 補를 삼는다」라는 說이다. 「『內經』의 記錄에 따르면 오직 氣血의 流通이 중요하지만, 세속의 庸醫는 閉塞을 중요하게 생각한다. 또 『內經』에 따르면 瀉下시키는 것은 곧 補하는 것이다. 오래된 것을 제거하면 腸胃는 청결하게 되고, 덩어리가 제거되면 營血이 생기기 때문에 補하지는 않는 중에도 실제로는 補法이 존재한다!라고 하는 것을 알고 있었던 것일까?」 라고 한 것이 그것이다.

· 通利水穀, 調中化食: 通便健胃작용을 가리킨다.

· 安和五臟: 陽明腑實證은 「심한 경우는 의식장해가 되고, 循衣模床(손으로 의복을 문지르거나 이불의 깃을 더듬는 증상), 놀라서 불안하거나, 脈微한데 眼球不動 등이 나타난다.」 이것은 糞毒(세균이 생산하는 독소)이 혈액에 흡수되고 상승하여 뇌에 침입하고 五臟에 파급되기 때문인데 承氣湯을 쓰면 五臟이 편안해진다.

❖ 張仲景의 應用의 考證

『神農本草經』과 완전히 일치한다.

● 下瘀血: 桃仁承氣湯·抵當湯(丸)·鼈甲煎丸

● 血閉寒熱: 柴胡加龍骨牡蠣湯·鼈甲煎丸

● 破癥瘕積聚: 大黃䗪蟲丸·大黃牧丹皮湯

● 留飮: 大陷胸湯(丸)·已椒藶黃丸·大黃甘遂湯

● 宿食: 厚朴七物湯·厚朴三物湯·厚朴大黃湯

● 蕩淨腸胃: 大承氣湯·小承氣湯

● 通利水道: 茵蔯蒿湯(吳又可는 大黃을 主藥으로 인식하고 있고 惡寒發熱을 제거한다.)

中醫의 用藥에 있어서 첫 번째는 본래의 치료작용을 가지는 경우, 두 번째는 다른 약을 보좌하는 작용, 혹은 다른 약을 보좌하는 작용을 빌어서 본래의 작용을 증강하거나 동시에 다른 약의 작용도 증강하는 경우가 있다. 大黃을 예로 들면, 厚朴·枳實을 配合하면 胸腹滿을 주치하고, 黃連을 配合하면 心下痞를 주치하며, 甘遂·葶藶子를 配合하면 水飮을 주치하고, 黃柏·茵蔯을 配合하면 황달을 주치하며, 芒硝를 配合하면 實熱을 주로 없애고, 巴豆·硫黃을 配合하면 腸胃寒結을 없앤다.

『本經疏證』:「大黃은 瀉火하는 약이다」「血液·尿·鼻水·唾液은 인체의 水氣로부터 化生한 것이다. 火氣가 여기에 작용하면 뭉쳐서 순환하지 못하고, 이어서 骨·關節을 부드럽게 하거나 諸竅를 滑利시키는 것을 못하게 되므로 大黃을 써서 火氣를 제거하면 정상으로 회복된다.」

氣血에 대하여 이야기 하자면, 大小承氣湯·厚朴七物湯·厚朴三物湯·厚朴大黃湯은 모두 氣分으로 들어가는데, 이것은 大黃에 枳實·厚朴 등 氣分藥을 병용하기 때문이다. 桃仁承氣湯·抵當湯(丸)·鱉甲煎丸·大黃蟅蟲丸·大黃牧丹皮湯·下瘀血湯 등은 모두 血分으로 들어가는데, 이것은 大黃에 桃仁·水蛭·虻蟲·蟅蟲 등 血分藥을 병용하기 때문이다.

大黃은 옛날에는 장군이라고 불렀는데, 딱딱한 것을 공격하는 작용이 있어서 實證에 다용되었다. 張仲景이 虛實挾雜의 증에도 이것을 상용한 이유를 鄒潤安은 「病에는 實이 病因으로 작용하는 虛가 있다는 점을 몰라서는 안 된다. 하나의 證속에는 虛도 있고 實도 있는데, 虛의 경우는 補하면 좋고, 實의 경우에는 攻伐해야 하는데, 한 쪽을 치료해도 다른 한 쪽이 남게 된다. 虛의 원인이 實인 경우에는 치료하기 어렵고, 虛인데 實이 있으면 악화되기 때문에 치료할 수 있는 증후이지만 치료할 수 없게 되는 경우가 있다」. 예를 들면, 「柴胡加龍骨牡蠣湯·風引湯이라고 하는 澁劑에서, 澁인데도 大黃을 쓰는 것이 相反되는 것처럼 보이지만 柴胡加龍骨牡蠣湯證이 急性이어서 大黃을 쓰지 않으면 胸滿·譫語에 대하여 효과를 보기가 어렵다. 小便不利에 대하여 茯苓을 쓰지 않으면 通利할 수 없는 것처럼 大黃과 茯苓은 처방의 요점이다. 風引湯은 熱性癲癇을 치료하는 것으로, 그 證이 慢性이므로 大黃을 써서 脾의 積聚를 蕩淨하고 熱을 이끌어서 下行시키고 있는데, 과연 大黃이 처방의 요점이 된다. 鼈甲煎丸·大黃蟅蟲丸에 대해서는 하나는 外感, 하나는 內傷이라고 하는 차이가 있지만 둘 다 內結이 있다. 또 血이 모여 있으므로 大黃으로 蟲類藥을 이끌어서 견고한 것을 공격하는데, 氣에 치우치는 경우는 人蔘·乾薑을 쓰고, 血에 치우치는 경우에는 芍藥·地黃을 쓴다.」이 설은 추론인데, 大黃은 단순히 攻堅破積하기만 하는 것이 아니라 쓰이는 경우에 따라 변해서 虛實을 조절해서 氣血을 通和하는 良劑인 것이다. 이러한 虛實의 관계는 臨床醫도 주의해야 할 부분이다.

❖ 後世醫家의 應用

『名醫別錄』:「胃를 편하게 하고 下氣시키며, 痰實·腸間結氣·心腹脹滿·女性冷症에 의한 寒血肺脹·少腹疼痛·여러 老血留結을 제거한다.」

『大明本草』:「一切의 氣를 通하게 하고 血脈을 조절하며 關節을 부드럽게 하고 壅滯한 水氣를 배설하며, 사지의 寒熱不調를 치료하고 溫瘴에 의한 熱痰을 제거하며 대소변을 풀어준다. 일체의 瘡癤癰毒에 外用한다.」

劉河間은 病의 치료는 淸熱通利를 위주로 해야 한다고 주장하고, 大黃 등의 苦寒藥을 상용했다. 『宣明論』에는 大黃에 麻黃·荊芥·防風 등을 配合한 防風通聖散이 나온다. 이것은 發汗法에 下法을 합용한 방제로, 50여 證을 치료할 수 있는데, 內外의 諸 邪氣에 의한 손상을 막론하고 瀉下시킬만한 증상이 있으면, 이 처방을 쓸 수 있다.

張子和는 下法을 쓰기를 좋아 하는데, 주로 大黃을 瀉下에 쓰고 있으며, 下法의 이론인 「瀉下하는 것으로 補를 삼는다」라는 설을 創出했다. 저서인 『儒門事親』 제12권에 나오는 167개의 처방 중에 大黃을 포함한 처방이 44개 있고, 大黃 단독으로 婦人의 閉經에 쓰거나, 芎夏湯으로 頭目眩暈을 치료하거나, 奪命散으로 소아의 胸膈喘滿을 치료하고 있다.

『本草綱目』:「赤痢·白痢·裏急腹痛·小便淋瀝·實熱·燥結·潮熱·譫語·黃疸·火傷을 치료한다.」

吳又可는 溫疫의 치료에 下法을 상용하고, 大黃은 45g까지 썼다. 吳又可가 大黃을 溫疫에 운용하는 것은 『傷寒論』의 범위를 넘어서는데, 大黃의 임상응용에서 새로운 단계로 끌어올린 것이다. 아울러서 大黃으로 溫疫을 치료함에 있어서 「邪氣를 몰아내는 때에는 便秘에 구애되지 않는다」라고 하는 새로운 이론을 제창하고, 더 나아가서 「承氣湯은 원래 逐邪를 위해서 만들어진 처방으로 단지 結糞을 배출하기 위해서만 쓰는 것은 아니다」라고 하였다. 여기서는 邪熱이 溫疫 病變의 본질인 것을 설명하고 있고, 結糞은 邪熱內結의 현상이라고 하면서 結糞이 형성될 때까지 기다렸다가 下法을 쓰려고 해서는 안 된다고 하였다. 그 외에도 「承氣湯의 효과는 모두 大黃의 작용에 의한 것으로, 나머지는 表를 치료하는 약물이다」라고 지적하였다. 吳又可는 大黃의 중요한 작용으로 表裏·三焦의 氣機鬱滯를 소통시키는 것을 들고 있는데, 腸胃의 實熱이 전신에 미치는 영향을 중시하고 裏熱을 通泄시키는 것이 중요함을 강조하여, 「邪氣가 아직 완전히 배출되지 않았을 때에는 자주 瀉下시키는 것이 좋다」라고 주장했다. 吳又可는 『急症急攻』편에서 「溫疫으로 發熱이 생긴지 1~2일 만에 혀에 積粉과 같은 苔가 있어서, 급하게 達原飮을 1제 복용시키니, 오전 중에 혀가 황색으로 변했다. 胸膈滿悶·大渴·煩燥가 있는 것은 伏邪가 퍼지면서 邪毒이 胃로 전해져 있는 것이므로, 앞의 처방에 大黃을 加하여 이것으로 瀉下시키고, … 오후에 다시 煩燥·發熱이 생기고 혀는 검고 点刺가 생기며 코가 잿빛의 탁한 흑색을 띠었는데, 이것은 毒邪가 가장 重하고, 瘀滯가 胃에 도달한 것이므로 급히 大承氣湯을 투여하여 저녁에는 크게 설사하게 되었다.」吳又可는 하루 동안 세 번 처방을 바꾸었는데 그중 2제는 大黃을 쓴 瀉下劑이다. 病의 轉變이 빠르게 보여서 급히 공격하는 방법을 쓰지 않으면 안 되는데, 만약 보통의 의사가 보았다면 사망했을 것이다. 또한 다른 예에서는 중환자에게 3제의 大黃을 썼는데도 효과가 없어서 계속 大黃의 복용을 堅持했던 예와, 朱海疇가 중병을 앓을 때 大黃의 應用을 계속하고, … 반년 동안 大黃을 12兩 써서 치료했다. 吳又可의 大黃을 응응한 경험은 순수한 임상실천에서 나온 것으로 대단히 귀중하다!

『神農本草經』에서는 大黃을 黃良이라고 부른다. 張介賓은 大黃을 藥 중에서「四維」에 포함하여 칭찬하고 있는데, 이것은 大黃·附子를 藥中의 良將, 人蔘·熟地黃을 藥中의 良相이라고 하였다. (『景岳全書』)

우리는 大黃에는 원래 瀉下작용 외에 止瀉작용도 있다고 인식하고 있다. 약리연구에 의하면, 大黃은 식물성 瀉下藥으로 그중에 풍부하게 함유되어 있는 센노사이드는 장의 유동을 촉진하고 배변의 횟수를 증가시키지만 심한 下痢에는 이르지 않는다. 芒硝는 鹽類 瀉下藥으로 가수분해 후 수분을 장내에 체류시키는 고삼투압의 용액이 되고, 糞塊를 희석시킴(옛날 명칭으로 軟堅이라고 한다)과 함께 장관을 자극해서 유동반사를 증가시킨다. 枳實을 加하여서 장관의 유동을 강화시키고, 大黃과 芒硝·枳實로 腸胃를 蕩滌해서 留飮積食을 제거하는 작용이 있다. 張景岳은「大黃은 芒硝·厚朴에 의해 藥力의 도움을 받는다」라고 하여 보조적 작용을 설명하였다. 우리의 경험에서는 소량의 大黃을 단독으로 쓰면 종종 瀉下되지 않고, 상용하면 변비가 된다. 慢性 下痢에는 때때로 止瀉작용과 健胃작용을 가진다. 苦寒한 大黃·黃連 類의 약재는 소량으로는 胃液의 분비를 촉진하고 健胃해서 胃를 傷害하지는 않는다. 다만, 원래 虛寒한 환자의 경우 복약 후 胃中의 불쾌감이 있고 胃가 심하게 아프지만 芳香健胃하는 약을 병용하면 苦寒한 약물에 의한 胃의 불쾌감을 경감시킬 수 있다.

大黃은 瘀血을 瀉下할 수 있는데, 張仲景은 下瘀血湯에서 大黃을 주약으로 하고 있다. 諸家의 本草書에서도 瘀血을 瀉下한다고 하고 있는데, 우리들도 瘀血滯留의 證에는 모두 쓸 수 있다고 생각하고 있다.

어떤 한 부인이 자궁절제술 후에 臍下部에 腫瘤가 생겨있고, 매일 惡寒發熱이 보이고 각종의 항생물질을 써도 熱이 물러가지 않았는데, 진찰해 보니 舌邊에 瘀斑이 있고 色은 紫暗하며, 少腹部에 硬結部가 만져졌다. 수일간 下瘀血湯을 쓰니 열이 물러나고 腫瘤가 사라졌다. 또 한 아이가 外傷 후에 熱이 물러나지 않고, 항생제에 반응이 없었는데, 下瘀血湯을 써서 수일 후 熱이 없어졌다. 이것으로부터 大黃에는 확실히 去瘀하는 작용이 있음이 증명되고, 瘀滯가 물러나면 熱도 같이 물러나는 것은『神農本草經』의「主下瘀血血閉寒熱」의 說과 부합한다.

위·십이지장궤양의 吐下血·기관지확장증의 喀血·肝硬變으로 식도정맥류 파열 등에 의한 出血에는 生大黃 분말을 頓服하거나 혹은 탕약에 넣으면 모두 지혈작용이 나타난다. 藥理와 임상 보고에 의하면 大黃 단독으로도 확실히 좋은 지혈효과가 있다.

大黃은 또 좋은 淸熱解毒藥이기도 해서, 급성결막염과 丹毒, 齒齦·咽喉·鼻腔·耳內의 腫痛, 癰痛 등에 좋은 치료효과가 있다.

大黃과 當歸·赤芍을 配合하면 生理가 늦어지는 것을 치료하고, 葶藶子·桑白皮를 配合하면 삼출성흉막염을 치료할 수 있으며, 黃芩·黃連·黃柏을 配合하면 장티푸스·赤痢·간염, 그 외 내장의 급성염증, 예를 들면 담낭염·췌장염·방광요도염·충수염 등을 치료할 수 있다. 일부 中醫는 濕溫傷寒(현재의 장티푸스)에는 苦寒藥(大黃類)를 별로 쓰지 않는다.

『外台秘要』에서는「불을 끄는데 물을 쓰지 않는 것 같이, 熱을 치료하는데 苦酸한 약을 쓰지 않는다」라고 하였다.

苦라 하면 三黃·苦蔘類를 가리키고 酸은 烏梅類를 가리키는데, 이러한 약물은 溫病治療의 상식과는 부합하지 않아서 대개 쓰지 않는다. 다만 聶氏가 지은『急性傳染病標準捷效療法』『傷寒濕溫特效速愈』등의 소책자에서는 傷寒에 대하여 三黃丸一類(生大黃·黃連·黃芩을 기본으로 함)를 쓰는 것을 시작했지만 出血을 일으키지 않았고, 폐렴과 赤痢에도 또 三黃을 쓰고 있다. 江西省의 肯俊逸醫師가 지은『傷寒標準療法』에서「大黃은 腸熱病의 중요한 약이다」라고 하였다. 우리들도 大黃·黃芩·黃連을 위주로 하고 있는데, 이 3가지에는 국소의 淸腸消炎 외에도 동시에 淸血殺菌解毒하는 작용도 있으며, 그 가운데 大黃의 효과가 가장 현저하다. 大黃은 本病에 대하여 처음부터 계속 복용시켜도 좋지만, 처음 복용한 후 열이 물러나거나 黃苔가 정화되면 복용을 중지하는 것이 적당하다. 만약 早期에 복용시키는 것이 가능하면 腸出血을 예방할 수 있고, 熱이 물러나기까지의 시간을 단축할 수 있다. 우리들은 濕溫傷寒의 초기에는 三黃을 쓰지만 후기에는 신중하게 사용한다.

喘息 환자가 便秘가 있으면서 喘息이 그치지 않고 不眠·頭痛 혹은 呃逆이 있는 경우는 모두 胃家實로 大承氣湯을 써서 대변을 通하게 하면 喘息·不眠·頭痛 혹은 呃逆이 모두 치유되는데, 이것은 異病同治를 명확히 설명하는 것이고 그중에는 生理·病理에 반드시 확실한 상호기전이 있다. (大承氣湯의 증례 참조)

문헌에서 보면, 大黃의 응용은 광범위하다.

大黃이 主藥인 靑寧丸은 百餘 가지의 병증을 치료할 수 있다. 내과에서는 下痢·發狂·黃疸·喘息·血便·血尿·吐血·蓄血證 등, 五管科에서는 口內炎·鼻腔生瘡·眼痛·耳暴聾·齒痛·편도선염 등, 婦人科에서는 生理不順·産後惡露·頭暈·目眩·乳汁不通 등, 小兒科에서는 신생아황달·구토·慢性下痢·慢性癲癎·暑瀉 등이 이러한 병증에 해당된다.

❖ 大黃의 약리작용

① **사하작용:** 일반적으로 복약 후 6~10시간 후에 軟便을 배출하는데, 瀉下하는 유효성분은 주로 sennoside 같은 결합상태의 anthraglycoside이다. Sennoside 중의 glycone group(糖基)은 aglycone(非糖基)을 보호하므로 sennoside가 胃內에서 파괴되지 않고 소장에 진입하는 과정에서 장내세균 혹은 효소에 의해 가수분해되며 유리된 sennidine이 대장을 자극하고 유동을 증가시켜서 배변을 일으킨다.

大黃을 攻下에 사용할 때 生用하는 것이 좋고, 炮製하거나 오래 水沈하거나 오래 달이거나 하지 않는 것이 좋다. 『本草正』의 記錄에서는 「大黃의 速效를 바라는 경우에는 生用하는데 뜨거운 물에 담가서 복용하고, 효과가 서서히 나타나기를 기대하는 경우에는 다른 약과 함께 달인다」라고 하였다. 이것은 배당체류가 약한 酸과 효소(이것은 한약 중에 광범위하게 존재한다)의 작용에 의해서 특히 가열한 상황에서는 쉽게 aglycone과 糖으로 가수분해 되는데, anthranol과 anthrone은 빨리 산화되어 anthraquinone과 약간의 유리anthranol 화합물이 되어 소화관을 통과할 때 쉽게 파괴되어 효과를 잃게 된다.

大黃은 다량의 tannin을 함유하고 있어서 소량으로는 瀉下작용을 일으키지 않을 뿐 아니라 收斂작용이 있고 대량(9g 이상)으로 투여하면 瀉下 후에 연이어서 종종 변비를 일으킨다.

② **利膽작용:** 大黃은 담즙 등 소화액의 분비를 촉진하고 利膽排石 작용을 가진다. 실험결과 大黃은 biligrafin(담도조영제)의 배설을 촉진하고 담즙 중의 요소농도를 높이며 120분 후에 요오드 배설량을 증가시킴이 증명되고 있다.

③ **止血작용:** 동물실험에서 大黃을 경구투여하면 대조군에 비하여 혈관투과성이 저하된다. 즉 약물은 혈관투과성에 대하여 확실히 억제적으로 작용하고, t검정을 해 보면 통계적으로도 大黃의 혈관투과성을 낮추는 효과가 있음이 인정된다. (p<0.001) 현대약리학에 의하면, 大黃은 anthranol 유도체를 함유하고 아울러 tannin도 함유하고 있다. Anthranol 유도체는 생물에서 혈소판의 생성을 촉진하고 혈액응고시간을 단축시키며, 모세혈관을 치밀하게 하고 혈관벽을 튼튼하게 만들어서 지혈한다. Tannin은 국부의 收斂止血작용을 가진다. 上海市 한 연구그룹의 연구결과에 의하면 大黃은 주로 혈장침투압을 높이고 혈관주위 조직의 액체를 혈관 내로 향하게 하는데, 이것은 수액주사의 작용에 상당한다. 出血停止 후에는 미소순환장해를 개선하고, 兼하여 국부의 혈관수축과 투과성 저하를 일으켜서 지혈작용을 보인다.

④ **抗菌작용:** 大黃은 다종의 세균에 다양한 정도의 억제작용을 가짐이 여러 연구에서 증명된다. 비교적 감수성이 높은 것은 포도상구균·용혈성연쇄상구균·디프테리아균·장티푸스균·파라티부스균·赤痢菌 등이다. 抗菌의 유효성분은 aloeemodin, rhein, emodin 등의 anthranol 유도체이다. 작용기전은 주로 당과 당대사에 있어서의 중간산물의 산화와 환원을 억제, 암모니아질소의 동화, 아미노산의 산화·환원과 탈아

미노화의 억제, 단백질과 핵산의 합성억제 등이다. 이외에도 大黃은 항진균·항바이러스작용도 가진다. 최근 大黃이 장내에서 가장 우세한 Bacteroides fragilis에 대하여 항균활성을 가짐이 확인되고, 그 유효성 분은 大黃酸임이 밝혀졌다.

⑤ **항감염·해열작용:** 大黃의 광범위한 항균·항바이러스작용에 대하여는 전 술한 바와 같다. 大黃은 생체의 부신피질호르몬의 분비를 증가시키고, 감염 후의 항염증반응이 잘 나타나게 한다. 또 발열 시에는 동물의 뇌 척수액내의 prostagladin E (PGE) 수치가 상승되고, 해열약을 사용해 서 열이 떨어진 후에는 PGE 수치가 하강하게 된다. 동물실험 결과 大黃 을 내복시키면 감염에 의한 발열이 유발된 토끼에서 체온이 하강한다. Radioimmunoassay에서 PGE의 함유량을 측정하면 大黃은 감염에 의해 발열이 유발된 토끼의 제3뇌실을 환류하는 PGE의 함유량을 저하 시키는 것으로 나타났다.

　우리들은 大黃이 實熱을 해소하는 것으로 인식하고 있고, 그 작용기 전은 제3뇌실의 prostaglandin E (PGE) 의 함유량을 감소시키는 것에 기인한다.

⑥ **혈압과 콜레스테롤의 하강작용:** 大黃은 혈압을 낮추고, 말초혈관을 확장 시키는 작용이 있다. 효소관련 연구에서 大黃의 탄닌은 angiotensin 전 환효소를 특이적으로 억제하는 작용이 있다. Emodin도 실험동물에서 강압작용을 가진다. 관찰해보면 大黃은 정상인 토끼의 콜레스테롤에는 영향을 주지 않지만 콜레스테롤을 복용시켜서 혈중의 콜레스테롤 수치 를 높게 한 토끼에서는 확실한 억제작용이 나타나고, 혈청콜레스테롤과 총인지질의 수치를 확실하게 하강시킨다.

⑦ **질소대사에 대한 작용:** 일본 학자인 西岡五夫(니시오카 이츠오)는 랫드 의 혈청성분에 대한 영향을 연구하였는데, 大黃의 수침액과 65종의 한 약처방을 화학적으로 분석해서 그 효과를 비교했다. 大黃은 BUN을 저 하시키는 효과가 가장 현저하였다.

大浦彦吉 (오우라 히코요시)는 大黃의 질소대사에 대한 영향을 연구하면서, 大黃의 tannin이 BUN을 저하시키는 유효활성 성분임을 증명했다. 실험동물에 大黃 tannin을 투여하면 혈중의 요소와 BUN은 평행하게 감소하는데, 투약 후 8시간에 32% 정도 저하되는 것을 보아 요소의 합성을 저해함을 추측할 수 있다.

⑧ **신기능 개선과 이뇨작용:** 0.75%의 adenine을 함유한 사료를 랫드에 투여하면 만성신부전의 동물모델을 만들 수 있다. 실험에서 大黃은 장관 내의 아미노산 재흡수를 감소시켜서 고질소혈증을 저하시키고 肝·腎조직의 요소합성을 억제하며 혈중의 유리필수아미노산의 농도를 높이고 체내의 요소질소를 이용해서 protein을 합성하며 myogen 분해를 억제해서 요소와 creatinine의 배설을 증가시켜서 만성신부전을 치료할 수 있음이 확인되었다. 大黃은 이뇨작용을 가진다. 大黃을 내복한 후 尿 중 나트륨·칼륨이 확실하게 증가하고, pH도 상승한다. 체내에 축적한 수분을 배출시킬 수 있어서 중증의 浮腫과 胸腹水에 대하여도 상용할 수 있다.

⑨ **소염진통작용:** 1981년에 大黃에서 lindleyin이 분리되었다. 진통활성은 아스피린과 phenylbutazone에 상당한다. 항염증작용·항관절염작용은 아스피린의 활성과 유사하지만 해열작용은 없다. 大黃에 함유된 procyanidin은 hyaluronidase의 활성을 저해하는 작용이 있는데, 이것은 알러지 반응을 억제한다.

⑩ **신경조절작용:** 陸卓珊 등의 보고에서, 혈장의 cAMP와 cGMP를 지표로 해서 生大黃과 酒炒大黃이 자극성위궤양을 가진 랫드의 자율신경계에 미치는 영향을 관찰했다. 실험에서 랫드에 자극을 주어 위궤양을 유발한 때 혈장의 cAMP와 cGMP는 모두 저하되는데, cGMP의 저하가 특히 현저하였고 cAMP/cGMP 비는 상승하고 자율신경계의 혼란을 나타내었다. 실험의 결과 酒炒大黃은 cAMP/cGMP비를 현저하게 낮추어서 정상에 가까운 정도까지 됨을 볼 때, 酒炒大黃은 자극으로 발생된

자율신경계의 혼란에 대하여 확실한 조절작용이 있음을 보여주었다.

⑪ **위궤양에 대한 작용:** 大黃은 랫드의 실험성 위궤양에 대하여 양호한 지혈작용을 가진다. 예방적인 투약에서도 지혈효과가 있다. 大黃은 지혈효과 외에도 미리 사용하면 스트레스 자극에 의한 위점막의 장해를 예방하는 작용도 있다. 히스타민의 분비를 촉진하는 작용을 차단하여서 위액의 분비에 대한 억제적 효과가 있다. 실험에서 生大黃은 위산분비를 억제하는 작용이 있고 아울러서 胃의 단백분해효소의 활성을 억제함이 증명되었다.

❖ 芒硝 ❖ ─────

본 품은 천연에서 나는 유산나트륨과 결정수로부터 생성된 천연광물이고, 정제한 결정체는 주로 $Na_2SO_4 \cdot 10H_2O$를 함유하며, 無水流産나트륨의 백색 분말은 玄明粉이다. 芒硝는 비교적 순도가 높고 작용은 부드럽다. 玄明粉은 순도가 가장 높고 작용도 가장 부드럽다. 朴硝는 불순물이 비교적 많고 瀉下하는 힘이 가장 강하다.

❖ 『神農本草經』의 記錄

「味苦寒, 主百病, 除寒熱邪氣, 逐六腑積聚, 結固留癖, 能化七十二種石」
· 百病: 多種의 질병을 가리킨다.
· 除寒熱邪氣, 逐六腑積聚: 腸胃의 宿食과 熱이 결합해서 積聚가 된 것.

❖ 張仲景의 應用의 考證

『本經疏證』:「芒硝가 어떻게 口渴을 치료하겠는가? 己椒藶黃丸을 加하여 치료하면 가능하다. 芒硝가 어떻게 下痢를 치료하는가? 小柴胡湯을 加하여 치료하면 가능하다. 무릇 津液과 응어리가 뭉쳐서 위로 올라가지 못하여 渴症이 된 것이니, 그 응어리를 없애서 津液의 흐름이 정상적으로 되면 갈증이 치료된다. 積聚가 腸內에 생기면 水液이 옆으로 흘러가서 下痢가 되는 것이니, 積聚를 제거되면 곧 下痢가 멈추게 되는 것이다.」

✤ 後世醫家의 應用

『名醫別錄』:「五臟의 積熱이 오래되어 胃氣가 통하지 않는 것을 치료하고 邪氣를 제거하며 留血을 깨뜨리고 腹中의 痰實이 뭉쳐있는 것을 치료하는데, 經脈을 通하게 하고 대소변을 풀어주며 月經을 바로잡고 五痲을 없애며 오래된 것을 없애고 새로운 것을 만들어준다.」

甄權說:「여성의 閉經과 癥瘕를 通하게 하고 瘰癧을 내려주며, 황달병·유행성열병을 치료하고, 瘀血을 없애준다.」

張元素說:「세 가지의 사용법이 있는데, 첫 번째는 實熱을 제거하고, 두 번째는 腸中의 宿便을 없애며, 세 번째는 堅積熱塊를 깨뜨리는 것이다.」

芒硝는 염류성의 사하약으로 實熱積聚·大便秘結에 쓰이며 承氣湯에서와 같이 언제나 大黃과 같이 配合된다. 外用으로는 淸火消腫하는 작용, 大黃·大蒜을 짓이겨 같이 外用하면 腸膿瘍을 치료할 수 있다. 玄明粉과 氷片·硼砂 등을 配合하면 氷硼散이 되는데, 咽喉의 腫痛·口舌糜爛을 치료한다.

✤ 芒硝의 藥理作用

芒硝를 內服하면 유산칼슘이온이 腸壁에서 흡수되지 않고 高滲透壓으로 수분을 가지게 하여 腸內에 머물게 하므로 腸內 용적을 크게 증가시면서 腸壁을 자극해서 腸管의 반사성 유동운동을 일으켜서 瀉下작용을 일으킨다. 습관적으로 이뤄지는 「大黃과 芒硝의 配合」은 이러한 협동작용을 이용해서 大腸을 蕩淨하는 효과를 얻고 있다.

❖ 枳實 ❖ [부] 枳殼───

본 품은 귤과의 식물 광귤나무 *Citrus aurantium Linn*. 香圓枳實 *Citrus wilsonii* Tanaka, 탱자나무 *Poncirus trifoliata* (Linn.) Raf의 어린 과실이다. 성숙한 과실을 횡으로 둘로 쪼갠 것을 枳殼이라고 한다.

❖ 『神農本草經』의 記錄

「味苦寒, 主大風在皮膚中如麻豆苦癢, 除寒熱結, 止痢, 長肌肉, 利五臟…」

· 大風在皮膚中如麻豆苦癢: 알러지성피부병을 기리킬 가능성이 있고, 胡麻의 종자 정도의 크기로 생기는 발진으로 매우 가렵다. 후세에는 별로 쓰이지 않는다.

· 除寒熱結: 古人은 腹脹痞滿이라고 하는 것은 寒熱邪에 의해 생긴 積聚라고 인식하고 있다.

❖ 張仲景의 應用의 考證

『藥徵』:「주로 복부에 있는 實證의 毒을 치료하고, 겸하여 胸滿胸痺·腹滿腹痛을 치료한다.」

❖ 後世醫家의 應用

『名醫別錄』:「脇肋의 痰癖을 제거하고 停水를 몰아내며 結實을 깨뜨리고 脹滿·心下急痞痛·逆氣로 인한 脇部의 이동성 疼痛을 없애며 胃氣를 안정시키고 下痢를 그치게 하며 明目하는 작용이 있다.」

甄權說:「傷寒에 의한 結胸을 풀어주고 上氣喘咳를 主治한다.」

張元素說:「소화를 촉진하고 敗血을 흩으며 積堅을 깨뜨리고 胃中의 濕熱을 제거한다.」

『本草衍義』:「枳實과 枳殼은 동일한 것이다. 작은 것은 그 성질이 급하고 빠르며, 큰 것은 성질이 부드럽고 완만하다.」

『**本草綱目**』:「대개 효능은 어느 것이나 利氣하는 작용이 있어서, 氣가 내려가면 痰喘이 그치고 氣가 순환하면 痞脹이 없어지며 氣가 通하면 刺痛이 그치고 氣가 잘 소통되면 後重이 없어진다.」

李時珍의 說에서는「枳實·枳殼의 性味와 效用이 동일한데, 魏晉 이전에는 구별이 없었다. 魏晉 이후에 枳實·枳殼을 구분해서 사용하기 시작했다.」다만 실제로 응용하면 枳實은 작용이 맹렬하고, 枳殼은 비교적 완만하다. 破積導滯·通利大便에는 枳實을 다용하고, 行氣寬中·消除痞滿에는 枳殼을 다용한다.

枳實·枳殼은 理氣消脹滿하는 常用藥으로 약리연구에 의하면 枳實에는 평활근을 수축시키는 작용이 있어서 소화관의 脹滿을 제거할 수 있다. 張仲景의 枳朮湯은 心下部가 큰 양동이와 같이 딱딱한 것을 치료할 수 있고, 李東垣의 枳朮丸은 만성위염·腹脹痞滿의 치료에 쓰이는데, 다만 枳實導滯丸은 濕熱積滯·胸悶·腹痛·泄瀉 등의 症에 쓰인다. 肝鬱氣滯·脇肋脹痛에 대하여 張仲景은 四逆散으로 치료하고 있는데, 이는 枳實의 내장평활근 수축작용과 芍藥의 내장평활근 이완작용을 이용하여 一收一弛하는 쌍방향 조절작용에 의한다. 芍藥과 甘草의 配合은 신경성동통과 평활근의 경련성동통을 완화시키고, 柴胡와 白芍藥의 配合은 平肝解鬱하는 작용과 겸하여 脇痛을 치료한다. 따라서 四逆散은 平肝解鬱하는 작용과 함께 肝脾를 함께 조절해준다. 枳實을 補中益氣湯에 가하여 쓰면 內臟下垂·脫肛 등의 병증에 대하여 치료효과가 우수하게 나타난다.

❖ 枳實과 枳殼의 약리작용

① 평활근에 대한 작용

● 소화관에 대한 작용: 枳殼과 枳實의 煎劑는 마우스와 토끼의 적출한 장관과 마취한 개의 胃腸운동에 대하여 현저한 억제작용이 있다. 다만 胃瘻에 대한 만성시험과 腸瘻에 대한 만성시험의 결과는 약간의 흥분작용

이 있고, 위장운동의 수축력을 높이는 작용이 있다.

枳殼의 胃腸에 대한 서로 다른 실험결과를 어떻게 해석할 수 있을지에 대해서는 연구가 좀더 진행되기를 기다릴 필요가 있다. 이러한 약물이 생체 내에서 다른 상태일 가능성이 있고, 胃腸에 대한 작용도 같지는 않다. 최근의 임상에서 枳殼과 枳實을 胃擴張·脫肛 등의 증상에 쓰는 것은 위장을 흥분시킨다고 하는 실험결과로 해석할 수 있을지도 모르겠다.

- 자궁에 대한 작용: 枳殼과 枳實의 煎劑는 토끼의 적출한 혹은 적출하지 않은 자궁 어느 것에도 임신의 기왕력에 상관없이 흥분작용을 보이고 자궁의 수축력을 증강시키며 강한 강직성 수축을 일으킨다. 枳殼의 알코올추출물 및 물추출물의 작용은 煎劑와 유사하지만 마우스의 적출한 자궁에 대하여는 억제작용이 인정된다.

② **심혈관에 대한 작용**

枳殼의 煎劑와 알코올추출물을 정맥주사하면 마취한 개에 대하여 모두 昇壓작용이 있고, 겸하여 腎의 용적을 축소시킨다. 煎劑는 저농도(20% 이하)에서 적출한 개구리의 心收縮을 증강시키고, 고농도(50% 이상)에서는 收縮을 減弱시키며, 개구리의 혈관에 관류시키면 혈관의 수축이 보인다.

箱 適應症

- 陽明腑實證을 치료한다. 大熱·大實·大滿·腹堅滿而便秘·苔黃厚而乾或焦黃起刺·脈沈實滑數한 경우.
- 熱結傍流로 惡臭가 있고 지저분한 水樣下痢·臍腹疼痛·배를 누르면 堅硬한 腫塊(腸內의 便)이 만져짐·口舌乾燥·脈數滑한 경우.
- 熱厥로 胸滿口噤·痙攣·脈實한 경우.
- 三焦大熱하고 胃의 潮熱에 의한 獨語·혹은 喘冒不能臥·腹滿痛·脈滑實·물체가 확실히 보이지 않고 의식이 저하되어 있는 경우.
- 陽明의 剛痙으로 胸滿口噤·拘急反張·脚痙攣·牙關緊急이 있는 경우.

王旭高說:「大黃은 大實을 치료하고 芒硝는 大燥大堅을 치료하는데, 이 두 가지는 有形의 血을 치료하는 약이다. 厚朴은 大滿을 치료하고 枳實은 痞를 치료하는데, 이 두 가지는 無形의 氣를 치료하는 약이다. 대체로 腸燥胃實이 있으면 氣가 통하지 않게 되므로 積聚를 치료하는 약에는 반드시 氣分藥을 쓴다. 달이는 방법은 우선 枳實·厚朴을 넣고, 다음으로 大黃을 넣고, 그 후에 芒硝를 넣는데 왜 그런가? 柯韻伯이 이르기를『무릇 자연 상태의 것은 氣가 날카로워서 빠르게 순환하고, 익힌 것은 氣가 鈍하여 穩和하다. 張仲景은 芒硝로 우선 燥屎를 부드럽게 하고 계속해서 大黃으로 腸을 通하게 하며, 그 다음 枳實·厚朴으로 痞滿을 제거하려고 하였다. 小承氣湯은 3味(大黃·厚朴·枳實)를 동시에 넣어서 달이기 때문에 같은 大黃이라도 달이는 방법이 다르므로 張仲景은 瀉下를 조금 緩和시키는 의미를 표하고 있다.』張仲景이 쓴 大承氣湯은 燥屎를 제거하고, 腸을 通하게 하여서 陰氣가 상승하므로 承氣(氣를 調整)라고 命名한 것이다.」

우리는 大承氣湯을 傷寒에 쓸 뿐 아니라, 일체의 雜病에도 넓게 응용하고 있다. 大承氣湯을 不眠·哮喘·頭痛·呃逆 등의 치료에 쓰는 예를 다음과 같이 나누어 설명한다.

한 환자가 10여 일 동안 不眠이 계속되었는데 수면제를 복용해도 효과가 없었고 괴로워서 견딜 수 없었다. 진찰해보니 얼굴과 눈이 붉고 舌苔는 黃厚하며 대변을 못 본지 수일이 지났다. 이것은「胃家實」에 속하고 腑濁하여 心을 上攻하며 心神이 침범당해 불안하게 되면서 不眠이 된 것이다. 安神鎭靜하는 약물을 쓴 것은 本을 생각하지 않고 標를 치료하는 것과 같아서 대량의 수면제를 복용해도 효과가 없었던 것이다. 治法은 마땅히 胃腑의 實을 제거해야 하는데, 實이 제거되면 濁氣가 없어지고 心神은 편안하게 되어 자연히 熟眠하게 되므로 大承氣湯을 투여하면 腑가 通하게 되어 밤에 잘 잘 수 있게 된 것이다.

또 한 환자는 천식 발작으로 입원해서 매일 中西醫의 平喘藥을 썼지만 모두 효과가 없었다. 대변상태를 물어보니 이미 며칠간 변비상태라고 하였다. 이전부터 천식 발작이 있어 대변이 나오면 발작이 감소되고 있었다. 苔는 黃色으로 검은 느낌을 띠고 있었다. 大承氣湯을 투여하여 대변이 通하니 천식이 곧 경감되었다.

또 다른 한 환자는 심한 頭痛이 십수 일간 있었는데, 눈이 붉고 舌紅苔黃厚하며 대변은 며칠간 나오지 않았다. 신경과의 검사에서 이상 소견은 없었다. 이는「胃家實」에 속하고, 濁氣가 上攻해서 頭痛이 일어나는 것이었다. 承氣湯으로 이것을 瀉下시켰는데 1제로 곧 병이 나았다.

다른 한 환자는 呃逆이 십수 일동안 지속되고 하루 종일 그치지 않아서 가족이 불안하여 atropine·methylphenidate 및 中藥·鍼灸治療를 했지만 효과가 없었다. 대변상태를 물으니 십수 일간 나오지 않았다고 하였다. 이는 역시나「胃家實」에 속하여서 腑가 通하지 않고 胃氣가 上逆해서 일어난 것이었다. 大承氣湯 1제를 투여하였는데, 그날 밤 呃逆이 바로 그치고 재발하지 않았다.

承氣湯의 응용범위는 대단히 넓은데, 여기서 예를 든 몇 례는 中醫理論의 특수성을 설명하고 있다. 이른바「胃家實」은 주로 胃中의 燥屎가 實熱과 결합한 것이다. 한 사람이 말하기를「胃中에 왜 燥屎가 있는가? 大便이 通하지 않으면 무슨 濁氣가 어떻게 上衝해서 횡격막으로부터 心肺에 이르게 된다는 것인가? 中醫의 理論은 과학적이지 않다」라고 하였다. 소화기계·호흡기계·순환기계에는 각각 구별이 있다고는 하지만 자율신경의 기능은 整體的으로 상호관계가 있다. 中醫가 말하는「胃家實」은 陽明病에 속하고, 여기서의 胃는 실제로는 소화관을 말한다. 임상상 다종의 질병 모두에서「胃家實」證이 보이고,「胃家實」의 측면에서 각 계통의 병증을 치료하면 현저한 치료효과를 얻을 수 있다. 이러한 異病同治가 中醫의 질병치료에 있어서 전통적인 방법이다. 大便이 通하면 病症도 호전되는 이유에 대해서는 현대의학에 의한 연구를 할 필요가 있다. 우리는 大承氣湯으로 便秘를 동반한 頭痛을 치료할 수 있는 것에 대해서는 糞便이 제거된 후 糞毒이 재흡수 되지 않기 때문에 頭痛이 호전될 가능성이 있다고 인식하고 있다. 不眠의 치료에 대해서는 苦寒藥이 대뇌피질의 흥분을 억제할 가능성이 있고 동시에 腸의 充血을 유도해서 腦의 充血을 감소시키기 때문에 편안한 수면이 가능하게 한다고 인식하고 있다. 呃逆에 瀉法을 쓰는 것에 대해서는, 이러한 瀉藥이 腸의 蠕動을 촉진시키고 대변이 通하면 횡격막의 痙攣이 緩解된다고 인식하고 있다. 喘息에 瀉法을 써서 효과가 나타나는 것에 대해서는「肺와 大腸은 表裏의 관계」이므로 大腸이 通하면 肺氣가 下降한다… 무릇 이러한 것에 대해서는 현대의 과학으로 연구를 진행해서 해석할 필요가 있다.

本方은 또 發狂·脚氣에 의한 脚腫·赤痢初期·實熱에 의한 痙攣 등도 치료할 수 있다. 北京·天津 등에서의 보고에 의하면 複方大承氣湯(항상 桃仁·赤芍·枳實·蘿葍子 등을 加함)을 쓰면 급성장폐색의 치료에 확실한 효과가 있었다. [『中西醫結合治療急性腹症通訊』1974,(2):3][『新醫學雜誌』1977,(10):35]

湖北省의 보고에서는 複方大承氣湯을 쓰면 복부수술 후 나타나는 위장의 창만에 효과가 있다고 하였다. [『新醫學雜誌』1977,(2):31]

연구

여러 실험 결과, 大承氣湯을 內服한 후 마우스에서 소화관의 유동운동이 항진됨이 명확하게 나타나는데, 투약 후 10분 정도 지나면 확실하게 나타나서 1시간 후에 극대화 되지만 정맥투여에서는 나타나지 않는다. 內服으로 마우스의 腸容積이 확실하게 증가한다. 摘出한 장관에서의 흥분작용이 atropine·hexatetramine 및 tetracaine과는 관계없이 차단되는 것은 이러한 장관을 흥분시키는 작용이 장벽의 평활근에 대하여 직접 작용하는 결과일 가능성이 있다. [『天津醫學雜誌』1965,(10):790]

大承氣湯을 내복시키면 토끼의 실험적 腸重積症에 대하여 복구를 촉진하는 작용이 명확하게 나타나고 겸하여 장의 蠕動도 확실하게 증강되며 腸의 용적도 여기에 동반하여 증가되지만, 정맥주사로는 장의 복구가 촉진되지 않고 장의 유동도 증가되지 않는다. 미주신경을 절단하면 腸重積의 복구가 가속화 되지 않지만 大承氣湯이 腸管의 국소에 미치는 작용에는 영향이 없다. [『中醫雜誌』1973,(1):33]

실험결과에서 本方은 대장균·포도상구균에 대하여 억제작용이 있고 [『中醫雜誌』1955,(10):35] 겸하여 개의 내장 혈류량을 증가시켜서 혈관을 확장시키고 위장의 혈액순환을 개선시킨다. [『中西醫結合治療急性腹症通訊』1977,(1):35] 大承氣湯은 또 순환혈액 중의 혈장단백과 결합한 색소가 모세혈관으로부터 透出되는 것을 감소시킨다. [『中西醫結合治療急性腹症通訊』1977,(1):38]

天津市의 南開醫院에서는 通裏攻下에 대하여 大承氣湯을 중심으로 연구하고 있다. 本方은 腸蠕動을 확실하게 증가시키면서 遊離된 腸間膜의 혈류량을 증가시키는 작용도 있다. 혈류량의 증가와 장유동의 증강은 일치된 관계가 있고, 양자는 상호 보조적인 관계일 가능성이 있다. 大承氣湯이 모세혈관의 투과성을 저하시키는 작용에 의해서 抗菌·抗感染 작용이 가능하다. [『新醫藥學雜誌』1972,(2):17] 本方의 瀉下通便에 의한 糞毒의 흡수를 감소시키는 것으로도 抗菌抗感染이 가능하고, 감염성질환이 심할 때 보이는 陽明腑實證에도 적용이 가능하다. 本方으로 급성장폐색을 치료하는 것은 腸管의 蠕動을 조정하여서 대장의 용적을 확대시키고, 通暢性을 回復시켜서 혈류장해를 개선하며, 감염과 같은 속발하는 병리변화를 단절시켜서 효과를 보인다. 本方의 임상응용에 있어서는 제시된 몇 가지의 실험결과를 근거로 해서 通裏攻下法의 인식과 「六腑以通爲用」「不通則痛」「痛隨利減」이라는 학설을 더욱 깊이 이해할 필요가 있다.

증례 58

환자: 李○○, 남성, 69세.

증상: 환자는 일찍이 7년 전부터 천식발작을 반복하고 있는데, 최근에도 발병해서 氣急咳喘이 격렬하며, 대량의 황록색 痰을 吐出하고, 때때

로 咯血하며 微熱이 있었다. 舌質은 靑하고 苔는 薄膩하며 脈은 弦數하였다. 서양의학적인 진단은 폐기종·천식성기관지염·기관지확장증이었다. 증은 痰熱咳逆에 瘀血을 겸한 것으로 체내의 細絡이 傷해서 출혈되는 것이며 기침이 심하여서 咯血도 심한 것이다. 치료는 淸熱消瘀止血하는 것이 좋다.

처방: 生大黃粉3g, 百合片(白芨·百合·百部·麥門冬·天門冬·絲瓜子)을 동시에 복용한다. 7제.

경과: 복약 후 咯血이 그치고 諸症은 개선되어서 7제를 계속 복용시킨 후 百合片을 추가로 처방하여 퇴원시켰다. 6개월 후에 내원했는데 상태는 안정되어있고 咯血은 보이지 않았다.

고찰: 본안은 기관지확장증의 출혈이다. 증은 痰熱咳逆에 瘀血을 겸하고 있고, 細絡이 손상되어서 출혈이 있으며, 기침이 심하고 咯血 또한 심하였다. 본안에서 生大黃으로 淸熱消瘀通絡하고, 보조약으로서 百合片으로 養陰止咳하여 결과적으로 止血할 수 있었다.

증례 59

환자: 羅OO, 남성, 64세.

증상: 9년 전부터 喘息을 앓고 발작을 반복하고 있다. 최근에도 발병하여 哮喘이 지속되고 있고, aminophylline 등 여러 종류의 喘息藥과 항생제를 복용했지만 緩解되지 않았다. 환자의 咯痰은 粘稠하고 黃色이며 脘腹은 脹滿하고 大便은 秘結하여 잘 나오지 않았다. 舌質은 紅하고 苔는 黃厚하며 黑色을 띠고 脈은 滑數하였다. 양방에서는 감염이 합병된 천식성기관지염과 폐색성폐기종으로 진단하였다. 證은 熱結臟腑·肺失宣肅에 속하고, 치료는 淸熱除滯·通腑降逆하는 것이 좋다.

처방: 生大黃9g, 玄明粉6g, 川厚朴9g, 枳實6g, 開金鎖15g, 麻黃9g, 百部9g, 碧桃干15g, 魚腥草30g, 1제 진하게 달여서 2회분을 한 번에 복용한다.

경과: 복약 후 30분에 대변이 通하고 그날 밤부터 喘息이 잦아들었다.

고찰: 本例의 哮喘은 「陽明腑實·濁氣上逆」으로 辨證할 수 있는데, 「肺와 大腸은 表裏의 관계에 있다」에 근거하여, 大黃을 써서 淸熱通腑·宣 氣降逆하는 방법으로 효과가 있었다. 그 후 益腎固本·培元納氣의 방 법으로 바꾸어서 예후를 調整하였다.

증례 60

환자: 徐OO, 여성, 36세.

증상: 1개월 전 호흡기감염을 앓고, 계속해서 胸悶·動悸·心煩·咽痛·口乾· 顔面潮紅·便秘가 있으며, 舌紅絳하고 苔는 黃한데 邊緣에 瘀斑이 있으며 脈은 短促하였다. 양방에서는 바이러스성심근염으로 진단했 다. 이 예는 風溫의 邪氣가 化熱해서 心脈을 逆犯하고 瘀血과 결합 해서 심박이상이 일어난 것이다. 치료는 泄熱解毒·化瘀淸心·寧脈하 는 것이다.

처방: 大黃6g, 金銀花15g, 連翹15g, 板藍根15g, 生地黃30g, 天黃蓮3g, 牧 丹皮9g, 桃仁9g, 茅根30g, 7제.

경과: 복약 후 大便이 通하고, 心煩·咽痛도 호전되었다.

고찰: 本例는 바이러스성심근염에 의한 심박이상으로 溫熱病毒의 邪氣가 外襲한 특징이 있다고 보고, 溫病學에 따라 치료했다. 여기서 심박이 상의 치료는 「心이 血脈을 主한다」는 것에 구애되지 않고 온 몸을 전 체적으로 보는 것에 착안하여 辨證하였는데, 水火陰陽을 고려하고 氣血의 盛衰를 조절하며 大黃 등을 써서 邪氣를 몰아내는데, 邪氣가 물러나면 마음이 안정되고 正氣가 조화롭게 되며 脈이 안정된다.

증례 61

환자: 蘇OO, 남성, 78세.

증상: 환자는 상복부의 극렬한 疼痛이 지속되고 惡心嘔吐高熱을 동반하며 복부를 누르면 불쾌해 했다. 口渴이 있고 大便은 秘結하며 口臭·血

尿가 있고 舌苔는 黃厚, 舌質은 紅, 脈은 弦緊滑하였다. 양방에서는 급성췌장염으로 진단했다. 本例는 痞·滿·燥·實 등이 모두 보이고, 치료는 苦寒通泄하면서 급히 去實逐邪를 하는 것이 좋다.

처방: 生大黃9g, 枳實9g, 玄明粉6g(沖服), 大腹皮6g, 藿香9g, 蘇梗9g, 黃芩9g, 黃連6g, 旋覆花9g(炮), 檳榔子9g, 生甘草3g, 2제.

경과: 복약 후 지저분한 변을 다량으로 보고 腹痛이 크게 감소되며 嘔吐도 그쳤다. 원방의 生大黃을 6g으로 줄이고 玄明粉을 뺀 처방을 3제 계속해서 복용하니 치유되었다.

고찰: 本例는 급성췌장염으로 변증은 脾胃實熱·積滯內阻한 것이다. 通裏攻下의 방법을 쓰고 承氣湯合瀉心湯加減으로 신속하게 邪熱을 끊어내며 實邪를 직접 몰아내서 원인을 제거하여서 신속하게 치유되었다.

증례 62

환자: 沙OO, 남성, 52세.

증상: 환자는 위궤양을 수년 동안 앓았고 黑色便으로 잠혈반응이 양성(+)이었으며 공복 시에 腹痛이 있고 과식하면 명치끝이 아팠다. 噯氣·脫力·眩暈이 있고 대변은 항상 秘結하였다. 舌根의 苔는 白厚하고 邊緣은 瘀斑이 있으며 紫暗하고 脈은 弱하였다. 치료는 化瘀止血·固氣攝血하는 것이 좋다.

처방: 生大黃3g(粉末 頓服), 蟅蟲3g, 刺猬皮9g, 旋覆花9g(炮), 代赭石24g, 移山參6g, 黃耆15g, 鍛瓦楞30g, 7제.

고찰: 生大黃의 분말은 상부소화관의 出血 치료와 去瘀止血하는 효과가 있다. 우리들의 생각으로는 止血과 化瘀가 모순되지 않는다. 止血하면서 瘀滯하지 않고 化瘀하면서 止血을 방해하지 않는 것은 瘀血이 없어지지 않으면 出血이 그치지 않고 瘀血이 없어지면 出血이 자연히 그치므로 하나는 흩고 하나는 그친다고 하는 다른 방향이지만 같은 효과가 있다. 生大黃에 刺猬皮를 配合해서 化瘀止血하고, 佐藥

인 蟅蟲으로 去瘀하며, 代赭石으로 止血하고, 人蔘·黃耆를 加하여
固氣攝血하여 氣脫을 막아서, 복약 후에 黑色便이 그쳤다.

소승기탕(小承氣湯) 『傷寒論』

| 方藥組成 | 大黃9~12g, 厚朴6g, 枳實9g. |

適應症

- 陽明腑證으로 譫語·便硬·潮熱·上中二焦痞滿不通·苔乾燥而黃·脈滑數
  한 경우.
- 무릇 胸腹脹滿·頻尿血尿·便秘가 있는 것, 腹痛·譫語·潮熱·微煩·呃逆·心
  下痞·便不通한 경우.

方解

柯韻伯說:「대부분의 병은 모두 氣가 원인이 되는데, 濁한 기운이 제거되지
않는 것은 氣가 잘 돌지 않기 때문이다. 따라서 攻積하는 약제는 반드시
行氣하는 약을 위주로 한다. 亢則害 承乃制라고 하는 것에서 承氣라는 이
름이 유래되었다. 또 병이 사라지면 元氣가 傷하지 않는다 하는 것도 承氣
의 의미이다. 처방에 大小가 있는 것은 두 가지의 의미가 있다. 厚朴을 大
黃의 두 배로 한 것은 氣藥을 君藥으로 사용한 것으로 大承氣라 이름한다.
大黃을 厚朴의 두 배로 한 것은 氣藥을 臣藥으로 사용한 것으로 小承氣라
이름한다. 藥의 가짓수가 많고 性味가 맹렬한 것을 많이 복용하는 것은 瀉
下시키기 위함이므로 大라고 한다. 藥味가 적고 성능이 온화한 것을 소량
으로 복용시키는 것은 胃氣를 약간 조화시키므로 小라고 한다. 이 두 가지
처방을 달이는 방법은 같지 않다.」(大承氣湯의 方解를 참조)

大承氣湯의 芒硝·大黃은 나중에 넣으며 枳實·厚朴을 加하여 行氣하므로 瀉下力이 강력하고, 痞·滿·燥·實을 모두 갖추었고 陽明熱結한 重症을 主治한다. 小承氣湯은 芒硝가 없고 또 3味를 같이 달이는데, 枳實·厚朴의 量도 적어서 攻下하는 힘이 비교적 약하다. 痞·滿·實의 陽明熱結의 輕症으로 燥의 증상은 아직 보이지 않는 것을 主治한다.

應用

小承氣湯은 胃熱에 의한 多食 혹은 赤痢의 초기에 나타나는 腹痛, 裏急後重의 경우와 食滯하여 食慾不振, 下痢가 확실히 그치지 않고, 腹部의 脹滿이 있는 등의 경우에도 應用할 수 있다. 辨證의 요점은 腹部의 痞滿이 있고 약간 結實한 점이다.

조위승기탕(調胃承氣湯)『傷寒論』

方藥組成	大黃9~12g, 甘草6g, 芒硝12g.

適應症

熱邪가 胃에 머무는 것을 치료하는데, 胸痛·心煩·口渴·便秘·譫語가 있는 경우.

方解

大黃과 芒硝의 병용에 의해 腸胃를 蕩滌하고 오래된 것을 내보내고 새롭게 하며 아울러 泄熱解毒한다. 甘草를 加한 것은 和胃의 의미가 있고, 세 가지 약재의 병용으로 燥屎를 배설시켜 熱毒도 없애게 된다. 調胃承氣湯은 주로 陽明病의 潮熱內結에 痞滿이 없는 증을 치료하는데 주 작용은 淸熱和胃이다. 약을 달일 때 大黃을 먼저 넣는 것은 生用했을 때보다 瀉下作用을 약하게 하기 위함이다. 甘草를 配合하는 것은 調和하는데 중점을 둔 것이므로 이름을 調胃라고 했다. 枳實·厚朴을 쓰지 않는 것은 痞滿의 증이 없기 때문으로 이런 것을 볼 때 調胃承氣湯은 상기 두 처방보다 瀉下力이 약한 것임을 알 수 있다.

응용

本方은 傷寒에 의한 發狂·煩燥·發疹·咽喉腫痛·口舌靡爛·消渴多食·瘡瘍疔毒·齒齦腫痛·口鼻出血·眼赤腫痛·黃疸 등에 쓸 수 있다.

종합하면 辨證으로는 實熱에 속하면서 腹不滿하고, 面紅目赤, 脈實, 舌潮熱, 苔黃黑, 심한 口臭, 惡心煩熱, 小便黃赤 등이 있는 경우이다. 이러한 변증의 근거는 便燥·心煩이 있으나 心下痞나 腹脹滿이 없는 것으로 調胃承氣湯을 쓰는 것이 좋다.

증례 63

환자: 候OO, 여성, 39세.

증상: 환자는 대식가로 공복감이 심하고 매일 식사를 다섯 번 해도 배고픔이 있으며 상복부 불쾌감이 있고 대변은 秘結하여 3일에 한 번 꼴로 있었다. 苔黃燥하고 脈弦數하였다. 혈당은 270mg/dL(공복 시), 尿糖(3+), 證은 陽明實熱의 裏證으로 病은 消渴病의 3消 中 中消에 속하는데, 치료는 淸胃瀉火·養陰增液하는 것이 좋다.

처방: 大黃6g, 芒硝6g, 甘草5g, 黃芩6g, 知母9g, 石膏15g, 天花粉15g, 麥門冬9g, 牛膝9g, 4제.

경과: 복약 후 병증이 경감되어 芒硝를 除하고 14제 연속해서 복용시킨 후 증상은 소실되고 공복 시 혈당은 100mg/dL, 尿糖은 음성으로 되었다.

고찰: 『內經』에 이르기를 「胃熱이 있으면 식욕이 왕성하고 공복감이 심하다」라고 하였다. 환자의 苔가 黃燥하고 脈이 弦數하며 大便이 秘結하기 때문에 변증은 中消陽明裏熱의 實證에 속한다. 그러므로 調

胃承氣湯을 투여하여 淸胃瀉火하는데, 石膏·知母 같은 輔助藥으로 肺胃의 熱을 맑게 하며, 天花粉·麥門冬으로 養陰增液하고, 牛膝로 引火下降하였다. 완전치유 후 1년 뒤에 시행한 추적조사에서 재발은 없었다.

보기 연구

大黃의 瀉下力의 강약은 anthraquinone 배당체의 양이 많고 적음에 관계가 있다. 大承氣湯에서는 生大黃을 써서 瀉下시키는데, 결합한 anthraquinone 배당체의 양은 비교적 많고, tannin의 수득률은 비교적 낮아서 瀉下作用이 비교적 강하다고 추측된다. 調胃承氣湯은 大黃·甘草를 같이 끓이므로 결합anthraquinone 배당체의 양은 비교적 적고, 유리anthraquinone 배당체의 양은 많으며, tannin의 수득률은 비교적 높아서 瀉下作用이 비교적 약하다고 추측된다. 실험에서 나타난 tannin의 물추출 수득률은 물의 양과 끓이는 횟수에 관계가 있고, 가열시간의 영향은 크지 않다고 밝혀졌다. 大黃의 anthraquinone배당체는 瀉下성분이고 tannin은 수렴성분인데, 양자는 밀접한 관계가 있고 치료효과에 직접 영향을 미친다. 小承氣湯이 大承氣湯에 비해 瀉下作用이 비교적 약한 이유는 여기에 있다. [『하얼빈中醫』1964,(6):27]

후박삼물탕(厚朴三物湯)『金匱要略』

| 方藥組成 | 厚朴24g, 大黃12g, 枳實 15g. |

보기 適應症

아프고 막힌 경우 厚朴三物湯이 주치한다.

방해

尤在涇說:「아프고 막혔다는 것은 六腑의 氣가 순환하지 않기 때문이다. 厚
朴三物湯과 小承氣湯의 구성약물은 같지만, 承氣의 의미는 實을 제거하
는 데에 있어서 大黃이 君藥이 된다. 厚朴三物湯의 의미는 行氣에 있어서
厚朴이 君藥이다.」

厚朴을 많이 써서 脹滿·疼痛·大便秘結을 제거하는 의미가 있다.

응용

本方은 腹滿·心下痛이 있으면서 大便不通한 것을 치료하고, 下痢·腹滿·
裏急後重에도 쓸 수 있다. 行氣通下의 약제이므로 쉽게 正氣가 손상될 수 있
으므로, 虛弱人, 妊婦, 脾胃虛弱한 사람에는 신중하게 써야 한다.

후박칠물탕(厚朴七物湯)『金匱要略』

方藥組成	厚朴24g, 甘草9g, 大黃9g, 大棗10g, 枳實15g, 桂枝6g, 生薑5片.

적응증

腹滿·發熱·上逆而嘔吐·或便秘·脈常浮而數한 경우.

방해

腹滿·脈數·便秘는 裏實熱證이다. 發熱脈浮는 表證이 아직 풀리지 않고,
따라서 表裏同病한 것이다. 처방에서 厚朴·枳實을 많이 써서 消痞泄滿하고,
佐藥인 大黃으로 通便導滯한다. 小承氣湯이 大黃을 주로 하고 枳實·厚朴을
조금 쓰는 것과는 다른 점이다. 따라서 「厚朴七物湯」이라고 이름 붙였고, 桂
枝·生薑·甘草·大棗를 佐藥으로 해서 解表散寒·調和營衛한다. 만약 下痢하

는 경우는 大黃을 빼고, 上逆해서 嘔吐하는 경우는 半夏를 加하여도 좋다.
表寒이 심한 경우는 生薑의 양을 增量한다.

應用

本方은 赤痢·食滯·嘔吐·下痢·或便秘를 치료할 수 있고, 腹滿實證으로 변
증되는 경우에 쓸 수 있다.

대황감초탕(大黃甘草湯)『金匱要略』

方藥組成	大黃9~12g, 甘草9g.

適應症

먹으면 즉시 嘔吐하는 경우.

方解

本方은 腸胃에 實熱이 있어서 음식을 먹으면 바로 上逆해서 嘔吐하는 경
우를 치료할 수 있다. 胃熱이 上逆해서 嘔吐하는 것은 胃가 冷해서 水飮을
嘔吐하는 것과는 달라서 大黃·甘草로 腸胃의 實熱과 積滯를 없애면 嘔吐를
치료하지 않아도 자연히 그치는데 이것이 「上病下治」하는 방법이 된다.

應用

本方은 辨證이 胃火上衝해서 식후에 바로 嘔吐하는 증에 쓸 수 있다. 만약
아침에 음식을 먹었는데 저녁에 소화되지 않은 음식물을 토하는 것은 火가
없는 것으로 여기에는 맞지 않다.

도핵승기탕(桃核承氣湯)『傷寒論』

方藥組成	桃仁12g, 大黃9~12g, 桂枝6g, 甘草6g, 芒硝6g.

단미의 藥理연구

❖ 桃仁 ❖ ───

본 품은 장미과의 낙엽교목인 복숭아 *Prunus persica* (linn.) Batsch, 혹은 산복사나무 *Prunus davidiana* Franch의 종자이다.

❖『神農本草經』의 記錄

「味苦平, 主瘀血血閉, 癥瘕邪氣, 殺小蟲」

· 瘀血血閉: 여성의 生理不順과 産後瘀阻에서 보이고, 외상에 의한 瘀血腫痛에서도 보인다. 桃仁은 去瘀하므로 이상의 여러 병을 치료할 수 있다.

· 癥瘕邪氣: 肝脾腫과 같은 복부의 腫塊를 가리킨다.

❖ 張仲景의 應用의 考證

鄒潤安說:「張仲景이 桃仁을 쓰는 방법은 神農本草經의 내용과 비교할 때 미묘한 차이가 있다. 張仲景의 책과 千金附方에 의하면 桃仁을 쓰는 처방은 9개가 있고 桃仁을 쓰는 증후에는 3종류가 있다. 즉 表證이 아직 남아있는 경우, 少腹에 이상이 있는 경우, 皮膚甲錯이 있는 경우이다. 왜 이렇게 이야기 하는 것인가? 즉 桃仁承氣湯證은 太陽病이 아직 풀리지 않은 것이다. 抵當湯證은 表證이 아직 존재하고 있다. 抵當丸證은 傷寒에 熱이 있다. 葦莖湯證은 기침과 微熱이 있다. 龜甲煎丸證은 瘧이 1개월 정도 지속된다. 大黃牧丹皮湯證은 이따금 發熱이 있고 自汗이 있으면서 惡寒이 있어서 表證이 있는 것임을 알 수 있다.」

『續藥徵』:「주로 瘀血에 의한 少腹滿痛을 치료하고, 겸하여 腸膿瘍 및 여

233

성의 生理不順을 치료한다.」

✤ 後世醫家의 應用

『**名醫別錄**』:「咳逆上氣를 그치게 하고 心下堅을 풀며 돌발적인 出血을
없애고 癥瘕를 풀어주며 生理를 通하게 하고 통증을 그치게 한다.」

張元素說:「血結·血痺·血燥를 치료하고 대변을 通潤시키며 蓄血을 제거
한다.」

『**本經逢原**』:「桃仁은 血瘀·血閉의 主藥으로 破血하는 작용이 강하다.」

桃仁은 瘀血을 없애고 血閉를 치료하는 외에 咳嗽도 치료할 수 있다. 우리
는 항상 桃仁·大黃·蟅蟲을 配合해서 破血去瘀·消癥散結의 목적으로 쓰는데,
肝脾腫·肝硬變·뇌경색·두부외상후유증·전정부위염·무월경 등의 치료를 하
고 있다. 華山醫院에서 뇌경색 환자를 치료했는데, 그 환자는 내원 시 보행곤
란이 있었다. 그런데 특이하게도 10분 정도의 간격으로 큰 소리를 내면서 웃
는데 그것을 자기 스스로 억제할 수 없었다. 下瘀血湯을 몇 제 투여하니 웃는
소리가 곧 그치고 두 다리는 움직일 수 있게 되었으며, 血栓에 의한 증상은
완전히 소실되었다.

✤ 桃仁의 藥理作用

① **溶血작용**: 桃仁의 알코올추출물은 亢凝血作用과 비교적 약한 溶血作用
이 있다.

② **鎭咳작용**: 桃仁은 amygdaline을 함유하고 있고 이것에서 靑酸이 분리
되는데, 靑酸은 호흡중추를 억제하여 진정작용을 가지므로 鎭咳하는
작용이 나타난다.

③ **혈압강하작용**: 桃仁의 煎湯液은 적출한 개구리의 심장을 억제하고 단기
간의 혈압강하작용을 가진다.

④ **섬유조직용해작용**: 桃仁의 煎湯液은 섬유조직을 용해하는 작용을 가지

고 있다.

適應症

太陽病이 풀리지 않고 膀胱에 열이 쌓여서 少腹脹滿·黑色便·小便利·口渴
이 있고 정신이 멍한 것이 미친 듯하며 야간에 發熱하는 경우에 쓸 수 있다.
瘀血에 의한 胃痛·血結에 의한 胸痛·瘧疾로 매일 밤 發熱하는 것, 下痢로 蓄
血하며 急痛이 있는 경우, 瘀血이 經絡에 滯해서 生理不順한 경우도 치료할
수 있다.

方解

尤在涇說:「이것은 調胃承氣湯에 桃仁·桂枝를 가하여 破血逐瘀하는 것으
로, 이 證에는 熱과 血이 결합하여 있어서 大黃의 苦寒으로 蕩實除熱한
다. 芒硝의 鹹寒이 血分에 들어가서 軟堅하고, 桃仁의 辛潤과 桂枝의 辛
溫으로 逐血散邪하며, 甘草의 甘味로 諸藥의 氣勢를 緩和한다.」

陽明「蓄血證」은 陽明邪熱과 宿瘀가 서로 결합해서 있으므로, 健忘이 있
고 便은 딱딱하지만 오히려 잘 나오면서 검은 색을 띤다. 서양의학의 각도에
서 보면 『傷寒論』의 「蓄血證」은 瘀血證의 범주에 해당한다. 本方에 있어서
張仲景은 桃仁을 써서 破血하고, 桂枝를 가하여 經絡을 疏通시키며 破血逐
瘀하는 힘을 강화시키고, 大黃을 桂枝의 2배로 써서 桂枝의 解表하는 힘을
약화시키는 것과 함께 大黃이 桂枝의 辛甘을 얻어서 經脈에 들어가 通하게
하고 攻熱逐瘀하는 힘을 발휘한다. 더욱이 調胃承氣湯을 합하여 瘀熱을 이
끌어서 下行시키기 때문에 蓄血證의 좋은 처방이 된다.

應用

本方의 應用은 반드시 瘀血內結에 의한 實熱證인 경우가 적절하다. 후세
사람이 本方의 응용범위를 크게 넓혔다. 예를 들면 火旺해서 上部에 血鬱이
있고, 頭痛·頭脹·目赤·齒痛이 있는 경우와 結熱瘀阻에 의해 鼻出血 혹은 紫

黑色의 피를 토하는 경우, 月經困難·月經前疼痛·無月經·腹腔內胎兒死亡·胎盤遺殘·産後惡露不下·少腹堅痛·호흡곤란이 현저한 경우, 혹은 외상으로 瘀血이 停留하고 疼痛이 심하여 눕지 못하며 대소변이 秘結한 경우 등이다. 또 식중독에 의해 下痢(膿血便)·食道通過障害·黃疸·丹毒·痛痺·中風 등에도 응용할 수 있다. 최근에는 유행성출혈열·세균성하리·두부외상후유증·뇌경색·統合失調症 등에도 쓰여서 모두 좋은 효과를 보이고 있다.

다만 本方을 응용하는 경우, 實熱에 의한 血瘀內結이 필수적이다. 만약 虛弱한 사람의 출혈 혹은 출혈이 그치지 않는 경우 모두는 本方의 적응증이 아니다. 임부에는 일반적으로 금기이다.

증례 64

환자: 楊OO, 남성, 51세.

증상: 환자는 腹部脹滿·大便秘結이 있고, 며칠에 1회 정도 배변하는데 대변이 나오면 下血이 보였다. 健忘이 있고 혀는 瘀血에 의해 紫色이며 脈은 弦하였다.

처방: 반드시 蓄血의 證이 있어야 하는데, 桃核承氣湯을 투여한다.
桃仁9g, 生大黃9g(나중에 넣음), 桂枝6g, 芒硝6g(沖服), 炙甘草 6g, 3제.

고찰: 本例는 下焦의 蓄血證으로 大黃과 芒硝로 蕩實해서 腸을 通하게 한다. 桃仁과 桂枝로 破血逐瘀하고, 甘草를 가하여 諸藥을 調和한다. 복약 후 환자는 대변이 通暢하고, 다시 下血하는 것이 없으며, 건망증도 현저히 호전되었다.

마자인환(麻子仁丸)『傷寒論』

方藥組成	麻子仁500g, 芍藥250g, 枳實250g, 大黃500g, 厚朴250g, 杏仁250g.

단미의 藥理연구

❖火麻仁(麻子仁) ❖ ────

본 품은 삼과의 1년생 초본식물인 삼(大麻) *Cannabis sativa* Linn.의 성숙된 종자이다. 『神農本草經』에서는 火麻仁의 별명을 麻子仁으로 칭하고 있다.

❖『神農本草經』의 記錄

「味甘平, 主補中益氣, 久服肥健」

· 補中益氣, 久服肥健: 어느 것이나 補益하는 작용을 말하고 있다.

❖ 後世醫家의 應用

『名醫別錄』:「利小便하고 破積血하며 血脈을 회복시키고 산모의 餘病을 치료한다.」

『食性本草』:「潤五臟하고 大腸의 風熱燥結을 풀어준다.」

『本草備要』:「緩脾潤燥하고 陽明病의 胃熱·多汗·排便困難을 치료한다.」

麻子仁은 지방유를 매우 많이 함유하고 潤腸通便하는 작용이 있는 外에도 通乳하는 작용도 있다. 腸胃가 燥熱하여 辨證으로는 熱閉에 속하는 경우 大黃·厚朴·枳實 등을 配合해서 麻子仁丸으로 만들 수 있다. 老人·虛弱人·産母의 血虛津枯에 의한 변비에는 當歸·熟地黃·杏仁 등을 配合해서 麻子仁丸으로 만들 수도 있다.

❖ 火麻仁의 藥理作用

① **緩下作用:** 본 품은 장점막을 자극해서 분비를 증가시키고 蠕動運動을 빠르게 하며 大腸의 수분흡수를 감소시켜서 緩下작용을 가진다.

② **혈압강하작용:** 火麻仁의 팅크제에서 알코올을 제거한 乳劑를 만들어 체중 1kg당 2g을 십이지장에 주입하면 마취한 고양이의 혈압이 서서히 하강하고, 체중 1kg당 2~10g을 정상인 랫드의 위장에 주입하면 혈압이 현저히 하강한다. 고혈압 환자에 5~6주간 내복시키면 혈압이 하강하는데 부작용은 없다.

③ **중독작용:** 대량으로 먹으면 火麻仁의 중독이 된다. 火麻仁 60~120g을 먹으면 많게는 1~2시간 후에 惡心·嘔吐·下痢·사지마비·지남력상실 등을 일으키고, 심한 떨림·혼미·동공산대 등의 중독증상이 나타난다. 이 경우에는 胃를 세척하고 대증요법을 시행한다.

適應症

● 脾約으로 배변곤란하고 關脈이 浮澁한 경우에 潤腸하는 주요한 약이 된다.
● 허약한 사람과 노인의 腸燥에 의한 변비, 혹은 습관성변비, 邪熱이 있는 경우.

方解

王旭高說에서 「脾約은 脾臟의 과도한 건조 상태에 의해 胃液이 매일 소모되고 있기 때문에 麻子仁·杏仁으로 脾의 乾燥를 緩和시키고, 白芍으로 脾陰을 안정시키며, 그런 다음 枳實·厚朴·大黃의 承氣法으로 치료하면 瀉下시켜도 亡陰이 되지 않는다. 丸藥을 서서히 증량해서 쓰는 방법으로 脾燥에 대하여는 이러한 완만한 방법이 좋다. 滋柔潤下시키는 것은 胃實을 急下하는 것과는 다르다.」

本方은 小承氣湯으로 瀉下·泄熱·通便하는데, 大黃·厚朴을 모두 감량하고, 麻子仁·杏仁을 써서 潤腸肅肺하는 것으로, 肺와 大腸의 表裏關係에 의

해 肺氣가 下降하도록 해서 通便을 돕는 것이다. 芍藥·白蜜을 加하여서 養陰潤腸하고 津液을 순환하게 해서 腑氣를 通하게 한다. 丸劑를 쓰는 것은 緩下하는 의미가 있다. 다만 虛弱人과 老人에게 邪熱이 없는 변비에 대해서는 신중하게 써야 한다.

應用

本方은 痔漏가 동반된 便秘 및 痔漏가 동반된 出血이 腸胃의 潮熱에 속하는 경우에도 쓸 수 있고, 涼血止血하는 炒槐花·地楡 등을 가하여도 좋다.

증례 65

환자: 陳OO, 여성, 75세.

증상: 환자는 변비가 있어서 2~3일에 1회 정도로 힘들게 나오며, 또 痔漏가 동반된 出血이 있고 脫肛을 동반하고 있어서 과로에 의해 쉽게 재발했다. 舌質은 붉은 색을 띠고, 舌苔는 薄黃하며, 脈은 細數하였다.

처방: 麻子仁丸의 의미를 참고하여, 補中益氣湯加減과 겸하여 썼다.

경과: 麻子仁9g, 杏仁9g, 當歸9g, 大黃6g, 芍藥12g, 升麻9g, 柴胡9g, 黃耆15g, 党參15g, 炒槐花9g, 地楡9g, 7제.

고찰: 本例는 환자가 高齡으로 痔漏와 便秘에 의한 출혈이 있는데 腸胃의 潮熱에 속한다. 처방은 麻子仁丸을 기본으로 하고, 老人은 藥性이 강한 것을 견디지 못할 것을 염려해서 破氣藥인 厚朴·枳實을 빼고 補中益氣湯을 가하여 益氣補中攝血하고 佐藥인 槐花·地楡 두 가지 약재로 涼血止血하였다.

대황목단피탕(大黃牧丹皮湯)『金匱要略』

方藥組成	大黃9~12g, 牧丹皮9g, 桃仁12g, 冬瓜子30g, 芒硝9g.

단미의 藥理연구

❖ 牧丹皮 ❖ ────

본 품은 牧丹科 牧丹 *Paeonia suffruticosa* Andr의 根皮이다.

❖『神農本草經』의 記錄

「味辛寒, 主寒熱, 中風, 瘈瘲, 驚癎邪氣, 除癥堅, 瘀血留舍腸胃, 安五臟, 療癰瘡」

· 中風, 瘈瘲: 熱病에 의해 일어나는 痙攣癲癎을 가리킬 가능성이 있다.

· 除癥堅, 瘀血留舍腸胃: 瘀血이 腸에 머물러 있다고 생각해도 되는데, 張仲景은 大黃牧丹皮湯으로 이것을 치료했다. 여기에는 婦人科의 腫瘤도 포함된다.

· 療癰瘡: 고대의 사람은 癰瘡이 血熱로 인해서 일어난다고 인식하였고, 牧丹皮는 凉血消瘀작용이 있어서 癰瘡을 치료할 수 있다.

❖ 後世醫家의 應用

甄權說:「冷氣를 치료하고 諸痛을 없애며 여성의 經脈不通·血瀝에 의한 요통을 치료한다.」

『大明本草』:「九竅·腠理·血脈을 通하게 하고 排膿하며 打撲에 의한 瘀血을 없애고 筋骨을 이어주며 風痹를 제거하고 死胎와 배출되지 않은 胎盤을 나오게 하며 産後의 일체 冷症과 熱에 의한 瘀血을 치료한다.」

張元素說:「…鼻出血·吐血」

『本草綱目』:「和血淸血凉血하여 血中의 伏火를 치료하고 煩熱을 제거한

다.」

『**本經疏證**』:「桂枝의 氣는 따뜻하여 血脈 중의 寒滯를 通하게 한다. 牧丹皮의 氣는 寒한데 血脈 중의 結熱을 通하게 한다.」

鄒潤安 선생의 說과 같이 牧丹皮는 淸熱凉血하는 약이다. 고대의 本草書에는 寒熱中風과 유행성감모에 의한 頭痛을 치료한다고 하였고, 현대 약리학에서는 解熱鎭靜작용이 증명되고 있다.『神農本草經』에서는 癰瘡을 치료한다고 하였는데, 이것은 단순히 癰瘡을 가리킬 뿐 아니라 風疹·丹毒·急性炎症도 모두 牧丹皮로 치료할 수 있다. 慢性肝疾患에 血熱의 증상이 명료한 경우, 우리의 임상경험상 종종 牧丹皮와 連翹를 配合하면 血熱을 맑히고 ZTT도 저하하는 작용이 있다. 齒齦出血이 血熱에 속하는 경우 牧丹皮와 連翹로 치료하면 대단히 효과가 좋다.

❖ 牧丹皮의 藥理作用

① **活血化瘀作用**: 牧丹皮는 瘀血·行血障害를 緩解하거나 혹은 없애고 血行을 개선하며 혈관을 확장하고 혈관 외로 溢出한 滲出物을 신속하게 흡수하는 등의 活血化瘀作用이 있다.

② **抗菌作用**: 시험관 내에서 포도상구균·고초균·대장균·장티푸스균에 대하여 비교적 강한 항균작용이 있다. 시험관 내에서 2배 희석법을 쓰면, 콜레라균·장티푸스균 등에 대하여 작용이 현저하고, pH7.0~7.6인 경우에 살균력이 가장 강하다. 한천배지에서 배양해 보면 장티푸스균·적리균·파라티푸스균·대장균·변형균·녹농균·포도상구균·용혈성연쇄상구균·폐렴구균·콜레라균 등 여러 세균에 대하여 각각 다양한 정도의 억제작용을 가진다. 牧丹皮 추출액은 시험관 내에서 소아포균 등 10여종의 피부진균에 대하여 확실한 억제작용을 가진다. Paeonol은 시험관 내에서 대장균·고초균·황색포도상구균 등에 대하여 억제작용이 있다.

③ **항염증작용**: Paeonol은 체중 1kg당 0.5g을 위에 주입하면 dextran과

醋酸에 의해 일어나는 랫드의 실험성관절염에 대하여 항염증작용이 있고, 겸하여 모세혈관의 투과성도 감소되는 작용이 있다.

④ **지혈작용:** 牧丹皮배당체에 함유된 paeonol은 혈액응고를 촉진하는 작용이 있고, 임상에서는 지속되는 小出血에 대하여 유효한 것을 볼 때 지혈작용도 있음을 알 수 있다.

⑤ **해열작용:** Paeonol은 건강한 동물의 정상체온을 저하시키고, 이러한 효과는 내복할 때보다 복강내 투여로 더욱 현저하게 나타나며 지속시간도 길다. 장티푸스·파라티푸스 혼합균을 주사한 동물에서 paeonol을 내복시키면 3시간 후에도 해열작용이 나타난다. 임상에서 牧丹皮는 外邪에 의해 일어나는 발열 및 피로를 동반하는 발열과, 폐결핵의 말기에 출현하는 소모성 발열 모두에 대하여 해열작용이 있다.

⑥ **진정작용:** Paeonol은 마우스의 자발적 활동을 감소시키고, 커피에 의해 일어나는 마우스의 흥분에 대하여 진정작용이 있고 최면현상도 보인다.

⑦ **항경련작용:** 본 품은 pentamethylentetrazol·strychnine·nicotine·전기쇼크 등에 의해 일어나는 동물의 경련에 대하여 항경련작용이 있다.

⑧ **진정작용:** 쥐의 꼬리를 압박하는 방법으로 하는 실험에서 paeonol은 실험동물에 대하여 진정작용을 가진다. 또 마우스의 복강 내에 주사하면 초산과 알코올의 자극으로 몸이 회전하는 반응을 억제한다.

⑨ **평활근에 대한 작용:** 본 품은 마우스·기니픽의 적출한 回腸에 대하여 비교적 약한 항아세틸콜린·항히스타민 작용을 가가지고, 랫드 자궁의 자발활동을 억제하는 작용을 가진다.

⑩ **혈압강하작용:** 牧丹皮의 물전탕액·paeonol·paeonol을 제거한 물전탕액은 실험적으로 유발한 고혈압을 가진 개에 대하여 혈압강하작용을 가지고, 그중에서 牧丹皮 물전탕액의 작용이 가장 강하며, paeonol이 그 다음이고, paeonol을 제거한 물전탕액이 가장 약하다.

⑪ **기타작용:** Paeonol은 자극에 의한 마우스의 궤양을 방지하는 작용이 있고, 랫드의 위액분비와 자궁의 자발활동을 억제한다. 마우스에 대하여

는 항임신작용이 있다.

❖ 冬瓜子 ❖ ──────

본 품은 박과식물 冬瓜 *Benincasa hispida* Cogn의 종자이다.

❖ 『神農本草經』의 記錄

「味甘平. 益氣」

陳修園說:「胃氣를 돕는다.」

❖ 後世醫家의 應用

『**名醫別錄**』:「煩滿·不愉快를 치료한다.」

『**食經**』:「利水道, 去痰水한다.」

『**本草綱目**』:「腸癰을 치료한다.」

『**本草述**』:「주로 心經의 蘊熱·排尿痛을 치료하고, 겸하여 鼻·眼의 麻豆樣 酒渣로 疼痛이 있고, 黃色의 삼출액이 나오는 것을 치료한다.」

『**本草從新**』:「補肝明目」

『**本草述鈎元**』:「腹腔內의 結聚를 主治하고 破潰膿血하며, 腸胃가 通하지 않는 경우에 있어서 가장 중요한 약이다.」

『**神農本草經讀**』:「潤肺化痰하는 작용이 있고 아울러서 胃氣를 돕는다.」

본 품은 味甘性寒하고, 潤肺化痰·消癰利水하는 작용이 있다. 痰熱咳嗽·肺膿瘍·腸膿瘍·요로결석·水腫·小便不利 등의 치료에 쓴다.

適應症

腸癰으로 少腹이 붓고 그득하며 누르면 結石이 있는 것처럼 아프고 소변은 잘 나오며 때때로 發熱이 있고 自汗이 나오며 惡寒이 있다. 脈遲緊한 경우는 膿이 아직 생기지 않는 것이므로 瀉下하는 것이 좋고, 이것은 瘀血이 있는 것으로 大黃牧丹皮湯이 主治한다. 脈洪數한 경우는 膿이 이미 생겨있으므로 이것은 瀉下하면 안 된다.

方解

각종 瘡瘍痛은 모두 火에 속한다. 大黃·芒硝는 實熱을 없애고, 大黃은 또한 化瘀하는 작용이 있다. 瘀血이 없어지면 化膿의 원인도 없어진다. 牧丹皮는 血熱을 없애고, 桃仁은 大黃·冬瓜子를 도와서 破潰膿血한다.

應用

本方은 다음의 경우에 쓸 수 있다. ①腸膿瘍이 있을 때 膿의 유무에 관계없이 쓸 수 있고, 紅藤·敗醬草·白花蛇舌草 등을 가함. ②일반적인 癰瘍으로 實熱·便秘가 있는 경우. ③여성의 閉經으로 內熱便秘가 있는 경우. ④産後의 惡露不下 少腹脹痛한 경우.

연구

최근 大黃牧丹皮湯加減은 급성·아급성충수염과 복막염의 치료에 현저한 효과가 있고, 급만성발작에 대하여도 좋은 치료효과가 있었다는 임상보고가 많이 있다. 이러한 결과로부터 비수술요법의 적응을 확대하는 것에 대하여 이미 긍정적인 결론을 얻고 있다. 급성복증에 자주 사용되는 通裏攻下·淸熱解毒·活血化瘀·理氣開鬱의 네 가지에 대해서는 몇몇 실험연구가 진행되고 있다. 「六腑는 잘 通하게 해야 한다」라는 원칙을 근거로 해서 通裏攻下藥을 사용하는 것은 합리적일 뿐 아니라, 腸管痲痺의 발생을 예방하고 腸管과 虫垂腔 내의 내용물을 배출하며 腹脹을 緩解시키고 腸管의 혈류량을 증가시키며 腸內의 삼출액의 흡수를 돕고 胃腸의 기능을 조절할 수 있다. 마취한 개에 대하여 충수의 蠕動 및 용적의 영향을 실험적으로 관찰한 결과, 大黃·牧丹皮·芒硝는 충수의 유동을 확실하게 증가시키고, 大黃·桃仁은 충수의 용적을 증대시키며, 牧丹皮는 충수의 용적을 처음에는 축소시키지만 후에는 약간 증대시킨다. [『西安醫學科學硏究革新輯要』1959,(1):185]

연구보고에 의하면 加味大黃牧丹皮湯(原方 加 當歸·金銀花·連翹·枳殼·桂枝·甘草)는 전신과 국소의 세망내피계의 방어능력을 높이는 작용이 있다. [『中華病理學雜誌增刊』1965,563]

活血化瘀藥은 소화관의 혈액순환·血行障害를 개선하고 항염증작용을 가진다. 적출한 腸係蹄의 腸間膜動脈의 혈류량을 Rotameter로 측정하면 70.9% 정도 증가됨을 알 수 있다. 급성기의 환자에 대하여서 淸熱解毒藥을 많이 쓰는데, 시험관 내의 실험에서는 장관의 여러 종류의 세균에 대하여 다양한 정도의 항균작용을 가지는 것이 증명되고 있다. [『中醫學基礎』제2판, 1984, 265]

大黃牧丹皮湯 중의 약물배합은 급성충수염의 치료에 있어서 장관의 막힘을 없애고 혈액순환을 개선시키며 전체와 국소의 세망내피계의 방어능력을 높이고 세균 번식을 억제하여 비교적 이상적인 약리작용을 발휘한다.

증례 66

환자: 戴OO, 남성, 53세.

증상: 환자는 1주일간 腹痛이 있었고, 한 병원의 외과에서 충수염으로 진단되었으며, 우하복부에 8x6cm 정도의 덩어리를 만질 수 있었다. 內下側의 邊緣에서 명료하고 확실한 압통이 있으며, 복부 좌측은 부드러웠다. 충수염은 腸癰에 해당하고 血瘀가 痞塞되어 형성되는 것으로 치료는 活血化瘀·淸熱解毒을 하게 된다.

처방: 大黃牧丹皮湯·薏苡附子敗將散加減을 쓴다.
製大黃9g, 牧丹皮9g, 桃仁6g, 赤芍9g, 當歸9g, 敗醬草15g, 紅藤30g, 冬瓜子15g, 薏苡仁15g, 7제.

경과: 연속해서 42제 복용 후 검사상 충수염은 완전히 소실되었고 병은 치유되었다.

고찰: 충수염은 腸癰에 해당한다. 이것은 濕熱이 臟腑에 숨어있고 營血이 腸中에 瘀結해서 少腹에 腫瘤를 형성한 것이다. 치료는 化瘀軟堅·淸熱解毒하는 것이 좋다. 本例는 製大黃을 化瘀淸解의 主藥으로 쓰고, 輔助藥인 牧丹皮·桃仁·赤芍으로 瘀血을 없애며 癥堅을 제거한다. 佐使藥인 敗醬草·紅藤·當歸로 活血解毒하고, 佐藥으로 冬瓜子·薏苡仁을 써서 消腫排膿한 결과 42제 복용 후에 충수염은 완전히 소실되고 5년 후에 추적검사를 통해서도 환자는 건강함을 확인할 수 있었고 충수염의 재발은 없었다.

7. 하어혈탕류(下瘀血湯類)

方劑	藥物組成	加	減	適應症
下瘀血湯	製大黃9g 桃仁6g 地鱉蟲3g			瘀血이 臍下에 붙어 있고, 혹은 生理不順, 혹은 肝硬變 등이 있는 경우.
大黃蟅蟲丸	大黃7.5g 桃仁18g 蟅蟲9g		杏仁18g 虻蟲18g 黃芩6g 芍藥12g 水蛭5개 甘草9g 地黃30g 蠐螬18g 乾漆3g	腹中에 瘀血이 있고, 肌膚甲錯이 보이며, 顔面과 눈이 검은 경우.
抵當湯	本方	水蛭3g 虻蟲3g	蟅蟲3g	傷寒蓄血로 癥瘕·慢性瘀血腹痛·月經停 止·少腹硬結·肌膚甲錯·堅積이 있는 경우 를 치료한다.

하어혈탕(下瘀血湯)『金匱要略』

方藥組成	大黃9g, 桃仁6g, 地鱉蟲3g.

단미의 藥理연구

❖ 蟅蟲(地鱉蟲) ❖ ──

본 품의 왕바퀴과의 곤충인 地鱉 *Eupolyphaga sinensis* Walker 또는 사
츠마왕바퀴 *Opisthoplatia orentalis* Burmeister의 암컷 전충이다.

❖『神農本草經』의 記錄

「味鹹寒, 主心腹寒熱洗洗, 血積癥瘕, 破堅, 下血閉」
· 主心腹寒熱洗洗: 鄒潤安說에서는「血이 凝滯하면 經絡이 通하지 않고
   陰陽이 乖離되며 惡寒發熱이 계속해서 나타난다. 鹹寒의 性味에 의해서
   血分으로 들어가서 軟堅하므로 心腹血積·癥瘕·血閉의 증상을 主治하게
   되는 것이다. 血이 調和로우면 營衛가 通暢하고 惡寒發熱은 자연히 사라
   진다.」
· 血積癥瘕: 瘀血에 의해서 塊가 만들어지는 것 혹은 肝脾腫大를 가리킨다.
· 破堅: 破血軟堅을 가리킨다.
· 下血閉: 破血通經하는 것이다.

❖ 張仲景의 應用의 考證

『藥徵續編』:「주로 瘀血을 치료하고 겸하여 少腹의 滿痛 및 여성의 生理
   不順을 치료한다.」

❖ 後世醫家의 應用

『本草衍義』:「乳汁不足할 때에는 한 마리를 찧어서 100ml 정도의 물과

섞고 여과해서 마신다.」

『**本草綱目**』:「産後의 血積·骨折에 의한 瘀血을 회복시키고, 혀의 운동·지
각장해와 구내염·소아의 복통에 의한 夜啼를 치료한다.」

『**本草經疏**』:「蟅蟲을 칼로 자르면 흰색의 장액성 즙이 나오는데 붙이면
곧 이어져서 다시 움직일 수 있다. 사람에 이것을 쓰면 외상을 치료할
수 있고 골절을 붙이는데 특효가 있다.」

蟅蟲은 破血逐瘀하는 효능이 대단히 강한데, 張仲景은 蟅蟲에 大黃·桃仁
을 배합한 下瘀血湯으로 肝脾腫·肝硬變·두부외상후유증·전정부위염 등의
瘀血증상이 있는 경우에 이것을 쓰는데, 어느 것에나 현저한 치료효과가 인
정된다. 이외에 大黃蟅蟲丸도 去瘀逐血하는 작용이 있지만, 下瘀血湯에 비
해서는 작용이 완만하다. 또 蟅蟲은 外科의 중요한 약물로, 타박상과 골절을
치료하는 작용이 있고, 蟅蟲과 乳香·沒藥·自然銅·麝香 등을 配合하여 골절
의 치료에 잘 應用되었다.

❖ 蟅蟲의 藥理作用

시험관 내에서 메틸렌블루법을 쓰면 蟅蟲의 추출액은 백혈병환자의 백혈
구의 작용을 억제한다.

適應症

- 임산부의 腹痛에 대한 처방은 枳實芍藥散을 쓰는 것이 마땅하지만, 복
  약해도 치료되지 않는 것은 臍下의 瘀血이 있는 것으로 下瘀血湯이 이
  것을 주치한다.
- 生理不順을 치료한다.
- 瘀血의 蓄積·久病入絡(만성질환으로 經絡 중에 瘀血이 축적되는 것)에
  가장 좋다. 瘀血의 증상에 대하여는 소복의 有痛性 塊나 肌膚甲錯의 유
  무에 관계없이 단지 혀의 색이 紫絳 혹은 瘀斑·瘀点·舌下靜脈怒脹·口脣

紫色 혹은 顔面의 紅点·紅紋(거미상혈관종에 해당), 혹은 球結膜이 藍色, 脈이 遲緊·澁結·澁한 등이 있어야 한다.

<u>方解</u>

蟅蟲은 주로 血閉를 내려주고, 大黃은 주로 瘀血을 내려주며, 桃仁은 瘀血을 몰아낸다. 세 가지 약재를 합해서 瘀血을 치료한다.

<u>應用</u>

① 간염에 GPT가 지속적으로 내려가지 않고 瘀血의 症이 있는 경우. ②초기·말기의 肝硬變. ③두부외상후유증. ④月經血이 시원하게 나오지 않는 경우. ⑤궤양병으로 瘀血症이 있는 경우. ⑥수술 후에 瘀血이 滯하고 아픈 경우. ⑦수술 후 寒熱往來가 있는 경우는 柴胡·牧丹皮를 가한다. ⑧産後瘀血이 순환하지 않고 복부의 심한 통증이 있는 경우. ⑨전정부의 위염. ⑩좌골신경통으로 瘀血症이 있는 경우.

증례 67

환자: 蔡OO, 남성, 47세.

증상: 환자는 만성간염을 3년간 앓고 있는데, GPT는 100 이상으로 지속되고 있으며, 한약이나 양약을 복용해도 GPT가 내려가지 않았다. 현재 臍下痛·간부위의 찌르는 듯한 통증이 있다. 舌紫暗, 苔白厚, 脈細弦하였다. 活血化瘀로 치료한다.

처방: 桃仁9g, 製大黃9g, 蟅蟲6g, 桂枝9g, 牧丹皮9g, 赤芍9g, 田基黃30g, 九香虫4.5g.

경과: 이 처방을 14제 복용 후 GPT는 50 이하로 하강하였고, 계속해서 14제를 투여해서 예후를 확실히 했다.

고찰: 本例는 만성간염으로 瘀血 증상이 명료하여 下瘀血湯 및 桂枝茯苓丸加減을 썼다. 九香虫은 肝의 상처에 효과적인 약물이고, 田基黃은 濕

熱을 淸利한다. 복약 후 疼痛은 경감되고 GPT는 확실히 하강했다.

증례 68

환자: 鄭OO, 남성, 37세, 河南人.

초진: 1971년 12월 28일.

증상: 1962년에 간염을 앓았고 6년 전에 만성간염으로 되었으며, 3년 전부터 肝이 右肋下 3橫指半 정도 딱딱하게 촉지되었다. 脾臟은 左肋下 1橫指半 정도 촉지되었다. 복부에 전이성으로 출렁거리는 濁音(복수의 존재를 암시)은 없고, 腹壁靜脈은 怒張되어 있다.

알부민/글로불린=2g/4g, 단백질 전기영동에서 r-globulin은 29.5%였다.

안색은 검고 胸·手·頸部에 거미상혈관종이 있으며, 전신부종이 있는데 특히 하지에 현저하였다. 양협부·우상복부의 동통이 있고, 복부긴장도 있어서 식후에 특히 현저하게 나타났다. 대변은 처음에는 딱딱하고 나중은 下痢가 되고, 口脣의 색은 紫暗하며, 舌質은 紫暗하면서 瘀斑을 동반하였다. 口渴하지만 물을 마시고 싶은 생각은 없고, 氣急·倦怠感·不眠이 있고 추위를 많이 탔다.

처방: 活血軟堅에 理氣를 겸하는 것을 치료원칙으로 하고 下瘀血湯加味를 쓴다. 當歸9g, 製大黃9g, 蟅蟲3g, 桃仁6g, 嫩蘇梗9g, 茯苓9g, 枳殼9g, 7제.

2診: 1972년 1월 3일. 위 처방을 복용한 후 식욕부진은 약간 호전되고 頭部에 열감을 느끼며 口乾便秘가 있었다. 사지에는 아직 부종이 있고 脈은 弦弱하였다. 活血化瘀를 치료원칙으로 하고 健脾益氣·淸熱利水를 겸한다.

처방: 党參9g, 茯苓9g, 製大黃9g, 蟅蟲6g, 桃仁6g, 龍膽虫6g, 山梔子9g, 玉米鬚30g, 阿膠6g, 炮穿山甲粉1.2g(炭), 7제.

3診·4診: (기록 무)

5診: 1972년 2월 14일. 下瘀血湯을 약 40제 복용 후, 浮腫은 경감되고 안색도 흑색에서 황색으로 되었으며 얼굴에서는 거미상혈관종이 이미 없어졌지만 胸·手·頸部에는 아직 남아있었다. 舌上의 瘀斑은 이미 소실되었으나 兩脇部를 칼로 베는 듯한 통증은 남아있었다. 소변은 黃色이고 허리는 무겁고 등이 아프며, 아직 얼굴과 하지에 浮腫이 있고, 알부민/글로불린=3.5g/2.0g, ZTT20, r-globulin 18.5%, 치료원칙은 活血化瘀軟堅에 淸血熱을 겸한다.

처방: 當歸9g, 製大黃9g, 牧丹皮9g, 蟅蟲6g, 桃仁6g, 連翹9g, 茯苓9g, 玉米鬚30g, 鼈甲15g.

이 처방을 복용한 후 A/G ratio는 역전된 상태에서 회복으로 확실하게 바뀌고, r-globulin은 29.5%에서 18.5%로 하강했으며 ZTT도 하강했다.

고찰: 肝硬變은 주로 肝絡의 瘀血阻滯에 의해 硬化가 형성되는데, 血滯가 氣滯를 유발하므로 活血化瘀를 위주로 하여 치료하는데, 간장의 血行이 순조롭게 되면 瘀血은 제거되고 瘀血이 풀리면 血行은 더욱 좋게 되며 血이 순환하면 瘀滯는 없어지게 된다. 이에 따라 肝氣가 순조롭게 通해서 障害가 없고, 肝硬變의 결과로 나타나는 일련의 검사 결과는 개선된다. 환자의 증상에 따라 적절한 약물을 加하면 임상에서 관찰되는 「舒肝理氣」의 효과는 양호하게 나타난다.

본안에 따라 조기 肝硬變을 下瘀血湯加減으로 치료하면, 脇痛·腹脹·脣黑·面暗·舌邊瘀斑·피하출혈·모세혈관확장 등이 경감될 뿐 아니라, 거미상혈관종이 줄어들고 目赤黃濁 및 간기능을 현저하게 개선될 수 있다. Transaminase·ZTT 등도 호전되고 A/G ratio도 정상화 되며 상승된 r-globulin도 하강하고 그 외 bilirubin과 ALP 등도 어느 정도 하강한다.

下瘀血湯을 應用하는 경우, 生大黃을 쓰면 처음에는 배변의 횟수가 증가되지만 연속해서 복용하면 정상적으로 된다. 다만, 大黃에 특히 민감한 경우에는 製大黃을 쓰는 것이 좋다.

을 주 처방으로 해서 가감을 하게 되는데, 다음에 나오는 의안을 참고하기 바란다.

증례 69

환자: 楊OO, 남성, 42세.

증상: 환자는 1981년 12월 13일에 胃十二指腸球部穿孔·急性腹膜炎으로 응급 입원하여, 외과에서 十二指腸球部의 穿孔을 修復하였고 腹腔洗淨을 시행했다. 수술 중에 간장의 미만성결절성경화를 발견했다. 환자는 퇴원 후 肝硬變의 치료를 위해서 우리에게 왔다. 간염의 병력은 이미 십수 년 전에 시작되었고, 현재 ZTT는 16단위이며 그 외에는 정상이었다. 顔色은 검고 輕度의 浮腫이 있으며, 食慾不振·右脇脹痛刺痛이 있고, 촉진으로 腫瘤(우계늑하 3cm, 딱딱함)를 만질 수 있었다. 이따금 胃痛이 있고, 口乾·齒齦出血·眩暈·거미상혈관종도 있었다. 舌質은 紅하고 脈은 弦하였다. 證은 瘀血鬱肝·氣陰兩虛에 속하여 치료는 活血軟堅, 益氣養陰하였다.

처방: 桃仁12g, 大黃3g, 蟅蟲9g, 丹蔘9g, 鱉甲12g, 仙鶴草15g, 党參9g, 黃耆15g, 生地黃9g, 鍛瓦楞子15g, 14제.

2診: 右脇脹痛이 있어서 위 처방에 乳香9g을 加하여 21제 복용시켰다.

3診: 右脇脹痛은 호전되고, 口乾, 口苦, 尿赤이 있다. 苔는 黃色으로 변해 있어서 초진 시의 처방에 牧丹皮9g, 連翹9g을 가하여 14제 복용시켰다.

4診: 胃脘部의 불쾌감·脹痛·食慾不振이 있고, 대변은 1일 2~3회, 소변은 황색, 舌淡紅苔白厚膩하게 변했다. 脾胃氣虛로 運化機能이 좋지 않아서 초진의 처방에 焦山楂子·神曲 각9g, 炙鷄內金9g, 北秫米15g을 加하여 7제 복용시켰다.

5診: 胃痛이 감소되고 식욕은 증가되며 대변은 정상으로 되었다. 輕度의 足部浮腫이 있고, 밤에는 不眠하며, 舌苔薄膩脈濡하였다. 처음 처

방에서 瓦楞子를 빼고, 白朮30g, 黑大豆30g, 夜交藤15g을 加하였다. 28제를 계속해서 복용한 후 脇痛이 사라지고, (간은 右季肋下 1.5cm, 부드러움) 塊는 서서히 소실되었으며, 식욕은 정상으로 되고, 거미상혈관종도 사라졌으며, 안색이 호전되고, ZTT도 정상으로 되었다. 환자는 외과의의 권유에 따라 1982년 4월 3일에 胃의 대부분을 절제하고 위공장문합술을 받았다. 처음 수술 중에 보였던 간장의 미만성결절성경화는 우엽의 결절은 전부 흡수되고 좌엽의 일부분에만 조금 남아 있었다.

고찰: 이 일례는 肝硬變의 경과를 조직학적으로 비교한 드문 증례 중 하나이다. 환자는 胃의 병변으로 2회에 걸쳐 개복수술을 받았는데, 첫 번째 수술 때「간장의 미만성결절성경화」를 발견하였지만, 한약을 3개월 복용한 후 두 번째의 수술 때에는「간우엽의 결절이 이미 전부 흡수」된 상태였다. 本例는 생체를 검사한 증례로 肝硬變의 환자에 적용된 活血化瘀·益氣健脾하는 치료는 증상을 개선시킬 뿐만 아니라 肝硬變의 실질적인 병리인 비가역적인 硬化를 부분적으로 회복시키는 데 도움이 될 수 있음이 증명되었다.

증례 70

환자: 蔣OO, 여성, 47세.

증상: 궤양병으로 胃痛이 있고, 융기된 腫塊가 있었다. 금년에도 이미 수차례 發症했고, 胸悶, 吐酸水가 있는데 심호흡을 하면 가라앉았다. 脈弱하고 혀에는 瘀斑이 두 군데 있었다. 치료는 活血化瘀法을 시행하였다.

처방: 桃仁9g, 熟大黃9g, 蟅蟲3g, 党參9g, 黃耆9g, 鍛瓦楞子30g, 高良薑6g, 川厚朴9g, 14제.

경과: 복약 후 腫塊가 없어지고, 제 증상이 소실되었다.

고찰: 궤양병의 疼痛은 변증이 瘀血內停·血瘀成痞의 경우가 있는데, 즉 本

例가 그러하다. 우리는 下瘀血湯과 人蔘·黃耆를 병용하고, 益氣와 活血의 상호작용으로 肝胃의 血瘀에 의한 疼痛을 치료해서 효과가 더욱 좋게 나타났다.

증례 71

환자: 姜OO,남성, 49세.

증상: 환자는 좌골신경통을 이미 수년간 앓고 있었고 혀의 옆쪽에 瘀斑이 있으며 脈은 弦하였다. 活血化瘀法을 썼다.

처방: 桃仁9g, 蟅蟲3g, 製大黃9g, 威靈仙9g, 五加皮15g, 蠶砂9g, 秦艽9g, 14제.

고찰: 本例의 좌골신경통은 痺症으로 보아 치료할 수 있는데, 瘀血 증상이 보이므로 下瘀血湯加減을 써서 14제를 복용시키니 통증이 감소되고 瘀斑은 서서히 줄어들다가 완전히 없어졌다.

증례 72

환자: 何OO, 여성, 26세.

증상: 환자는 生理가 항상 늦고 量도 적으며 腹痛이 있어서 누르는 것을 싫어하였다. 經血의 色은 紫黑하고 塊가 있으며 血塊排出 후에는 疼痛이 곧 緩解되었다. 舌邊은 瘀紫色이 있고, 苔는 薄白하고 脈은 沈澁하여, 證은 癥瘕積聚·瘀血阻滯에 屬하였고, 下瘀血湯加減을 生理 前 1주간 복용시켰다.

처방: 桃仁6g, 大黃6g, 蟅蟲3g, 桂枝9g, 芍藥24g, 甘草6g, 香附子9g, 7제.

경과: 복약 후 生理가 정상이 되었다.

고찰: 下瘀血湯은 活血化瘀하는 작용이 있고, 月經이 瘀滯해서 깨끗하지 않은 것을 전적으로 치료한다. 桂枝와 大黃의 병용은 月經이 늦는 것을 치료하는데 좋다. 芍藥甘草湯加香附子로 생리통을 치료한다.

환자: 張OO, 남성, 67세.

증상: 환자는 뇌졸중후유증으로 안면의 마비가 아직 치료되지 않았고, 左下肢도 마비되어 움직이기 어려웠다. 언어장애가 가볍게 있고 치매도 있으며, 脈은 弦하고 舌은 한 쪽에 瘀斑이 있었다.

처방: 치료는 活血化瘀·益氣通絡하여야 하고, 下瘀血湯 및 補陽還五湯加減을 썼다.

桃仁9g, 製大黃9g, 蟅蟲3g, 黃耆60g, 當歸9g, 地龍6g, 川芎6g, 赤芍9g.

고찰: 본안은 뇌졸중후유증으로 血瘀의 증상이 확실하므로 下瘀血湯 및 補陽還五湯加減을 썼다. 黃耆를 많이 써서 益氣活血하고 補氣에 의한 行血通絡을 도우면 瘀滯가 없어지면서도 正氣는 손상되지 않는다.

환자: 卞OO, 남성, 46세.

증상: 환자는 만성신부전에 의한 尿毒症·만성간염의 급성발작으로 중환자실에 이미 1개월여 입원해 있었고, 양방에서 집중적인 치료를 하고 있지만 상태는 점점 악화되고 있었다. 간기능: TTT(Thymol Turbidity Test, 정상범위는 5단위 이하) 12단위, timol 선상시험(+++), ZST(zinc sulfate turbidity test) 20단위, GPT(정상범위 0~40IU/L) 500IU/L, BUN (Blood Urea Nitrogen, 정상범위 10~26mg/dL) 120mg/dL, NPN(non-protein nitrogen, 정상범위 20~40mg/dL) 130mg/dL, Creatinine 23mg/dL. 소변량은 300ml/day이며, 양방에서는 예후가 대단히 나쁘다고 생각하면서 협진을 희망하였다. 顔色은 灰白色으로 어둡고, 전신의 浮腫이 있고 표정에는 원기가 없었다. 숨참·眩暈·食慾不振·惡心·口臭·便秘·腹痛·小便不利가 있고, 苔灰黃厚膩 舌質淡하며 脈은 沈弱하였다. 증상이 복잡하

고, 熱毒內蘊·水瘀交阻·淸濁互混·氣血虛衰 등을 보이고 있고 병리 변화가 복잡다단하게 관찰되었다. 단순히 한 단계 한 방면의 치료만을 시행해서는 효과가 없기 때문에 한약의 약용량이 많고 가짓수도 많은 처방의 특징을 살려서 다방면 다단계를 함께 호전시키려는 방법을 채용해서 전체적으로 배려하였다.

처방: 大黃6g, 桃仁15g, 蟅蟲9g, 蘇木9g, 血竭9g, 地龍9g, 田基黃15g, 垂盆草15g, 馬齒莧15g, 木通6g, 陳葫芦30g, 蟲笋15g, 玉米鬚15g, 仙茅根30g, 党參30g, 黃耆60g, 白朮60g, 茯苓15g, 砂仁1.5g, 陳皮9g, 藿香蘇梗각9g, 檳榔子15g. 별도로 人蔘6g을 달여서 茶 대신 음용하였다.

경과: 이것을 연속으로 21제 복용시키니 환자의 상태는 확실히 호전되었다. 간기능: TTT 10단위, timol 선상시험 (+), ZST 12단위, GPT 130단위, BUN 60gm/dL, NPN 68mg/dL, Creatinine 8gm/dL. 소변량은 증가하여 1200ml/일로 되었다. 안색 및 자각증상이 대부분 호전되었지만, 허리가 약간 무거운 것과 浮腫이 약간 남아 있었다. 위 처방에 巴戟天9g, 仙靈脾9g, 免絲子9g을 가하여 腎陽을 회복시키고, 腎氣를 調養했다. 6개월을 계속 더 복용시키니 환자는 이미 불쾌한 증상은 없어지고 퇴원하고 싶어했다. 퇴원 시 GOT는 50단위로 되고 腎機能도 개선되어 있었다. 原方에서 人蔘을 빼고 나머지 약재를 계속 복용시켰다. 6개월 후에 추적조사를 해 보니 당시까지도 양호한 상태를 유지하고 있었다.

고찰: 本例는 만성신부전에 의한 尿毒症에 만성간염의 급성발작이 더해져서 위중한 상태이다. 상술한 複方은 4단계를 포괄하고 있어서 ①活血化瘀, ②淸熱解毒, ③益氣扶正, ④健脾利水 등을 모두 겸하여 치료하였는데 攻補를 겸하여 다방면으로 조절했다. 약재의 가짓수는 많으나 혼란스럽지 않고 용량은 많지만 규칙이 있어서 간신기능부전에 의한 血瘀·熱毒·氣虛·水濕이 교차해서 출현하는 위험한 상태를

단계를 나눠서 개선시키고 多方向으로 조절했다. 몇 처방을 합해서
하나의 처방으로 했으므로 전체적으로 배려하고 있고 이들이 협동해
서 효과를 증강시켰다.

대황자충환(大黃蟅蟲丸)『金匱要略』

方藥組成	大黃7.5g, 杏仁18g, 蝱蟲18g, 黃芩6g, 芍藥12g, 水蛭100枚, 甘草9g, 地黃30g, 蠐螬18g, 桃仁18g, 乾漆3g, 蟅蟲9g.

* 위의 12가지 약재를 분말로 해서 꿀을 이용해서 小豆大의 丸劑로 만든다.

단미의 藥理연구

❖ 蠐螬 ❖ ─────

본 품은 풍뎅이과의 곤충 참검정풍뎅이 *Holotrichia diomphalia* Bates.
혹은 近緣 곤충을 건조한 유충.

♣ 『神農本草經』의 記錄

「味鹹微溫, 主惡血, 血瘀, 痺氣, 破折血在脇下堅滿痛, 月閉, 目中淫膚, 靑
翳, 白膜」

· 主惡血, 血瘀: 본 품은 瘀血을 풀어주는 작용이 있다.

· 痺氣: 痺症을 말하는데『聖濟總錄』의 「蠐螬散」은 歷節風(痺症의 일종)
  을 치료할 수 있으며 비교적 좋은 효과가 있다.

· 破折血在脇下堅滿痛: 外傷으로 血이 脈外로 넘쳐나고 脇下의 疼痛이 있
  는 것을 가리킬 가능성이 있다. 外傷의 敗血로 脇下에 滿痛이 있는 때에
  蠐螬를 써서 破瘀止痛한다.

· 月閉: 瘀血에 의한 無月經을 가리키고 본 품을 써서 化瘀通經한다.

❖ 張仲景의 應用의 考證

『本經疏證』:「張仲景이 瘀滯를 通하게 하는데 쓴 약물은 10~20여 종 있는
데, 그중 양쪽 눈의 주위가 검은 瘀血의 경우에만 蟅蟲를 쓰고 있는데,
후세의 사람들도 이에 따르기만 하면 蟅蟲의 誤用을 피할 수 있다.」

❖ 後世醫家의 應用

『名醫別錄』:「吐血이 胸腹에 있어서 사라지지 않는 경우와 骨折에 의한
血結·切創에 의한 血腫 및 産後의 冷症을 치료하고 乳汁分泌를 촉진한
다.」

『本草綱目』을 인용한 『本士方』:「근육의 강직을 치료하는데, 養血地黃丸
에 이것을 가하면 血瘀痺症을 치료한다.」

『長沙藥解』:「蟅蟲는 瘀血을 풀어주는 작용이 있고 癥塊를 가장 잘 해소
시킨다.『金匱』의 大黃蟅蟲丸을 쓰면 虛勞에 의한 腹痛을 치료하고 속
에 瘀血이 있는 것을 없애서 化積한다.」

蟅蟲는 化瘀·通經·鎭痙해서 痺痛을 없애고 外傷에 의한 腫脹을 없애는 효
과가 있다.

❖ 蟅蟲의 藥理作用

① **평활근흥분작용**: 제조의 물추출액을 1,000배 희석하면 적출한 토끼의
子宮을 흥분시키는 작용이 있고, 100배 희석한 것은 적출한 토끼의 腸
管을 흥분시킨다.

② **혈관수축작용**: 10,000배 이상의 농도에서는 토끼의 관상동맥·적출한 토
끼의 귀의 혈관·두꺼비의 폐혈관 등에 대한 수축작용이 있고, 고농도
(1,000배 이상)에서 두꺼비의 내장혈관에 대하여 수축작용이 있다.

③ **심장에 대한 작용**: 100배의 농도에서 적출한 심장을 흥분시키고, 농도가
더욱 높아지면 확장기의 심정지 상태에 이르게 된다.

❖ 乾漆 ❖ ─────

본 품은 옻나무과의 낙엽교목 옻나무 *Rhus verniciflus* Stokes의 樹脂를 건조한 것(漆渣). 옻나무 줄기에 상처를 내서 흘러나온 것으로 일반적으로는 건조시켜서 쓴다.

✤ 『神農本草經』의 記錄
「味辛溫, 主折傷, 續筋骨, 五緩六急, 風寒濕痺」
· 五緩六急: 고대의 병명으로 鄒潤安에 의하면 「五臟의 病으로 때때로 緩化되고 때때로 發症하는 것」이다.
· 風寒濕痺: 關節炎을 가리킨다.

✤ 後世醫家의 應用
『名醫別錄』:「咳嗽를 치료하고 瘀血·痞結·腰痛·女子疝瘕를 없애며 小腸을 부드럽게 하고 蛔蟲을 없앤다.」
『藥性論』:「三虫을 죽이는 작용이 있고 여성의 經脈이 通하지 않는 것을 主治한다.」
張元素說:「딱딱한 만성의 積滯를 없애고 만성의 응고된 瘀血을 제거한다.」

適應症
五勞의 虛가 심해지면 贏瘦하고 腹滿해서 음식을 먹을 수 없거나, 음식의 不攝生·괴로움·房勞過度·飢餓·過勞傷·經絡營衛의 氣의 손상이 있거나, 속에 瘀血이 있고, 肌膚甲錯, 양 눈 주위의 기미 등이 있을 때, 이러한 것들은 완만하게 補해야 하는데, 大黃蟅蟲丸이 主治한다.

方解
本方은 緩中補虛하는데, 大黃·蟅蟲·水蛭·虻蟲·蠐螬 등으로 瘀血을 풀어

준다. 佐藥인 乾漆·生地黃·桃仁으로 血을 순환시키고, 芍藥·甘草로 緩中補虛한다. 처방이 전체적으로 活血化瘀·消癥散結하여 瘀血腫塊를 없애는 것을 위주로 하면서 동시에 平肝養血의 약물을 병용하여 邪正을 동시에 고려하고 있어서 去邪하면서도 손상은 없다.

應用

本方을 통용하는 경우는 ①虛勞에 의한 羸瘦·肌膚甲錯·눈 주위 기미, ②乾血勞, ③小兒疳積·疳眼(角膜白濁·眼瞼靡爛), ④積聚癥瘕·腹部膨脹(肝脾腫大·腹水), ⑤産後血腫 등이다.

증례 75

환자: 丁OO, 여성, 31세.

증상: 肝脾腫大가 있고 검사에서 간의 경화도가 중등도이며 우늑하에 3횡지 정도 촉지되고, 顔色은 灰色으로 윤기가 없었다. 몸은 마르고 원기가 없으며 음성은 낮고 움직이면 숨이 찼다. 혀는 부어 있고 齒痕이 있으며 양측의 邊緣에 瘀斑이 있고 脈은 弦細하였다. 변증은 氣虛에 瘀血을 겸한 것에 속한다. 補中益氣와 活血化瘀를 병용한다.

처방: 党參9g, 黃耆15g, 當歸9g, 柴胡9g, 升麻9g, 丹蔘9g, 酸棗仁9g, 炙甘草6g, 7제. 이외에 大黃蟅蟲丸을 한 번에 3g씩 매일 2회, 7일간 연속으로 복용시켰다.

고찰: 본안은 肝脾腫大하며 肝硬變의 경향이 있고, 혀에 瘀斑이 있으며, 下瘀血湯加減을 쓸 예정이었다. 그런데 환자의 正氣가 虛衰하므로 攻下할 수 없어서 補中益氣湯加減으로 扶正하고, 동시에 大黃蟅蟲丸으로 活血化瘀하면서 緩中補虛했다. 복약 후 환자는 원기를 회복하고 수면상태도 좋아졌으며, 이후 14제를 계속해서 복용시켰다.

저당탕(抵當湯) 『傷寒論』附: 抵當丸

方藥組成	水蛭3g, 虻蟲3g, 製大黃9g, 桃仁6g.

단미의 藥理연구

❖ 水蛭 ❖ ───

본 품은 거머리과의 동물 말거머리 *Whitmania pigra* Whitman, 갈색말거머리 *W. acranulata* Whitman, 참거머리 *Hirudo nipponica* Whitman 등을 건조한 전체이다.

❖ 『神農本草經』의 記錄

「味鹹平. 主逐惡血, 瘀血, 月閉, 破血瘕積聚, 無子, 利水道」

· 逐惡血, 瘀血, 月閉, 破血瘕積聚: 水蛭은 吸血하는 동물이므로 破血을 잘하고, 또한 瘀血을 제거하며 新血을 손상하지 않는다. 血瘕積聚는 瘀血이 塊를 이룬 것을 말한다.

약리연구에 의하면 hirudin은 용혈작용이 있어서 血塊를 없앨 수 있다.

· 無子: 張錫純에 의하면 「不姙의 원인 중 다수가 衝任의 瘀血에 의한다. 瘀血이 제거되면 자연히 임신할 수 있다.」 또 「어떤 여성이 생리가 순조롭지만 不姙이 되어서, 水蛭1兩 정도를 분말로 만들어서 매번 2g씩 매일 2回 복용시켰더니, 1兩을 다 먹기도 전에 癥瘕가 없어지고 1년 정도 지난 뒤 사내아이를 낳았다」고 하여 이 말을 설명하고 있다.

❖ 張仲景의 應用의 考證

『傷寒論』에서 水蛭에 虻蟲·桃仁·大黃을 配合한 것을 抵當湯이라 하고, 傷寒蓄血證·發狂·少腹滿痛·小便自利를 치료하는데 썼다. 또 『金匱要略』의 大黃蟅蟲丸은 水蛭에 大黃·蟅蟲·虻蟲桃仁·乾漆·蠐螬 등을 配合해서 「羸瘦

腹滿·飮食不振·內部瘀血·肌膚甲錯·눈 주위의 기미」를 치료한다. 따라서 瘀血에도 좋고 腹滿蓄血에도 좋은데, 모두 血瘕積聚에 대하여 張仲景이 水蛭을 쓴 것은『神農本草經』과 일치하고 있다.

❖ 後世醫家의 應用

『名醫別錄』:「墮胎」

『本草衍義』:「外傷을 치료한다.」

『本草經疏』:「水蛭을 쓰는 방법은 虻蟲과 비슷한데, 張仲景의 처방에서는 종종 이 둘을 병용하고 있다. 鹹味에 의해 血分에 들어가서 血을 돌게 하고 苦味는 血을 배설하게 하며 鹹苦味로 순환시키므로, 여성의 瘀血·閉經·癥瘕·積聚·不姙을 치료한다. 瘀血이 膀胱에 있으면 水道가 通하지 않고, 瘀血이 흩어지면 膀胱은 氣分의 작용을 받아서 利水하지 않아도 자연히 尿가 배출된다. 墮胎하는 것은 이것의 작용이 강하여 破血하기 때문이다.」

『醫學衷中參西錄』:「무릇 破血하는 약은 氣分을 많이 손상시키지만, 水蛭의 味는 鹹하고 전적으로 血分으로 들어가서 氣分에는 아무런 영향을 주지 않는다. 아울러 복약 후 腹痛을 느끼지 않고 복부의 움직임을 느끼지 못하는데, 瘀血은 조용히 없어지게 되니 정말로 좋은 약이다. 나는 여성의 閉經·癥瘕에 脈이 虛弱하지 않으면 水蛭 만으로 분말을 만들어 1錢을 따뜻한 물로 하루 두 번 마시게 한다. 그리하면 수년 간 지속되어 온 瘀血堅硬이 1개월도 못되어 없어진다. 같은 水蛭이라도 炙用하는 것과 生用하는 것이 전혀 효과가 다르다. 炙用하면 효과가 사라지고 生用하는 것이 효과가 좋다. 특히 水蛭은 불로 굽지 않으면 가루로 만들기 어려우므로 빻아서 가루가 부드럽게 되지 않으면 다시 한번 말려서 빻거나 종이로 싸서 스토브 위에서 말려도 좋다. 이것은 반드시 스스로 점검해야 하는데, 만약 약국에 맡기면 부드럽게 되지 않을 때 불로 굽는 경우가 많다.」

『現代實用中藥』: 「水蛭은 亢凝血藥으로 月經不順·月經困難·子宮筋腫·
血腫·癲癇에 의해 月經障害가 있는 경우 및 外傷이 있는 부위의 疼痛에
효과가 있다. 살아있는 水蛭은 염증으로 부은 국소의 血腫을 빨아먹어
서 없애는 吸血劑로 外用한다.」

水蛭은 瘀血을 제거하는데 유효하고 溶血作用 및 亢凝血作用이 있다. 임
상에서는 蓄血證·瘀血이 塊를 이루는 경우인 肝硬變과 閉經에 대하여 유효
하지만 출혈하기 쉬운 환자에는 신중하게 써야 한다.

❖ 水蛭의 藥理作用

亢凝血作用: Hirudin은 열에 약하고 알코올에 의해 파괴된다. 응고효소
인 fibrinogen의 작용을 억제하여 혈액응고를 저해한다. 水蛭은 일종
의 histamine양 물질을 분비할 수 있는데, 모세혈관을 확장하고 出血
을 증가시킨다. 水蛭의 추출물이 혈액응고를 억제하는 작용은 虻蟲·蟅
蟲·桃仁보다 강하다. 20mg의 hirudin은 100mg 정도 되는 사람의 혈
액이 응고되는 것을 억제할 수 있다.

❖ 虻蟲 ❖ ───

본 품은 등에과의 곤충 虻蟲 *Tabanus bivittatus* Mats의 암컷 성충을 말
한다.

❖ 『神農本草經』의 記錄

「味苦微寒. 主逐瘀血, 破下血積, 堅痞, 癥瘕寒熱, 通利血脈及九竅」

· 逐瘀血, 破下血積, 堅痞: 破血逐瘀消癥하는 것이다.

· 癥瘕寒熱: 鄒潤安에 의하면「무릇 血은 전신을 순환하고 經絡을 따라 流
走하는 것으로 만약 凝滯하면 經絡이 不通하게 되고 陰陽의 작용에 이상

이 생기며 惡寒發熱이 서서히 나타나게 된다. 瘀血을 제거하고 血積·堅痞·癥瘕 등의 제증을 없애서 血이 調和하면 營衛는 순조롭게 흘러가므로 惡寒發熱은 자연히 없어진다.」

❖ 後世醫家의 應用

『名醫別錄』:「여자의 月經不通을 치료하고 積聚·瘀血이 胸腹五臟에 있는 것을 없애며 喉痹結塞을 치료한다.」

『本草求眞』:「일체의 血結諸病을 치료하는데 무릇 病이 蓄血로 黃疸·脈結·腹痛如狂·小便自利하고 또 塊가 있어서 九竅가 閉塞된 경우 등에 복용하면 효과가 있다.」

『本草從新』:「攻血해서 經絡을 순환하게 하고 쉽게 墮胎하게 하므로 氣가 부족한 사람이나 瘀血이 없는 사람은 가볍게 사용하지 말아야 한다.」

虻蟲은 破血逐瘀의 성질이 있고 水蛭보다 강하며, 張仲景은 虻蟲과 水蛭을 抵當湯과 같이 傷寒蓄血에 의한 發狂症에 쓰고 있다. 또 桃仁·蟅蟲 등과 병용해서 大黃蟅蟲丸과 같이 瘀血에 의한 虛勞·月經閉止 등에 쓰고 있다. 瘀滯血積이 없는 경우는 禁忌이며 임산부에게도 禁忌이다. 일반적인 용량은 1.5~3g으로 날개와 다리를 제거하고 生用하거나 혹 炒用한다.

適應症

- 傷寒蓄血을 치료하고 겸하여 癥瘕를 치료한다. 기생충의 치료에 대단히 좋다.
- 오래 지속된 瘀血로 腹痛硬結이 있거나 黃疸과 健忘이 있는 경우.
- 여성의 月經困難은 抵當湯으로 主治한다. 또 남자의 膀胱이 脹痛하고 瘀血이 있는 경우. (이 부분은 『金匱要略』을 참조)

柯韻伯說:「本方은 傷寒蓄血證으로 瘀血이 少腹에 있는 것을 치료한다. 熱이 내부로 들어와서 정신불안이 일어나므로 發狂한다. 血瘀하여 순환하지 않으면 營血이 운행하지 못하므로 脈微而沈하고, 營血이 운행하지 못하면 氣가 宣通하지 못하므로 脈沈而結한다. 營氣가 전신을 순환하지 못하므로 黃疸이 생긴다. 대변이 오히려 쉽게 나오는 것은 血이 적셔주기 때문이다. 건망증이 있는 것은 血이 營養하지 못하기 때문이다. 이러한 것은 모두 瘀血의 특징인데 강한 약이 아니면 병소에 도달하지 못하므로 이 중요한 일을 맡기기 위해서 抵當湯을 만든 것이다. 水蛭은 곤충으로 吸血하는 작용이 있고, 虻蟲은 激하게 날면서 吸血한다. 물속과 물 밖에서 吸血을 잘하는 것을 이용해서 이것(瘀血)을 공격하고, 더하여 佐藥으로서 桃仁을 써서 오래된 것을 새 것으로 만들고, 大黃을 써서 邪熱을 蕩滌하므로 抵當이라고 이름 붙였다.」

應用

本方은 ①오래된 瘀血·腹痛硬結·發狂·健忘의 경우, ②月經閉止·少腹硬滿의 경우, ③肌膚甲錯·大實하지만 마른 듯한 것·堅積이 있는 경우 등에 쓰면 좋다.

금기

出血하기 쉽거나 出血의 경향이 있는 경우에는 禁忌이다.

[附]

抵當丸: 水蛭20個(熬), 虻蟲10個(羽·足을 제거, 熬), 大黃3兩, 桃仁25개, 이 4가지를 찧어서 丸을 4개로 만들어, 물 1升으로 1丸을 끓여서 7合이 된 것을 복용하면 1일 이내에 下血하게 되는데, 만약 下血하지 않으면 다시 복용시킨다.

適應症은 抵當湯과 같다. 抵當湯과 丸은 藥味가 똑 같아서 효능도 유사하다. 옛날 사람은 湯劑의 藥力이 强하고 丸劑는 緩慢하다고 생각해서 重症에는 湯을 쓰고 輕症에는 丸을 썼다. 그러나 呂搽村說에는「같은 抵當이라고 이름한 처방의 湯을 丸으로 한 것은 다른 의미가 있다. 무릇 傷寒의 病을 얻으면 寒氣는 凝滯하기 쉽고 血結은 용이하게 풀어지지 않으므로 끓인 찌기도 같이 복용시키면 形과 質이 상호 협력해서 留血이 있는 곳에 가서 이것을 제거한다. 이것을 보면 湯藥만이 蕩滌에 우수하다고는 할 수 없다.」丸劑를 복용해서 1일 만에 下血한다고 하는 것을 볼 때 丸劑의 작용이 湯劑보다 반드시 못한 것은 아님을 알 수 있다.

8. 대황부자탕류(大黃附子湯類)

대황부자탕(大黃附子湯)『金匱要略』

方藥組成	大黃9g, 附子2g, 細辛6g.

適應症

片側의 脇下疼痛·發熱·脈緊弦 등의 症은 寒證이므로 溫藥으로 瀉下시켜야 하는데 大黃附子湯이 좋다.

方解

尤在涇說:「脇中滿痛하며 脈緊한 것은 陰寒이 뭉쳐서 생긴 것이고, 發熱은 陽氣가 억눌려있기 때문이다. 그래서 따뜻하게 하지 않으면 이것을 없앨 수 없고, 瀉下하지 않으면 묶인 것이 풀려서 없어지지 않기 때문에 溫藥으로 이것을 瀉下시키는 것이 좋은 것이다.」

本方은 溫下하는 대표방제로 陽虛가 바탕인데, 陰寒積聚와 腸管의 전송기능이 약화되어 생기는 변비에 적용된다. 처방 중의 大黃은 瀉下하면서 性味는 차갑다. 여기에 溫熱한 附子·細辛을 配合하여서 전체적으로는 溫通攻下·散寒止痛의 작용에 속한다.

應用

本方은 溫下劑로 陽虛한데 寒實積滯가 내부에 있는 正虛邪實의 症에 적용된다. 만약 實熱內結의 陽明腑實證인 경우에는 적용되지 않는다.

증례 76

환자: 吳OO, 남성, 79세.

증상: 환자는 白色의 粘稠한 下痢가 있고 後重感을 동반하였다. 下腹部痛
이 심하고 땀이 많으며 피부는 冷하고 추위를 많이 타며 舌苔는 白
膩하고 脈은 弦緊하였다.

처방: 辨證으로는 寒濕滯下에 속하고 大黃附子湯加減을 쓴다.
　製大黃9g, 製附子片9g, 党參9g, 乾薑6g, 細辛3g, 馬齒莧30g, 芍藥
24g, 甘草6g, 5제.

경과: 복약 후 증상이 완전히 치유되었다.

고찰: 痢疾은 옛날에는 滯下라고 했으며, 寒熱虛實의 다름이 있다. 본안은
고령자의 下痢에 辨證은 正虛邪實에 속하고 寒實邪의 留滯에 의한
下痢이다. 「通因通用」法 중 溫下하는 것으로 치료한다. 大黃은 逐
滯淸腸하고, 附子·乾薑을 配合해서 溫中去寒하며 겸하여 溫下하는
작용이 있다. 附子片과 党參의 配合으로 扶陽固氣해서 氣脫을 방지
한다. 芍藥은 緩急止痛하는 것과 함께 抗赤痢·消炎作用이 있다. 金
元時代로 거슬러 올라가면 張元素는 芍藥甘草湯을 下痢의 치료에
쓰고 있는데, 芍藥의 양을 높이면 腹痛에 대하여 효과가 더욱 좋아진
다. 馬齒莧과 配合하면 淸腸하고 下痢를 그치게 한다. 만약 下痢의
寒熱虛實을 변증하지 않고 갑자기 苦寒淸熱하는 약재를 투여하면
병은 치료되지 않을 뿐 아니라 오히려 정상적인 회복을 방해한다.

연구

中醫의 경험에 의하면 大黃을 써서 瀉下하는 것은 단지 實證에만 써야 하
고 虛證에는 쓰지 말아야 한다. 실험에 의하면 大黃의 煎劑를 內服시키면 동
물의 胃 내용물의 배설속도가 증가됨이 증명되었다. 다만 산화제1철·초산은·
알코올 등을 위에 관류시켜서 위의 기능을 억제시키거나 중독을 일으키거나
여러 번의 瀉血이나 寒冷刺戟을 주거나 혹은 「疲勞」하게 만들어서 동물에
「虛證」상태를 유발시킨 후 大黃 煎劑를 투여하면 위내용물의 배출이 촉진
되지 않을 뿐 아니라 오히려 胃의 기능장해를 일으키고 위 내용물은 장기간

정체되게 된다. [『日本東洋醫學雜誌』1971,(2):1]

　　따라서 大黃을 虛中挾實證에 쓰는 경우에는 반드시 附子·乾薑 등을 配合해서 瀉下한다. 그렇게 하면 전신의 기능을 흥분시키고 신진대사를 촉진시킬 수 있다. 强壯瀉火하는 약제로 瀉下시키는 동시에 補할 수 있다고 하는 配合의 妙이다.

9. 황금탕류(黃芩湯類)

方劑	藥物組成	加	減	適應症
黃芩湯	黃芩9g 芍藥6g 炙甘草6g 大棗10g			太陽少陽合病으로 下痢하는 경우, 濕熱의 下痢·大便不暢·發熱·口苦.
黃芩加半夏生薑湯	本方	半夏9g 生薑3片		상기 症에 嘔吐를 겸하는 경우.

황금탕(黃芩湯)『傷寒論』

方藥組成	黃芩9g, 芍藥6g, 炙甘草6g, 大棗10g.

단미의 藥理연구

❖ 黃芩 ❖ ——

본 품은 꿀풀과 黃芩 *Scutellaria baicalensis* Georgi의 뿌리이다.

❖『神農本草經』의 記錄

「味苦平, 主諸熱黃疸, 腸澼, 泄痢, 逐水, 下血閉, 惡瘡疽蝕, 火瘍」

· 諸熱黃疸: 黃芩은 解熱利膽하는 작용이 있다.

· 腸澼, 泄痢: 腸澼은 痢疾에 해당하고, 泄痢는 腸炎을 가리킬 가능성이 있다.

· 逐水: 黃芩은 이뇨작용이 있다.

· 火瘍: 火毒에 의해 瘡瘍이 發症한다. 黃芩은 淸熱解毒과 凉血하는 작용이 있어서 이것을 치료할 수 있다.

❖ 張仲景의 應用의 考證

『藥徵』:「주로 心下痞를 치료할 수 있고 겸하여 胸滿痛, 嘔吐, 下痢를 치료할 수 있다.」

❖ 後世醫家의 應用

『名醫別錄』:「痰熱·胃中熱·小腹絞痛·食慾旺盛을 치료하고 利小腸하며, 女子閉經·慢性血尿·性器出血·下血·小兒腹痛을 치료한다.」

甄權說:「熱毒·骨蒸·寒熱往來·胃腸不調를 치료하고, 破壅氣하며 배뇨통을 치료하고 쾌적하게 한다. 關節煩悶을 없애고 熱에 의한 口渴을 풀어준다.」

『**大明本草**』:「氣를 내려주고 유행성열병을 主治하며 疔瘡을 排膿시킨다. 乳房과 등의 膿瘍을 치료한다.」

張元素說:「凉心하며 肺中의 濕熱을 치료하고 肺火의 上逆을 없애며, 上 熱·目赤腫痛·瘀血壅盛·上部積血을 치료하고, 膀胱의 寒水를 補하며 安胎하는 작용이 있다.」

『**本草綱目**』:「風熱·濕熱에 의한 頭痛·奔豚에 의한 熱感·疼痛·熱性咳嗽· 肺痿弱(肺膿瘍)에 의한 咽喉腥臭·諸失血을 치료한다.」

『**本經逢原**』:「黃芩은 枯燥하여 腸胃를 堅固하게 하므로 慢性의 腸澼下痢 에는 반드시 필요한 약이다. 芍藥·甘草를 配合하면 下痢膿血·腹痛後重 을 치료하고, 佐藥인 黃連은 각종 참기 어려운 脹痛을 치료할 수 있다. 黑參을 같이 쓰면 喉間腥臭를 치료한다.」

『**本草求眞**』:「黃芩의 味는 苦하고 性은 寒하며, 白朮·砂仁을 配合하면 安 胎하고, 厚朴·黃連을 配合하면 腹痛을 치료하며, 芍藥을 配合하면 下 痢를 치료하고, 柴胡를 配合하면 寒熱往來를 치료한다.」

黃芩은 瀉火하고 淸濕熱하는 작용이 있어서 임상에서 상용되는 약물이다. 본 품은 桑白皮·知母를 配合하면 瀉肺火하고 淸肺熱하는 작용이 있다. 山梔 子·龍膽草를 配合하면 瀉肝火하는 작용이 있고, 夏枯草를 配合하면 平肝하 는 작용이 있다. 柴胡를 配合하면 氣分의 熱을 없애며, 赤芍·牧丹皮를 配合 하면 血分의 熱을 없애준다. 大黃·黃連을 配合하면 瀉火泄熱하고, 血熱에 의한 吐血·鼻出血·火傷에 의한 瘡瘍의 치료에 쓰인다. 芍藥甘草湯 등을 配 合하면 腹痛下痢를 치료할 수 있다. 當歸·白朮 등을 配合하면 淸熱安胎한 다.

✿ 黃芩의 藥理作用

① 黃芩은 광범위한 약리작용이 있는데, 赤痢菌·티푸스균·α용연균·폐렴

구균·황색포도상구균·디프테리아균·콜레라균 등에 대하여 억제작용을 가진다. 人型결핵균에 대하여 다수의 사람이 억제작용이 있다고 보고하고 있다. 백색칸디다균·인플루엔자PR$_8$주바이러스에도 억제작용이 있고, 바이러스에 감염된 마우스의 생존일수와 肺의 병변의 상황을 관찰해보면 확실한 치료효과가 인정된다. 렙토스피라에 대하여서는 殺滅작용이 있다.

『神農本草經』에서 말하는 黃芩의 腸澼·泄痢·惡瘡 등을 치료하는 작용은 黃芩의 항균작용과 관계가 있다.

② 체중 1kg당 본 품의 煎劑 2g을 胃에 주입하면 vaccine으로 發熱시킨 토끼에서 해열작용이 있다. Baicalin은 腹腔內 혹은 靜脈內 투여 모두에서 解熱작용이 나타나고, 정상체온인 경우에는 영향이 없다.

③ Baicalin·Baicalein은 기니픽의 적출한 氣管의 알러지성수축 및 동물의 알러지성천식에 대하여 모두 緩解作用이 나타나고, ephedrine을 병용하면 협동작용이 있다. 나는 임상에서 白果定喘湯을 써서 喘息을 치료하는데, 麻黃과 黃芩의 항알러지에 대한 협동작용과 관계가 있을 가능성이 있다. 또 Baicalin·Baicalein은 어느 것이나 알러지성부종과 염증을 억제하고, 두 약을 병용하면 마우스에서 귀의 모세혈관 투과성을 저하시킨다.

④ 본 품의 煎劑는 개에서 실험적으로 유발한 고혈압에 대하여 혈압을 저하시킨다. 동양의학에는 원래 고혈압이라는 병명이 없는데, 肝陽上亢에 의해 일어나는 頭痛은 少陽頭痛으로 黃芩을 써서 치료할 수 있다.

⑤ 黃芩의 煎劑·엑기스제·Baicalein은 어느 것이나 확실한 이뇨작용이 있는데, Baicalin의 이뇨작용은 약하다.

⑥ 黃芩은 개·토끼의 담즙배설량을 증가시키고, Baicalein은 Baicalin에 비하여 그 작용이 더욱 확실하다.

⑦ Baicalin은 마우스의 strychnine에 의한 사망률을 저하시키고, Baicalin 10mg을 같이 투여하면 strychnine의 LD$_{50}$치를 2.5배 높

인다. 사염화탄소를 투여하여 간염을 유발시킨 실험에서 Baicalein에는 해독작용이 있음이 증명된다. 이러한 결과는 임상에서 Baicalin(Baicalein)을 사용해서 급만성간염을 치료하는 근거가 되고, 黃芩을 여러 熱性病과 외과의 瘡瘍에 응용하는 것을 설명할 수 있다. 黃芩은 항균작용을 가진 외에도 생체가 세균독소를 해독하는 작용을 증가시킬 수도 있다.

適應症

- 太陽과 少陽의 합병으로 自下痢 하는 경우.
- 濕熱下痢·大便不暢·發熱·口苦를 치료한다.

方解

『醫宗金鑑』：「太陽과 少陽의 合病은 太陽病에 發熱頭痛이 있고, 口苦咽乾·目眩·胸滿·脈大弦한 것이다. 만약 表邪가 旺盛한데 肢節煩疼하는 것은 柴胡桂枝湯으로 그 標를 兩解한다. 裏熱이 왕성한데도 自下痢하는 것은 黃芩湯의 淸法으로 裏部를 緩和시켜야 한다.」

黃芩은 胃腸의 濕熱을 제거하는데, 熱이 없어지면 濕이 제거되므로 發熱口苦하는 症을 치료할 수 있다. 芍藥과 甘草는 緩急止痛하고 下痢와 膿血便을 치료할 수 있고 大棗는 健脾할 수 있는데, 이 세 가지 약물은 보조적인 약이다.

應用

무릇 泄瀉와 痢疾이 腸熱로 인한 것에는 모두 本方을 쓸 수 있다. 周楊俊은 本方을 早期 溫病에 쓸 수 있다고 주장하고 있고 葉天士는 이것을 찬성하고 있다. 또 말하기를 「寒邪가 깊이 잠복하여 이미 化熱하여 있으므로 옛날 현인은 黃芩湯을 主方으로 하고 苦寒에 의한 裏熱을 직접 식혀서 … 이는 正治法이다」라고 하였다.

또 劉元素는 『素問病機氣宜保命集』에서 本方에서 大棗를 빼고 芍藥을 반으로 줄여서 黃芩芍藥湯이라 改名해서 쓰고 있는데, 熱性下痢·腹痛·後重·發熱을 치료했다.

증례 77

환자: 吳OO, 여성, 24세.

증상: 환자는 이틀 전부터 膿血便, 腹部攣急痛, 裏急後重이 있었다. 熱이 있고 舌紅苔黃하며 脈弦數하였다.

처방: 證은 大腸濕熱下注에 속하고, 治法은 清熱燥濕하며, 處方은 黃芩芍藥湯加味를 쓴다.

黃芩9g, 赤白芍 各12g, 甘草5g, 廣木香6g, 大腹子皮 各9g, 白頭翁 9g, 3제.

경과: 本例의 辨證은 熱痢에 의한 腹痛後重으로 黃芩芍藥湯加味를 쓴다. 처방에서는 黃芩이 主藥이 되고, 白頭翁과 赤芍은 佐藥으로 清熱解毒·凉血消炎한다. 대량의 芍藥과 甘草를 加하여 腹痛을 치료한다. 廣木香과 大腹子·大腹皮의 병용은 理氣消滯하는 작용이 있고,「氣가 循環하면 後重은 자연히 그친다」라는 원칙에 근거하여 3제 연속해서 복용하면 下痢가 그치고 腹痛도 없어진다.

황금가반하생강탕(黃芩加半夏生薑湯) 『金匱要略』

方藥組成	黃芩9g, 甘草6g, 芍藥6g, 半夏9g, 生薑3片, 大棗8g.

適應症

● 黃芩湯證에 嘔吐를 겸하는 경우를 치료한다.

●膽咳 즉 기침과 함께 膽汁과 같은 苦水를 吐하는 것을 치료한다.

方解

本方은 乾嘔하면서 갑자기 熱性下痢가 있는 것을 치료하고 또 乾嘔하면서 膿血便도 보이는 熱痢를 치료한다. 따라서 黃芩湯으로 熱性下痢·膿血便을 치료하고, 半夏·生薑을 가하여 降逆止嘔한다.

應用

本方은 右脇痛이 있으면서 膽汁을 吐하는 것을 치료한다.

10. 시호탕류(柴胡湯類)

方劑	藥物組成	加	減	適應症
小柴胡湯	柴胡9g 黃芩9g 人蔘9g 炙甘草6g 生薑3片 大棗8g 半夏9g			寒熱往來·胸脇苦滿·黙黙不慾飮食·心煩喜嘔·口苦·咽乾·目眩.
小柴胡去半夏 人蔘加栝樓湯	本方	全栝樓15g	半夏9g 人蔘9g	本方의 適應症 + 心煩·不嘔.
小柴胡去半夏 加花粉湯	本方	人蔘4.5g 栝樓根12g	半夏9g	本方의 適應症 + 口渴.
小柴胡去黃芩 加芍藥湯	本方	芍藥9g	半夏9g	本方의 適應症 + 腹中痛.
小柴胡去大棗 加牡蠣湯	本方	牡蠣12g	大棗8g	本方의 適應症 + 脇下痞鞕.
小柴胡去黃芩 加茯苓湯	本方	茯苓12g	黃芩9g	本方의 適應症 + 心下動悸·小便不利.
小柴胡去人蔘 加桂枝湯	本方	桂枝9g	人蔘9g	本方의 適應症 +無口渴, 外有微熱.
小柴胡去人蔘· 大棗·生薑加五 味子乾薑湯	本方	五味子9g 乾薑6g	人蔘9g 大棗8g 生薑3片	本方의 適應症 + 咳嗽.
柴胡加芒硝湯	原方의 약 1/3량	芒硝6g		少陽·陽明의 倂病을 치료한다. 少陽證·陽明潮熱·泥狀便·小便利.
柴胡加龍骨牡 蠣湯	原方의 약 1/2량	龍骨4.5g 牡蠣4.5g 大黃6g 茯苓4.5g 鉛丹4.5g		肝膽의 痰을 내려주고, 癲癎發狂을 치료한다.
柴胡桂枝湯	原方의 약 1/2량	桂枝4.5g 芍藥4.5g		傷寒의 發熱로, 微惡寒·肢節煩痛·微嘔·心下支結·外證이 남은 때.

柴胡桂枝乾薑湯	本方	桂枝9g 乾薑6g 牡蠣6g 天花粉12g	半夏9g 人蔘9g 生薑3片 大棗8g	發熱惡寒·胸脇滿微結. 柴胡湯證에 津虛·痰飮內結·衝逆疼痛이 있을 때 쓴다.
大柴胡湯	本方	芍藥9g 枳實9g 生薑2片 大黃6g	人蔘9g 甘草6g	小柴胡湯證에 心下急·鬱鬱微煩·心下痞鞕痛·腹滿大便不通·苔黃膩.
四逆散	柴胡·炙甘草·枳實·芍藥 各等分·散劑水煎服			陽氣內鬱의 熱厥證·肝脾不和에 의한 胸脇脘腹의 불쾌감.

소시호탕(小柴胡湯)『傷寒論』

方藥組成	柴胡9~12g, 黃芩9g, 人蔘9g, 炙甘草6g, 半夏9g, 生薑3片, 大棗8g.

단미의 藥理연구

❖ 柴胡 ❖ ──

본 품은 纖形科의 柴胡 *Bupleurum falcatum* Linne, 참柴胡 *B. scorzoneraefolium* Willd., 北柴胡 *B. chinensis* DC 및 柴胡屬의 식물의 뿌리이다.

✤『神農本草經』의 記錄

「味苦平, 主心腹, 去腸胃中結氣, 飮食積聚, 寒熱邪氣, 推陳致新」

· 去腸胃中結氣: 柴胡는 理氣散結한다.
· 飮食積聚: 柴胡는 약간의 瀉下작용이 있어서 음식의 積聚를 제거할 수 있다.
· 寒熱邪氣: 柴胡는 해열작용이 있어서 寒邪·熱邪를 치료할 수 있다.
· 推陳致新: 章次公은 柴胡에는 活血去瘀하는 작용이 있다고 하였는데, 去瘀生新은 推陳致新한다는 측면에서 하나의 중요한 의의가 있다. 柴胡를 대량으로 쓰면 瀉下시킬 수 있으므로 이러한 推陳致新의 의의는 大黃의 작용과 유사한 것이다. (大黃의 항 참조)

✤ 張仲景의 應用의 考證

『本經疏證』:「心腹間에 結聚된 것이 풀리지 않음이 없고, 오래된 것이 새 것으로 바뀌지 않음이 없다. 張仲景은 小柴胡湯의 효능에 대하여『上焦가 通하면 津液이 下降할 수 있고, 衛氣가 調和로우면 온 몸에서 땀이 촉촉이 나면서 풀린다』라고 하였는데, 이는 柴胡證은 모두 上焦가

通하지 않는 것임을 알 수 있다. 上焦가 通하지 않으면 氣阻히고, 氣阻하면 水飮이 停滯한다. 上焦의 氣를 通하게 하는 것은 오직 柴胡뿐이다! 따라서 寒熱往來는 小柴胡湯의 主症이 되고, 寒熱往來는 上焦가 通하지 않는 것과 관계가 있다. 특히 寒熱往來가 있으면서 嘔吐하지 않을 때, 小柴胡湯을 쓰는 것은 최종적으로 上焦의 症候가 근거가 된다. 한편 上焦不通이 없는데도 柴胡湯을 쓰는 때가 있는데, 陽脈澀·陰脈弦·腹中結痛 등의 경우 小柴胡湯을 쓴다. 少陰病에 四逆이 있고 咳·動悸·小便不利가 있으며, 배가 아프지 않거나 下痢後重이 있을 때는 四逆散을 쓰지만, 보다 유연한 이해가 필요하다.」鄒潤安이 마지막에 말한 유연한 이해라고 한 것은 柴胡는 上焦의 結聚를 없애는 것 이외에도 다른 의미가 있다는 것이다.

❖ 後世醫家의 應用

『名醫別錄』:「傷寒에 의한 心下煩熱·제반 痰熱에 의한 結實·胸中의 邪氣逆上·五臟游氣·大腸停積·水脹·濕痺에 의한 拘攣을 없앤다.」

甄權說:「熱勞에 의한 骨節煩疼·熱氣·肩背疼痛을 치료하고, 血氣의 흐름을 순조롭게 하며 과로에 의한 羸瘦를 치료하고 下氣消食하며 유행성 질환에 의한 內外의 熱을 풀어준다.」

『大明本草』:「五勞七傷을 補하고 除煩止驚하며 氣力을 돕고 消痰止咳하며 潤心肺하고 補腎健腦하며 健忘을 치료한다.」

張元素說:「虛勞를 없애고 肌熱을 흩어버리며, 早朝潮熱·寒熱往來·黃疸·産後諸熱·心下痞·胸脇痛을 없앤다.」

『本草綱目』:「陽氣下陷을 치료하고 肝·膽·三焦·包絡의 相火를 없애며, 頭痛·眩暈·目昏·赤痛瘴潰·耳鳴·耳聾·諸瘧·惡寒發熱·婦人熱入血室·生理不順·小兒痘疹餘熱·虛弱體의 微熱에 쓴다.」

최근에는 柴胡의 性이 升浮하다고 하여 頭痛·眩暈에 대하여는 쓰지 않고 있지만, 李時珍은 과감하게 肝·膽·三焦·包絡의 相火에 쓰고 있다.

章次公說:「『千金』에서 柴胡는 65개의 처방에 사용되고 있고, 『翼方』에서는 35개, 『外台秘要』에는 54개, 『本土方』에는 11개의 처방에 쓰이고 있다. 柴胡의 사용법에 대한 考證과 개인적인 경험을 더하여 얻은 결론에 의하면, 柴胡는 去瘀·解熱·瀉下의 목적으로 쓸 수 있다.」

후세의 本草書와 醫家는 柴胡의 효용에 관하여 다음과 같이 서술하고 있다. ①解熱作用(外感·內傷·瘧·過勞에 의한 發熱을 포함) ②胸脇苦滿 ③脇下痞鞕 ④腸胃의 積氣와 積聚 ⑤黃疸 ⑥月經不調 등을 치료한다.

柴胡는 解熱作用이 있어서 張仲景은 柴胡로 寒熱往來를 치료하고 있지만, 張元素는 말하기를 「柴胡는 肌熱을 없앤다」라고 하였다. 최근에는 柴胡·葛根은 解肌하는데 柴胡가 가장 좋은 淸熱藥으로 30~60g 정도를 사용하며 解熱하면서도 副作用은 없다고 인식하고 있다. 柴胡로 淸熱할 때 종종 습관적으로 黃芩과 配合하는데 外感 및 熱性病에 의한 高熱을 치료할 수 있고, 葛根과 配合하면 表邪未解로 陽明肌熱이 왕성한 症에 쓰인다.

張洁古·李東垣·繆仲醇 등은 柴胡가 「昇陽劫陰」한다고 하였고 葉天士 등은 柴胡를 많이 쓰면 肝陰을 損傷한다고 하고 있지만, 실제로 柴胡를 대량으로 사용해도 肝陰을 손상하는 副作用은 없다. 역대의 本草書 중에 升陽해서 陰에 損傷을 입힌다고 하는 근거를 찾아보아도 옳은 것은 대단히 적다. 반대로 李東垣·葉天士의 說이 맞다면, 張仲景이 柴胡를 血虛의 厥로 인하여 나타나는 産母의 眩暈에 쓸 이유가 없었을 것이다.

柴胡와 白芍藥을 병용하면 平肝解鬱하여 脇痛을 치료할 수 있다. 柴胡와 鬱金 혹은 香附子를 병용하면 疏肝解鬱할 수 있다. 柴胡와 延胡索을 병용하면 胸脇의 疼痛을 치료할 수 있다. 柴胡와 桂枝를 配合하면 解表할 수 있다. 柴胡와 芒硝를 配合하면 瀉下通便할 수 있다. 柴胡와 牡蠣를 配合하면 疏肝養陰할 수 있다. 우리들은 柴胡를 外感 및 熱性病의 高熱과 간담도계질환·부인과질환 등에 상용하고 있다.

✤ 柴胡의 藥理作用

① 중추신경계에 대한 작용

● **解熱作用**: 柴胡의 煎劑(생약5g/체중1kg) 혹은 알코올추출액(생약2.5g/
체중1kg)은 인위적으로 發熱시킨 토끼에 대하여 解熱作用이 있고 輕
度의 체온저하작용이 있다. Saikosaponin의 未精製品을 체중 1kg당
200~800mg으로 마우스에 내복시키면 解熱作用이 있고 정상체온을 저
하시키는 작용도 있어서 柴胡가 좋은 淸熱藥임을 알 수 있다.

● **鎭痛作用**: 초산자극으로 몸을 트는 반응 혹은 마우스의 꼬리를 압박
하는 방법으로 확인해 보면, Saikosaponin을 마우스에 체중 1kg당
400~800mg으로 위에 주입하면 명백한 진통작용이 보인다. 이로부터 柴
胡가 肝鬱氣滯에 의한 疼痛에 쓰이는 것이 설명될 수 있다.

● **鎭靜作用**: Saikosaponin에는 명백한 中樞性 鎭靜作用이 있는데, 마우
스에 Saikosaponin을 체중 1kg당 500~800mg 내복시키면 마우스의 자
발활동이 감소되고 barbital류에 의한 수면시간이 연장된다.

② 항바이러스작용: 柴胡의 주사액 및 柴胡주사액에서 추출된 油狀의 물질
은 인플루엔자바이러스에 대하여 억제작용이 있다.

③항염증작용: Saikosaponin을 피하주사해서 랫드에 육아낭종시험(巴豆
油 및 綿球法)을 시행하면, 유아종의 중량과 침출액이 대조군에 비하여
적다. 이로써 saikosaponin은 염증에 의한 삼출과 증식반응 모두에 대
하여 억제작용이 있음을 알 수 있다.

④ 간장보호작용: 煎劑를 내복 혹은 사료에 柴胡를 혼합하는 방법으
로 투여하면, 실험적으로 유발시킨 동물의 간기능장애에 대하여 현
저한 보호효과가 있고 겸하여 GPT의 상승을 억제하는 작용이 있다.
Saikosaponin과 정제한 saponin a, c, d의 혼합물은 동물실험에서 간
세포핵의 RNA합성과 단백질합성을 촉진한다. 柴胡는 간질환의 상용약
물인데, 柴胡는 원래 간장을 보호하는 작용이 있어서 甘草와 配合하면
급성간손상에 대하여 확실한 보호작용이 있다. 또 급성바이러스성간염

의 임상관찰에서 GPT를 저하시키고 이환기간을 단축시킴이 증명되고
있다.

⑤ **소화관에 대한 작용**

- Saikosaponin은 랫드의 스트레스성궤양에 대하여 확실한 보호작용을
  가진다.

- Saikosaponin은 생체의 소장운동에 대하여 확실한 흥분작용을 가지고
  소장의 蠕動에 의한 내용물의 수송작용을 현저하게 증가시킨다. 柴胡를
  60g복용하면 下痢를 일으키는 예가 관찰되기도 했지만 작용은 상기의
  약리실험과 일치한다. 이로부터 柴胡가「飮食積聚」를 해소하고「腸胃結
  氣」등에 대하여 치료효과가 있음을 알 수 있다.

⑥ **鎭咳작용**: 기계자극법으로 기니픽에 咳嗽를 일으키는 실험에서 未精製
  한 saponin은 복강 내 주사로 비교적 강한 진해작용이 있다. 이것이 肝
  氣上逆에 의한 咳嗽에 해당하는 것일 가능성이 있다.

⑦ **利膽작용**: 金黃柴胡의 꽃·줄기·잎의 추출액은 동물에 대하여 이담작용
  이 있고 담낭염·담도염·간염에 대하여 치료효과가 있다. 동속식물인 新
  疆柴胡·圓葉柴胡도 모두 이담작용을 가진다.

⑧ **독성**: 柴胡의 독성은 거의 없는데, 柴胡의 10% 물추출액을 마우스에
  피하주사하면 최소치사량은 체중 1kg당 100mg이다. 柴胡의 未精製
  saponin은 랫드에서 용혈을 일으킨다. 마우스에 내복시킨 경우의 LD_{50}
  은 체중 1kg당 4.7g이고, 기니픽에서 복강 내 주사한 경우 LD_{50}은 체중
  1kg당 53.8mg이다.

| 適應症 |

- 少陽病. 증상은 口苦·咽乾·目眩·往來寒熱·胸脇苦滿·黙黙不慾飮食·心
  煩·喜嘔·舌苔薄白·脈弦한 경우.

- 婦人傷寒으로 熱이 血室에 들어가고 저녁에 譫語가 보이는 경우.

- 傷寒에 陽脈이 微結하며 頭部에 發汗이 있고 四肢冷症 脈細 便堅한 半

表半裏의 證.

方解

呂搽村說:「本方의 柴胡는 少陽 半表의 邪氣를 透達시키고 겸하여 淸熱·疏肝·解鬱하는 작용이 있어서 主藥이 된다. 黃芩은 苦寒하고 少陽半裏의 熱을 식히고 柴胡와 협동하여 少陽의 邪熱을 내려준다. 生薑은 柴胡과 협동해서 半表의 邪를 외부로 宣通시킨다. 輔助藥으로 쓰인 半夏와 生薑은 降逆止嘔하는 작용이 있다. 大棗는 健脾和中하는 작용이 있다. 人蔘을 쓰는 것은 正氣를 補하는 것을 목적으로 하는 것이 아니고 邪氣가 半表半裏에 있으므로 우선 裏部의 氣를 보충하여 邪氣가 속으로 들어가지 않도록 하기 위해서이다.」

應用

本方은 별명을 三禁湯이라고 하는 데 이것은 적응증이 禁發汗·禁瀉下·禁催吐하기 때문이다. 따라서 小柴胡湯의 작용은 發汗도 瀉下도 催吐도 아니라 裏部를 調和해서 表를 풀어주므로 和解劑라고 부르고 있다. 本方은 瘧疾·産褥熱·四肢煩熱의 경우, 月經不順·寒熱往來·意識障害의 경우, 怒氣로 인한 脇滿의 경우, 虛勞하고 임파절종창·惡寒發熱이 있는 경우에도 쓸 수 있다.

本方은 또 傷寒의 熱入血室證을 치료할 수 있는데, 熱이 있어 陰血損傷이 보이는 경우에는 生地黃·牧丹皮를 加하여 涼血養陰해도 좋다. 瘀血互結·少腹滿痛의 경우 人蔘·甘草·大棗 등의 甘壅劑를 빼고 下瘀血湯(桃仁·大黃·蟅蟲)을 가하여 去瘀止痛해도 좋다. 만약 散寒하는 경우 肉桂를 加하여 去寒한다. 氣滯한 경우 香附子·枳殼을 加하여 行氣한다.

증례 78

환자: 劉OO, 여성, 32세.

증상: 환자는 오후에 39℃ 정도의 高熱이 있고, 백혈구는 2,000/㎣, 혈소판

수 저하, 脾臟腫大, 顔面黃色, 혈압 96/60mmHg, 백박 94회/분, 하지에 瘀斑, 舌質淡, 脈弱 등이 관찰되었다.

처방: 柴胡15g, 黃芩9g, 菁蒿15g, 鷄血藤30g, 黃耆9g, 臍帶1個, 牧丹皮9g.

경과: 5제 복용해서 체온은 37℃로 저하되고, 백혈구는 2,500/㎣, 혈소판은 56,000/㎣로 되었다. 다만 두통과 변비가 있어서 위 처방에 栝樓仁9g, 花生衣(땅콩의 껍질)3g, 野山參1.5g, 望江南15g을 加하여 5제 계속해서 복용시켰다. 그 후 대변이 通하고 頭痛은 없어지며 백혈구는 3,000/㎣, 혈소판은 80,000/㎣로 되고, 하지의 紫斑은 없어졌으며, 10제 계속해서 복용한 후 백혈구는 4,000/㎣, 혈소판은 120,000/㎣로 되었고, 紫斑은 완전히 사라져서 치유되었다.

고찰: 本例는 高熱이 있어서 小柴胡湯의 柴胡·黃芩을 쓰고, 輔助藥으로 菁蒿를 가하여 解熱시켰다. 扶正하기 위해 鷄血藤·羊蹄根·花生衣를 써서 백혈구와 혈소판의 증가작용을 기대했다. 다만 반드시 人蔘·黃耆·臍帶 등의 扶正固本藥을 병용해서 효과를 더욱 좋게 하였다.

증례 79

환자: 李OO, 여성, 52세.

증상: 환자는 2일 전부터 감기를 앓고 있는데, 처음에 惡寒發熱이 있어서 감기약을 복용해서 열이 내리기는 했지만 口苦·頭暈目眩·胸悶·食慾不振이 계속되고, 舌苔白, 脈弦하였다.

처방: 小柴胡湯을 투여한다.

柴胡15g, 黃芩9g, 姜半夏9g, 党參9g, 甘草6g, 生薑3片, 大棗8g, 3제.

고찰: 本例는 口苦, 食慾不振한데, 少陽病의 2症을 이미 가지고 있는 것이다. 處方과 症이 맞아서 병은 신속하게 치유되었다.

증례 80

환자: 千OO, 남성, 42세.

증상: 환자는 담낭조영검사에서 담낭의 윤곽이 명료하게 나타나고, 크기는 3.4cm이며 총담관의 음영도 정상이었다. 간기능은 정상이지만 담낭의 주위가 부어있고, 兩脇·背中·兩肩·頭部 양측에 放散痛이 있었다.

처방: 柴胡15g, 黃芩9g, 太子參9g, 姜半夏9,g 生薑3片, 大棗6g, 甘草3g, 白芍藥15g, 鬱金30g, 山梔子9g, 延胡索15g, 旋覆花9g(包), 5제.

경과: 本例는 담낭염으로 辨證은 少陽證에 속하여서 小柴胡湯加減을 쓴다. 佐藥으로 鬱金·山梔子를 써서 담즙분비를 촉진하고, 담석을 총담관으로부터 십이지장을 통해 체외로 배출시켰다. 복약 후 현저하게 개선되었다.

증례 81

환자: 賀OO, 여성, 22세.

증상: 환자는 3일 전부터 瘧症이 나타나고 발작 시에는 發熱이 많고 惡寒은 적으며 격일로 發熱이 있었다. 舌苔는 膩하고 脈은 弦하였다.

처방: 小柴胡湯加減을 쓴다.

柴胡15g, 黃芩9g, 菁蒿9,g 姜半夏9g, 常山6g, 草果6g, 甘草3g, 生薑3片, 大棗8g, 3제.

고찰: 本例의 病은 瘧으로 小柴胡湯을 쓰는데, 人蔘을 빼고 菁蒿·常山·草果를 加했다. 약리연구에 의하면 이 세 가지 약재는 截瘧作用이 있다.

경과: 복약 후 병은 치유되고 재발하지 않았다.

연구

本方은 消炎作用을 가지고 있는데, 효과는 柴胡 한 가지만 쓸 때보다 더 강하고, 육아조직이 증식하는 것을 억제하는 작용은 비교적 강하지만 亢滲出作用은 비교적 약하다. [『日本東洋醫學雜誌』1971,22(3):28]

柴胡가 포함된 처방은 사염화탄소 등에 의해 유발된 肝 손상에 대하여 비교적 양호한 보호작용을 가진다. [『吉林中醫藥』1983,(1):39]

최근 한 연구에서 효소와 간세포의 초미세구조의 변화를 통해 小柴胡湯이 간기능에 미치는 영향에 대하여 검토한 결과, 小柴胡湯은 균질화한 랫드의 간장세포에서 G-6-PD, NADPH시토신환원효소와 호박산시토신환원효소의 활성을 저하시키는데 후자가 더욱 명확하다. 小柴胡湯은 동물의 간세포에서 미토콘드리아의 응집을 일으키기도 하고 세포질의 용적에서 미토콘드리아가 차지하는 용적과 밀도를 대조군에 비하여 저하시키는 등 세포의 초미세구조를 변화시킨다. [『藥學雜誌』1980,100(6):602]

또 小柴胡湯은 담즙중의 담즙산과 빌리루빈의 함유량을 높이고, 콜레스테롤-담즙산염을 증대시켜서 담즙의 분비를 촉진하고 배설량을 증가시키며 이뇨작용도 가지고 있다. [『中成藥研究』1984,(4):30]

실험적으로 유발된 간손상에 대한 小柴胡湯의 효과는 「調肝散鬱」이라고 하는 개념과도 일치한다. 또 임상에서 小柴胡湯은 간염·담낭염 등의 치료효과에 대하여 약리학적 근거가 증명되고 있다.

小柴胡湯의 항균실험에서 황색포도상구균·백색포도상구균·α용연균·β용연균·대장균·장티푸스균·변형균·알칼리분변균 등에 대하여 다양한 정도의 억제작용이 있음이 증명되고 있다. [『河北中醫』1980,(2):46]

小柴胡湯의 임상연구에서 少陽證의 대부분은 감염성질환임이 알려져 있다. [『雲南中醫雜誌』1980,(1):25]

이것은 少陽感染性疾患에 대한 치료효과를 설명하는 근거가 된다.

Interferon은 간염바이러스의 증식억제작용이 있는데, 小柴胡湯 및 glycyrrhizin제제는 interferon양 작용을 유도한다.

간세포막의 간특이성항원의 생체면역반응은 만성간염의 발병과 진전에 있어서 중요한 원인이라고 생각되고 있다. 최근 연구에서는 saikosaponin이 시험관 내에서 ADCC(항체의존성 세포독성)에 의한 간세포장애를 억제하고, 또 小柴胡湯 등이 시험관 내 및 체내에서 항체생산을 비교적 강하게 하는 작용을 가지고 있음이 보고되었다. 만성바이러스성간염에 대하여는 prednisolone과 levamisole 등의 면역조절제가 쓰이지만 부작용이 있다.

小柴胡湯과 saikosaponin을 써서 생체의 면역활성세포의 기능을 조절해주면 스테로이드호르몬을 쓸 때와 같은 부작용은 없다.

Saikosaponin과 小柴胡湯의 생리약리에 대하여는 다음과 같이 정리할 수 있다. ①단백합성촉진작용(간), ②glycogen 증가작용(간), ③고지혈증 개선작용, ④소세포체계 효소활성억제작용, ⑤항체생산계의 修飾, ⑥interferon의 유도작용, ⑦간세포 재생 촉진작용, ⑧지방간 개선작용, ⑨항염증작용, ⑩항알러지작용, ⑪실험성 간장해(약제, 면역학적)의 억제, ⑫항스트레스성궤양 등. [『國外醫學中醫中藥分冊』1986,8⑴:3]

최근 수행된 小柴胡湯의 약리연구에서 小柴胡湯이 비교적 강한 항히스타민작용을 가지고 있음이 밝혀졌다. 가령 小柴胡湯을 두 부분으로 나눌 때 하나는 人蔘과 甘草, 다른 하나는 黃芩·半夏·生薑·大棗(小柴胡湯加味로 칭한다)로 나누면, 각각의 약리작용이 원방에 비하여 더 약한 것으로 나타났다. 따라서 小柴胡湯의 配合은 항히스타민작용의 측면에서 공동작용을 가지는 것을 생각된다. [李向中『中醫學基礎』1983,217]

시호가망초탕(柴胡加芒硝湯)『傷寒論』

| 方藥組成 | 柴胡9g, 黃芩3g, 人蔘3g, 炙甘草3g, 生薑3片, 大棗8g, 半夏3g, 芒硝6g. |

適應症
陽明病에 潮熱·大便溏·小便利·胸脇滿而不去한 것을 치료한다.
小柴胡湯을 복용하였는데도 증상이 호전되지 않을 때 쓴다.

方解
呂搽村說:「潮熱은 內熱의 증상인데, 환자가 이미 下痢가 약간 있어서 裏氣

가 벌써 通하여 있다. 下法이 적절하지 않아서 腑邪가 아직 남아 있다. 柴胡證이 아직 완전히 사라지지는 않았지만 이미 小柴胡湯으로 外表를 풀어서 더 이상 小柴胡湯 전체가 필요하지는 않으므로 분량을 줄이고 대신에 芒硝를 加하여 滯한 것을 약간 通하게 하였다. 이 약제는 가장 輕症인 경우에 쓴다.」

本方은 소량의 小柴胡湯에 芒硝를 加한 것으로 少陽·陽明을 同治하는 처방이지만 大柴胡湯을 쓰지 않은 것은 中氣가 이미 虛하기 때문이다.

應用

본방은 少陽陽明의 合病으로 大便이 燥結하고 不通하는 症에 쓴다.

柴胡는 원래 약간의 通便작용이 있고, 芒硝와 같은 염류의 瀉下藥을 配合하면 軟堅通便할 수 있다. 약용량이 적고 치료하는 症도 또한 輕症이어서 노인과 허약인에도 쓸 수 있다.

시호가용골모려탕(柴胡加龍骨牡蠣湯)『傷寒論』

方藥組成	柴胡12g, 黃芩4.5g, 人蔘4.5g, 甘草4.5g, 生薑3片, 茯苓4.5g, 鉛丹4.5g, 龍骨4.5g, 牡蠣4.5g, 大黃6g, 半夏4.5g, 大棗12g.

適應症

傷寒 8, 9일에 瀉下한 후 胸滿煩驚·小便不利·譫語·身重·不能轉側한 것을 치료한다.

方解

尤在涇說:「傷寒에 瀉下한 후 邪氣가 전신에 퍼져있으면 이 條文에서 언급된 諸症이 보인다. 胸滿은 邪氣가 上部에 鬱滯해 있는 것이다. 小便不利

는 邪氣가 下部에 鬱滯한 것이다. 煩驚한 것은 邪氣가 心을 움직인 것이다. 譫語는 邪氣가 胃에 結滯한 것이다. 이러한 병증은 모두 裏證이다. 전신이 무겁고 돌아눕기 어려운 것은 筋脈骨肉이 邪氣를 받은 것으로 表證이다. 무릇 表裏上下가 합하여 病이 된 것은 心과 陰陽의 開闔을 치료 목표로 삼는다. 처방에 있어서 柴胡·桂枝를 써서 外表를 풀고 身重을 없애며, 龍骨·牡蠣·鉛丹으로 내부를 안정시켜 煩驚을 그치게 하며, 大黃으로 胃氣를 調和시키고 譫語를 그치게 하며, 茯苓으로 膀胱의 邪氣를 배설하고 小便을 배출하며, 人蔘·生薑·大棗로 益氣해서 營衛를 기르고 邪氣의 本을 몰아낸다. 이렇게 하면 表裏虛實에 광범위하게 대응할 수 있고 錯雜된 邪氣를 거의 다 없앨 수 있다.」

徐靈胎說:「이것은 正氣가 虛耗되고 邪氣가 벌써 裏部에 있는데 또 다시 外部에서 三陽을 침범하고 있어서 증상이 복잡하게 나타나니 약을 쓸 때에 隨症施治할 필요가 있다.」

「이 처방은 肝膽의 驚痰을 瀉下하므로 癲癇의 치료에 틀림없이 효과가 있다.」

應用

本方은 癲癇에 의한 發狂·恐怖·猜忌心·抑鬱·優柔不斷의 症에 쓸 수 있고, 더욱이 統合失調症·小兒舞踏病·小兒癲癇·暴飲暴食에 의한 厥冷·熱厥의 證을 치료할 수 있으며, 熱症에 의한 驚狂不安·瘧疾에 의한 의식장해 및 遺精·動悸가 있는 경우에도 쓸 수 있다.

증례 83

환자: 甘○○, 남성, 34세.

증상: 환자는 평소 무서움을 많이 타고 시기심이 강하며 화를 잘 내었다. 정신병의 발작 시에는 고성을 지르고 狂躁症으로 난폭해지며 두루 뛰어다니기도 하였다. 얼굴과 눈이 붉고 변비(3, 4일에 1회)가 있으

며 尿赤하고, 혀의 오른쪽 가장자리에 검은콩 정도 크기의 瘀点이 있으며 脈은 弦細하였다.

처방: 柴胡加龍骨牡蠣湯加減을 투여한다.

柴胡9g, 龍膽草3g, 山梔子9g, 黃芩9g, 大黃9g, 桃仁9g, 龍骨15g, 牡蠣30g, 生鐵落9g, 生薑3片, 大棗8g, 5제.

경과: 1개월 정도 후에 내원해서 보호자에게 물어보니 복약 후 발작은 없었고, 다만 煩燥症이 종종 나타났다고 하여서 계속해서 甘麥大棗湯加磁石五味子 등을 복용하도록 했는데, 1년이 지난 지금까지도 재발이 없이 지내고 있다.

고찰: 본안의 辨證은 肝膽實火이다. 따라서 柴胡加龍骨牡蠣湯 및 龍膽瀉肝湯加減을 쓴다. 柴胡·龍膽·山梔子·黃芩은 肝膽實火를 瀉하는 主藥이다. 大黃은 瀉熱通便하고, 桃仁은 瘀血을 제거하면서 새것을 자라게 한다. 生鐵落·龍骨·牡蠣는 重鎭安神하는 輔助藥이다. 복약 후에는 말하는 것이 혼란스럽지 않고 제반 증상이 서서히 회복되었으며, 1년 후에 추적조사했을 때 재발은 없었다.

증례 84

환자: 梁OO, 여성, 17세.

증상: 환자는 안색이 창백하고 兩脇脹痛·動悸가 있으며 잘 놀라고 잠들 때에는 악화된다고 하였다. 항상 두근거리면서 잠들기 어렵고 큰 소리를 들으면 動悸가 더 심해졌다. 누군가에게 잡힐 것 같은 두려움이 있고 口苦, 大便乾燥하며 소변이 붉고 시원치 않았다. 舌苔는 薄白하고, 脈은 細弦하였다.

처방: 柴胡加龍骨牡蠣湯加減을 쓴다.

柴胡12g, 黃芩6g, 茯苓9g, 酸棗仁15g(打碎), 甘草4.5g, 生薑3片, 龍骨18g, 牡蠣30g, 廣鉛丹1.5g(先煎), 大黃6g, 半夏30g, 7제.

경과: 복약 후 入眠 時의 불안이 없어지고 兩脇도 정상으로 되며 動悸도

없어졌다.

고찰: 本例의 兩脇脹痛, 口苦, 脈細弦은 少陽證에 속한다. 口苦, 大便乾燥, 小便短赤은 內熱에 속한다. 치료는 和解瀉熱·重鎭安神하는 것이 좋다. 고로 柴胡加龍骨牡蠣湯에서 人蔘·大棗를 빼고 半夏를 증량하며 酸棗仁의 安神鎭靜하는 작용을 더한 것이다.

연구

근대 의가 중 적지 않은 사람은 本方을 갑상선기능항진증·고혈압·동백경화·뇌출혈·협심증·심장신경증·판막증 등 다수의 심혈관질환의 치료에 사용하고 있는데, 임상효과가 대단히 양호하고, 이러한 측면에 대한 실험연구와 작용기전에 대한 연구가 진행되고 있다. 토끼에 catecholamine(이하 CA로 약칭)을 계속해서 1주간 주사하면, 중증의 심혈관기능장애에 이르고 심박출량이 감소하며 심장지수와 심근수축능력이 현저하게 저하되는 등 左心不全과 폐수종이 발생한다. 조직학적으로는 심근출혈·심근섬유변성괴사와 肺瘀血·滲出 등의 손상이 보인다. 柴胡加龍骨牡蠣湯은 CA의 심혈관손상작용에 저항해서 생체를 보호하는데 효과가 있다.

보고에 의하면 원발성고혈압증·갑상선기능항진증·동맥경화·관상동맥질환·심근경색 등의 발생·진행·예후는 순환하는 CA의 농도의 증가와 관계가 있고, 또 심혈관의 CA에 대한 반응성의 증가와도 밀접한 관계가 있다. 따라서 CA가 유발하는 심혈관에 대한 손상작용을 방지하는 기전은 柴胡加龍骨牡蠣湯이 고혈압 등 심혈관질환을 치료하여 나타나는 것일 가능성이 있다.

[『中醫雜誌』1985,(1):60]

시호계지탕(柴胡桂枝湯)『傷寒論』

方藥組成	柴胡12g, 桂枝4.5g, 黃芩4.5g, 甘草3g, 芍藥4.5g, 半夏4.5g, 人蔘4.5g, 生薑3片, 大棗8g

適應症

傷寒에 發熱·微惡寒·肢節煩疼·微嘔·心下支結이 있고 外證이 아직 없어지지 않는 경우.

方解

唐宗海說:「發熱惡寒·四肢骨關節疼痛은 桂枝湯證이다. 嘔吐·心下支結 즉 心下滿은 柴胡證이다. 外證이 아직 해소되지 않았다는 것은 명백히 柴胡證으로 病이 裏部에 들어갔지만 桂枝證도 아직 존재하고 있으므로 단순히 柴胡湯을 쓸 것이 아니라 桂枝湯을 겸하여 치료하는 것이 좋으니 의미가 대단히 명확하다.」

應用

本方은 太陽證에 少陽證을 겸한 경우를 치료하기 위해서 만들어졌다. 瘧疾·寒疝으로 腹痛이 있는 경우와 여성의 不明熱·월경전후의 發熱·腹痛·癲癎의 경우에도 쓸 수 있다.

증례 85

환자: 容OO, 여성, 31세.

증상: 환자는 1개월 전부터 發熱이 있고 오후에는 악화되었다. (체온 39.5℃) 먼저 發熱이 있은 후 惡寒·發汗·頭眩·口乾·口苦·胸悶·喜飲·食慾不振이 있고, 대변은 1주일에 1회 정도이며 토끼똥같았다. 脈細하고 舌尖은 붉으나 濕潤하였다. 이것은「三陽의 合病」으로 三陽病을 겸하여 치료한다.

처방: 桂枝9g, 白芍9g, 柴胡9g, 黃芩9g, 苦蔘9g, 知母9g, 生大黃9g(後下), 芒硝9g, 玄蔘9g, 石膏30g, 3제.

경과: 복약 후 諸症은 모두 輕減되었고, 계속하여 芒硝를 빼고 2제를 복용시켜서 병은 완전히 치유되었다.

고찰: 舒弛遠이 말하기를 「傷寒六經은 百病을 제어할 수 있다. 무슨 병인지에 관계없이 무릇 少陽證이 보이기만 하면 少陽病으로 치료하고, 陽明證이 보이면 陽明病으로 치료한다. 두세 經의 病이 동시에 있으면 즉 두세 經을 동시에 치료한다.」

본안의 發熱·惡寒·發汗은 太陽證이고, 頭眩·口乾·口苦·胸悶·食慾不振은 少陽證이다. 또 환자가 口渴喜飮하는 것은 陽明經의 熱證이고, 便秘·潮熱은 陽明腑實의 證이다. 故로 辨證은 三陽의 合病에 해당한다. 처방은 桂枝湯의 主藥인 桂枝·白芍으로 太陽表證을 풀어주고, 小柴胡湯의 主藥인 柴胡·黃芩으로 少陽을 和解하며, 白虎湯의 主藥인 石膏·知母에 苦蔘을 配合해서 陽明經의 熱을 식혀주고, 또 承氣湯의 主藥인 生大黃·芒硝로 陽明腑實을 通하게 한 것으로, 藥과 證을 서로 맞아서 치료효과가 현저해지는 것이다.

연구

柴胡桂枝湯의 한 신경약리학 연구에서, 작용기전을 밝히기 위하여 柴胡5g, 黃芩3g, 半夏5g, 芍藥6g, 桂枝2g, 人蔘3g, 甘草1.5g, 生薑2g, 大棗4g으로 구성된 처방을 건조분말로 만든 후 2%의 농도로 용액으로 만들어서 대량으로 동물실험을 수행하였다. 그 결과 이 용액은 경련유발제-PTZ(pentylenetetrazol과 acetylcholine)에 의한 와우식도신경절세포의 전위변화를 억제함이 밝혀졌다. [『東洋醫學』1978,(1):24][『Planta Medica』1978,(3):274]

와우신경절세포의 자발방전은 소실되고, 경련유발제-PTZ가 일으키는 탈분극상은 현저하게 억제되었다. [『生物學雜誌』1975,(2):160][『東洋醫學』1978,(1):66]

柴胡·桂枝·芍藥·生薑의 네 가지 단미를 이용한 혼합액으로 같은 실험을 해도 PTZ에 의한 세포내 전위변화는 억제된다. 이 결과에서 柴胡桂枝湯의 抗癲癇 작용은 적어도 柴胡·桂枝·芍藥·生薑이 중요한 작용을 하고 있다고 추측된다. [『韓方研究』1975,(5):148]

柴胡桂枝湯은 병태동물모델에 대하여 확실한 영향을 가진다. 해당 방제를 감압건조법을 응용하여 엑기스제로 만들어 매회 체중 1kg당 4g을 전기쇼크로 痙攣을 유발한 온혈동물에 내복시키면 항경련작용이 보인다. [『韓方研究』1975,(1):29,(5):148,(12):438]

菅谷의 연구에 의하면, 0.2% 신남알데히드(cinnamaldehyde, 계피알데히드) 용액, 0.7% saikosaponin용액은 와우신경절세포의 분극상을 없애서 경련을 억제할 수 있었다. 이상의 결과에서 柴胡桂枝湯에 의한 癲癇 등의 신경계질환에 대한 유효성분은 주로 신남알데히드와 사이코사포닌이라는 것을 추측할 수 있다. [『生物學雜誌』1978,32(4):373]

相見三郎(아미 사부로우)가 관찰한 433례의 癲癇환자 중 약 68%의 환자들이 胸脇苦滿·腹筋痙攣 등의 腹證을 가지고 있었는데, 柴胡桂枝湯을 쓴 후 115례가 치유되었으며, 79례에서 현저히 호전되었다. 相見三郎(아미 사부로우)는 또 柴胡桂枝湯을 내복시키면 癲癇 환자의 뇌파가 개선됨을 관찰했다. [『漢方研究』1976,(9):346]

또 181례의 뇌파검사를 시행한 환자 중 임상자료가 갖춰진 것이 123례 있고, 그중 46%의 환자에서 임상적인 발작이 소실되었으며, 뇌파상에서도 癲癇波가 소실되었다. 38%의 환자에서는 뇌파상 癲癇波가 남아있었지만, 임상적으로 발작은 소실되었다. [『漢方研究』1977,(3):24]

柴胡桂枝湯의 錠劑인 桂芍鎭癎片의 연구에 의하면 癲癇 치료의 임상관찰에 있어서 치료를 시도한 36례 중 16례에서 유효한 효과가 관찰되었다. [『中成藥研究』1982,(12):20]

시호계지건강탕(柴胡桂枝乾薑湯)『傷寒論』

方藥組成	柴胡9~24g, 桂枝9g, 黃芩9g, 乾薑6g, 牡蠣6g, 甘草6g, 天花粉12g.

適應症

- 胸脇滿微結·小便不利·渴而不嘔하며 頭汗出·寒熱往來·心煩한 경우.
- 瘧疾로 惡寒이 심하고 熱이 조금 있거나 혹은 惡寒만 있고 發熱이 없는 경우.
- 虛勞에 의한 惡寒發熱·癰疽膿毒이 오랫동안 치료되지 못하고 惡寒發熱이 있는 경우.
- 月經前後의 發熱이 瘧疾과 유사하고 譫語가 있는 경우. 혹은 産後惡露가 나오지 않고 發熱이 있는 경우.

方解

　本方은 小柴胡湯에서 가감하여 이루어졌다. 柴胡·黃芩의 병용으로 少陽의 邪氣를 和解하고, 心煩하지만 吐하지 않으며 口渴이 있어서 人蔘·半夏를 빼고 天花粉을 加했다. 胸脇滿微結하므로 大棗를 빼고 牡蠣를 加했다. 小便不利하지만 心下動悸가 없으므로 黃芩을 빼지 않고 茯苓은 가하지 않았다. 口渴이 있지만 아직 表證이 있어서 人蔘을 쓰지 않고 桂枝를 加하며 生薑 대신 乾薑을 써서 胸脇滿結을 치료했다.

應用

　本方은 후세에서는 惡寒이 심하고 發熱이 적거나 혹은 惡寒만 있고 發熱이 없는 瘧疾의 치료에 쓰였다. 또한 柴胡湯證에 津液不足·痰飮內結·衝逆作痛한 경우에 자주 사용되었는데, 辨證으로는 胸脇痞滿을 주로 하고 口渴·腹痛이 있으나 胸腹이 딱딱하지 않은 경우에 속한다.

환자: 蘭OO, 여성, 36세.

증상: 환자는 乳癖(乳房의 덩어리)가 1년 전부터 있었다. 최근 乳房에 확실한 腫瘤가 있고, 月經 전에 脹痛이 증가하며 腫瘤도 팽창되면서 커졌다. 情緒의 변화에 동반하여 脹痛도 증감되었고 口苦·兩脇脹滿이 있었다. 舌胖大하고 苔는 白潤하며 脈은 弦滑하였다. 辨證은 肝鬱氣滯·痰濕凝結에 의해 乳癖을 형성한 것에 속한다.

처방: 柴胡桂枝乾薑湯加味를 쓴다.

柴胡9g, 黃芩9g, 乾薑6g, 桂枝6g, 夏枯草15g, 天花粉15g, 牡蠣30g, 甘草6g, 7제.

경과: 위 처방을 21제 복용하여 乳癖이 전부 사라지고 완전히 치유되었다.

고찰: 본안은 乳癖에 의한 脹痛으로, 口苦·兩脇脹滿이 있고 脈弦하여 少陽病에 속한다. 辨證은 肝鬱氣滯·痰濕凝結에 의한 乳癖에 속하고, 治療는 疏肝淸熱·溫化痰濕·軟堅散結하는 것이다. 柴胡桂枝乾薑湯加夏枯草를 쓴다. 柴胡·黃芩에 夏枯草를 加하면 疏肝淸熱하는 작용이 있고, 桂枝·乾薑은 溫化痰濕하는데 牡蠣와 夏枯草에 天花粉을 配合하면 軟堅散結하는 작용이 있다.

대시호탕(大柴胡湯) 『傷寒論』

方藥組成	柴胡9~30g, 黃芩9g, 芍藥9g, 半夏6g, 生薑3片, 枳實9g, 大黃6g, 大棗8g.

*大柴胡湯은 『傷寒論』에서 최초로 보이지만 처방 중에 大黃은 없는데 筆寫할 때에 누락됐을 가능성이 있다. 『金匱玉函經』과 『金匱要略』에 記錄되어 있는 大柴胡湯에는 두 곳 모두 大黃이 記錄되어 있는데, 이렇게 볼 때 「瀉下하면 치료된다」라는 記錄이 이해될 수 있다.

適應症

- 柴胡湯證에 心下急·鬱鬱微煩·心下痞鞕而痛·腹滿·便秘가 있는 경우.
- 心下를 누르면 滿痛하는 경우는 實證이다. 이것은 마땅히 瀉下시켜야 하는데 大柴胡湯이 좋다.

方解

本方은 少陽·陽明의 2經이 함께 병이 된 것을 치료하기 위한 처방이다. 앞에서 언급한 바와 같이 小柴胡湯이 少陽證을 치료하지만, 여기에는 大便秘結·苔黃 등의 증이 있다. 그래서 小柴胡湯에서 人蔘·甘草를 빼고 大黃·枳實·芍藥을 가한 처방을 쓰고 있다. 大黃과 枳實로 陽明의 實熱과 大便秘結을 攻下하는 것이다. 大黃과 芍藥으로 腹中實痛을 치료한다. 본방에 쓰인 약재들은 전체적으로는 和解少陽·瀉下陽明의 효과를 가진다.

應用

本方은 다음과 같은 여러 경우를 치료할 수 있다. 膿血便·發熱·腹脹이 있고 舌黃하며 口腔이 건조한 경우, 瘧疾로 熱이 많고 惡寒이 적으며 便秘가 있는 경우, 熱病으로 裏實에 의한 譫語가 있는 경우, 癲癎·정신병으로 抑鬱하고 胸脇滿한 경우, 黃疸이 있으면서 右脇下가 極痛한 경우, 往來寒熱·胸悶·氣急·疼痛이 있는 경우.

증례 87

환자: 談○○, 여성, 59세.

증상: 환자는 3년 전부터 만성담낭염을 앓고 있고 惡心·食慾不振·膽囊部脹痛·兩脇背中兩肩에 放散痛이 있으며 頭部 兩側에 疼痛이 있었다. 腹部는 脹滿하고 大便은 秘結하며 3일간 변이 나오지 않았다. 舌苔는 黃色으로 두텁고 脈은 弦數하였다.

처방: 大柴胡湯加味를 투여한다.

柴胡15g, 黃芩9g, 姜半夏9g, 白芍15g, 生薑3片, 枳實9g, 大黃6g, 鬱金30g, 金錢草30g, 大棗10g. 5제.

경과: 복약 후 疼痛은 緩解되었다.

고찰: 脇痛·惡心·頭部兩側疼痛은 모두 熱이 少陽에 鬱滯해 있기 때문이다. 腹脹·便秘는 陽明腑氣가 通하지 않기 때문으로 大柴胡湯을 써서 和解와 瀉下를 병용해서 효과가 있었다.

증례 88

환자: 袁OO, 여성, 20세.

증상: 환자는 9세 때에 담도회충증으로 발작이 있었고, 13세에도 발작이 한 번 있었다. 이번 발작은 惡寒發熱이 반복적으로 있고 口苦·胃脘右脇脹痛이 있으며 증상은 때때로 강하거나 약하거나 하였다. 발작 시에는 전신에 땀이 흠뻑 나고, 嘔吐·胃脘部絞痛이 있었다. 대변은 3일 동안 나오지 않았고, 舌紅苔根白膩하며 脈은 弦數하였다.

처방: 大柴胡湯合烏梅丸加減을 투여한다.

柴胡9g, 黃芩9g, 枳實9g, 大黃9g, 芍藥9g, 大腹子9g, 大腹皮9g, 鬱金9g, 川椒6g, 半夏9g, 黃柏6g, 烏梅15g, 5제.

고찰: 本例는 惡寒發熱·脇痛·嘔吐·口苦가 있고 證은 少陽에 속하는데, 大便秘結·脘腹脹痛도 있어서 陽明裏實을 겸하고 있다. 故로 大柴胡湯으로 少陽을 和解함과 함께 裏實을 瀉下한다. 회충은 「酸味를 만나면 잠잠해지고, 苦味를 만나면 내려가고, 辛味를 만나면 잠복한다」라는 것을 근거로 烏梅로 安蛔하고 川椒로 制蛔하며 黃芩·黃柏의 苦味로 회충을 하강시킨 것으로 表와 本을 동시에 고려하는 방법에 속한다. 복약 후 惡寒發熱은 물러나고 회충이 많이 배출되었으며 胃脘部의 脹痛은 크게 감소했다.

연구

大柴胡湯은 임상에서 담도계통의 급성감염·담낭결석·급성췌장염·위십이
지장천공·만성간염 등에 응용되는데, 이 처방을 쓰기에 적합한 증후가 있어
야 좋은 효과를 얻을 수 있다. 大柴胡湯은 담췌장질환과 소화성궤양의 천공
을 치료하는데, 수술적 치료를 피할 수 있다는 점으로 세계의학에 큰 공헌을
했다.

本方의 약리학적 연구: 大柴胡湯(柴胡25g, 白芍25g, 黃芩15g, 枳殼15g,
木香25g, 延胡索25g, 大黃40g, 金錢草50g)을 개에게 투여하면 확실
한 이담작용과 괄약근의 장력을 저하시키는 작용이 있고, 또 괄약근의
운동기능은 억제하지 않음이 확인되었다. 이것은 담즙과 膵液의 鬱滯
를 해소하는데 유리하다. 괄약근을 이완시키는 작용에 의해 다시 현저
한 이담작용이 더해지고, 「內側에서 씻어 흘려줌」에 따라 염증과 감염
의 消退를 돕게 된다. 이 실험연구와 같이 大柴胡湯加減은 氣鬱(氣滯)
型담췌장질환의 치료에 대한 이론적 배경을 제공하고 있다. 大柴胡湯
에서 大黃의 이담작용이 가장 강하고, 白芍은 大黃과 유사한 이담작용
이 있다. 교차시험을 해보면, 처방 전체의 작용은 개별 약물의 효과보
다 좋고 각 약물간의 상호작용이 존재할 가능성이 있다. [『上海中醫藥雜誌』
1981,(1):44]

大柴胡湯의 약리작용은 연구에 의하면 주로 이담작용과 괄약근의 장력을
저하시키는 작용이 있는데 淸熱·通裏·緩急하는 약리작용도 무시할 수 없다.

사역산(四逆散)『傷寒論』

方藥組成	柴胡 白芍 枳實 甘草 各等分

適應症

少陰病으로 四逆(熱厥을 가리킴)·下痢·下重이 있고, 咳嗽·動悸·小便不利·腹痛이 있는 경우.

方解

처방 중 柴胡와 白芍은 疏肝解鬱止痛하는 작용이 있다. 枳實과 芍藥의 配合은 枳實이 내장평활근을 수축시키고 芍藥은 내장평활근을 이완시켜서 一弛一收하는 쌍방향 조절작용을 가진다. 芍藥과 甘草의 配合으로 緩急止痛하며, 전체적으로는 調肝理脾·解鬱緩急하는 작용을 가진다. 鬱症이 풀리면 陽氣는 透達하므로 厥逆은 자연히 치료되고, 痙攣이 느슨해지면 拘攣은 풀리며, 陽氣를 透達시키면 厥逆은 자연히 치료된다.

應用

本方은 肝鬱熱厥의 症 외에도 肝脾失調 혹은 氣機阻滯에 의한 여러 질환, 예를 들면 胃痛·蛔厥·담낭염·늑간신경통·간경변·만성간염·慢性下痢·膿血便·乳脹·生理不順 등에도 쓸 수 있다.

증례 89

환자: 吳○○, 남성, 45세.

증상: 환자는 수개월간 胃脘部의 疼痛이 있고 食後腹脹·嘔吐·口苦가 있었다. 여러 치료에도 반응이 없었다. 脇痛을 동반하고 苔은 黃膩厚하며 脈은 弦하였다.

처방: 四逆散加味를 쓴다.

柴胡9g, 白芍9g, 枳實9g, 半夏9g, 神曲9g, 山査子9g, 厚朴6g, 嫩蘇梗15g, 3제.

경과: 복약 후 疼痛이 소실되었다.

고찰: 本例의 口苦·脇痛은 肝氣橫逆에 속하고 胃痛·嘔吐·腹脹은 肝氣犯胃에 속하여서 치료는 疏肝理氣·消滯和胃하는 것이 좋다. 四逆散去甘草로 疏肝理氣하고, 厚朴을 加하여 腹脹을 없애며, 半夏와 蘇葉의 配合으로 嘔逆을 그치게 하며, 神曲과 山査子로 滯氣를 없애며, 嫩蘇梗으로 和胃·理氣暢中한다.

증례 90

환자: 歸OO, 여성, 43세.

증상: 환자는 3년 전부터 만성간염으로 앓고 있는데, 脇肋이 은은히 아프고 口渴·心煩內熱이 있으며 食慾不振으로 腹部가 脹滿하고 下痢가 있었다. 舌紅少苔하며 脈細弦하고 ZTT는 18이었다.

처방: 四逆散加味를 쓴다.

柴胡9g, 白芍9g, 枳實9g, 甘草3g, 白朮9g, 茯苓9g, 當歸12g, 生地黃12g, 牧丹皮6g, 連翹6g, 7제.

경과: 복약 후 제 증상은 현저하게 개선되고, 7제 연속에서 복용하여 모든 증상이 안정되었으며, ZTT는 9로 하강했다.

고찰: 本例는 만성간질환으로 脇肋이 은은하게 아프고, 陰虛內熱이 있는 것은 血이 肝을 營養하지 못하기 때문이다. 本例에서는 肝氣犯胃도 같이 보인다. 따라서 치료는 四逆散加味에 當歸·生地黃을 加하여 養血柔肝하고, 茯苓·白朮로 健脾한다. 佐藥으로 牧丹·連翹를 써서 肝熱을 식히는데 둘을 병용하면 ZTT를 저하시키는 작용도 있다.

증례 91

환자: 임OO, 남성, 58세.

증상: 환자는 兩脇脹滿·肝部位刺痛·腹部脹滿이 있고 혀의 우측에 瘀斑이 있으며 脈은 細弦하였다. 양방에서는 조기간경변으로 진단되었다.

처방: 四逆散 및 桂枝茯苓丸加減을 쓴다.

柴胡9g, 延胡索9g, 桂枝9g, 桃仁9g, 枳殼6g, 香附子6g, 九香虫3g, 7제.

경과: 복약 후 疼痛이 경감되었고, 계속해서 7제를 처방했다.

고찰: 本例는 조기간경변으로 血瘀氣滯에 속한다. 故로 四逆散의 절반분량의 약재에 香附子를 가하여 脇痛·腹脹을 치료하고, 桂枝茯苓丸을 가하여 活血化瘀하였다. 延胡索과 九香虫은 肝의 통증을 치료하는데 유효한 약물이며, 약물 전체가 證과 부합하여 만족할만한 치료효과가 나타났다.

증례 92

환자: 梅OO, 여성, 27세.

증상: 환자는 生理할 때에 돌연 불쾌한 느낌이 있으면서 經血이 적고 少腹脹痛이 생겼다. 脈은 弦하고 舌淡하였다.

처방: 四逆散加味를 쓴다.

柴胡9g, 白芍9g, 香附子9g, 枳實9g, 當歸9g, 川芎6g, 甘草3g, 7제.

경과: 복약 후 經血量이 많아지고 腹部脹滿은 감소되었으며, 계속해서 7제 처방하여 치유되었다.

고찰: 本例에서 經血이 적고 少腹脹痛이 있는 것은 木不調達에 의한다. 故로 四逆散加香附子로 疏肝理氣한다. 또 白芍에 當歸·川芎을 가하여 和血生血한다. 전체적으로 疏肝和血하여 최종적으로는 치유되었다.

증례 93

환자: 殷OO, 남성, 37세.

증상: 환자는 1주일간 늑간신경통을 앓고 있고, 양약으로 진통제를 복용해도 효과가 없었다. 내원 시 胸脇의 疼痛이 있고, 통증이 있는 때에는

땀이 많이 나고 四肢는 冷하였다. 호흡은 氣가 逆上하여 순조롭지
않고, 식후에 中脘部가 脹悶하며, 대변은 1일 1회 정도였고, 苔는 薄
黃, 脈은 弦하였다.

처방: 四逆散 및 栝樓薤白湯加減을 쓴다.

柴胡9g, 白芍9g, 枳實9g, 薤白9g, 全栝樓15g, 嫩蘇梗15g, 3제.

경과: 1제로 胸悶은 좋아지고 疼痛은 크게 감소했으며, 2제로 치유되었다.

고찰: 本例는 늑간신경통으로, 證은 肝氣橫逆·胸陽不暢·氣機運行失調에
해당한다. 四逆散으로 疏肝理氣하고, 栝樓薤白湯을 가하여 寬胸通
陽하면, 藥과 症이 부합하여 병은 신속하게 치유된다.

증례 94

환자: 梅OO, 여성, 23세.

증상: 환자는 生理할 때에 脇痛·乳房脹痛이 있고, 生理가 나오면 少腹脹
痛이 있었다. 기분 나쁜 때에는 疼痛이 악화되는데, 木不調達(肝의
調達機能 失調)한 때문으로 疏肝理氣하는 것이 좋다.

처방: 四逆散加減을 쓴다.

柴胡6g, 白芍9g, 枳殼9g, 川楝子9g, 醋制延胡索9g, 靑皮6g, 制香附
子6g, 5제.

경과: 生理 前 1주간 복용시켜서 脹痛은 완전히 없어졌다.

고찰: 본안은 木不調達이므로 脇痛·乳脹·少腹脹痛이 있다. 치료는 疏肝理
氣法을 쓰는데, 四逆散 및 金鈴子散加減에 靑皮·香附子를 加하여
氣機를 調節한다. 이 證은 양방으로는 「월경전긴장증」이라 하고 주
로 내분비계의 문란과 관계가 있다.

11. 사심탕류(瀉心湯類)

方劑	藥物組成	加	減	適應症
半夏瀉心湯	半夏9g 黃連3g 黃芩9g 人蔘9g 乾薑9g 炙甘草6g 大棗8g			嘔吐·發熱·心下痞鞕·腹中雷鳴·嘔逆·噯氣가 있는 경우와, 下痢초기·반복되는 下痢·膿血便의 경우.
生薑瀉心湯	本方	生薑9~12g	乾薑6g	上記 證 또는 脇下에 水氣가 있고 乾嘔·口臭가 있는 경우.
甘草瀉心湯	本方	炙甘草6g		胃氣虛弱·心下痞鞕·滿·乾嘔·心煩不得安.
乾薑黃芩黃連人蔘湯	本方	黃連6g	大棗8g 半夏9g	上熱下寒·寒格(寒邪에 의한 胃의 痞症)으로 식사 후 바로 吐하는 경우와 噤口痢.
黃連湯	本方	黃連3~6g 桂枝9g	人蔘3g 黃芩9g	上熱下寒·腹痛下痢·嘔逆.
大黃黃連瀉心湯	本方	大黃6g	半夏9g 黃芩6g 人蔘9g 乾薑9g 甘草6g 大棗8g	心下痞·不惡寒反發熱, 혹은 心火亢盛·吐血·鼻出血이 그치지 않음.
附子瀉心湯	大黃黃連瀉心湯	附子6g		心下痞·大便硬·心煩 후 다시 惡寒·發汗하는 경우.
小陷胸湯	黃連6g 半夏9g 栝樓實30g			痰熱互結의 胸脘痞滿證.
白頭翁湯	白頭翁15g 黃柏9g 黃連6g 秦皮9g			熱痢下重.

반하사심탕(半夏瀉心湯) 『傷寒論』

方藥組成	半夏9g, 黃連3g, 黃芩9g, 人蔘9g, 炙甘草6g, 乾薑9g, 大棗8g.

단미의 藥理연구

❖ 黃連 ❖ ──────

본 품은 미나리아재비과의 식물 黃連 *Coptis chinensis* Franch., 三角葉 黃連 *C. deltoides* C.Y. Cheng et Hsiao, 峨嵋野連 *C. omeiensis* (Chen) C.Y. Cheng, 雲連 *C. teeta* Wall의 根莖 및 뿌리이다.

❖ 『神農本草經』의 記錄

「味苦寒, 主熱氣, 目痛, 眥傷, 泣出, 明目, 腸澼, 腹痛, 下痢, 婦人陰部腫痛」

· 熱氣, 目痛: 안구결막의 염증, 紅腫熱痛을 가리킴.
· 眥傷, 泣出: 眼睛의 손상에 의한 流淚를 가리킴.
· 腸澼, 腹痛, 下痢: 급성위장염, 혹은 膿血便에 의해 일어나는 腹痛을 가리킴.

❖ 張仲景의 應用의 考證

『藥徵』:「주로 心中煩·動悸를 치료하고, 겸하여 心下痞·嘔吐·下痢·腹痛을 치료한다.」

❖ 後世醫家의 應用

『名醫別錄』:「五臟冷熱·慢性下痢·膿血便을 主治하고 消渴·易驚을 그치며 除水·强骨하고 胃를 튼튼하게 하며 腸을 보호하고 膽을 補益하며 口瘡을 치료한다.」

『**本草拾遺**』:「羸瘦·氣急」

『**大明本草**』:「五勞七傷을 치료하고 益氣하며 心腹痛을 그친다. 驚悸煩燥
　　를 치료하고 心肺를 부드럽게 하며 근육을 성장시키고 지혈작용이 있
　　다. 유행성질환 혹 열성질환을 치료하고 盜汗을 그치게 하며 瘡疥를 치
　　료하고 돼지의 위장에 넣어서 쪄서 환을 만들면 小兒疳積을 치료하고
　　殺蟲한다.」

張元素說:「熱鬱이 내부에 있고 煩燥·惡心이 있으며 메스껍고 吐하려고
　　하고 心下痞滿이 있는 것을 치료한다.」

『**珍珠囊**』:「이것을 사용하는 방법이 6가지가 있다. 첫째는 心臟의 火를 풀
　　어주고, 둘째는 中焦의 濕熱을 제거하며, 셋째는 제반 瘡瘍에 필수적으
　　로 쓰이고, 넷째는 風濕을 없애며, 다섯째는 돌발적인 眼充血을 치료하
　　고, 여섯째는 吐血을 그치게 한다.」

王好古說:「心病의 上逆이 심하고 心積이 心下에 머물러있는 것을 主治
　　한다.」

『**本草綱目**』:「心竅의 瘀血을 제거하는데, 약을 과량 복용해서 생긴 煩悶
　　과 巴豆·輕粉의 독을 풀어준다.」

李士材說:「治火의 主藥이다.」

黃連은 苦寒하여 淸熱燥濕藥이 되고 겸하여 해독작용도 가진다. 配合하
는 법은 다음과 같다.

黃連은 濕熱이 大腸에 蘊結하여서 생기는 下痢·膿血便에 대한 치료 효과
가 가장 좋으며, 『千金方』에서는 單味로 쓰고 있다. 黃連은 소량 쓰면 健胃
의 효능도 있다.

下痢·膿血便에 發熱도 심한 경우, 葛根黃芩黃連湯과 같이 黃芩·葛根을
配合해서 解毒退熱의 효과를 높인다.

下痢에 裏急後重이 있을 때 木香을 配合한 香連丸을 쓴다.

黃連·大黃·黃芩을 配合하면 瀉心湯과 같이 脾胃濕熱을 瀉下시킬수 있다.

黃連과 吳茱萸를 配合하면 左金丸이 되고 肝火犯胃를 치료할 수 있다.

黃連에 阿膠·白芍·鷄子黃 등을 配合하면 黃連阿膠湯과 같이 滋陰養血·淸心安神하는 작용이 있다.

黃連에 黃芩·黃柏·山梔子를 配合하면 黃連解毒湯이 되고, 三焦의 熱盛·火毒·瘡瘍의 症을 치료하며, 최근에는 패혈증에도 써서 비교적 좋은 효과를 보이고 있다.

✣ 黃連의 藥理作用

① **항균·항바이러스·항원충작용**: 黃連의 유효성분은 알칼로이드로 berberine이 주요 성분이다. 시험관에서는 다음과 같이 증명된다.

- 黃連 혹은 berberine은 각종 적리균·콜레라균·디프테리아균·백일해균·장티푸스균·결핵균·용혈성연쇄상구균·폐렴쌍구균과 일부 진균(백색캔디다)에 대하여, 둘 다 확실한 억제작용을 가진다. 黃連의 항균작용은『神農本草經』의 기록에서 일부 腸澼·腹痛·下痢의 치료에 대하여 약리학적 근거를 제공하고 있다.

- 개를 이용한 동물실험 및 세포실험 연구에서 berberine은 백혈구가 황색포도상구균을 탐식하는 능력을 높이고, 패혈증으로 인한 개의 사망을 완화시킴이 증명되었다. 이로부터 黃連은 淸熱解毒하는 작용 외에도 생체의 면역기능을 증강시키는 측면에서 검토를 진행할 필요가 있다.

- 내성을 관찰하는 실험에서 황색포도상구균·용혈성연쇄상구균·적리균은 berberine에 대하여 용이하게 약제내성을 보이지만 黃連을 配合한 처방의 경우 내성은 현저하게 저하됨이 증명되었다.

- 黃連 50% 煎劑는 계배접종법을 써서 확인해 보면 여러 유행성바이러스에 대하여 확실한 억제작용을 가지고, 렙토스피라와 트리코모나스원충에 대하여 살멸작용을 가짐이 증명되었다. 체내 혹은 시험관 내를 불문하고 항아메바원충작용도 가지고 있다.

② **이담작용**: Berberine은 담즙분비를 증가시키고 임상에서 만성담낭염과

중독성간염을 치료할 수 있다. Berberine의 이담작용은 『名醫別錄』의 기록에서 일부 黃連의 「益膽」하는 것에 대한 과학성을 증명하고 있다.

③ **혈청콜레스테롤강하작용:** 토끼에 콜레스테롤을 함유한 식이를 공급하거나 갑상선을 적출하여 혈청콜레스테롤치를 상승시킨 후 黃連의 물추출물을 복용시키면 혈청콜레스테롤을 저하시킴이 인정된다.

④ **강압작용·관상동맥확장작용:** 정맥주사·복강 내 주사 혹은 berberine을 내복시키면 마취한 개·고양이·토끼 혹은 마취하지 않은 랫드에 대하여 모두 혈압을 하강시킨다. 다만 지속시간은 길지 않고, 반복투여해도 증강작용과 내성은 나타나지 않는다. 소량의 berberine은 심장을 흥분시키고 관상동맥과 내장의 혈관을 확장시켜 혈압을 하강시킨다.

⑤ **건위작용:** Berberine은 pilocarpine으로 유발한 타액의 분비를 더욱 증가시키고 적출한 토끼의 장관에 대하여 acetylcholine 분비를 증가시키는 작용이 있어서 건위작용과 관계가 있을 가능성이 있다.

⑥ **평활근에 대한 작용:** Berberine은 혈관평활근을 이완시키는 작용이 있다. 그러나 자궁·방광·기관지·위장관의 평활근에 대하여는 흥분작용이 있다.

⑦ **진정작용:** Berberine을 내복하면 대개 진정작용이 나타나고, 임상에서는 항상 肉桂와 配合해서 心腎不交·動悸·不眠의 치료에 쓰이고 있다.

適應症

- 心下痞鞕·腹中雷鳴·嘔逆·噯氣가 있는 경우.
- 胃氣不和로 心下痞滿과 痛症이 있고, 乾嘔·嘔吐·腸鳴·下痢 등의 증상이 있는 경우.

方解

王旭高說: 「胃는 心下에 있고, 『心下痞』는 즉 胃에 그득한 느낌이 있는 것이다. 瀉心이라고 하는 것은 사실은 瀉胃하는 것이다. 瀉心을 하는 경우 苦

味가 필요하므로 黃芩·黃連을 쓴다. 痞를 없애는 경우 辛味가 필요하므로 乾薑·半夏를 쓴다. 陰陽이 교대하고 上下가 통하면 속이 편하게 되는데 人蔘·甘草·大棗를 쓴다.」

처방 중에 寒熱併用·補瀉兼施하여 脾胃의 氣를 調和시키면 心下의 痞症은 자연히 치료된다.

應用

本方은 下痢와 膿血便의 초기 혹은 반복하는 경우, 발작성의 下痢·腹部腫瘤·水飮에 의한 嘔吐·噯氣·下痢 등의 경우에 쓰이고 있다. 최근 本方은 급성위장염으로 嘔吐·腸鳴·下痢·腹脹·舌苔黃·脈弦數한 경우에도 쓰인다.

증례 95

환자: 譚OO, 남성, 21세, 학생.

증상: 환자는 3일전부터 복부에 脹痛이 있어서 불쾌하고 腸鳴音이 항진되며 식욕부진으로 가끔 신물을 토하고 대변은 下痢하면서 시원하게 나오지 않으며 尿는 黃赤하였다. 舌苔는 黃膩하고 舌尖은 紅하며, 脈은 弦滑하였다. 證은 濕熱積滯腸胃·脾胃不和에 속하였다.

처방: 半夏瀉心湯加味를 쓴다.

姜半夏9g, 黃連4.5g, 黃芩9g, 党參9g, 炙甘草6g, 白芍15g, 陳皮4.5g, 生薑3片, 大棗8g, 3제.

경과: 복약 후 腹痛은 사라졌지만 腸鳴은 여전히 남아있고 대변은 약간 무른 편이며 소변은 약간 황색을 띠어서, 위 처방에서 白芍을 빼고 3제 계속해서 복용시키니 완전히 치유되었다.

고찰: 本例는 心下痞로 嘔吐와 腸鳴의 증상이 있어서 半夏瀉心湯證을 갖추고 있다. 처방 중에 半夏는 和胃降逆하고, 生薑을 乾薑 대신에 바꾸어서 쓰는 것은 生薑의 止嘔效果가 우수하기 때문이다. 佐藥으로 陳皮를 써서 理氣止嘔하고, 白芍藥에 甘草를 加하여 腹痛을 치료하

였다. 本方은 辛開苦降하는데, 党參·甘草·大棗를 加하여 健脾和中하고 昇降을 정상적으로 만들며 中焦를 調和시키니 제 증상은 자연히 치료되었다.

생강사심탕(生薑瀉心湯) 『傷寒論』

方藥組成	生薑9~12g, 炙甘草6g, 人蔘9g, 乾薑3g, 黃芩9g, 半夏9g, 黃連3g, 大棗8g.

適應症

心下痞鞕·乾噯食臭·腹中雷鳴·下痢·嘔吐가 있는 경우.

方解

王旭高說:「半夏瀉心湯은 苦辛平하여 寒熱交結의 痞症을 치료할 수 있다. 生薑瀉心湯은 水와 熱이 결합된 痞症에 쓰이므로, 生薑을 많이 써서 水氣를 없애도록 한 것이다.」

應用

本方은 일상적인 痞症·嘈雜·吞酸·惡心·乾噯 등의 경우에 쓴다.

증례 96

환자: 柏OO, 남성, 49세.

증상: 환자는 체형이 마르고 안색이 창백하였다. 주증은 메스껍고 공복감이 많지만 식후에 心下痞悶하고 胃部熱感이 강하며 복부는 항상 그득하고 腸鳴音이 있으며 대변은 묽고 진흙 같았다. 최근 몇 년간 양방치료를 받았지만 효과를 보지 못했다. 진찰하면 胃腸機能衰弱·食

物停滯에 의해 냄새가 심한 가스가 많이 나온다고 하였다.

처방: 辛開苦降하는 治法이 좋고, 生薑瀉心湯을 쓴다.

生薑12g, 甘草9g, 党參9g, 乾薑3g, 黃芩9g, 黃連3g, 半夏9g, 大棗
8g, 藿香9g, 蘇梗9g, 7제.

경과: 복약 후 증상은 기본적으로 소실되었지만 食慾不振이 남아있어서
香砂六君子湯을 투여하니 식욕이 개선되었다.

고찰: 本例의 증상은「胃中不和·心下痞鞕·脇下水氣가 있고 腹中雷鳴·下
痢가 있는 경우」에 쓰는 生薑瀉心湯證에 부합한다. 水氣의 痞結을
없애는 것이 중요하며, 生薑이 主藥이 되고 輔助藥인 半夏는 脇下의
水氣를 배설한다. 人蔘·甘草·大棗를 가하여 쓰는 것으로 脾胃를 補
益한다. 본 병은 胃熱痞悶에 속하여서 苦寒한 黃芩·黃連으로 이것을
淸降한다. 다만 濕濁이 오랫동안 쌓인 것은 단순히 苦寒藥만으로는
없어지지 않으므로 佐藥으로 乾薑의 辛熱한 성질을 사용하여 發散
시킨다. 一苦一新·一降一開·相互制約·相互促進의 조합으로 和胃散
痞의 효과를 기대하고, 藿香·蘇梗을 加하여 理氣暢中하니, 藥과 證
이 서로 맞아서 빠르게 치유되었다.

감초사심탕(甘草瀉心湯)『傷寒論』

方藥組成	炙甘草12g, 黃連3g, 黃芩9g, 人蔘*9g, 半夏9g, 乾薑3g, 大棗8g.

*『傷寒論』의 甘草瀉心湯에는 人蔘에 대한 기록이 없다. 다만『金匱要略』『千金方』『外台秘
要』의 甘草瀉心湯에는 모두 人蔘9g의 기록이 있는데, 오랫동안 필사하던 중 누락된 것으
로 생각된다.

適應症

心下痞鞕·脹滿·乾嘔·心煩不得安하고 下痢가 하루에도 수차례 나오며 腹

中雷鳴·消化不良한 경우.

方解

王旭高說: 「半夏瀉心湯은 苦辛平하여 寒熱交結의 痞症을 치료할 수 있다. 甘草瀉心湯은 胃虛에 의한 痞結한 證을 치료하므로 甘草를 증량해서 中氣를 補하면 痞症은 자연히 없어진다.」

本方은 半夏瀉心湯과 내용이 비슷하지만, 다른 점은 本方은 甘草가 主藥으로 量이 12g인 점이다.

柯韻伯說: 「本方은 君藥이 甘草인데, 첫째는 瀉心해서 煩燥를 없애고, 둘째는 胃中의 空虛를 補하며, 셋째는 上(中焦)의 邪氣를 완화시킨다.」

應用

本方은 괴저성구내염과 출산 전후의 下痢 등을 치료하는 목적으로도 쓰인다. 辨證은 胃가 본래 虛한데 邪熱이 兼한 경우에 속한다.

증례 97

환자: 劉OO, 여성, 63세.

증상: 환자는 만성의 下痢를 3년째 앓고 있고, 항상 心下痞悶이 있으며 꾸룩꾸룩하는 腸鳴音이 있고, 대변은 무르고 점토 같으며, 白色의 粘液이 섞여 있고 하루 2~3회 나왔다. 과식을 하거나 약간 기름진 음식을 먹어도 증상이 심해지고, 不眠과 眩暈을 동반하였다. 舌苔은 白厚하며, 脈은 細弱하였다. 양방에서는 궤양성대장염으로 진단하였다.

처방: 證은 胃虛痞結에 속하고, 甘草瀉心湯加味를 투여한다.

炙甘草12g, 党參12g, 黃連3g, 黃芩9g, 半夏9g, 乾薑9g, 白朮9g, 茯苓9g, 厚朴9g, 大棗8g, 5제.

경과: 복약 후 대변은 모양이 좋아지고 식욕이 증가되며 수면은 개선되었지만 아직 眩暈이 남아있었다. 계속해서 5제 복용시키고 歸脾丸으로

예후를 개선시켰다. 3년 후에 추적조사를 해보았는데, 下痢의 재발
은 없었다.

고찰: 本例는 수년에 걸친 下痢로 辨證은 胃虛痞結에 속한다. 甘草瀉心湯
과 四君子湯의 병용에 의한 근본치료에 중점을 두었고, 補中消痞를
겸하여 시행하여 扶正과 去邪의 병용으로 효과를 볼 수 있었다.

건강황련황금인삼탕(乾薑黃連黃芩人蔘湯)『傷寒論』

方藥組成	乾薑6~9g, 黃連9g, 黃芩9g, 人蔘9g.

適應症

下痢·心煩·心下痞鞕·嘔吐가 있는 경우, 辨證은 上熱下寒으로 心煩痞悶을
主治한다.

寒格은 본디 嘔吐와 下痢가 있는 것으로 傷寒에 寒格이 있는데 의사가 이
에 대해 吐法이나 下法을 쓰면 증상이 오히려 더욱 심해지고 음식을 먹으면
곧 吐하게 된다.

方解

『醫宗金鑑』:「음식을 먹으면 곧 吐하는 것은 寒格이 아니고 熱格이다. 乾薑·
人蔘을 써서 安胃하고, 黃連·黃芩으로 火를 내려주어야 한다.」

柯韻伯說:「嘔吐에 發熱을 동반하는 경우 香附子·砂仁·橘皮·半夏를 복용시
키는 것보다는 이 처방을 쓰는 것이 좋다.」

應用

本方은 噤口痢(급성세균성하리)에도 쓰인다.

증례 98

환자: 江OO, 여성, 32세.

증상: 환자는 무엇을 먹어도 곧 吐하고 얼굴은 붉으며, 胸中에 열감이 있으면서 氣가 上衝하고, 腹痛·下痢를 겸하고 있다고 호소하며, 舌苔는 厚膩하고, 脈은 弦하였다. 이는 上熱下寒하기 때문이다.

처방: 乾薑黃連黃芩人蔘湯을 투여한다.

乾薑6g, 黃連6g, 黃芩9g, 太子參30g.

경과: 1제를 복용하니 증상은 완전히 치료되었다.

고찰: 氣上逆이 있고 얼굴이 붉으며 舌苔가 두터운데, 胸中의 熱感은 胃熱의 症이다. 黃芩·黃連으로 淸胃止嘔한다. 腹痛·下痢는 寒邪에 의한 것이므로 太子參·乾薑으로 健脾溫中한다. 下寒한 것은 熱藥으로 上熱한 것은 寒藥으로 치료하는데, 乾薑黃連黃芩人蔘湯을 투여하니 1제 투여로도 곧 치유되고 효과는 신속하게 나타났다.

황련탕(黃連湯)『傷寒論』

方藥組成	黃連6~9g, 炙甘草6g, 乾薑6~9g, 人蔘6g, 桂枝9g, 半夏9g, 大棗8g.

適應症

- 傷寒으로 胸中에 熱이 있고 胃中에 邪가 있으며 腹痛·嘔逆이 있는 경우.
- 心煩·心下痞·腹痛·下痢·嘔逆·食慾不振이 있는 경우.

方解

柯韻伯說:「胸中의 熱感이 내리지 않아서 炎上해서 吐氣가 있고, 胃의 邪氣가 풀리지 않아서 복부의 통증이 있다. 黃連을 써서 心胸의 熱을 瀉하고,

乾薑·桂枝로 胃中의 寒氣를 없애며, 甘草·大棗로 腹中의 통증을 완화시키고 半夏로 吐氣를 없애며, 熱과 寒이 중간에서 얽혀있는 상태에 대하여 寒藥과 熱藥의 병용으로 攻補를 겸하여 시행한다.」

應用

本方은 癨亂(嘔吐·下痢), 응어리가 心을 치받는 경우와 腹痛 등에 쓰는데, 辨證은 上熱下寒으로 腹痛·嘔逆의 치료를 목표로 한다.

증례 99

환자: 何OO, 남성, 49세.

증상: 환자는 中脘의 疼痛과 右脇下의 牽引痛이 있고, 痞滿不快하며 食後 腹脹도 있으며, 대변은 軟하여 진흙 같았다. 기름진 음식을 싫어하며 때때로 嘔吐가 있는데, 痞滿하면 腹痛이 악화된다. 담낭조영에서 담낭결석증으로 진단되었다. 脈은 弦하고, 舌苔는 黃膩하였다.

처방: 辛開苦降의 방법으로 黃連湯加味를 쓴다.

黃連6g, 炙甘草6g, 乾薑6g, 党參6g, 桂枝9g, 大棗8g, 全栝樓15g, 半夏9g, 5제.

고찰: 本例는 담낭결석증으로 上熱下寒에 의한 腹痛·嘔吐가 있는 것으로 변증할 수 있고, 치료는 黃連湯加味를 쓴다. 黃連으로 脾胃의 熱을 瀉하고, 乾薑·桂枝로 腹中의 寒氣를 없애며, 甘草·大棗로 腹部의 痛症을 완화시키고, 半夏로 嘔吐를 그치게 하며, 全栝樓로 痞滿을 치료했다. 복약 후 제반 증상은 크게 호전되고 기름진 음식도 먹을 수 있게 되었으며 식사량도 증가했다.

증례 100

환자: 曾OO, 남성, 14세, 학생.

증상: 환자는 여름철에 暴飮暴食한 후 2일간 10여 차례 水樣下痢를 계속

했고 동시에 嘔吐도 3번 있었다. 胸悶腹痛이 있는데 따뜻하게 하면 통증은 감소되었고, 舌淡苔黃膩하며 脈緊弦하였다. 이것은 上吐下瀉의 症에 속한다.

처방: 黃連湯 및 芍藥甘草湯加減을 쓴다.

黃連9g, 厚朴9g, 枳實6g, 半夏9g, 乾薑3g, 桂枝6g, 白芍18g, 甘草6g, 3제.

고찰: 本例는 寒熱이 兼한 上吐下瀉로 黃連湯 및 芍藥甘草湯加減을 쓴다. 黃連은 主藥으로 脾胃의 熱을 瀉하고, 半夏를 配合해서 吐氣를 그치며, 乾薑·桂枝는 腹中의 寒氣를 없애고, 枳實·厚朴은 寬胸理氣하며, 芍藥甘草湯은 腹痛을 치료하는데, 약을 다 먹기도 전에 下痢·嘔吐가 그쳤다.

대황황련사심탕(大黃黃連瀉心湯)『金匱要略』

方藥組成	大黃6g, 黃連3g, 黃芩*6g.

*『傷寒論』원방에는 黃芩이 없다.『千金翼方』의 註에서는 이 처방에는 黃芩이 있어야 한다고 하였고, 林億도 같은 식으로 쓰고 있으며,『金匱要略』의 本方에도 黃芩이 있다. 이는 오랜 기간에 걸친 필사 도중에 탈락되었을 것으로 생각된다.

適應症

- 心下痞가 있는데, 누르면 부드러우며, 대변은 딱딱하고, 惡寒은 없으며 오히려 發熱하고, 關脈이 數한 경우.
- 心火亢盛에 의해 吐血·鼻出血이 그치지 않는 경우.

方解

王旭高說: 「關上脈이 數한 것은 心火亢盛하여서 아래에서는 陰氣와 교류되지 않고, 中焦는 熱로 싸이며, 氣가 昇降을 상실하여 痞症이 된 것이다. 눌러보면 부드러운 것은 형태가 없기 때문인데, 苦寒藥으로 便을 배출시키는 것이 좋다. 大黃은 營分의 熱을 배설하고, 黃連은 氣分의 熱을 배설한다. 또 大黃은 攻堅破血하는 작용이 있는데, 痞塞을 배설시키는 작용은 泄熱하는 것에 포함되어 있다. 麻沸湯에 담가서 즙을 짜는 것은 氣를 취하고 味는 취하지 않아서 虛痞를 치료하면서 正氣는 傷하지 않도록 하기 위함이다.」

本方은 大黃이 主藥이고, 보조약인 黃芩·黃連은 脾胃의 濕熱을 瀉한다.

李時珍說: 「瀉心湯을 쓰는 것은 즉 脾胃의 濕熱을 瀉하기 위함이고, 心을 瀉하는 것이 아니다.」

『金匱要略』에서 本方이 吐血·衄血을 치료하는 것은 주로 淸熱降火하는 작용에 의하여 止血하는 효과를 가지기 때문이다. 이것은 氣가 血을 隨行하고, 氣火가 하강하면 血行도 또한 안정되게 된다. 옛 사람이 말한 것 같이 「瀉心은 瀉火를 말하며 瀉火하면 止血할 수 있다.」

應用

大黃黃連瀉心湯은 三焦의 積熱에 넓게 응용되는데, 예를 들면 顔面浮腫·口舌糜爛·급성위염·濕熱黃疸·疔瘡黃疸·丹毒·癰腫·심한 경우에는 패혈증 등에도 쓰인다.

증례 101

환자: 王OO, 남성, 35세.

증상: 환자는 급성위염으로 中脘에 灼熱感을 느끼고 痞悶·食慾減退가 있으며, 口苦·便秘·舌紅·苔黃膩·脈弦數하였다. 淸熱降火를 시행했다.

처방: 大黃6g, 黃連3g, 黃芩6g, 3제.

고찰: 급성위염으로 辨證은 脾胃濕熱이고, 瀉心湯을 써서 脾胃의 濕熱을 없앴다. 本方은 淸熱降火하는 작용이 있어서 환자는 복약 후 中脘에 편안한 느낌을 가지게 되면서 증상은 현저하게 개선되었다.

증례 102

환자: 汪OO, 남성, 65세.

증상: 환자는 본래 고혈압(220/110mmHg)이 있고, 얼굴과 눈이 붉고 코피가 자주 있었으며, 대변은 秘結해서 3일 동안 나오지 않았다. 舌紅·脈弦大한데, 證은 肝胃火旺에 속한다.

처방: 大黃黃連瀉心湯을 써서 치료한다.

生大黃9g, 黃芩9g, 黃連3g, 3제.

경과: 1제로 鼻出血이 그치고 大便이 통하며, 3제 복용 후에 혈압이 약간 하강(190/110mmHg)했다.

고찰: 이 예는 肝胃火旺·迫血妄行에 속한다. 方은 大黃黃連瀉心湯 단 1제를 쓴 것으로 苦寒藥으로 瀉火除熱하여 衄血은 곧 멈췄다. 우리가 大黃을 써서 血症을 치료하는 주된 개념은 「瘀血을 내려주는」 작용이다. 또 동시에 誘導하는 작용도 있는데, 腸蠕動을 촉진하고 下部의 充血을 유발시켜서 상대적으로 上部의 血流를 감소시켜 出血을 경감시키는 것이다. 이것은 上病下取하는 것으로 간접적으로 지혈작용을 하는 것이다. 최근 연구에서 大黃에는 지혈작용도 있음이 보고되고 있다.

연구

黃連과 黃芩 및 大黃을 조합해서 응용하는 것에 대한 연구에 의하면, 항균작용은 단미의 黃連에 비해 더욱 우수하다. 黃芩은 황색포도상구균의 RNA 합성을 억제하는 작용이 있고, 大黃은 세균의 乳酸脫水素酵素를 억제하는 작용이 매우 강하며, 黃連은 세균의 호흡과 핵산의 합성을 강력하게 억제함이 증명되었다. 이러한 것들의 配合은 세균의 여러 대사과정에 영향을 주어 우수한 항균효과를 얻을 수 있다. [『陝西新醫藥』1974,(3):55]

또 本方은 대장균에 대하여 비교적 강한 억제작용이 있음이 증명되었다. [『廣東中醫』1959,(10):431,『第5回和漢藥討論會記錄』1971,119]

포도상구균에 대하여도 억제효과가 인정된다. [『中醫雜誌』1955,(10):86]

이상의 연구는 疔瘡에 의한 黃疸·세균성하리·丹毒·癰腫·패혈증 등의 치료에 대하여 이론적 근거를 제공하고 있다.

또 다른 실험연구에서 三黃丸은 정상 토끼의 혈청콜레스테롤을 저하시키고, 고콜레스테롤식으로 상승된 콜레스테롤/총인지질의 비를 정상범위까지 하강시킴이 증명되었다. 갑상선을 제거한 토끼에 本方(黃連·黃芩·大黃 등량) 제제를 3주간 복용시키면, 높아진 콜레스테롤/총인지질의 비율이 정상으로 되었다. 다만 單味의 黃連·黃芩·大黃으로는 혈중의 총지질 농도 변화에 확실한 영향은 없었다. 黃連·黃芩을 토끼에 투여하면 혈청콜레스테롤이 약간 하강한다. 黃連과 大黃의 配合으로는 혈중의 중성지방이 감소된다. 黃芩과 大黃의 配合으로는 총지질과 중성지방이 약간 하강한다. 세 약의 配合으로는 大黃의 양이 많지 않으면 지질강하작용은 약하고, 大黃의 양이 증가하면 그 작용도 증강되지만, 세 약이 등량(즉 三黃丸)인 경우 그 효과가 가장 강하다. [『第5回和漢藥討論會記錄』1971,35,46,123]

혈압강하에 관하여서는 한 연구에서 三黃瀉心湯의 물추출물을 고혈압의 랫드에 체중1kg당 176mg 투여하였더니, 3시간 후에 혈압은 확연하게 하강하고, 동시에 혈청총콜레스테롤·중성지방도 확실하게 하강했다. [『K.H. Univ O Med. g.』1984,(7):151]

실험보고에 의하면 大黃·黃連·黃芩에는 어느 것이나 이담작용이 있다. 또 大黃에는 토끼의 사염화탄소중독에 의한 간염의 병변을 경감시키는 작용이 있지만, 간의 중량과 간기능에는 확실한 영향이 없었다. [『藥學通報』1982,(12):42]

이에 따라 本方은 황달성간염 및 담도감염 등의 질병에 쓰는 것에 대하여 과학적 근거가 인정된다.

부자사심탕(附子瀉心湯)『傷寒論』

| 方藥組成 | 大黃6g, 黃連3g, 黃芩3g, 附子6g. |

適應症

心下痞·大便硬, 心煩不得眠, 惡寒·發汗하는 경우를 치료한다.

方解

尤在涇說:「이 證은 邪熱이 有餘하고 正陽은 부족한 상태이므로, 邪氣를 치료하지 않고 正氣를 남기려 하면 惡寒이 더욱 심해진다. 혹 補陽하여 熱이 남아 있으면 痞滿이 더욱 증가된다. 이 처방은 寒熱補瀉를 겸하여 투여해서 상호 치료하도록 하는 苦肉策이다. 만약 적절한 방법을 쓰지 않으면 효과를 발휘할 수 없다. 끓인 물에 寒藥을 우려낸 것과 따로 익힌 附子의 즙을 합하여 복용하는 것은 찬 것과 더운 것은 氣가 서로 다르고, 날것과 익힌 것은 性이 다르지만, 이 약을 함께 써서 여러 효과를 발휘하도록 하는 張仲景선생의 오묘한 用藥法이다.」

應用

本方은 노인의 食滯에 의한 胸悶·失神·大便不通의 경우, 水樣下痢가 있으면서 약간 惡寒한 경우에도 쓸 수 있다.

증례 103

환자: 沈○○, 남성, 72세.

증상: 환자는 6개월 전 추위에 노출된 뒤 脘腹疼痛·食慾不振이 있고, 小便短少 下肢浮腫이 있었다. 어떤 의원에서 위염이라고 진단 받고 치료를 받았으나 효과가 없었다. 최근 心下痞悶이 있고 脹痛은 경미하며 乾嘔·心煩이 있었다. 대변은 3일 동안 나오지 않았고, 口苦·畏寒·多

汗이 있으며 四肢가 冷했다. 舌淡胖大하고 苔黃膩하며, 脈은 濡數하였다. 證은 腎陽虛弱·脾胃濕熱에 속하였고, 溫腎回陽·淸熱瀉痞를 목표로 하였다.

처방: 附子瀉心湯加減을 쓴다.

附子片6g, 黃芩6g, 黃連4.5g, 大黃6g, 黃耆15g, 白朮9g, 茯苓12g, 薏苡仁9g.

경과: 2제 복용 후 제증은 소실되었고, 계속해서 香砂六君子湯을 투여하여 예후를 개선하였다.

고찰: 本例는 위염으로 변증은 熱痞에 속하지만, 환자는 고령으로 陽虛가 있어서 附子瀉心湯을 쓰고 溫陽扶正·淸熱消痞하여 치료했다. 黃耆를 加하여 溫陽益氣하고, 佐藥으로 白朮·茯苓·薏苡仁을 써서 健脾利水하였다.

소함흉탕(小陷胸湯)『傷寒論』

方藥組成	黃連6g, 半夏9g, 栝樓實30g.

適應症

痰熱互結로 症狀은 胸脘痞悶하고 누르면 통증이 있으며, 黃色의 粘稠한 痰을 吐하고, 舌苔는 黃膩하며, 脈은 浮滑 혹은 滑數하였다.

方解

柯韻伯說:「小結胸은 痰이 心下에 맺혀있는 것으로 脈은 浮滑하다. 이러한 痰結은 黃連·栝樓·半夏로 解消한다.」

痰이 黃色粘稠하고 苔黃하며 脈數한 것은 熱痰임을 나타내고, 痰熱內結·

氣鬱不通하므로 胸脘痞悶이 있으면서 누르면 아픈 것이므로, 淸熱滌痰·寬胸散結의 방법으로 치료한다. 처방 중의 黃連은 淸熱瀉火하고, 보조약인 半夏는 降逆消痰한다. 辛開苦降하는 두 약재의 配合으로 痰結을 해소하고 開鬱消滿하며, 佐藥인 栝樓로 寬胸化痰한다.

應用

痰熱互結의 胸脘痞滿證 외에 삼출성흉막염과 기관지염으로 痰熱互結한 경우에도 本方의 가감으로 치료할 수 있다.

증례 104

환자: 黃○○, 남성, 58세.

증상: 환자는 咳嗽가 있고 黃色粘稠한 喀痰이 많으며 때때로 胸痛이 있고, 舌質은 紅하고 苔는 黃膩하며 脈은 滑數하였다. 證은 肺氣上逆·痰熱互結에 속하였다.

처방: 小陷胸湯加減으로 치료한다.

全栝樓30g, 黃芩9g, 半夏9g, 前胡9g, 百部9g, 5제.

경과: 복약 후 痰熱이 사라지고 咳嗽는 치료되었다.

고찰: 本例의 변증은 기관지의 痰熱互結에 咳嗽를 겸한 것으로 宣肺止咳·淸熱化痰으로 치료했다. 前胡에 百部를 配合해서 宣肺止咳하였고, 小陷胸湯의 淸熱·寬胸散結을 가하여 썼다. 黃連을 黃芩으로 바꾼 것은 黃芩만이 肺熱을 없앨 수 있기 때문이다.

증례 105

환자: 强○○, 남성, 43세.

증상: 환자는 3년 전부터 천식발작이 있어왔고, 겨울에는 악화되며 여름에는 경감되었다. 발작 시에는 胸悶氣急이 있고 바로 눕지 못했다. 痰은 黃色粘稠하고, 입술과 혀는 붉고, 脈은 滑數하였다. 어느 의원에

서 만성기관지염의 급성발작으로 진단받았으며, 熱喘에 속하였다.

처방: 麻杏甘石湯合小陷胸湯加減을 쓴다.

麻黃6g, 全栝樓30g, 黃芩9g, 半夏9g, 石膏24g, 黃連3g, 甘草6g, 5제.

고찰: 本例의 證은 熱喘에 속하고 치료는 淸肺平喘·寬胸豁痰하는데, 麻杏甘石湯合小陷胸湯加減을 썼다. 복약 후에 喘症이 안정되고 痰은 감소되었다.

백두옹탕(白頭翁湯) 『傷寒論』

方藥組成	白頭翁15g, 黃柏9g, 黃連6g, 秦皮9g.

단미의 藥理연구

❖ 白頭翁 ❖ ──

본 품은 미나리아재비과의 다년생초본식물인 白頭翁 *Pulsatilla chinensis* (Bunge) Regel의 뿌리이다.

❖ 『神農本草經』의 記錄

「味苦溫無毒, 主溫瘧狂易寒熱, 癥瘕積聚癭氣, 逐血止痛, 療金瘡」

· 溫瘧狂易寒熱: 溫瘧은 瘧疾의 일종으로 發狂이 있으며 때때로 惡寒하고 때때로 發熱이 있다.

· 癥瘕積聚癭氣: 癥瘕積聚는 腹部腫瘤이며, 癭氣는 갑상선질환이다.

· 逐血止痛: 血積을 내려주고 통증을 그치게 한다.

❖ 張仲景의 應用의 考證

『藥徵』:「주로 熱痢下重을 치료한다.」

❖ 後世醫家의 應用

弘景說:「毒痢를 그치게 한다.」

甄權說:「赤痢·腹痛·齒痛·骨關節痛·頸部腫痛」

『本經逢原』:「溫瘧에 의한 惡寒發熱 등의 증을 치료하는데, 어느 것이나 少陽陽明의 熱邪가 뭉친 병으로, 血이 풀어지면 積血이 없어지고 腹痛 은 그치게 된다.」

白頭翁은 下痢를 치료한 중요한 약으로 세균성 및 아메바성의 下痢 어느 것에나 효과가 있다.『傷寒論』의 白頭翁湯과 같이 熱痢에 의한 後重과 毒痢 에 적용된다.

❖ 白頭翁의 藥理作用

① 抗菌作用: 白頭翁의 에탄올추출물은 시험관 내에서 B군적리균·장티푸 스균·녹농균·고초균·황색포도상구균·대장균에 대하여 모두 억제작용이 있다. 물추출물은 여러 진균에 대하여 다양한 정도의 억제작용을 가진 다. 임상에서 세균성하리와 癤癰 등에 쓰인다.

② 항아메바원충작용: 白頭翁의 煎湯液과 사포닌은 쥐의 장내 아메바원 충의 성장을 억제하는 작용이 있고, 그 최저유효량은 체중 1kg당 생약 1.0g이다. 임상에서는 단미로 쓰이거나 처방 중에 사용되는데, 아메바 적리에 대하여 비교적 좋은 치료효과를 얻을 수 있다.

③ 항트리코모나스작용: 본 품의 煎湯液은 시험관 내에서 질트리코모나스 에 대하여 殺滅작용을 가진다. 보고에 의하면 7종류의 시판되는 白頭翁 을 써서 체외에서 항트리코모나스 시험을 시행한 결과, 미나리아재비과 의 정품 白頭翁만이 유효했다. 60%에테르추출물 혹은 물추출물을 써 서 농도가 5% 되도록 만들어 5분간 담그면 트리코모나스를 살멸할 수 있지만, 에테르추출물은 질점막에 대하여 자극이 강하므로, 아세톤으로 1차 추출하고 다음에 에테르로 추출하면 자극성이 적으면서도 트리코

마나스에 대하여 유효한 효과를 기대할 수 있다.

❖ 秦皮 ❖ ───

본 품은 물푸레나무과의 식물인 물푸레나무 *Fraxinus rhynchophylla* Hance, 일본물푸레나무 *F. japonica* 등의 樹皮이다.

✤ 『神農本草經』의 記錄

「味苦微寒, 主風寒濕痺, 洗洗, 寒氣, 除熱, 目中靑翳白膜」

· 風寒濕痺: 류마티스성관절염에 해당하는데, 후세에는 별로 쓰이지 않는다.

· 除熱: 즉 退熱.

· 目中靑翳白膜: 눈에 僞膜이 생기는 것으로 『外台秘要』에 의하면 본 품의 單味를 끓인 물로 洗眼하면 눈의 僞膜을 치료할 수 있다.

✤ 後世醫家의 應用

『名醫別錄』:「남자의 정자과소증·婦人帶下·小兒癲癇·發熱 등을 치료할수 있고, 눈을 씻어도 좋다.」

甄權說:「눈을 맑게 하고 肝中의 오래된 熱을 제거하며, 양 눈이 赤腫하고 아픈 것, 風淚가 그치지 않는 것을 치료한다.」

張元素說:「여자의 崩中을 치료한다.」

王好古說:「熱痢에 의한 下重·下焦의 虛를 主治한다.」

秦皮는 苦寒하여 淸熱燥濕하는 작용이 있고, 『傷寒論』의 白頭翁湯은 秦皮에 白頭翁·黃連·黃柏을 配合한 것으로 熱痢에 의한 下重을 치료한다. 黃柏·椿根白皮를 配合하면 固澁止帶할 수 있다. 또 肝熱을 맑히는 작용이 있으며 目赤腫痛을 치료한다.

❖ 秦皮의 약리작용

① Escin과 esculin은 각종의 적리균에 대하여 성장을 억제하는 작용이 있고, 그 최저농도는 50~100mg/ml정도인데, 그중 escin은 세균성하리에 대하여 임상효과가 좋고, syntomycin, tetracycline류의 약물에 내성이 생긴 경우에도 유효하다.

② Escin과 esculin은 랫드의 carrageenan 유발 關節腫脹에 대하여 억제작용이 있고, formalin 자극에 의한 관절염 모델에 대하여도 억제작용이 있다. 아울러 마우스, 토끼의 혈관투과성을 저하시키는 작용도 있다. 랫드와 토끼에 대하여는 尿酸배설을 촉진하는 작용도 있다.

③ Esculin에는 止咳·去痰작용이 있고, escin에는 止咳·去痰·平喘하는 작용이 있다.

④ 마우스에 esculetin, esculin을 체중 1kg당 100mg 복강주사 혹은 내복시키면, barbital류에 의한 수면시간을 확실하게 연장시키는데, esculetin이 esculin에 비해 작용이 더 강하다. 마우스에 esculetin을 체중 1kg당 100mg으로 복강주사하면 전기쇼크에 대하여 확실한 저항작용을 가지고, strychnine 및 pentylenetetrazol로 유발된 痙攣을 억제하는 작용을 지속시킬 수 있다. 본 품은 진통작용도 있고 실험에서 esculetin의 진통작용은 aspirin보다도 강하지만 codeine보다는 약함이 증명되었다.

適應症

● 熱痢로 下重이 있는 경우 白頭翁湯이 主治한다.

● 下痢에 물을 마시고자 하는 것은 熱이 있기 때문이며 白頭翁湯이 主治한다.

方解

『醫宗金鑑』:「이것은 熱痢로 下重이 있고, 火鬱로 濕이 熏蒸되어 濁氣가 腸을 逼迫하며, 항문에 重滯해서 좀처럼 나가지 않는다. 즉『內經』에서 말하는 暴注下迫의 경우이다.」

白頭翁은 『神農本草經』에 의하면 「逐血하여 下痢를 그치게 한다」라고 하였고, 『名醫別錄』에서는 「毒痢를 그치게 한다」라고 되어 있는데, 白頭翁이 涼血治痢·淸熱解毒하는 작용으로 熱痢를 치료하는 주약이 된다. 보조약인 秦皮는 澀腸淸熱하고, 黃連·黃柏은 淸熱燥濕解毒하여, 네 가지 약을 조합하면 淸熱解毒·涼血治痢의 효과를 가지게 된다.

應用

本方은 일체의 熱毒에 의한 下痢, 심한 경우에는 疫毒痢에 통용하고, 阿膠, 甘草를 가한 白頭翁阿膠甘草湯은 産後의 血虛熱痢 혹은 熱痢傷陰을 치료할 수 있다.

증례 106

환자: 陳OO, 남성, 38세.

증상: 환자는 裏急後重이 있고 膿血便이 시원하게 나오지 않았다. 전날 밤부터 진찰을 받을 때까지 10여 차례 排便이 있었고 腹痛이 조금 있었다.

처방: 白頭翁18g, 黃柏6g, 黃連3g, 鮮馬齒莧60g, 秦皮9g, 廣木香3g, 3제.

고찰: 赤痢는 邪毒이 血分을 혼란시키고 熱이 심한 것이다. 本例는 熱痢의 下重으로 白頭翁湯이 主治한다. 裏急後重이 있는데, 木香을 加한 것은 「氣가 순조로우면 後重은 자연히 그친다」라는 원칙에 바탕한 것으로, 복약 후 환자는 완치되었을 가능성이 있지만 추가로 확인해 보지 못해서 확실하지는 않다.

증례 107

환자: 李OO, 여성, 42세.

증상: 환자는 배꼽 부근으로 腹痛이 있고, 이미 10여일 이상 경과되어 있었다. 당초 下痢가 여러 차례 있었고, 점액을 동반하며 裏急後重이 있

었지만, 현재는 감소되어 하루에 5~6회 정도 있었다. 舌淡苔黃하고 脈은 弱하였다.

처방: 白頭翁湯의 苦寒으로 이것을 굳히고, 黃耆·當歸·白芍을 加하여 부드럽게 하였다. 白頭翁9g, 秦皮9g, 黃柏9g, 黃連3g, 黃耆15g, 當歸 9g, 白芍 12g, 木香3g, 4제.

고찰: 本例는 下痢가 이미 10여일 이상 되었고, 오랜 下痢로 인하여 正氣 가 손상되어 있는 상태였다. 따라서 黃耆로 益氣하고, 當歸·白芍으 로 肝血을 營養하여 扶正했는데, 이것은 張洁古가 赤白帶下의 치료 에 芍藥湯을 사용한 것과 비슷한 의미를 가진다. 扶正과 逐邪를 겸 하여 진행하였는데, 白頭翁湯과 芍藥湯의 가감으로 치료했다. 복약 후 병이 없어져서 健脾和中하는 약으로 바꾸어 예후를 조리했다.

[연구]

本方은 임상에서 급성세균성하리 및 아메바성적리의 상용방제이다. 단미 의 白頭翁 煎湯液은 아메바원충의 성장을 억제하고, 황색포도상구균·B군적 리균·장티푸스균·A군용연균 등에 대하여 비교적 강한 억제작용이 있다. 黃 連·黃柏은 더욱 넓은 범위의 항균작용이 있는 약물이다. 네 가지 약재를 配 合하여 應用하면 세균성하리·아메바성적리 등에 현저한 치료효과가 있다.

몇몇 실험에서 本方은 체내·시험관 내를 불문하고 각종의 적리균에 대하 여 모두 억제작용이 있고, 아울러서 생체의 항병능력을 증강시키는 것이 증 명되었다. [上海市中藥專題組『複方白頭翁湯의 綜合研究』]

임상관찰에서 白頭翁湯 전체를 쓰거나 혹은 구성 약재를 각각 단미로 써도 세균성하리에 대하여 치료효과가 90~100%(黃柏으로 치료한 군은 16% 재발)임이 증명되었다. 이것은 증상의 소실이 빠를 뿐 아니라, 대변 의 세균배양에서 음성화되는 시간도 sulfanilamide·streptomycin·적리 bacteriophage와 거의 비슷하였다. [『浙江中醫雜誌』1957,(6):242]

12. 오령산류(五苓散類)

方劑	藥物組成	加	減	適應症
五苓散	猪苓9g 茯苓9g 白朮9g 澤瀉15g 桂枝6g			水濕內停으로 外部에 風寒이 있다. 煩渴欲飲·水逆이 있는 경우. 水飲이 腸胃에 停滯해 있는 경우.
茵蔯五苓散	本方	茵蔯蒿30g		黃疸病으로 小便不利한 경우.
猪苓湯	本方	滑石9g 阿膠9g	白朮9g 桂枝6g 澤瀉6g	下焦의 蓄熱로 배뇨통 혹은 혈뇨, 혹 陰虛水腫이 있는 경우.
茯苓甘草湯	本方	甘草3g 生薑3片	白朮9g 澤瀉15g 猪苓9g	發汗해서 厥하고, 心下動悸가 있으며, 口渴은 없고, 水氣亡陽한 輕症.
茯苓桂枝甘草大棗湯	本方	茯苓6g 桂枝6g 炙甘草6g 大棗8g	白朮9g	傷寒에 發汗한 후 臍下悸·奔豚이 될 것 같고, 水氣에 의한 臍下動悸가 있는 경우.
茯苓桂枝白朮甘草湯	本方	茯苓3g 桂枝3g 炙甘草6g	白朮9g 澤瀉15g 猪苓9g	痰飲·水腫·眩暈 등의 증상.

오령산(五苓散) 『傷寒論』

方藥組成	猪苓9g, 茯苓9g, 白朮9g, 澤瀉15g, 桂枝6g.

단미의 藥理연구

❖ 茯苓 ❖ ──────

본 품은 구멍장이버섯과의 茯苓 *Poria cocos* (schw.) Wolf의 菌核이다.
소나무 뿌리를 둘러싼 부분을 茯神이라고 한다.

❖ 『神農本草經』의 記錄

「味苦平, 主胸脇逆氣, 憂恚, 驚邪, 恐悸, 心下結痛, 寒熱煩滿, 咳逆, 口焦
舌乾, 利小便」

· 胸脇逆氣: 胸水·腹水에 의한 불쾌감일 가능성이 있다.
· 憂恚, 驚邪, 恐悸: 정신병 환자 혹은 불면환자에 대하여 鎭靜安神하는 작
  용이 있다.
· 心下結痛: 胃痛을 가리킬 가능성이 있다.
· 寒熱煩滿: 惡寒·發熱에 의해 일어나는 煩滿의 경우를 가리킨다.

❖ 張仲景의 應用의 考證

『藥徵』:「動悸·근육의 떨림을 主治하고, 겸하여 眩暈·煩燥를 치료한다.」

❖ 後世醫家의 應用

『名醫別錄』: 소나무 뿌리를 둘러싼 부분을 茯神이라고 한다.「眩暈·風虛·惡
露·口乾을 치료하고, 驚悸易怒·健忘을 그치게 하며, 머리를 상쾌하게 해
서 氣分을 좋게 하고, 安魂시키며 정신을 기른다.」그 작용은 정신적 방면
에 우수하지만, 실질적으로 茯苓과 茯神은 같은 것으로 구별은 없다.

甄權說:「開胃해서 嘔逆을 그치고, 心神을 안정시키며, 肺痿痰壅을 主治하고, 小兒驚癎·心腹脹滿·婦人熱痳을 치료한다.」

王好古說:「膀胱을 瀉하고 脾胃를 益하며 腎積奔豚을 치료한다.」

종합하면 茯苓의 작용에는 세 가지가 있는데, 利水滲濕·健脾益胃·寧心安神하는 것이다.

✤ 茯苓의 약리작용

① **이뇨작용:** 茯苓의 25%알코올추출액을 체중 1kg당 0.5g, 5일간 연속으로 토끼의 복강 내 주사하면 확실한 이뇨작용이 있다. 五苓散(茯苓·猪苓·澤瀉·桂枝·白朮) 혹은 茯苓의 알코올추출액을 胃에 주입하면 정상인 랫드에서 이뇨작용이 인정된다. 정상인 자원자 5례에 茯苓의 煎湯液 15g을 복용시켜보니 그중 4명에서 尿量이 약간 증가했다.

② **진정작용:** 茯神의 煎湯液을 복강 내 주사하면 마우스의 자발활동이 명확하게 저하되고, 겸하여 caffeine에 의한 마우스의 과도한 흥분작용을 억제한다. 茯苓의 煎湯液을 마우스의 복강 내에 주사하면 pentobarbital·sodium에 의한 마취작용에 대하여 확실한 증강작용이 나타난다.

③ **면역기능촉진작용:** 茯苓의 複方(党參·白朮·茯苓) 煎湯液을 내복시키면, rosette 형성률 및 적혈구응집소에 유발되는 임파세포의 轉化率이 현저하게 상승하고 혈청 IgG의 함량도 현저하게 증가되므로 세포성 및 체액성면역작용을 촉진함을 알 수 있다.

④ **소화기계에 대한 작용:** 茯苓은 토끼의 적출한 장관에 대하여 직접 이완시키는 작용이 있고, 랫드의 유문을 결찰하여 만든 위궤양에 대하여 억제작용이 있으며, 겸하여 위액분비와 유리산의 함량을 저하시키는 작용이 있다.

⑤ **간장보호작용:** 茯苓은 사염화탄소에 의한 랫드의 간손상에 대하여 보호

작용이 있고, GPT를 명확하게 저하시키며 간세포괴사를 방지한다.

⑥ **항종유작용:** 성분인 pachyman에는 抗腫瘤 활성은 없다. 그러나 β-pachyman과 poriatin은 마우스의 S_{180}육종에 대하여 억제율이 96.88%에 달한다.

⑦ **심기능에 대한 작용:** 茯苓의 물에탄올추출물 혹 에틸에테르추출물은 적출한 개구리의 심장에 대하여 심근수축력과 심박수를 증가시키는 작용이 있다. 또 다른 보고에 의하면 茯苓의 물추출물 혹은 에테르추출물은 고농도에서 적출한 개구리의 심장에 대하여 억제작용이 있다. 그 외에도 시험관 내 실험에서 본 품의 煎湯液은 황색포도상구균·결핵균·변형균에 대하여 모두 억제작용이 있다.

適應症

- 太陽病의 發汗 후 汗出·惡寒·脈浮·小便不利·微熱消渴이 있을 때와 중풍의 發熱이 6~7일간 풀리지 않고 煩燥가 있고, 表裏의 症을 동반하고 口渴에 물을 마시고 싶지만 마시면 곧 토하는 경우를 치료하는데, 이름하여 水逆이라고 한다.
- 水腫·콜레라에 의한 身體疼痛·胸中滿·臍下動悸·吐涎·眩暈 등의 症 모두를 치료한다.

方解

呂搽村說:「이 치료는 太陽表病이 풀리지 않고, 邪가 腑에 陷入해서 口渴·小便不利가 있는 경우에 表裏兩解하는 방법이다. 表證이 있어서 桂枝가 表를 主治하고 化氣한다. 裏證도 있으므로 茯苓·澤瀉로 裏를 主治하고 利水한다. 水濕이 下部로 흐르지 않기 때문에 위로 거슬러 올라오는 것이다. 그러므로 白朮을 써서 太陰脾를 돕는데 이는 以土制水하는 것이다. 여기서 湯藥보다 散劑가 좋은 것은 散劑는 中焦에 머무는 작용이 있고 水道를 通調하기 때문이다. 더욱이 따뜻한 물을 많이 마셔서 水精을 순환하게 하고 위로부터 아래로 흘러가게 하며 熱이 풀리고 津液이 회복되므로 소변이 순조롭고 口渴은 자연히 그치게 된다.」

[應用]

本方은 下痢·痰水嘔吐·心下痞悶·濕症의 小便不利·暑氣에 당하여 생긴 口渴·多飮·血尿·水飮이 腸胃에 停滯한 것, 혹은 浮腫이 있는 경우 모두에 쓰인다. 종합하면 辨證은 煩渴·小便不利·邪在中焦한 것을 위주로 한다. 津液損傷·陰血缺損의 경우에는 쓰이지 않는다.

本方은 주로 腎炎과 肝硬變에 의해 일어나는 水腫에 쓰이고, 복부 수술 후의 배뇨기능저하·방광괄약근경련에 의한 뇨저류·급성장염의 下痢·煩渴·小便不利 등에도 쓰인다.

증례 108

환자: 張OO, 여성, 40세.

증상: 환자는 얼굴과 사지 모두 붓고 尿量이 적으며 대변은 무르게 나왔다. 미열(37.9℃)이 있고 脈浮數하며 苔白膩潤하였다.

처방: 證은 水濕停留·膀胱氣化不利에 속하고 五苓散을 투여한다.

猪苓9g, 茯苓9g, 白朮9g, 澤瀉15g, 桂枝6g, 3제.

경과: 복약 후 浮腫은 감소되고 表證도 빨리 풀렸기 때문에 四君子湯을 투여해서 예후를 개선했다.

고찰: 本例는 水腫으로 脾虛에 의한 運化失調가 원인이 되어 水濕이 범람해서 형성된 것이며 겸하여 表證을 동반하고 있는 것이다. 五苓散을 투여하였는데, 桂枝로 解表하고 四苓散으로 소변을 通利하여 3제로 尿量이 증가되고 浮腫이 소실되었으며, 여기에 四君子湯으로 健脾培土해서 치료효과를 높였다.

환자: 유OO, 남성, 30세.

증상: 환자는 만성신염으로 2년 전부터 부종이 있어왔고, 최근에는 증상이 악화되며 사지와 복부에 모두 陷凹性浮腫이 보이며, 尿量이 적고 대변은 물러서 진흙같았으며, 허리가 무겁고 추위를 많이 탔다. 기분이 가라앉고 안색은 창백하며 口脣은 淡色이고 苔白하며 脈沈細하였다. 尿검사에서 단백뇨 (+++), 과립원주(granular cast)가 나타났다.

처방: 證은 脾腎虛寒·水濕氾濫에 속하고, 五苓散 및 附子理中湯加減을 쓴다. 附子片6g, 黃耆9g, 党參9g, 乾薑4.5g, 茯苓9g, 猪苓9g, 澤瀉15g, 白朮9g, 14제.

별도로 黑大豆丸(黑大豆250g, 淮山藥60g, 蒼朮60g, 茯苓60g을 細末해서 물과 혼합해서 丸劑로 한다)을 매회 6~9g씩 1일 3회 내복시킨다.

경과: 복약 후 浮腫은 없어지고, 尿단백은 (+)로 나타나며, 과립원주는 관찰되지 않았고, 계속해서 黑大豆丸을 半斤 복용시켜서 치료효과를 높였다.

고찰: 본예의 치료원칙인 溫腎利水法은 단백뇨를 호전시키는 작용이 있고, 여기에는 黃耆·澤瀉와 黑大豆丸이 관계가 있을 가능성이 있다.

연구

五苓散에 관한 몇몇 연구에서 本方에는 확실한 이뇨작용이 있는데, 그것은 각각의 단미가 가진 이뇨작용보다 강하며, 또한 건강한 사람 및 개·토끼·랫드 등의 동물실험에서 모두 이뇨작용이 증명되었고, 그중 五苓散과 桂枝의 작용이 가장 강한 것으로 나타났다. [『中國藥學會1962年學術會議論文摘集』 1963,327]

그러나 일본에서의 연구(伊藤嘉紀)에서는 五苓散을 정상인이나 五苓散의 전형적인 脈證이 없는 환자 및 실험동물에 썼을 때에는 이뇨작용이 거의 없

었다고 보고하고 있다. [『中西醫結合雜誌』1983,3⑵:121]

　다른 연구에서는 五苓散證의 병태생리에 대하여, 환자가 대량으로 수분을 상실하면 체내의 삼투압조절점이 저하된다고 보고하고 있다. 이에 의하면 五苓散의 주요작용은 삼투압수용기의 삼투압특성을 변화시키고 삼투압의 조절점을 높여서 정상적으로 작용하도록 한다고 추론할 수 있다. [『國外醫學<中醫中藥分冊>』1980,⑷:39]

　또 다른 보고에서는 五苓散證의 발생이 실제적으로 전해질 및 삼투압평형 이상의 범주에 속한다고 하는 견해가 있다. [『中西醫結合雜誌』1983,3⑵:121]

인진오령산(茵蔯五苓散)『傷寒論』

方藥組成	茵蔯蒿30g, 五苓散

適應症

　黃疸病으로 發黃하고 小便不利한 경우.

方解

尤在涇說:「이는 틀림없이 濕熱에 의한 黃疸을 치료하는 방법으로 茵蔯은 熱鬱을 흩어주고 五苓散은 濕瘀를 없앤다.」

徐熔說:「이것은 表裏兩解하는 처방으로 五苓散 중의 肉桂·白朮은 약간의 虛證이 있어서 넣은 것이다.」

　우리들이 보기에 이것은 틀림없이 濕이 많고 虛를 겸하고 있지 않다고 생각된다. 처방 중 五苓散은 化氣行水하고, 茵蔯은 濕熱을 淸利하며 小便不利로 內熱이 심한 황달에 적용한다. 內熱이 강하고 小便不利한 경우에는 梔子柏皮湯을 쓸 수 있다.

本方은 下痢로 尿量이 적은 경우와 浮腫脚氣 모두를 치료한다. 辨證은 小便不利가 主되고 內熱이 심하지 않은 경우에 적용된다.

증례 110

환자: 邵OO, 여성, 34세.

증상: 환자는 3년 전부터 만성간질환을 앓고 있고, 현재는 腹部脹滿·下肢 浮腫이 있으며 간장 부위에 刺痛이 있어서 괴로워했다. 小便不利하고, 口渴하지만 물을 마시고 싶어 하지는 않으며, 신체와 눈 모두 황색이 있고, 舌苔는 黃厚膩, 脈은 弦細하였다. 이것은 鼓脹에 의한 黃疸·水濕氾濫에 속한다.

처방: 茵蔯五苓散加味를 쓴다.

茵蔯30g, 白朮9g, 茯苓9g, 猪苓9g, 澤瀉15g, 桂枝6g, 大腹皮15g, 大腹子9g, 7제.

경과: 연속 7제를 복용한 후 소변이 通利하고 浮腫과 黃疸은 서서히 물러나며, 연속해서 20제 가량 복용한 후 鼓脹과 浮腫이 없어졌다. 下瘀血湯과 健脾益氣하는 처방으로 바꾸어 계속해서 20제 가량 복용시킨 후 완치되었다.

고찰: 本例는 조기 간경변에 의한 복수로 「急則治其標」하는 원칙에 따라 우선 茵蔯五苓散을 써서 黃疸과 腹水를 치료했다. 腹水와 浮腫이 없어진 후 攻補兼施를 하고, 下瘀血湯의 活血化瘀로 그 본을 치료하며, 佐藥으로 益氣健脾하는 藥을 써서 扶正했다. 임상에서 많은 肝硬變 복수의 증례에 이 방법을 써서 현저한 치료효과가 인정되었다.

저령탕(猪苓湯) 『傷寒論』

方藥組成	猪苓9g, 茯苓9g, 澤瀉9g, 滑石9g, 阿膠9g.

단미의 藥理연구

❖ 猪苓 ❖ ───

본 품은 구멍장이버섯과의 식물 猪苓 *Grifola umbellata* (Pers.) Pilat의 菌核이다.

❖ 『神農本草經』의 記錄
「味甘苦平, 主痎瘧, 解毒 … 利水道」
· 痎瘧: 三日熱말라리아 혹은 瘧疾의 통칭인데, 후세에는 별로 쓰이지 않는다.
· 利水道: 利小便을 말한다.

❖ 張仲景의 應用의 考證
『藥徵』: 「주로 口渴·小便不利를 치료한다.」

❖ 後世醫家의 應用
『本草綱目』: 「腠理를 열어주고, 排尿痛·腫脹·脚氣·白濁·帶下·姙娠中排尿痛·小便不利를 치료한다.」 또한 「腠理를 열어주고 소변을 通하게 하는 작용은 茯苓과 동일하다. 다만 輔助藥으로써의 작용은 茯苓에 미치지 못한다.」

猪苓은 利水滲濕하는 藥으로 水腫·腹水·下痢 등의 증상에 쓸 수 있다. 만약 陰虛水腫과 腹水에 쓰는 경우에는 『傷寒論』의 猪苓湯과 같이 猪苓에 澤

瀉·阿膠·滑石·茯苓을 配合한다.

❖ 猪苓의 藥理作用

① **이뇨작용:** 정상인이 煎劑(猪苓 5g에 상당)를 내복하면 6시간 이내에 확실한 尿량의 증가가 보인다. 猪苓의 煎劑를 토끼와 개의 위에 주입하면 모두 확실한 이뇨작용을 일으키고 Na, Cl, K 등의 이온배출을 촉진한다.

② **抗腫瘤作用:** 猪苓의 polyglucose는 抗腫瘤작용을 가진다. 猪苓의 알코올추출물 중 수용성부분을 체중 1kg당 2g(생약) 마우스의 복강 내에 10일간 연속으로 주사하면 육종 S_{180}을 62% 정도 억제하고, 간암을 37~54% 정도 억제한다.

　猪苓의 추출물과 알코올추출물의 수용성부분은 모두 마우스의 세망내피계의 貪食能을 증강시킨다. 용혈플라크(hemolytic plaque) 시험에서 猪苓의 추출물은 마우스의 비장에서 항체형성세포를 증가시킴이 증명되고 있다. 이외에도 건강한 사람에 1회 혹은 연속10회 猪苓의 반정제물 20mg을 근육주사하면 피검자전원의 T임파세포의 전화률이 모두 상승하는 현상이 보인다. 이상의 결과에서 猪苓은 일종의 비특이성 면역자극제임이 시사되고, 抗腫瘤작용은 이것과 관계가 있을 가능성이 있다.

③ **항균작용:** 시험관 내 실험에서 본 품의 알코올추출액은 황색포도상구균·대장균에 대하여 억제작용이 있다.

❖ 滑石 ❖ ─────

　본 품은 천연광석으로 원광물에는 2종류가 있다. 그 중 硬滑石은 광물학상 활석 즉 천연함수규산마그네슘이고, 軟滑石은 즉 함수규산알루미늄 $Al_2O_3 \cdot 2SiO_2 \cdot 2H_2O \cdot 2H_2O$이다.

❖『神農本草經』의 記錄

「味甘寒, 主身熱泄澼, 女子乳難, 癃閉, 利小便, 蕩胃中積聚寒熱, 益精氣」

· 身熱泄澼: 下痢하며 熱이 있는 경우를 가리키고, 下痢에 쓰는 것은 白陶
土에 상당한다.

· 女子乳難: 유즙분비를 촉진하는 작용이 있다.

· 癃閉, 利小便: 소변을 通利하는 작용이 있다.

· 蕩胃中積聚寒熱: 胃中은 병이 있는 부위를 가리키고, 積聚는 病因을 가
리키며, 寒熱은 積聚에 의해 일어나는 症을 가리킨다.

❖ 張仲景의 應用의 考證

張仲景은 陽明病에 있어서 脈浮·發熱·口渴이 있으면서 물을 마시고 싶은
경우에 猪苓湯 중의 滑石을 쓰고 있다. 이른바 胃中積聚寒熱·發熱·口渴·小
便不利는『神農本草經』에서 滑石의 작용에 대한 說과 거의 일치하고 있다.

『本經疏證』:「滑石은 본디 發熱을 치료하지는 않는다. 여기서 發熱에 쓰
는 것은 넓은 의미의 작용이고, 煩燥나 渴症은 모두 熱로 이해할 수 있다. 滑
石은 본디 下痢를 그치게 하는 것은 아니다. 여기서 下痢에 쓰는 것은 水氣
가 소변을 통해서 나가므로 자연히 대장으로 들어가지 않아서 下痢를 그치게
되는 것이고, 따라서 水氣의 이상이 있을 때는 滑石을 사용할 수 있다. 이러
한 측면에서 滑石을 폭넓게 활용할 수 있다.」

❖ 後世醫家의 應用

『名醫別錄』:「九竅六腑의 津液을 通하게 하고, 留結을 없애며, 口渴을 그
치고, 中焦를 잘 소통시킨다.」

후세에 滑石을 잘 쓴 사람은 劉河間으로 河間은『宣明論』의「六一
散」에서 滑石·甘草의 두 가지로 다음에 언급한 여러 증상을 치료할 수
있었다. 첫 번째는 咳逆寒熱을 치료하였는데, 이것은 咳嗽에 惡寒發熱
을 겸하는 경우로 감염성기관지염과 비슷하다. 두 번째는 赤白下痢를

치료하였는데, 赤痢를 말하고 赤白帶下를 가리킬 가능성도 있으며, 둘 다 滑石에 固澁작용이 있음을 말하는 것이다. 세 번째는 血閉癥瘕를 치료하는 것으로 閉經을 가리키는데 癥瘕積聚 등이 있다.

『本草綱目』:「黃疸·水腫·脚氣·吐血·鼻出血·金瘡出血·諸瘡腫毒」

滑石에는 본래 利水작용이 없다. 滑石에는 收斂작용이 있고 겸하여 약간의 抗菌作用이 있다.

❖ 滑石의 藥理作用

① 본 품의 煎湯液을 평판지편법으로 확인해 보면 장티푸스균·파라티푸스균·황색포도상구균·수막염균에 대하여 억제작용이 있음을 알 수 있다.

② 외용으로 상처에 바르면 瘡瘍의 분비과다를 그치게 하고 瘡口의 건조상태를 유지시키며, 瘡口에 1층의 피막을 형성하여 이물질과 세균이 침입하는 것을 방지하고, 出血과 疼痛을 감소시키며 瘡口의 건조 및 痂皮 형성을 촉진한다.

❖ 阿膠 ❖ ───

본 품은 말과의 동물 당나귀 *Equus simus* Linn의 껍질을 끓여서 만든 阿膠 덩어리이다.

❖ 『神農本草經』의 記錄

「味甘平, 主心腹內崩, 勞極, 洒洒如瘧狀, 腰腹痛, 四肢酸疼, 女子下血安胎」

· 心腹內崩: 흉복부의 내장출혈을 가리키고, 阿膠는 喀血·吐血·血便·尿失禁·崩漏 등의 증상에 대하여 止血作用이 있다.

· 女子下血: 주로 표현은 婦女의 崩漏·月經過多·姙娠下血 등을 말한다.

❖ 後世醫家의 應用

『**名醫別錄**』:「虛勞에 의한 羸瘦·陰氣不足·하지가 무겁고 오래 서있지 못하는 경우다.」

『**本草綱目**』:「吐血·鼻出血·排尿痛·血尿·血便·下痢를 치료한다. 여자의 生理不順·不姙症·崩漏·帶下·産前産後의 諸疾患 … 虛勞에 의한 咳嗽·喘息·肺膿瘍으로 膿血을 吐하고 …和血滋陰·除風潤燥·化痰清肺·利小便·潤大腸」

『**本草經疏**』:「만약 邪氣가 堅固하여 氣血을 둘러싸서 癥瘕가 생긴 경우, 厚朴·烏藥·半夏·桂枝를 써서 氣를 돌려주되, 人蔘을 써서 지나치지 않게 한다. 羸瘦가 심해서 氣血이 많이 부족한데 風氣가 침습해 있어서 薯蕷·白朮·甘草로 補氣하고 人蔘으로 통솔한다. 地黃·芍藥·當歸로 和血하고 阿膠로 이끈다. 이것은 鼈甲煎丸·薯蕷丸에서의 阿膠의 용법과 같은데 가볍게 여길 것이 아니다.」

『**本經逢原**』:「阿膠는 補血·止血하는 작용이 있어서 이른바 陰不足의 경우 이것으로 補한다.」

阿膠는 止血과 補血하는 작용을 겸하고 있어서 陰血虛損에 대하여 張仲景은 阿膠鷄子黃湯을 쓰고 있다. 약리연구에 의하면 阿膠는 혈액중의 적혈구와 헤모글로빈의 생성작용을 가속하는 작용이 있고, 補血하는 작용이 증명된다.

❖ 阿膠의 藥理作用

① 瀉血에 의한 실혈성빈혈을 유발한 개에 본 품을 투여하면 대조군에 비하여 실험군에서 적혈구와 헤모글로빈의 회복속도가 비교적 빠르다.

② 동물의 체내 칼슘평형을 개선시키는 작용이 있다. 阿膠를 胃에 주입하면서 동시에 탄산칼슘을 포함하는 식물을 투여하면, 칼슘의 흡수와 체내 저류를 증가시키는 작용이 있고, 혈중 칼슘농도를 약간 상승시킨다. 이것은

阿膠 중에 포함되어 있는 glycine과 관계가 있을 가능성이 있다.

③ 고양이를 이용한 실험에서, 외상성 쇼크가 있는 위험한 시기에 5% 阿膠 용액을 정맥주사하면 혈압이 올라가고 위험한 시기를 벗어나게 할 수 있다.

適應症

- 陽明病으로 脈浮·發熱이 있고, 口渴해서 물을 마시고 싶으며, 小便不利한 경우.
- 少陰病으로 下痢가 6~7일간 있고, 咳·嘔吐·口渴을 동반하고 煩燥症이 있어 잠을 못자는 경우.

方解

尤在涇說:「五苓散·猪苓湯은 모두 脈浮·發熱·口渴·小便不利의 증상을 치료한다. 다만 五苓散은 桂枝·白朮이 더해져서 太陽證을 치료한다. 猪苓湯에는 滑石·阿膠가 더해져서 陽明證을 치료한다. 대개 太陽은 열어주고 陽明은 닫아주는 것이다. 太陽은 表의 表이고 여기에 邪氣가 들어오면 熱이 날 수 있는데 이것은 辛味로 발산시킬 수 있다. 陽明은 表中의 裏로 邪氣를 배설하기 어려우며 熱이 쌓이기 쉬운데, 發散해서 이것을 攻下하는 방법은 太陽과 같지 않다. 五苓散은 甘辛溫藥을 가하여서 陽氣의 힘을 빌어서 行水한다. 猪苓湯은 甘鹹寒藥을 가하여서 陰氣의 힘을 빌어서 利水한다.」

應用

本方은 下痢·血尿·排尿痛·水腫과 하반신부종·방광의 尿意急迫과 刺痛 모두를 치료하는데, 종합하면 本方의 변증은 下焦蓄熱이 主가 된다.

증례 111

환자: 廖OO, 남성, 18세.

증상: 환자는 2년 전부터 慢性腎炎을 앓고 있고, 안검과 눈이 모두 부어있었으며 안면부종(스테로이드 부작용에 의함)이 보였다. 현재는 소복과 하지의 정강이 부위에 부종이 있고 腰重하며, 오후에는 양쪽 뺨에 홍조가 나타나고, 尿短赤하였다. 舌微紅하고 脈細數하였다. 尿검사상 단백뇨(2+~3+), 과립원주, 적혈구(2+)가 관찰되었다. 辨證은 腎虛內熱에 속하였다.

처방: 猪苓湯加味를 투여한다.

猪苓9g, 茯苓12g, 澤瀉12g, 生地黃45g, 滑石24g, 阿膠12g(먼저 녹인 후 복용), 7제.

경과: 복약 후 증상은 호전되었고, 별도로 黑大豆丸을 한 번에 6~9g, 1일 2~3회 복용시켰다. 총 14제 복용 후 尿는 정상으로 되었다.

고찰: 本例는 慢性腎炎으로 인한 浮腫으로 辨證은 下焦蓄熱에 속하고 처방은 猪苓湯加味를 썼다. 그중 生地黃으로 腎陰을 補益하고 阿膠로 陰을 길렀는데, 利水하면서 養陰淸熱하는 작용을 기대한 것으로, 스테로이드 대신에 生地黃을 대량으로 써서 스테로이드를 썼을 때와 같은 부작용은 없었다. 계속해서 黑大豆丸을 2개월 복용시켜서 완전히 치유되었고, 6개월 후 추적조사를 했을 때에도 재발은 나타나지 않았다.

증례 112

환자: 邱OO, 남성, 34세.

증상: 환자는 2개월 이상 혈뇨가 지속되고 있었고, 出血이 있은 후 尿가 나오며, 배뇨 시에 熱感과 澁痛이 있었다. 舌苔는 黃하고 脈은 數하고 有力하였다.

처방: 證은 下焦蓄熱에 속하고 猪苓湯加減을 쓴다.

猪苓9g, 茯苓9g, 澤瀉12g, 滑石24g, 阿膠9g(녹임), 旱蓮草15g, 女貞子9g, 瞿麥9g.

고찰: 出血이 먼저 보인 후 尿가 나오고 아픈 것은 實證에 속하는데, 實證은 대부분 요도·방광에 이상이 있다. 소변이 먼저 나오고 피가 나중에 보이며 통증이 없는 것은 虛證에 속하고, 虛證은 대부분 腎臟에 원인이 있다. 本例의 證은 實證이다. 이것은 濕熱이 下焦에 壅結해 있어서 배뇨 시에 熱感·澁痛이 있으며 舌苔黃하고 脈數有力하며 血熱妄行하여 尿血이 보이는 것이다. 猪苓湯으로 下焦濕熱로 인한 尿血을 치료하고, 旱蓮草·女貞子는 阿膠의 養陰止血하는 작용을 도우며, 瞿麥은 猪苓·茯苓·澤瀉·滑石의 利水通淋을 돕는다. 약리연구에 의하면 瞿麥은 녹농균·황색포도상구균·대장균·장티푸스균·적리균 등에 대하여 모두 억제작용을 가진다. 복약 후 병은 완전히 치유되었다.

증례 113

환자: 謝OO, 여성, 71세.

초진: 복벽에 큰 靜脈怒脹이 있고 兩下肢 浮腫이 있으며, 음식을 적게 먹고 소변량도 적었다. 의식상태와 언어는 명료하였고, 舌淡하고 苔薄白하였다. (洋醫는 肝硬變으로 진단) 太陽은 마땅히 열어주어야 하고 三焦는 疏泄시켜야 하는데, 고령으로 몸이 야위었으므로, 猪苓湯 중의 阿膠의 용법을 바탕으로 하고, 五苓散 중의 桂枝의 용법을 참고해서 通陽과 滋陰을 겸하여 진행한다.

처방: 猪苓9g, 赤茯苓9g, 阿膠9g, 桂枝9g, 蒼朮9g, 龍膽草9g, 陳葫芦6g(粉末), 瞿麥9g, 3제.

2診: 의식이 비교적 명료하고 땀이 약간 나며 대소변의 양은 모두 증가하였고 복부둘레가 감소되었다.

처방: 猪苓9g, 赤茯苓9g, 桂枝9g, 蒼朮9g, 阿膠9g, 澤瀉9g, 冬瓜皮15g, 陳

葫芦9g(粉末), 3제.

3診: 식욕이 증가하고 대소변과 의식상태는 양호하며 脈은 細弱하였다.

처방: 桂枝9g, 附子片6g, 蒼朮9g, 阿膠9g, 猪苓9g, 赤茯苓9g, 水紅花子
9g, 熟地黃9g, 生山梔子9g, 陳葫芦9g(粉末·冲服)

고찰: 本例는 臌脹으로 『內經』에서는 「臌脹은 腹脹하고 신체도 모두 크며,
피부에 부종이 있다. 색깔은 푸른빛을 띤 황색이고, 腹筋이 올라온 것이
보인다」라고 하였다. 환자는 고령으로 몸이 약하여서 단순히 五苓散을
써서 通陽利水하면 陰을 傷할 위험이 있어서 猪苓湯에서의 阿膠를 써
서 滋陰하였고, 五苓散에서의 桂枝를 써서 通陽하여, 通陽과 滋陰을 겸
한 결과 제 증상이 개선되었다. 2診의 처방에서는 龍膽草를 빼고 冬瓜
皮·澤瀉를 가하여 利水작용을 강화한 결과 증상이 현저하게 개선되었
다. 脈이 細弱하므로 3診에서는 補脾腎과 利水를 동시에 진행하여 攻
補兼施를 하는 등 모두 임기응변으로 대응했다.

복령감초탕(茯苓甘草湯)『傷寒論』

方藥組成	茯苓9g, 桂枝6g, 甘草3g, 生薑3片.

適應症

傷寒에 發汗하고 厥症과 心下悸가 있으며 口不渴한 것을 치료한다.

方解

王旭高說:「이 처방은 『傷寒論』에 있는데, 厥症과 動悸를 치료하고, 또 發汗
한데 口渴이 없는 것을 치료한다. 發汗해서 厥症이 있으면 陽氣가 外側에
서 상실되고, 動悸가 있고 口渴이 없으면 水氣가 內에서 停滯해 있지만 다

행스럽게도 脈이 細微하지 않고 몸이 떨리는 증상도 없다. 이것은 水氣亡陽의 가벼운 상태이다. 그러므로 茯苓·生薑으로 水氣를 흩어주고, 桂枝·甘草로 陽氣를 돕는다. 만약 이보다 심한 경우에는 苓桂朮甘湯을 투여한다. 더욱 심한 경우에는 眞武湯을 투여한다. 이것은 어떻게 알 수 있는가? 이 세 처방에는 모두 茯苓이 쓰이고 있다. 무릇 發汗이 심하면 반드시 腎水가 상부로 흘러넘치므로 茯苓이 아니면 이것을 제어하지 못하는데, 따라서 亡陽의 證에는 반드시 多汗이 나타난다. 陽氣가 아직 완전히 상실되지 않은 경우는 桂枝·甘草로 斂汗한다. 陽氣가 外側에서 상실된 경우에는 반드시 附子를 써서 陽氣를 회복시키는데 茯苓이 주약이다.」

<u>應用</u>

本方은 衝氣上逆·嘔吐·心下動悸·無口渴·小便不利·肢冷·或微惡寒·發熱이 있는 경우 모두를 치료한다.

복령계지감초대조탕(茯苓桂枝甘草大棗湯) 『傷寒論』

方藥組成	茯苓15g, 桂枝12g, 炙甘草6g, 大棗8g.

<u>適應症</u>

傷寒으로 發汗 後 臍下動悸가 있고 奔豚氣가 心胸部로 上衝해서 短氣한 경우를 치료한다.

<u>方解</u>

王子接『絳雪園古方選注』:「腎氣의 奔豚은 치료할 때는 排泄시켜서 억제하여야 한다. 茯苓·桂枝로 通陽滲泄하고 心氣를 保護해서 水凌을 제어한다.

甘草·大棗는 脾土를 補하여 水濕의 범람을 제어한다. 甘瀾水(물을 국자로 반복해서 길어 올려 부드럽게 만들어서 찬 성질을 없앤 것)는 中焦를 부드럽게 해서 머물러 있지 않게 하고 腎에 들어가서 滯하지 않는다. 水邪를 돕지 않고 奔豚에 의한 臍部動悸의 氣勢를 느슨하게 한다. 이 처방은 茯苓甘草湯에서 상승하는 성질이 있는 生薑을 뺀 것으로 그 의미가 오묘하다.」

王旭高說:「心下動悸는 水濕이 이미 心을 능멸하고 있는 것으로 茯苓甘草湯에 生薑을 써서 胸間의 水氣를 없앤다. 臍下動悸는 水濕이 약간 上逆해 있지만 아직 凌心하지는 않은 것이므로 生薑의 昇散하는 것을 빼고 大棗를 가하여 中焦를 부드럽게 하고 上逆한 氣勢를 제지하는 것이다.」

應用

本方은 胃에 水飮이 있어서 몸이 약간 붓는 것을 치료한다. 水飮과 動悸가 주된 辨證이다.

복령계지백출감초탕(茯苓桂枝白朮甘草湯)『傷寒論』

方藥組成	茯苓12g, 桂枝9g, 白朮9g, 炙甘草6g.

適應症

- 心下에 痰飮이 있고 胸脇支滿하며 目眩이 있는 경우.
- 傷寒에 吐下法을 쓴 후 心下逆滿하며 氣가 胸部로 上衝하고, 갑자기 일어나면 어지럼증이 있다. 脈은 沈緊하고, 發汗하면 動悸·痙攣·振戰이 있는 경우.

이 처방은 中焦의 陽虛로 水飮內停이 있는 경우이다. 처방 중의 茯苓은 健脾滲濕하는 주약이 되고, 輔助藥인 桂枝는 溫陽化氣하여 茯苓과 함께 中焦의 水飮을 치료한다. 白朮·甘草는 健脾培土하고 痰飮의 재생을 막아준다. 陸淵雷 선생의 說에 의하면 「만성위장병에 蓄水가 있는 경우의 대부분은 苓桂朮甘湯證이다.」

어쨌든 이 처방은 痰飮을 치료하는 기본 방제로 痰飮의 병이 있을 때 溫藥으로 부드럽게 해야 한다. 水濕을 치료하는 경우 반드시 소변으로 배출하는 것이 본방의 구체적인 응용요령이다.

應用

本方은 痰飮을 치료하는 기본처방이다. 胸膈胃間의 水飮·短氣·眩暈·動悸·食慾不振 등이 있는 경우 모두 辨證은 上中焦의 水飮에 해당한다. 또 心臟病으로 水腫이 있는 경우에도 本方에 附子를 가하여 쓰면 좋다.

증례 114

환자: 姜OO, 남성, 49세.

초진: 몸이 야위면서 만성위염이 있고 식욕부진·咳嗽가 있으며, 痰飮이 많고 胸悶하며, 舌苔는 白膩하며 윤기가 있고, 脈은 弦滑하였다.

처방: 茯苓12g, 桂枝9g, 白朮9g, 炙甘草3g, 半夏9g, 陳皮6g, 7제.

2診: 痰은 적어지고 식욕도 약간 호전되었다. 原方에 砂仁1.5g을 加하여 7제 계속해서 처방했다.

고찰: 『金匱要略』에서 「痰飮病은 溫藥으로 調和시켜야 한다」라고 하였다. 本案은 만성위염에 속한다. 또 환자의 咳嗽는 『內經』에 의하면 胃의 病이다. 무릇 脾陽不振으로 水飮內停이 있기 때문에 咳嗽를 따라 上逆한다. 處方은 苓桂朮甘湯으로 溫陽化飮하고, 半夏·陳皮를 加하여 和胃降逆한다.

증례 115

환자: 王OO, 남성, 46세.

증상: 환자는 10년 전부터 고혈압을 앓고 있었다. 頭目眩暈이 종종 있고, 책을 오래 읽기 어렵다고 하였다. 걸을 때 흔들거리고 흰색의 엷은 痰이 섞인 咳嗽가 있었다. 食慾不振·四肢冷症·短氣·脫力感이 있고, 苔白膩하며 脈弦滑하였다. 證은 陽虛不化·痰飲上擾에 속한다.

처방: 치료는 溫陽益氣 하는 것이 좋은데 苓桂朮甘湯加味를 쓴다.

茯苓12g, 桂枝9g, 白朮9g, 甘草6g, 製附子6g, 半夏9g, 陳皮6g, 黃耆15g.

경과: 14제 연속해서 복용한 후 眩暈은 치료되었고, 6개월 후 추적조사를 해봤을 때에도 재발은 없었다.

고찰: 本例에서는 水飲이 停滯되고 陽虛하므로 氣化할 수 없고 痰飲이 頭目에 上擾해서 眩暈을 일으키므로 溫陽益氣하는 苓桂朮甘湯에 黃耆·附子를 加味한 것을 썼다. 처방 중의 附子·桂枝는 黃耆와 配合하여 溫陽益氣하고, 茯苓·白朮과 함께 中焦의 水飲을 치료한다.

증례 116

환자: 魏OO, 여성, 55세.

증상: 환자는 7년 전부터 耳源性眩暈을 앓고 있는데, 발작 시에는 주위의 사물이 흔들리며 구름을 타고 있는 듯한 느낌이 든다고 하였다. 본디 만성기관지염이 있고 흰색의 포말상 痰이 섞인 咳嗽가 나왔다. 대변은 진흙처럼 무른 下痢 상태이고, 舌苔는 白膩하며 脈은 滑大하였다.

처방: 證은 痰飲上汎에 속하여 溫化痰飲하는 것인 좋은데 苓桂朮甘湯加味를 쓴다.

茯苓15g, 桂枝9g, 白朮9g, 甘草6g, 五味子9g, 7제.

고찰: 朱丹溪는 「痰이 없이는 眩暈이 생기지 않는다」라고 하였다. 본안의 眩暈은 痰飲上汎에 의한 것으로 溫化痰飲하는 것이 좋으므로 苓桂

朮甘湯加味를 쓴다. 本方에서 五味子를 9g 정도로 많이 쓴 것은 임상경험상 五味子는 강장작용이 있을 뿐 아니라 耳源性眩暈에 대하여 유효한 약물이기 때문이다. 藥理연구에 의하면 五味子는 중추신경에 대하여 현저한 흥분작용이 있고 대사를 촉진하며, 시각·청각 등의 감각기관의 생리기능을 높인다.

증례 117

환자: 金OO, 남성, 62세.

증상: 환자는 7년 전부터 관상동맥질환을 앓아 왔고, 최근 6개월은 협심증의 발작이 자주 있어서 背部로 放散하고 통증은 肩肘內側에서 指端에 걸쳐서 나타났다. 항상 가슴이 답답하고 動悸가 있으며 백색의 포말상 痰이 많았다. 短氣·食慾不振·下肢浮腫이 있고 추위를 많이 타며, 舌은 胖大潤하고 苔는 白膩하며, 脈은 滑하였다. 證은 心腎陽衰·胸陽痺阻에 속한다.

처방: 溫陽化濕·通痺活絡하는 것이 좋고, 처방은 苓桂朮甘湯合枳實薤白桂枝湯加減을 쓴다.

附子9g(먼저 넣음), 桂枝9g, 茯苓15g, 枳實9g, 白朮12g, 全栝樓15g, 薤白9g, 厚朴9g, 丹蔘30g, 桑枝30g, 甘草6g, 7제.

경과: 복약 후 胸悶·心痛·痰·浮腫 등은 모두 감소되었으나 畏寒은 여전하였다. 원방에 乾薑4.5g, 党參12g, 黃耆12g을 가하여 2개월 계속해서 복용시킨 후 狹心痛은 소실되고 1년 후 추적조사에서도 재발은 없었다.

고찰: 狹心痛은 옛날에는 眞心痛이라고 했다. 本例는 心腎의 陽이 衰하고 寒飮이 停滯해서 胸陽이 痺阻하므로 經脈이 不通한 것인데, 溫陽益氣法을 써서 痰飮을 풀어주고 血行을 순조롭게 한다. 本例는 附子·桂枝·党參·黃耆로 溫陽益氣하고, 苓桂朮甘湯을 합하여 痰飮을 풀어주며, 枳實薤白桂枝湯을 합하여 胸陽을 溫通시키고, 丹蔘을 합하여 血行을 돕는다. 桑枝를 가하여 通痺活絡하고, 나중에 乾薑을 가하여

四逆湯을 配合하는 의미로 回陽救逆하였다.

증례 118

환자: 江OO, 여성, 62세.

증상: 환자는 평상시 心下에 寒氣를 느끼고 脹滿感이 있었다. 1주 정도의
간격으로 眩暈이 있으면서 水樣의 液體를 吐하고 嘔吐 후 眩暈은 개
선되었다. 이런 상태가 2년 전부터 지속되어 한 의원에서 유문협착
의 진단을 받았다. 胃寒積飮에 의한 嘔吐症에 속한다.

처방: 溫陽化飮法이 좋은데 苓桂朮甘湯加味로 치료한다.

茯苓24g, 桂枝9g, 白朮12g, 甘草6g, 乾薑4.5g, 嫩蘇梗15g.

경과: 3제를 복용하여 치유되었다.

고찰: 「痰飮病은 溫藥으로 調和시킨다.」 본안은 胃寒積飮의 苓桂朮甘湯
證으로 여기에 乾薑을 가하여 溫中去寒하면 좋다. 嫩蘇梗은 理氣
暢中·和胃止嘔하는 작용이 있어서 一擧兩得이다.

증례 119

환자: 張OO, 여성, 49세.

증상: 환자는 머리를 숙인 채 오래 일을 하면 얼굴과 다리가 모두 부었다.
脈은 軟하고, 舌은 淡하며 색깔이 선명하지 않았다. 병원에서 류마티
스성심장병에 心不全을 합병한 것으로 진단받았다.

처방: 證은 心腎陽虛에 속하고 苓桂朮甘湯加減을 쓴다.

淡附子6g, 桂枝9g, 茯苓9g, 白朮9g.

경과: 연속 5제 복용 후 心不全은 개선되고 浮腫도 경감되었다.

고찰: 本例는 心腎陽虛로 飮水의 氾濫이 생긴 것이다. 그러므로 苓桂朮甘
湯에서 甘草를 빼고 附子를 가하여 이것을 치료한다. 약리연구에 의
하면 附子·桂枝의 병용은 强心과 혈액순환을 촉진하는 작용이 있다.

13. 계지복령환류(桂枝茯苓丸類)

계지복령환(桂枝茯苓丸)『金匱要略』

方藥組成	桂枝 茯苓 牧丹皮 桃仁 芍藥

> * 위의 5가지 약재를 등량으로 가루 내어 蜜丸한다.

適應症

- 婦人이 癥病이 있는데, 生理가 그친 지 3개월 정도 후에 다시 下血이 있으면서 그치지 않고 臍上에 胎動이 자각되는 경우 癥痼의 障害이다.
- 혹은 惡露가 停滯하고 腹痛·發熱이 있는 경우.

方解

癥은 腹腔 내의 積聚가 덩어리를 형성하고 少腹이 아프며 舌邊과 舌尖에 瘀斑이 있거나 혹은 灰藍色을 띠고 있는 경우를 말한다. 옛날 사람들은 牧丹皮·桃仁으로 癥痼를 치료하고, 桂枝로 衛氣를 調和하며, 芍藥으로 營血을 다스리고, 茯苓으로 中焦를 조절하였다. 著者 등은 桂枝는 經脈을 溫通시키고 活血藥을 도와서 消瘀작용을 발휘한다고 인식하고 있다.

應用

本方은 ①流産으로 下血量이 많은 경우, ②腹腔 내 태아사망(추위를 싫어함·손톱과 입술이 청자색을 띰·얼굴이 黃黑色·喘滿·冷汗), ③여성의 생리가 잘 나오지 않고 얼굴이 붓고 다리가 붓는 경우, ④腹腔 내 痙攣이 있고 上衝하며 心下動悸가 있는 경우 모두를 치료한다. 우리는 本方을 만성간질환 및 조기 간경변에서 辨證이 瘀血阻滯에 속하는 경우에 쓰고 있고 桂枝茯苓丸과

下瘀血湯으로 치료하고 있다.

증례 120

환자: 秦OO, 여성, 27세.

증상: 환자는 月經 주기가 길고 양이 적으며 腹痛이 있어서 누르는 것을 싫어하였다. 色은 紫黑色으로 덩어리가 있고, 血塊를 배출한 후에는 통증이 緩解되었다. 舌質은 紫色으로 苔는 薄하고, 脈은 沈澁하였다. 證은 癥瘕積聚·瘀血阻滯에 속한다.

처방: 치료는 活血化瘀하는데, 桂枝茯苓丸加減을 쓴다.

桂枝9g, 牧丹皮9g, 大黃6g, 桃仁6g, 芍藥24g, 甘草6g, 香附子9g, 5제.

경과: 복약 후 月經이 정상으로 되었다.

고찰: 桂枝와 大黃의 병용으로 月經週期 이상을 치료할 수 있다. 桃仁과 桂枝·牧丹皮의 병용은 活血化瘀하는 작용이 있고, 芍藥과 甘草·香附子의 병용은 월경 시의 腹痛을 치료할 수 있다.

증례 121

환자: 秦OO, 남성, 47세.

증상: 환자는 3년 전부터 만성간염을 앓고 있었고, GPT는 100 이상으로 지속되고 있었다. 臍下疼痛 右脇疼痛이 있고, 舌紫暗 苔白厚하며 脈은 細弦하였다. 活血化瘀法으로 치료한다.

처방: 桂枝9g, 牧丹皮9g, 赤芍藥9g, 桃仁9g, 製大黃9g, 蟅蟲6g, 田基黃30g, 九香虫4.5g, 14제.

경과: 복약 후 통증이 감소되고, GPT는 50 이하로 저하되었지만 처방을 계속 투여하여 치유를 목표로 하였다.

고찰: 本例는 만성간염으로 血瘀 증상이 명료하여 桂枝茯苓丸과 下瘀血湯加減을 썼다. 九香虫은 肝 부위의 痛症 치료에 유효한 약물이고, 田基黃은 濕熱을 淸利하며 GPT를 저하시키는 작용이 있다.

中醫學에서 「活血化瘀」는 기본적 치료원칙의 하나로 혈액의 점조도를 저하시키며 유통도를 높이고, 瘀血症의 예방과 근본치료를 위한 한 방법이다. 문헌보고에 의하면, 부인병 중 골반염·생리통 등의 병증에서는 혈액의 점조도가 현저하게 증가한다. 본 실험연구에 의하면 이 약은 blood specific viscosity, whole blood reduced relative viscosity, plasma relative viscosity, fibrinogen농도를 저하시키고, 적혈구전기영동속도를 증가시킨다. 이러한 결과는 임상에서의 치료효과와 완전히 일치하고 있고, 이 약이 골반염·생리통·자궁근종 등의 예방치료에 쓰이는 것을 볼 때 그 작용원리에 있어서 하나의 중요한 역할이 있다고 생각된다. [『中成藥硏究』1986,(5):26]

한 보고에 의하면 실험적으로 유발된 파종성혈관내응고증후군(DIC)에 대한 桂枝茯苓丸의 예방효과를 연구에서 대량으로 쓰면 DIC의 예방과 치료에 효과가 있음을 확인하였다. 또 다른 연구에서는 장기간 부신피질호르몬제를 사용하고 있는 환자에게 本方을 동시에 복용시키면 그 부작용이 경감되는 것으로 나타났다. [『湖北中醫學院』1986,(3):51]

14. 이중탕류(理中湯類)

方劑	藥物組成	加	減	適應症
理中湯	人蔘9g 炙甘草9g 白朮9g 乾薑9g			太陰病의 下痢·不渴·寒氣가 강하고, 嘔氣·腹痛·脈沈細한 경우와 각종 원인에 의한 中焦의 虛寒證의 경우.
桂枝人蔘湯	本方	桂枝12g 炙甘草3g		理中湯證에 太陽病을 겸하고, 外症이 아직 풀리지 않은 경우.
吳茱萸湯	本方	吳茱萸9g 生薑6片 大棗8g	乾薑9g 白朮9g 炙甘草6g	陽明病으로 胃寒한데 음식을 먹으면 嘔氣·厥陰病의 乾嘔·涎沫을 吐하며 頭痛이 있는 경우, 少陰病에 嘔吐下痢·手足厥冷·煩燥가 있으며 죽을 것 같은 경우.
大建中湯	本方	蜀椒3g 飴糖18g	白朮9g 人蔘3g 乾薑3g	脾胃가 많이 虛하고, 胸中의 大寒痛·嘔吐하며 飮食不能한 경우.
甘草乾薑湯	本方	炙甘草3g	人蔘9g 白朮9g 乾薑3g	肺가 冷하고 涎沫을 吐하는 경우, 遺尿가 있으며 小便頻數 혹은 제반 虛證의 出血로 腹痛便滑·胃虛扶寒에 속하는 경우.

이중탕(理中湯) 『傷寒論』

方藥組成	人蔘9g, 炙甘草9g, 白朮9g, 乾薑9g.

단미의 藥理연구

❖ 人蔘 ❖ ─────

본 품은 드릅나무과의 다년생초본식물 人蔘 *Panax schinseng* Nees (P. ginseng C.A. Mayer)의 뿌리이다. 재배한 것을 園參, 야생의 것을 野山參이라고 한다. 移山參은 야생의 것을 다시 재배한 것이다.

❖ 『神農本草經』의 記錄

「味甘微寒, 主補五臟, 安精神, 定魂魄, 止驚悸, 除邪氣, 明目, 開心益智」

· 補五臟: 人蔘은 五臟의 虛損을 補하는 작용이 있는 것을 가리킨다.
· 安精神: 人蔘에는 安神作用이 있는 것을 가리킨다. 약리연구에 의하면 人蔘에는 중추신경계의 진정작용이 있음이 증명되고 있다.
· 定魂魄, 止驚悸: 心氣不足의 표현에 신경증이 있는데, 때때로 驚悸와 정신불안의 증상이 보인다. 人蔘은 心氣를 補益하는 작용이 있어서 驚悸를 그치게 할 수 있다.
· 除邪氣: 人蔘에는 逐邪하는 작용은 없지만, 正氣不足으로 邪氣를 충분히 억제할 수 없는 때에 人蔘을 써서 扶正하고, 몸의 저항력을 높이는 간접적인 작용을 만들어낸다.
· 明目, 開心益智: 단순히 문자 그대로의 해석을 할 수는 없는데, 人蔘에는 항피로작용이 있고, 신경증 등의 증을 치료할 수 있다고 이해된다.

❖ 張仲景의 應用의 考證

張仲景이 人蔘을 쓰는 방법을 고찰해보면, 益氣生津을 목적으로 쓰는 경우 白虎加人蔘湯에서와 같이 여름에 더위를 먹어서 津氣兩傷하고 高熱과 口渴이 있는 때에는 石膏와 人蔘을 써서 高熱 후의 眞陰을 곧 회복시키면 餘熱도 자연히 사라지게 된다. 心下痞滿에 쓰는 경우 半夏瀉心湯과 旋覆代赭湯에서와 같이 半夏와 人蔘의 配合으로 胃의 痞鞕·嘔吐를 치료하고, 人蔘으로 扶正和胃·補氣生津해서 逐邪하면서 正氣의 손상을 막아준다. 脈이 잡히지 않거나 혹은 失血에 쓰는 경우도 있고, 四逆加人蔘湯과 같이 失血에 脈沈 혹은 下痢로 몸이 冷하거나, 脈微血虛한 것을 치료한다. (이때 환자는 단지 陽氣가 微弱하기만 하지 않고 陰液도 거의 고갈 상태로 되어 있어서, 四逆湯만을 써서 回陽救逆하고자 하면 효과를 볼 수 없을 뿐 아니라 營血不足으로 인하여 陽은 회복되나 陰은 지속되지 못해서 오히려 陰陽이 離決될 수 있다. 四逆加人蔘湯은 陽亡陰欠의 症을 치료하고 사망할 것 같은 사람을 구할 수 있다. 이것이 張仲景의 制防하는 묘미이다.)

『藥徵』:「心下痞堅·痞鞕·支結을 치료하고, 겸하여 食慾不振·嘔吐·心痛·腹痛·煩悸를 치료한다.」

♣ 後世醫家의 應用

『名醫別錄』:「腸胃冷症·心腹鼓痛·胸脇逆滿·嘔吐下痢를 치료하고, 中焦를 조절하며 消渴을 그치게 하고, 血脈을 通하게 하며 堅結을 깨뜨리고 기억력을 높여준다.」

甄權說:「五勞七傷·虛損多痰을 主治하고 嘔吐·吃逆을 그치며 五臟六腑를 補하여 補中安神하는 작용이 있고 胸中의 痰을 없애고, 肺痿 및 癲癇·冷氣上逆·傷寒不能食을 치료하며, 또한 虛證으로 꿈이 많은 경우에도 이것을 가한다.」

李珩說:「煩渴을 그치게 한다.」

『大明本草』:「中焦를 조절하고 氣를 치료하며, 소화를 촉진하고 胃의 움직임을 높인다.」

張元素說:「脾胃의 陽氣不足·肺氣虛에 의한 短氣를 치료하고, 中焦를 補

하며 따뜻하게 하고, 肺·脾·胃中의 火邪를 제거하고, 口渴을 그치게 하며 津液을 만드는 작용이 있다.」

李東垣說:「人蔘은 肺中의 氣를 補하는데, 肺氣가 왕성하게 되면 다른 四臟의 氣도 모두 왕성하게 되어 精이 자연히 생기고 몸(형체)도 강하게 된다. 이것은 肺가 각종의 氣를 이끌기 때문이다.」

『**本草綱目**』:「男女의 일체의 虛證을 치료하는데, 發熱·自汗·眩暈·頭痛·反胃·嘔吐·심한 瘧疾·水樣便·膿血便·頻尿·排尿痛·과로에 의한 內傷·中風·中暑·痿弱·痲痺·吐血·喀血·下血·血尿·血性崩漏·産前産後의 諸病을 치료한다.」

후세의 여러 의가들의 설을 종합해보면, 人蔘의 응용은 다음과 같은 두 가지에 지나지 않는다.

① **人蔘에는 補氣작용이 있다:** 健忘·多夢·驚悸不安·短氣·五勞七傷·氣虛發熱·下痢·膿血便·中暑·失血·血虛 등에 쓸 수 있다.

② **人蔘에는 健脾·和胃作用이 있다:** 胃의 痞鞕·嘔吐·喜唾·冷氣逆上을 치료한다. 이러한 경우에 人蔘을 써서 扶正하고 半夏 등을 배합하면, 逐邪하면서 正氣를 손상시키지 않고 扶正하면서 邪氣가 남아있지 않게 한다. 또 만성적인 下痢가 있는 환자에게 많은 항생물질과 淸熱解毒藥을 써도 효과가 없는 때, 人蔘에 乾薑과 肉桂를 配合해서 扶正溫中하면 만족할 수 있는 치료효과를 얻을 수 있다.

❖ 人蔘의 藥理作用

① 人蔘 한 가지를 대량으로 써서 진하게 달인 것을 獨蔘湯이라 하고, 元氣不足·失神·脈微弱하여 견딜 수 없는 경우와 여성의 流産·出血·貧血에 의한 眩暈 등을 치료할 수 있다.

柯韻伯은「한 사람이 세상의 운명과 관계있는 경우 반드시 권력을 주어서 맡겨야 한다. 한 물건이 한 사람의 생사에 관계있는 경우 그것만을 대량으로 써서 복용시키지 않으면 안 된다. 따라서 先人은 氣가 끊어지려 하고 血脫하려고 하는 症에 대해서 人蔘 2兩을 진하게 달여서 급히 복용시켜서 생명을 순식간에 만회시킬 수 있었다. 이것은 다른 것으로 대신할 수 없다」라고 말하고 있다.

② 人蔘에 附子를 가한 것이 蔘附湯으로 陰陽氣血暴脫의 症을 치료한다. 두 약을 배합하는 것은 마땅한데, 氣가 거의 없는 상태에서 순간적으로 化生할 수 있고 命門의 陽氣를 급히 생기게 하는 가장 빠른 처방이다.

③ 人蔘·麥門冬·五味子를 배합한 것이 生脈散이고, 熱로 元氣가 손상되고 短氣·倦怠·口渴·發汗이 있는 氣陰兩虛의 證에 쓰인다. 최근 生脈散은 관상동맥질환인 心筋虛血에도 쓰인다. 人蔘은 益氣生津하고, 麥門冬은 淸肺養陰하며, 五味子는 斂氣滋陰하여, 一補·一淸·一斂으로 養氣하는 방법을 거의 모두 갖추고 있다. 生脈散의 의미는 脈이 氣를 잃어서 약한 것을 회복하여 충실하게 한다고 하는 것이다.

④ 人蔘과 蛤蚧를 배합한 것은 參蛤散으로 腎不納氣에 의한 虛喘에 가장 적합하다.

⑤ 人蔘·白朮·茯苓·甘草를 배합하면 四君子湯으로, 脾胃氣虛·運化不利·嘔吐·下痢 등의 症을 치료하는데 쓰인다. 脾는 後天의 本으로 먼저 中焦를 補하면 藥氣는 四肢에 도달하고 전신의 氣道를 流通하며 水穀精味를 散布하므로 四君子는 생명을 맡은 본이 됨을 알 수 있다.

⑥ 人蔘·黃耆·甘草·肉桂를 配合한 것이 保元湯으로 남녀의 氣虛를 치료하는 종합 처방인데, 유아의 驚怯·水痘에 의한 虛證에 가장 적합하다. 이 처방은 黃耆가 외부의 일체의 氣를 보호하고, 甘草는 내부의 일체의 氣를 보호하며, 人蔘은 上·中·下·內·外 일체의 氣를 보호하고, 肉桂를 가하여 腎間動氣를 고무한다. 諸氣가 안정되면 元氣도 충만해진다.

⑦ 人蔘과 黃耆를 配合하고 升麻·柴胡·當歸·白朮 등을 배합하면 補中益氣湯이 되는데, 中氣下陷·內臟下垂 등의 諸症에 대하여 효과가 양호하다. 人蔘·黃耆는 益氣를 주로하고, 升麻·柴胡는 陽氣를 升提하는 약물

의 配合으로 中氣下陷을 치료할 수 있는 것이 本方의 配合의 특징이다. 脾虛血少하므로 白朮을 配合해서 益氣健脾하고, 當歸를 配合해서 益氣補血하며, 陳皮를 가해서 理氣하여 전체적으로는 補하되 滯하지 않는다.

⑧ 人蔘·黃耆·當歸·龍眼肉을 配合하면 補氣攝血의 효과가 있는데, 여기에 茯神·酸棗仁·遠志·白朮·木香·甘草를 配合한 것이 歸脾湯이고, 心脾兩虛·脾不統血의 證에 쓰인다.

⑨『本草』에 의하면 五靈脂는 人蔘을 싫어하므로 (配合禁忌) 일반적으로 醫家는 이를 두려워하여 사용하지 않는다. 李中梓는 이 둘을 병용하면 더더욱 효과가 명확하게 된다고 서술하고 있다. 李延昰는『脉决滙辨』에서 中梓가 한 婦人을 치료한 醫案에서「食後 바로 딸꾹질이 나고 胸中에 隱痛이 있었다. 우선 二陳湯에 當歸尾·桃仁·鬱金·五靈脂를 썼지만 증상이 감소되지 않아서, 人蔘과 五靈脂를 병용하여 活血하는 것이 좋다고 생각해서 위 처방에 人蔘2錢, 五靈脂를 2배로 넣어서 다시 썼더니 大便에서 瘀血이 배출되고, 10제를 복용하여 딸꾹질이 그쳤다」라고 말하고 있다. 우리는 痃癖의 症(肝脾腫大)에 항상 이 두 약재를 병용하고 있는데 아직까지 부작용은 없었다.

❖ 人蔘의 약리작용

① **중추신경계에 대한 작용:** 동물의 뇌파와 조건반사에 대한 연구에서, 人蔘은 주로 대뇌피질의 흥분과정을 강하게 하고 동시에 억제과정도 강화되어 신경활동의 유연성을 개선시킨다. 동물의 조건반사 활동을 지표로 하면 대뇌피질의 흥분작용에 대하여 人蔘의 작용은 amphetamine·caffeine·strychnine보다 강하고, 北五味子보다는 약간 약하다. 다른 보고에 의하면, 人蔘의 작용은 caffeine보다 약한데 동물의 신경유형과 많은 관계가 있다. 인체에 있어서도 마찬가지로 人蔘은 대뇌피질의 흥분기간을 강화시키고 동시에 억제기간도 강화한다. 人

蔘은 또 사고력과 체력운동 효과율을 높이고 피로에 대항하며, 수면과 정서를 개선할 수 있고 대량으로는 진정작용이 보인다.

다만 다른 보고에 의하면, 人蔘은 중추신경계에 대하여 진정작용이 있고 마우스의 자발활동을 감소시키며 비둘기·토끼·고양이에 대하여도 진정작용이 있고, 겸하여 pentylenetetrazol·strychnine 등의 중추흥분약에 의한 驚厥에 대항하여 이로 인한 사망률을 저하시킨다.

이와 같이 人蔘의 중추신경계에 대한 영향(흥분 혹은 억제)은 쌍방향의 작용이 보이고, 약제의 분량·함유성분 및 복용 시의 신경계 기능 및 상태와 관계가 있다.

② **항피로작용:** 人蔘은 마우스의 *遊泳* 지속시간을 연장시킨다. 마우스를 줄에 올려서 피로를 측정하는 방법(rope-climbing test)에 의한 흥분작용단위(SUA$_{33}$, stimulant action unit)는 人蔘根 엑기스로는 50단위, 총glycoside로는 700~6,600단위, aglycone으로는 2,000~8,000단위로 나타나는데, glycoside류가 人蔘의 유효성분임을 알 수 있다. 마우스를 달리게 하는 실험에서 panaxadiol의 활성은 ginsenoside D의 2배이며 ginsenoside F의 3배이다. Panaxatriol은 더욱 높은 활성을 가진다.

人蔘의 중추신경계에 대하여 진정작용·항피로작용·강장작용은 『神農本草經』의 人蔘에 대한 기록에「安精神·定魂魄·止驚悸…明目·開心·益智」한다고 하였다. 甄權의 說에서「主…補五勞七傷, …補中守神, … 무릇 虛證에 꿈이 많은 경우 이것을 加한다」라는 것과도 관계가 있다. 우리는 人蔘이 心氣를 補益하고 心神을 안정시키는 작용을 가져서, 氣血不足·心神不安·動悸·不眠·健忘 등의 症을 치료하는 중요한 약물이라고 이해하고 있다.

③ **심장과 혈관에 대한 직접작용:** 초기의 연구보고에서 소량의 人蔘과 그 성분은 적출한 개구리의 心機能을 항진시키고, 대량에서는 心筋을 마비시킨다고 하였다. 많은 다른 보고에서는 人蔘제제는 적출한 두꺼비의 심장 및 적출하지 않은 토끼·고양이·개의 심장에 대하여 증강작용이 보

인다고도 하였다. Chloroform·adrenalin에 의한 부정맥을 감약 혹은 소멸시키는 작용이 있고, 고양이·토끼에서 심실세동이 있을 때 심근탈력에 대하여 약간의 개선작용이 있다. 어떤 사람이 말하기를 人蔘은 심혈관질환 환자의 心機能을 정상화시키고(조정작용), 임상에서 頻脈이 나타나는 심장병 환자에 양질의 人蔘을 쓰면 頻脈이 소실되며 투약을 중지하면 頻脈이 재발하는데 계속해서 복용하면 頻脈은 소실된다고 하였다.

人蔘은 마취한 동물에 대하여 소량으로는 혈압을 상승시키고 대량으로는 혈압을 하강시킨다. 人蔘은 동물의 관상동맥·뇌혈관·안저혈관 모두를 확장시키는 작용이 있지만, 치료용으로 쓰는 정도의 양으로는 환자의 혈압에 대하여 큰 영향은 없다.

④ **생체에 미치는 다종의 유해소인에 대한 저항력 증가작용:** 물리적(냉동·고온·가속도운동·고압환경·저압환경), 화학적(각종 독물·마취약 등), 생물적(이종혈청·세균·이식장기 등)인 침해자극에 대하여 생체의 저항력을 증가시킨다.

랫드에 장기간 X-선을 조사하였을 때 人蔘은 생존기간을 2배로 연장시키고 조혈기능장애를 경감시킨다. 대량의 瀉血과 질식에 의해 만들어진 개의 쇼크상태에 대하여, 人蔘은 회복을 촉진하는 작용이 있다. 人蔘은 호흡이 정지되고 혈압이 하강하며 반사가 완전히 소실된 빈사상태의 고양이를 회복시킬 수 있다. 人蔘은 말라리아원충에 감염된 닭의 사망을 줄어준다. 人蔘은 실험적으로 유발된 외상에 대하여 창상유합을 촉진시킨다. 人蔘은 몇몇 독극물 (benzen·phenylhydrazine·trimethylphenol 酸)의 생체에 대한 독성을 경감시킨다. 人蔘은 인체가 기온변화에 적응하는 능력을 높인다. 그 외에도 마우스의 고온·저온에 대항하는 능력도 높인다.

⑤ **性腺作用의 촉진:** 마우스에 소량의 人蔘을 투여하면 擧尾反應(催淫現象)이 일어난다. 人蔘의 추출물은 거세한 수컷마우스의 전립선과 정낭의 중

량을 증가시키고, 암컷마우스의 자궁과 난소의 중량을 증가시킨다.

⑥ **대사에 대한 작용:** 일본에서는 肝細胞核의 RNA합성 촉진을 지표로 해서 人蔘추출물을 선택한다. 이것은 혈청단백질의 합성을 촉진하는 작용이 있기 때문이며「단백질합성촉진인자 (Prostisol)」라고 이름 붙이는데 이에 대한 확실한 생리활성을 가진다.

● 단백질대사에 대한 영향: 기니픽의 肝·腎세포내에서 단백질과 핵산의 합성을 촉진하는 작용이 있다. 다종의 빈혈(재생불량성빈혈을 제외하고) 환자에 대한 보고에 의하면, 人蔘을 복용한 후 적혈구와 헤모글로빈·혈소판은 명확하게 증가하고, 백혈구에는 변화가 없었다.

● 당대사의 촉진: 실험적으로 당뇨병을 유발한 개에서 인슐린을 투여하면서 人蔘을 같이 쓰면 혈당을 저하시켜서 증상을 어느 정도 개선할 수 있다. 그러나 인슐린을 대체할 수는 없었다. 『名醫別錄』의 人蔘에 대한 기록에서는「消渴을 그치게 한다」라고 하였다. 張元素 등의 說에 의하면, 人蔘은「口渴을 그치게 하고 津液을 생기게 한다.」 당뇨병은 中醫學에서「消渴」의 범주에 속하고, 人蔘이 당대사를 촉진한다고 하는 약리작용과 부합한다. 임상에서는 人蔘·天花粉·生地黃·澤瀉 등을 配合해서 당뇨병을 치료한다.

● 정상인 토끼에 대하여 人蔘사포닌은 확실한 콜레스테롤 저하작용은 없다. 다만 고콜레스테롤혈증의 토끼에 대하여 人蔘과 人蔘사포닌은 모두 좋은 영향이 있다.

⑦ 人蔘추출물을 토끼에 주사하면 골수에서 erythroprotein의 분비를 증가시킨다. 내복 혹은 주사로 투여하여도 골수세포의 DNA·단백질·지방의 생합성을 촉진하고, 그 유효성분은 적은 양이지만 人蔘사포닌, 특히 Rb_2, Rg_1 등이다.

⑧ **適應原性藥物 혹은 雙方向性의 조절작용:** 人蔘사포닌 Rb類는 중추신경에 대하여 진정작용이 있지만 Rg類는 흥분작용이 있다. 人蔘사포닌 중의 어떠한 성분은 溶血, 다른 어떤 성분은 抗溶血작용이 있다. 人蔘은

정상인의 혈압에 대하여 영향이 적지만, 고혈압 환자에 대해서는 강압하고, 저혈압 환자에서는 승압하는 작용이 있다. 이상에서 人蔘은 생체의 여러 상황에 대하여 쌍방향성의 조절작용이 있음을 설명할 수 있다. 이러한 작용을 가진 약물을 적응원성약물이라고 한다.

❖ 党參 ❖ ──────

본 품은 초롱꽃과의 다년생초본식물 蔓蔘 *Codonopsis pilosula* (Franch.) Nannf 및 동속식물의 뿌리이다.

『本經逢原』:「上品의 党參은 甘溫峻補하는 효과는 없고, 오히려 甘平清肺하는 힘이 있는데, 寒性으로 肺氣를 배설하는 沙蔘과는 다르다.」

『本草從新』:「補中益氣하는 작용이 있어서, 脾胃를 조화하고 煩渴과 中氣虛弱을 없애며 調補하는데 쓰는 것이 가장 좋다.」

『綱目拾遺』:「肺虛를 치료하고 肺氣를 돕는다.」

『本草正義』:「党參은 補脾養胃·潤肺生津·中氣健運하는 작용이 있어서 근본적으로는 人蔘과 별로 다르지 않다. 특히 중요한 것은 脾臟의 健運하는 기능을 돕지만 건조하지는 않게 하고, 胃陰을 윤택하게 하지만 지나치게 濕潤하게는 하지 않으며, 潤肺하되 寒凉하지 않고, 養血하되 滋膩하지는 않게 하며, 清陽을 鼓舞하고 脾胃의 氣를 높여주어 剛燥의 弊害가 없다. 그러므로 무릇 古今의 成方에서 人蔘이 쓰이는 경우 党參이 맞지 않는 것이 없고, 무릇 모든 병증의 치료에서 人蔘을 應用하는 경우 党參을 투여하면 안되는 경우는 없다.*」

> *『本草正義』에서 말한 潞党參을 人蔘의 대신 쓰는 것은 일반적인 상황에서는 괜찮지만, 獨蔘湯으로 원기를 크게 보하거나 蔘附湯으로 回陽救逆하는 경우에는 人蔘이 아니면 그 무거운 책임을 다하지 못하므로, 党參의 약한 힘으로 대체하는 것은 불가하다.
> 　党參은 味甘性平한데, 補肺益氣하는 작용이 있어서 脾肺氣虛의 상용약이 되며, 만성위장병에 대하여 개선작용이 있어서 소화를 돕는 작용이 있다. 최근 연구에 의하면 党參에는 적혈구를 증가시키고, 백혈구를 감소시키는 작용이 있지만 비장절제 후의 환자에는 적혈구증가가 보이지 않는다. 따라서 氣虛와 氣血兩虛의 환자에도 쓸 수 있다.

❖ 党参의 약리작용

① **활동기능에 대한 작용:** 한 연구에서는 党参根의 추출물을 체중 1kg당 0.3g으로 토끼의 胃에 40일간 주입하여 동물의 체중이 23% 증가되었다. 党参의 추출물은 마우스에 대하여 비교적 강한 흥분작용이 있고 遊泳時間이 대조군에 비하여 연장되었다.

② **생체반응에 대한 작용:** 党参은 마우스가 고온에 견디는 능력을 높인다. Turpentine oil로 자극한 후에 党参의 추출물과 총 aglycone을 투여하면 백혈구증다증의 진전을 억제한다.

③ **중추신경계에 대한 작용:** 10% 党参根엑기스제·煎劑·추출액을 체중 1kg당 6~7mg 정도 마우스에 투여하면 중추신경계의 흥분작용을 일으키고 동물의 수면시간을 단축시키며 특히 barbital sodium에 의한 수면시간을 단축시킨다.

④ **조혈기능에 대한 작용:** 정상인 토끼에 본 품을 투여하면서 사육하면 적혈구가 증가하고 백혈구는 감소하며 호중구의 비율이 증가하고 임파구의 비율이 감소한다. 비장을 적출한 후에는 이러한 변화가 기본적으로 소실된다. 따라서 補血作用은 비장과 관계가 있다고 추측된다. 방사선치료와 화학요법 후에는 백혈구감소가 유발되는데, 党参을 써서 사육하면 백혈구가 증가된다.

⑤ **응혈작용:** 党参주사액은 토끼의 혈장이 재칼슘화 하는데 걸리는 시간을 현저하게 단축시키고 凝血을 촉진한다.

⑥ **혈당을 높이는 작용:** 토기에 党参추출물을 내복 혹은 주사하면 혈당치가 상승한다. 마우스의 복강 내 주사와 랫드의 피하주사에서도 비슷한 효과가 나타난다. 이것은 또한 마우스의 인슐린에 의한 저혈당에 대하여도 혈당을 상승시키는 효과가 있다.

⑦ **강압작용:** 四川에서 나는 党参의 알코올추출물 혹 물추출물을 동물에 정맥주사 혹 복강 내 주사하면 모두에서 혈압이 하강되는데, 이것은 말초혈관의 확장에 의한 것으로 adrenalin에 의한 승압작용을 억제한다.

❖ 白朮 ❖ ───

본 품은 다년생의 국화과 식물 큰꽃삽주 *Atractylodes macrocephala* Koidz의 뿌리줄기이다.

『神農本草經』및 張仲景의『傷寒雜病論』에서 말하는 朮은 蒼朮과 白朮의 구분이 없다. 蒼·白朮의 구별은『名醫別錄』에서 시작되었는데, 蒼朮에 관하여는 전술한 麻黃加朮湯의 項에서 보이는 蒼朮의 자료를 참조하고 여기서는 白朮의 應用에 대하여 서술한다.

❖ 後世醫家의 應用

『名醫別錄』:「風邪가 온 몸과 얼굴에 있는 것을 主治하며, 風邪에 의한 目眩·頭痛·流淚 등을 치료하고, 痰水를 없애며 風水에 의한 피부의 浮腫을 몰아내고, 心下急滿·嘔吐·下痢가 그치지 않는 것을 없애며, 腰·臍의 瘀血을 제거하고, 津液을 돕고, 胃를 따뜻하게 하며, 소화를 촉진한다.」

『大明本草』:「反胃에 쓰고, 利小便하며 五勞七傷을 主治하고, 腰膝을 補하며 肌肉을 튼튼하게 하고, 冷氣·氣滯血瘀·婦人冷症에 의한 積聚를 치료한다.」

張元素說:「除濕益氣·和中補陽·消痰逐水…止痢·足·脛浮腫을 없애고, …枳實을 配合하면 氣分의 痞滿을 없앤다. 黃芩을 配合하면 安胎淸熱한다.」또「白朮은 除濕하여 건조시키고 和中補氣한다. 그 용법에 아홉가지가 있는데, 첫째는 溫中, 둘째는 脾胃의 濕을 제거, 셋째는 胃中의 熱을 제거, 넷째는 脾胃를 강하게 하고 음식을 먹을 수 있게 함, 다섯째는 和胃生津液, 여섯째는 肌熱을 그치게 함, 일곱째는 四肢困倦하여 嗜眠하고 눈을 뜨기 힘들며 식욕이 없음을 치료, 여덟째는 口渴을 그치게 함, 아홉째는 安胎하는 것이다. 무릇 中焦가 濕邪의 침습을 받지 않으면 下痢는 없다. 白朮의 逐水益脾가 필수적인 경우, 白朮이 아니면 濕을 제거할 수 없고, 枳實이 아니면 痞症을 없앨 수 없으므로 枳朮丸에 이것을 君藥으로 한다.」

蒼·白朮의 應用에 관하여 어떠한 구별이 있는가? 淸代 張隱庵의 說에서는 「白朮의 性은 溫하고, 蒼朮의 性은 烈하다. 무릇 補脾를 할 경우에는 白朮을 쓰고, 運脾를 할 경우에는 蒼朮을 쓴다.」 胡九功의 說에서는 「蒼·白朮의 효능은 유사하여 어느 것이나 健脾燥濕하는 작용이 있지만 强胃燥濕하는 작용은 蒼朮이 우수하고 補脾甘潤의 힘은 白朮이 우수하다.」 張山雷의 說에서는 「蒼朮과 白朮은 고대에는 구별이 없었지만 지금은 구별하고 있다. 무릇 古人이 燥濕逐水를 위해 쓴 것은 현재의 茅山蒼朮이고, 脾胃를 補益하기 위해서 쓴 것은 白朮이다 ….」 張隱庵은 또 「다만 지금은 蒼·白朮은 서로 구별해서 쓰이고 있는데, 蒼朮은 芳香·去風逐濕의 힘이 강하고 氣味가 뛰어나며, 白朮은 부드럽고 지키기를 잘하며 달리지 않고 전적으로 補土하는 작용이 강하여 이에 비할 것이 없다」라고 記錄하고 있다.

이상 各家의 논점은 사용하는 단어는 다르지만 그 정신은 같은데, 대체적으로 白朮은 健脾和胃의 要藥이라는 점이다. 李東垣은 白朮을 쓸 때 조금만 썼고 蒼朮은 3냥까지 썼는데 米泔水沈하였다. 申江의 顧漢榮醫師는 白朮을 肝硬變에 의한 복수의 치료에 쓸 때 60g까지 사용했다.

우리들은 경험적으로 白朮을 利水藥으로 쓰는 경우 15~30g 정도를 사용하고, 필요한 경우는 60g까지 쓰고 있다. 임상관찰에 의하면 白朮을 單味로 써도 利水作用이 강하지 않고, 반드시 辨證論治를 한 다음에 이것을 보좌하는 약물과 配合해서 쓰면 비로소 利水作用이 명확하게 된다. 예를 들면, 脾虛 中焦痰飮의 경우에는 苓桂朮甘湯을 쓴다. 腹水·浮腫으로 辨證이 氣虛인 경우 黃耆·党參을 가한다. 辨證이 陽虛인 경우 五苓散加減을 쓰거나 附子를 가하여 陽氣를 고무한다. 만약 辨證이 陰虛이면 猪苓湯加減을 쓸 수 있다. 또 脾虛氣弱에 속하고 肌表不固하여 自汗이 있는 경우 白朮을 쓰면 補氣健脾·固表止汗할 수 있고 黃耆·防風을 配合해서 玉屛風散에서처럼 쓴다.

✤ 白朮의 藥理作用

① **이뇨작용:** 白朮의 水煎劑와 추출액을 기니픽·토끼·개의 胃에 주입하거
나 정맥주사하면 모두에서 명확하고 지속적인 이뇨작용을 나타내고 나
트륨의 배설을 촉진한다. 그 이뇨작용은 신뇨세관에서의 재흡수를 억제
하는 것과 관계가 있다.

② **혈당강하작용:** 토끼에 煎劑 혹은 추출액을 내복시키면 혈당치가 약간 저
하된다. 마우스에 白朮의 煎劑를 내복시키면 간장을 보호하고 사염화
탄소에 의해 일어나는 간glycogen의 감소작용을 방지한다.

③ **강장작용:** 마우스에 매일 체중 1kg당 6g씩 煎劑를 내복시키면 1개월 후
마우스의 체중이 증가되고 근력도 증강된다. (유영시험)

④ **亢凝血作用:** 랫드에 체중 1kg당 0.5g 煎劑를 내복시키면 1~4주 후에
prothrombin시간이 현저히 연장된다. 건강인이 白朮의 煎劑(1:20)를
매회 1숟갈, 매일 3회 내복하면, 4일후 10일 정도에 정상으로 회복된다.
알코올추출액도 효과가 있지만 지속시간은 비교적 짧다.

適應症

● 太陰病으로 自利不渴하고 寒多而嘔, 腹痛, 脈沈而細 한 것을 치료한다.

● 中寒瘴亂, 胃中寒飮, 喜唾涎沫한 경우.

● 胸痺로 心中痞氣가 있고, 氣가 胸中에 뭉쳐있고, 胸滿하여 脇下에서 심
장 쪽으로 치받아 오르는 경우.

方解

王子接『絳雪園古方選注』:「理中이라는 것은 中焦의 氣를 調理하는 것으로
陰陽이 교대되는 것이다. 上焦는 陽에 속하고 中焦는 陰陽이 만나는 곳이
다. 張仲景의 이론에서 中焦의 熱은 五苓散이 主治하고 太陽을 치료한다.
中焦의 寒氣는 理中湯이 主治하고 太陰을 치료한다. 人蔘·甘草는 和陰하
고, 白朮·乾薑은 辛味로 和陽한다. 辛甘이 상호 협력하여 中焦를 돕게 되

면 陰陽은 자연히 순조롭게 된다.」

徐靈胎說:「理中의 類는 거의 白朮이 필요한데 中焦를 지키므로 中焦의 치
　료에 적절하다.」이것은 中焦를 溫補하는 主藥이다. 즉 乾薑으로 溫中去
　寒하고, 白朮로 健脾燥濕하며, 人蔘으로 補氣益脾하고, 甘草로 和中補土
　하며, 전체적으로는 脾胃를 溫補하여 中焦의 虛寒을 치료하는 방제가 된
　다. 무릇 上焦·下焦의 虛寒은 理中湯類에는 속하지 않는다.

應用

　本方은 각종의 원인에 의한 中焦의 虛寒證, 예를 들면 食滯로 胃虛하여 化
生하지 못함, 胃脘部에 痰이 滯함, 冷痛이 있고 脘腹脹滿하며, 食慾不振·産
後의 陽虛에 의한 腹痛·嘔吐·下痢 後의 顔面虛浮·四肢浮腫·小兒慢驚風에
의한 下痢 등을 모두 치료할 수 있다.

증례 122

환자: 常OO, 남성, 15세.

증상: 환자는 7월 중에 찬 음식을 자주 먹고, 야간에 추울 때 寒邪를 感受
　하면 腸鳴이 심해지고 晝夜로 20회 이상 下痢가 있었다. 눈이 쑥 들
　어가고 手指冷하며 舌苔는 白하고 脈沈하였다.

처방: 證은 寒性의 심한 下痢로 급히 溫中回陽할 필요가 있고, 附子理中
　湯加減을 쓴다. 炮附子片6g, 乾薑6g, 党參15g, 焦白朮9g, 神麯9g,
　山査子9g, 烏梅6g, 訶子6g.

고찰: 本例는『內經』에서 말한「長夏善病洞泄寒中」의 症으로 附子理中湯
　을 써서 溫中回陽하고, 佐藥인 神麯·山査子로 滯한 것을 순환시키
　며, 烏梅·訶子로 固腸止瀉한다. 상태가 심하고 급성적인데, 무릇 급
　성장염과 中毒性下痢인 경우 쇼크의 예방을 위해 湯藥에 의한 치료
　외에도 필요한 경우에는 반드시 전해질을 보정할 필요가 있다.

환자: 向OO, 남성, 30세.

증상: 환자는 본디 胃病이 있어 生冷物이나 기름진 음식을 먹으면 惡心·嘔吐·噯氣가 있고, 涎沫을 잘 吐하였다. 대변은 항상 진흙과 같고 가늘며, 舌淡苔白하고 脈은 弦하였다.

처방: 證은 脾胃虛寒에 속하고, 理中湯加減을 쓴다.

乾薑6g, 党參9g, 白朮9g, 甘草6g, 嫩蘇梗12g, 5제.

경과: 처음 1제 복용 후 타액이 많이 감소되고 噯氣·嘔吐도 상당히 감소되었다. 본방을 계속해서 복용하여 증상은 완전히 소실되고 대변도 정상으로 회복되었다.

고찰: 本例는 『傷寒論』의 「中寒에 의한 下痢·胃中寒飮·喜唾涎沫」과 유사하다. 辨證은 脾胃虛寒으로 理中湯을 써서 中焦를 溫暖하게 하고, 嫩蘇梗을 加하여 理氣止嘔和胃한다.

계지인삼탕(桂枝人蔘湯)『傷寒論』

方藥組成	桂枝12g, 炙甘草12g, 白朮9g, 人蔘9g, 乾薑6g.

適應症

太陽病으로 表證이 아직 제거되지 않았는데, 실수로 수차례 瀉下시켜서 이후로 熱을 동반한 下痢가 그치지 않고 心下痞鞕이 있으며 表裏가 풀리지 않은 경우.

方解

柯韻伯說:「外熱이 제거되지 않고 表證은 아직 풀리지 않았다. 下痢가 그치지 않고 裏證도 풀리지 않았다. 여기서 脈이 微弱하면서 心下痞鞕이 있는 것은

비록 脈은 약하지만 證은 實證인 것이다. 弱脈이 보이는데 수차례 瀉下하여
서 痞鞕은 虛證의 상태로 되어 있다. 처방은 理中湯으로 辛甘溫補하여 下痢
를 그치게 하며 痞鞕을 없애고, 또 桂枝를 가하여 解表한다. 먼저 四味를 달
인 후에 桂枝를 넣으면 和中하는 힘이 우수하고 解肌하는 기운이 예리해져
서 表裏兩解하는 것들 중 柔軟한 방법이다.」

喩嘉言說:「이 처방은 理中湯加桂枝라고 하는 것에서부터 이름 지어졌고 虛
痞의 下痢를 치료하는 가장 좋은 방법이다.」

應用

주로 理中湯과 비슷한 證을 치료하는데, 다만 理中湯證과 다른 것은 表證
을 겸한 것이다. 本方은 虛寒의 下痢로 腸胃間에 水飮이 있는 경우, 식욕은
없고 음식 맛을 알지 못하며 泥狀便이 있는 경우, 胃腸이 弱하고 虛寒의 현
상에 表熱을 겸하지만 實熱은 아닌 경우를 치료할 수 있다.

증례 124

환자: 何OO, 여성, 40세.

증상: 환자는 최근 수개월간 水樣의 白色帶下가 많았다. 腰重하고 脫力感
이 있으며, 본디 胃가 冷하고 食慾不振·食無味·泥狀便의 下痢 등의
증상이 있고, 舌淡白·脣淡·脈沈滑하였다.

처방: 辨證은 中焦虛寒·氣血不足에 속하고, 桂枝人蔘湯 및 補血湯加減을
쓴다.
桂枝9g, 党參9g, 白朮9g, 乾薑6g, 炙甘草6g, 黃耆12g, 當歸9g, 龍眼
肉9g, 訶子6g, 椿根皮15g, 7제.

경과: 복약 후 帶下는 많이 감소하고 대변은 정상으로 되며 食慾不振도 개
선되었다. 다만 腰重은 계속되어, 위 처방에 川續斷9g을 가하여 5제
계속해서 처방했다.

고찰: 本例의 白色帶下는 水樣으로 氣血兩虛를 겸하고, 辨證은 中焦虛寒

에 속한다. 고로 桂枝加人蔘湯加減으로 中焦를 溫補한다. 補血湯을 가하여 益氣生血하고, 佐藥인 訶子·椿根皮로 收斂하며 帶下를 그치게 한다.

오수유탕(吳茱萸湯)『傷寒論』

方藥組成	吳茱萸9g, 人蔘9g, 生薑6片, 大棗8g.

단미의 藥理연구

❖ 吳茱萸 ❖ ───

본 품은 蕓香科의 식물 吳茱萸 *Evodia rutaecarpa* (Juss.) Benth의 성숙 과실이다.

✿『神農本草經』의 記錄

「味辛溫, 主溫中, 下氣, 止痛, 咳逆, 寒熱, 除濕血痺, 逐風邪, 開腠理」

· 溫中: 中焦를 따뜻하게 한다.

· 下氣: 氣逆을 치료하는 것을 말한다.

· 除濕血痺: 吳茱萸는 辛溫燥濕하는 작용이 있어서 除濕할 수 있고, 血痺는 肌膚와 筋肉의 저림과 감각장해를 말한다. (『金匱要略』虛勞篇을 참조)

· 逐風邪, 開腠理: 解表作用이 있지만 후세에서는 별로 쓰지 않는다.

✿ 張仲景의 應用의 考證

『藥徵』:「주로 嘔吐하고 胸滿한 것을 치료한다.」

❖ 後世醫家의 應用

『名醫別錄』:「五臟을 이롭게 하고 寒痰·逆氣를 제거하며, 飮食不消·心腹冷痛·惡心·心腹痛을 치료한다.」

甄權說:「下痢에 의한 下肢痙攣·胃冷嘔吐·下痢·腹痛·産後心痛을 치료한다.」

孟詵說:「膿血便·水樣便의 치료에 쓰이고 腸胃를 보호한다.」

『大明本草』:「産後의 瘀血을 내려주고, 腎氣·脚氣·水腫을 치료하며, 關節을 通하게 하고, 溫陽健脾하는 작용이 있다.」

『本草綱目』:「解鬱化滯. 呑酸·厥陰病의 痰涎頭痛·冷腹痛·疝氣·膿血便·喉舌生瘡을 치료한다.」

吳茱萸의 味는 辛溫하고, 去寒健胃·止痛·止嘔·殺蟲하는 작용이 있다.

❖ 吳茱萸의 약리작용

① **진통작용**: 토끼의 齒髓를 전기자극하는 방법을 썼을 때, 吳茱萸의 10% 알코올추출액을 체중 1kg당 0.1~0.5ml 정맥주사하면 진통작용이 인정된다. Evodiamine·rutaecarpine·異evodiamine에도 유사한 진통작용이 인정된다.

② **체온상승작용**: 본 품의 알코올추출물은 정상인 토끼의 체온을 높이고, tetrahydro-β-naphthylamine의 발열작용을 증강시킨다.

③ **기생충의 구제**: 吳茱萸의 알코올추출물은 돼지회충·지렁이·거머리에 대하여 현저한 살충작용이 있다.

④ **항균작용**: 본 품의 煎劑는 황색포도상구균·콜레라균·결핵균에 대하여 성장을 억제하는 작용이 있다. 吳茱萸에는 항바이러스작용도 있다.

⑤ **위장·자궁에 대한 작용**: 腸胃의 이상발효를 억제하고 가스배출을 시키며, 동물의 적출한 자궁에 대하여 수축작용이 있다.

⑥ **독성**: 사용량이 지나치면 중추신경을 흥분시키고 시력장해·착각·장유동

의 항진을 일으킨다.

●陽明病으로 胃冷하고 식후 嘔逆이 있는 경우.
●少陰病으로 嘔吐·下痢가 있고 手足이 逆冷하며 煩燥症으로 죽을 것 같은 경우.
●厥陰病으로 乾嘔가 있고 涎沫을 吐하며 頭痛이 있는 경우.

方解

許弘說:「乾嘔하면서 涎沫을 吐하고 頭痛이 있는 것은 厥陰의 寒氣가 上攻하기 때문이다. 嘔吐·下痢·手足厥冷이 있는 것은 寒氣가 내부에서 왕성하기 때문이다. 煩燥해서 죽을 것 같은 것은 陽氣가 내부에서 다투고 있기 때문이다. 食後 토할 것 같은 것은 胃가 冷해서 음식을 받아들일 수 없기 때문이다.」

本方은 주로 3종류의 증후를 치료한다. 첫째는 厥陰病의 肝寒, 둘째는 少陰病의 嘔吐·下痢, 셋째는 胃冷에 의한 嘔吐로 그 성질은 모두 虛寒에 속하고 3症 모두 嘔吐가 있는 것을 볼 때 中焦가 虛寒함을 알 수 있다. 濁陰이 上逆하는 것이 3症의 요점이다. 처방 중의 吳茱萸는 『本經』에서 「溫中下氣, 止痛」의 主藥이라 하였고, 虛寒證에는 마땅히 溫補하여야 하는데, 人蔘을 配合해서 健脾補虛하고, 生薑·大棗로 溫補降逆하는데, 모두 中焦를 溫補하는 효과가 있다.

應用

本方은 溫中補虛·降逆止嘔하는 효과가 있다. 무릇 足三陰의 病에 惡心이 있을 때에는 本方의 가감으로 치료할 수 있다. 예를 들면 급만성위염·姙娠惡阻·신경성두통·메니엘씨병 등을 치료할 때에 本方의 가감을 쓸 수 있다. 涎沫을 吐하고 舌質은 붉지 않으며 苔는 白滑하고 脈遲한 것이 변증의 요점이다.

증례 125

환자: 程OO, 남성, 53세.

초진: 항상 頭痛을 앓고 있는데, 頭頂部에서 현저하였다. 항상 乾嘔가 있고 涎沫을 吐하기도 하는데, 증상이 반복되었다. 추위를 타고 대변은 때때로 진흙상이며, 舌淡苔白하고 脈은 遲하였다.

처방: 辨證은 厥陰病으로 肝經의 頭痛을 일으킨 것, 吳茱萸湯으로 昇淸降濁하는 것이 좋다.

吳茱萸9g, 党參15g, 生薑6片, 大棗14g, 乾薑4.5g, 4제.

2診: 복약 후 頭痛은 크게 감소되고 唾液도 감소되었으며 대변은 정상으로 되었다. 위 처방에서 乾薑을 빼고 계속해서 4제 처방하여 제반 증상은 완전히 치유되었다.

고찰: 本例는 頭頂部의 頭痛이 主症으로 厥陰病證의 「乾嘔, 吐涎沫, 頭痛이 있을 때 吳茱萸湯으로 主治한다」와 일치하고, 乾薑을 가하여 溫中去寒한다.

대건중탕(大建中湯) 『傷寒論』

方藥組成	蜀椒3g, 乾薑6g, 人蔘6g, 飴糖18g.

단미의 藥理연구

❖ 蜀椒 ❖ ─────

본 품은 蕓香科의 식물 산초나무 *Zanthoxylum schinifolium* Sieb. et Zucc., 화초 *Z. Bungeanum* Maxim, 개산초 *Z. planispinum* Sieb et Zucc., 야화초 *Z. simulans* Hance의 과피(花椒) 혹은 종자(椒目)이다. 蜀椒 또는 川椒라고 부른다.

❖ 『神農本草經』의 記錄

「味辛溫, 主邪氣咳逆, 溫中, 逐骨節皮膚死肌, 寒濕痺痛, 下氣」

· 主邪氣咳逆, 下氣: 蜀椒는 肺의 寒邪를 흩어버리므로 肺寒에 의한 咳嗽를 치료할 수 있다.

· 溫中: 蜀椒는 溫胃健胃하는 작용을 가진다.

· 逐骨節皮膚死肌, 寒濕痺痛: 蜀椒는 散寒逐濕하므로 寒濕에 의한 骨과 關節의 저림·통증과 피부의 마비와 감각장해를 치료할 수 있다.

❖ 張仲景의 應用의 考證

李時珍說:「…무릇 蛔蟲은 蜀椒와 만나면 움직일 수 없게 된다. 張仲景이 蛔厥을 치료할 때 烏梅丸 중에 蜀椒를 넣어서 쓴 것은 이러한 의미가 있다.」

❖ 後世醫家의 應用

『名醫別錄』:「六腑의 寒冷·傷寒·溫瘧·風邪에 맞아서 땀이 나지 않음·心腹留

飮·食滯·慢性下痢·膿血便을 없애고, …風邪·腫瘤·水腫…을 없앤다.」

甄權說:「咳嗽·腹部冷痛을 치료하고 齒痛을 없앤다.」

『**大明本草**』:「腎臟의 陽氣를 흥분시키고, 陰部의 땀을 치료하며, 腰膝을 따뜻하게 하고, 頻尿를 개선하며, 嘔逆을 그친다.」

『**本草綱目**』:「散寒除濕하고 鬱結을 풀어주며, 食滯를 없애고, 三焦를 通하게 하며, 脾胃를 따뜻하게 하고, 右腎命門을 補하며, 蛔蟲을 죽이고, 下痢를 그친다.」

『**本草述**』:「椒目은 喘症을 치료하는데, 水氣에 의한 喘症에 적합하다.」

蜀椒는 辛熱한 性味로 맑은 침을 吐하거나 또는 胃의 冷症에 의한 疼痛과 만성위염 증상에 쓸 수 있으며, 『金匱要略』의 己椒藶黃丸에서와 같이 行水平喘에도 쓸 수 있다. 그 외에도 관상동맥질환에 의한 狹心痛에 대하여 『外台秘要』의 蜀椒丸과 같이 心痛이 등으로 放散되는 것을 치료한다. 蜀椒는 살충작용도 있고, 烏梅를 配合한 烏梅丸은 蛔蟲에 의한 腹痛을 치료한다.

❖ 蜀椒의 藥理作用

① **항균작용**: 山草의 100% 물추출물을 平板小杯法으로 실험하면 용연균·포도상구균·폐렴구균·탄저균·고초균·디프테리아균·콜레라균·변형균·장티푸스균·파라티푸스균·대장균·적리균·녹농균 등 모두에 대하여 억제작용이 있다. 또 40% 물추출액은 星狀의 nocardia에 대해서도 억제작용이 있다.

② **국소마취작용**: 山椒의 옅은 알코올추출액은 국소마취작용이 있고, 토끼의 角膜에 대하여 표면마취의 효력은 tetracaine보다 약간 약하다. 기니픽에 침윤마취하면 그 효력은 procaine보다 강하다.

適應症

心胸中의 大寒痛으로 嘔吐하고 음식을 먹을 수 없으며, 腹中에 寒氣가 있

고 上衝해서 皮膚가 융기하여 뚜렷하게 보이며, 上下腹部가 아파서 만질
수도 없는 경우.

方解

『素問』痹論說:「아픈 것은 寒氣가 많기 때문이고 寒氣가 있으므로 아픈 것
이다.」心胸中에 大寒이 있으므로 즉 中焦陽虛하여 痛症이 있어서 음식을
먹지 못하고 심하면 嘔吐하며, 腹中의 寒氣가 上衝하여 피부가 융기하고
頭足이 있는 것처럼 보인다. 上下腹部가 아파서 만질 수 없는데 健中溫陽
하는 처방을 한다. 本方은 蜀椒·乾薑으로 溫中散寒하고, 人蔘·飴糖으로
健中補虛하는데, 복약 후에 따뜻하게 하면 땀이 약간 나고 寒氣가 사라져
서 통증이 그친다. 이것이 中焦의 冷症에 의한 통증을 치료하는 방법이다.

應用

本方은 蛔蟲·疝氣·胃腸痙攣·腸癒着·胃擴張 등으로 腹痛·嘔吐가 보이는
것으로 證은 中焦虛弱·陰寒內盛에 속하는 경우에 쓰인다.

증례 126

환자: 嚴OO, 남성, 43세.

증상: 환자는 胃痛이 8년간 있었고, 보통 때에는 아무 것도 만져지지 않지
만 심하게 아픈 때는 덩어리가 만져졌다. 항상 신물이 넘어오고 따뜻
한 음식을 좋아하였다. 식후에는 통증이 감소되고, 舌淡苔白하며 脈
은 弦하였다.

처방: 證은 虛寒에 의한 胃痛으로 大建中湯 및 芍藥甘草湯加減을 쓴다.
蜀椒6g, 乾薑6g, 党參12g, 白芍18g, 甘草6g, 飴糖30g, (沖服), 3제.

경과: 복약 후 胃痛이 즉시 가라앉았다.

고찰: 本例의 胃痛은 證이 陽虛大寒痛에 속하여서 大建中湯을 써서 虛弱
한 中陽을 크게 돕고 內盛한 陰寒을 驅逐한다. 芍藥甘草湯은 신통

한 효과로 腹痛을 치료하고, 芍藥의 양을 많이 하면 止痛의 효과는
더욱 현저하게 된다.

감초건강탕(甘草乾薑湯)『傷寒論』

方藥組成	炙甘草12g, 乾薑6g.

適應症

肺가 冷하여 涎沫을 吐하는데, 口渴은 없고 반드시 遺尿·頻尿가 나타난
다. 이 처방으로 따뜻하게 하면서 아울러서 中焦의 陽氣를 회복시킬 수 있다.
또 吐下法을 시행한 후에 厥逆·煩燥가 있고 咽喉가 건조하고 涎沫을 吐하거
나 혹은 嘔吐하는 경우에도 쓸 수 있다.

方解

乾薑은 溫中하여 寒冷에 의한 腹痛을 主治하고, 甘草는 脾胃를 補하는데,
이 둘을 병용하면 脾陽을 溫運하고 中焦의 陽氣를 회복시켜서 肺의 冷症을
치료하고 吐下法을 시행한 후의 厥逆·煩燥·咽乾 등의 症을 치료한다. 甘草
乾薑湯이 회복시키는 陽氣는 心腎의 陽氣가 아니라 脾胃의 陽氣이다. 이러
한 厥逆에 의한 煩燥에는 脾陽不運에 의한 것이고 亡陽에 의한 것은 아니다.
이것은 少陰病이 아니고 太陰病이다.

應用

本方은 여러 虛證의 出血, 食滯와 陰邪(濕痰) 모두를 가지고 있고 面赤足冷하며
發熱·喘咳·腹痛·軟便이 있으며 辨證은 胃虛挾寒에 속하는 경우 모두를 치료한다.

증례 127

환자: 錢OO, 남성, 35세.

증상: 환자는 항상 吐血이 있고, 이전의 의사는 四生丸을 투여했지만 효과
가 없었다. 맑은 唾液을 자주 吐하고 음식 맛을 모르며 食慾不振하
였다. 舌潤苔白하고 脈은 細弦하였다.

처방: 이러한 出血은 熱證이 아니고 元陽의 虛損도 아니므로 附子·桂枝類
의 약재는 적절하지 않다. 기침과 빈번한 吐涎이 있는데, 證은 脾寒
肺冷에 속하고 溫攝하는 방법으로 甘草乾薑湯을 투여하였다.

炙甘草15g, 炮薑9g, 5제.

경과: 복약 후 吐血은 완전히 그쳤다.

고찰: 出血의 症이지만「血을 보되 止血하지 않는다.」本例의 出血은 辨證이
脾陽不足이므로 甘草乾薑湯을 써서 中焦의 陽氣를 溫回했다. 本方에
서는 乾薑이 아니라 炮薑을 쓰는데 炮薑이 지혈효과가 좋기 때문이다.
복약 후 吐血은 완전히 그쳤다.『證治准繩』에 인용되어 있는『曹氏必
用方』에 의하면,「吐血은 따뜻하게 하는 것이 좋은 경우가 있는데 甘草
乾薑湯이 여기에 해당한다」라고 하였다. 이 醫案은 그 일례이다.

증례 128

환자: 顔OO, 남성, 41세.

증상: 환자는 胃脘의 疼痛이 있는데 따뜻하게 하면 개선되었다. 舌淡白하
고 苔薄하며 脈遲緩하였다. 證은 胃虛에 의한 疼痛에 속한다.

처방: 치료는 溫散하는 것이 좋은데, 甘草乾薑湯加芍藥을 썼다.

甘草9g, 乾薑6g, 芍藥18g, 3제.

고찰: 胃痛은 寒에 속하고, 甘草乾薑湯과 芍藥甘草湯을 병용하여 溫中去
寒·解痙止痛을 목표로 하였다. 복약 후 통증이 그쳤는데 처방은 정
밀하고 간결하며 효과는 명확하게 나타났다.

15. 감강령출탕류(甘薑苓朮湯類)

감강령출탕(甘薑苓朮湯) 『金匱要略』

方藥組成	甘草6g, 白朮6g, 乾薑9~12g, 茯苓12g.

適應症

腎著라는 병은 온 몸이 무겁고 물속에 앉아있는 것 같으며 心下動悸가 있다. 腰以下가 冷하고 아프며 무거운 물건을 허리띠로 묶어놓은 듯이 배가 무거운 느낌이 들고 小便不利하다. (經文에는 自利라고 되어 있다.)

方解

王旭高說:「腰는 腎之腑로 冷濕의 邪가 鬱滯해 있으면 著痺가 된다. 甘草·乾薑·茯苓·白朮로 土氣를 따뜻하게 해서 濕氣를 이기고, 水氣를 제어하는 것이다.」

처방은 乾薑으로 溫中散寒하고, 茯苓·白朮·甘草로 健脾利濕한다. 寒濕이 제거되면 腰痛·身重 등의 제반 증상이 자연히 사라진다.

應用

本方은 姙娠浮腫·여성의 하반신부종·노인의 便失禁·滑精 등 모두를 치료한다. 辨證은 복부 이하의 冷症과 重症이 위주가 된다.

16. 계지부자탕류(桂枝附子湯類)

方劑	藥物組成	加	減	適應症
桂枝附子湯	桂枝12g 附子12g 生薑3片 炙甘草9g 大棗8g			風濕相搏·身體疼煩·눕지 못함, 혹은 頭部冷痛·腹內冷痛·吐涎 등.
白朮附子湯	本方	白朮6g	附子6g 炙甘草3g 桂枝12g	風濕相搏·身體疼煩·눕지 못함, 下痢·小便不利 등의 경우.
甘草附子湯	本方	白朮6g	附子6g 大棗8g 生薑3片	風濕相搏·骨節疼煩·汗出短氣·小便不利, 혹은 輕度의 浮腫이 있는 경우, 혹은 痛風·寒濕脚氣를 치료한다.

계지부자탕(桂枝附子湯)『傷寒論』

方藥組成	桂枝12g, 附子12g, 生薑3片, 炙甘草6g, 大棗8g.

適應症

● 風濕相搏으로 신체가 아프고 煩躁症이 있어서 눕지 못하며, 嘔逆·口渴
  은 없고 脈은 虛浮澁한 경우.

● 惡寒發熱로 四肢에 痙攣性疼痛이 있고, 屈伸이 힘들며, 厥逆이 있어서
  心下나 혹은 臍下部의 動悸가 있고, 嘔逆·口渴은 없으며, 舌苔는 滑하
  고, 脈은 浮한데 누르면 약한 경우.

方解

桂枝附子湯은 桂枝湯에서 芍藥을 빼고 桂枝와 附子의 양을 늘린 것이다. 芍
藥은 濕을 순환시키는 측면에서는 불리하므로 뺀 것이다. 附子에는 溫經하는
작용이 있고, 桂枝와 병용하면 表의 風濕을 제거할 수 있으며, 生薑은 驅風하
고, 生薑·大棗의 병용은 營衛를 순환시켜 表部를 조화롭게 할 수 있다.

應用

本方은 冷症에 의한 頭痛·虛腫·脚腫·眩暈·目眩·惡寒·風濕流走·腹內冷痛·
吐涎 등이 있는 경우에 널리 應用할 수 있다.

증례 129

환자: 安OO, 남성, 51세.

증상: 환자는 이미 12년 이상 류머티스성관절염을 앓고 있고 최근에는 발작
이 심하며 兩膝關節腫痛이 현저하였다. 추위를 많이 타고, 허리도 酸
痛하여 다닐 때 지팡이를 짚어야 하며, 대변은 진흙처럼 무르고 식욕부
진이 있으며 감기에 잘 걸리고, 舌苔는 白潤하며 脈은 沈弱하였다.

처방: 桂枝附子湯加味를 투여한다.

桂枝12g, 附子12g, 杜冲15g, 桑寄生30g, 黃耆24g, 防己9g, 防風9g, 當歸9g, 生薑3片, 炙甘草6g, 大棗8g, 7제.

경과: 처음 7제를 복용한 후 허리와 다리의 疼痛은 상당히 감소되고, 계속해서 14제 복용한 후에는 지팡이 없이 보행이 가능해졌으며, 운동을 겸하여 하면서 완전히 치유되고 직장에도 복귀하였다.

고찰: 本例의 痺症의 辨證은 陽虛의 風濕證으로 桂枝附子湯加味를 썼다. 附子는 溫經止痛하는 작용이 있고, 桂枝와 병용하면 表部의 風濕을 없앤다. 本例에서 痺症이 오래되고 氣血이 不足한 상태이므로 當歸補血湯을 써서 扶正하고, 防風·防己를 가하여 風濕을 제거하며, 桑寄生·杜冲을 가하여 肝腎을 滋益한다. 처방 전체로는 解表溫裏·去寒止痛·活血通絡·養血榮筋 하였다. 逐邪하면서 正氣를 손상하지 않고 扶正하면서 死肌를 머물러 있게 하지 않기 때문이다.

백출부자탕(白朮附子湯)『金匱要略』

方藥組成	白朮6g, 附子6g, 炙甘草3g, 生薑3片, 大棗8g.

適應症

風濕에 의한 身體疼痛이 있고 눕기 어려우며 대변은 진흙 같고 小便不利한 경우. (『金匱要略』에는 「大便堅, 小便自利」라고 되어 있는데, 이해할 수 없으므로 현재는 藥을 바탕으로 症을 추측하여 이와 같이 바꿈)

方解

本方에서는 白朮이 主藥이지만 白朮의 이뇨작용은 비교적 약하고 附子와

配合하면 이뇨작용이 강해진다. 白朮·附子의 병용에 의해 소변을 잘 나오게 하고 대변을 굳게 하여 寒濕에 의한 痹痛에 쓰게 된다. 張仲景은 風寒濕邪로 인한 痹痛에 甘草附子湯이나 附子湯과 같이 白朮과 附子를 종종 병용한다. 白朮附子湯 중의 甘草는 健脾作用을 가진다. 또 生薑·大棗는 營衛를 調和한다.

桂枝附子湯·白朮附子湯·甘草附子湯의 세 처방은 모두 陽虛로 인하여 化濕이 되지 않는 風濕相搏證을 치료하지만 주된 治療症候는 각각 다르다. 桂枝附子湯證은 表部의 陽虛證이 重하므로 桂枝·附子를 配合해서 溫經通陽하여 風濕을 없애는 것이다. 白朮附子湯證은 裏部의 陽虛證이 비교적 가벼우므로 白朮·附子를 配合해서 健脾行濕하여 水氣를 몰아내는 것이다. 甘草附子湯證은 表裏의 陽이 모두 虛하므로 桂枝·附子·白朮을 병용해서 助陽溫經하여 風濕을 치료하고 있다.

보기 應用

本方은 痹症을 치료하는 외에도 浮腫과 腸胃의 水氣를 제거할 수 있다.

증례 130

환자: 黃OO, 남성, 57세.

증상: 환자는 右上腕의 經脈에 疼痛이 있어서 위로는 견갑골 아래로는 팔꿈치에 이르고 있었다. 대변은 물러서 진흙과 같은 상태로 「漏肩風」이었다. 50세 이후에 발증하였고, 이는 대개 血虛에 의해 經脈을 營養할 수 없어서 생기게 된다.

처방: 白朮附子湯 및 當歸四逆湯加減을 쓴다.
白朮6g, 附子6g, 當歸9g, 細辛2.4g, 桂枝6g, 川芎9g, 鷄血藤15g, 秦艽9g, 14제.

고찰: 「漏肩風」은 痹症에 속하고 현대의학에서 말하는 「견관절주위염」이다. 처방 중의 當歸·川芎·鷄血藤은 涼血活血하고, 白朮·附子는 寒濕을 없애며, 附子·桂枝·細辛은 溫陽散寒하고, 秦艽를 가하여 驅

蟲通絡하며, 추나와 운동을 병용해서 빠른 효과를 얻었다.

감초부자탕(甘草附子湯) 『傷寒論』

方藥組成	炙甘草6g, 附子6g, 白朮6g, 桂枝12g.

適應症

風濕에 의한 骨·關節의 疼痛과 煩躁, 激痛이 있어 屈伸이 不利하고, 손을
대면 통증이 심해지며, 發汗·短氣·小便不利·惡風이 있어 옷을 벗지 못하고,
혹은 浮腫이 약간 있는 경우, 甘草附子湯이 주치한다.

方解

王子接說:「甘草附子湯은 두 가지의 表證藥과 두 가지의 裏證藥을 합한 처
방이다. 風邪가 表를 侵襲하고 濕邪가 關節에 있어서 치료에는 이 두 가지
를 고려하는 것이 좋다. 白朮·附子는 裏濕을 없애고, 桂枝·甘草는 表部의
風邪를 없앤다. 일부러 甘草라는 이름을 처방에 붙인 것은 病이 깊고 關節
에 스며들어 있어서 완만하게 순환시키기 때문이다. 만약 驅邪하는 것을
급하게 하면 風邪가 없어져도 濕邪가 머물러 있어서 도리어 병이 남아있
게 된다.」

應用

本方은 痛風, 風濕疼痛, 및 寒濕에 의한 脚氣를 치료할 수 있다. 처방중의
甘草의 용량은 『玉函』『外台』를 근거로 할 때 9g으로 정하는 것이 좋다.

증례 131

환자: 金OO, 여성, 39세.

증상: 환자는 양쪽 발에 浮腫이 있고, 6개월 전부터 보행이 불편하였으며, 추위를 많이 타고 兩下肢의 마비와 저림이 있으며, 舌淡苔白膩하고 脈滑하였다.

처방: 證은 寒濕에 의한 脚氣로 甘草附子湯加味를 썼다.

炮附子6g, 白朮6g, 細辛4.5g, 炙甘草9g, 桂枝12g, 當歸9g, 薏苡仁 15g, 7제.

경과: 복약 후 浮腫은 경감되고 증상은 호전되어 치료를 계속했다.

고찰:『神農本草經』의 기록에 의하면 附子는 寒濕에 의한 痿症을 치료할 수 있다. 본 증은 濕脚氣로 寒濕이 왕성하므로, 附子를 主藥으로 써서 寒濕을 몰아내며, 佐藥인 白朮·薏苡仁으로 溫陽去濕하며, 또 보행곤란에 대하여는 桂枝加當歸로 活血通絡했다.

17. 사역탕류(四逆湯類)

方劑	藥物組成	加	減	適應症
四逆湯	甘草12g 乾薑9g 附子9g			少陰病으로 下痢淸穀·裏寒外熱·手足厥冷·發汗而厥 및 膈上에 寒飮이 있으면서 乾嘔하는 경우. 또는 熱病으로 亡陽이 되고 厥冷脈微한 경우.
通脈四逆湯	本方	乾薑6g		回陽救逆하고 脈微하여 끊어질 것 같은 證을 치료함.
通脈四逆加猪膽汁湯	本方	乾薑6g 猪膽汁50ml		陰盛格陽·手足厥冷·脈微欲絶·顔赤, 咽痛·煩躁 등.
四逆加人蔘湯	本方	人蔘3~9g		惡寒脈微·下痢後亡血.
茯苓四逆湯	本方	茯苓12g 人蔘3g		手足厥冷·心下痛과 動悸·혹은 小便不利한 경우.
白通湯	本方	蔥白4莖	甘草9g 乾薑3g	少陰病으로 下痢·脈微·惡寒해서 몸이 움추러드는 증.
白通加人尿猪膽汁湯	本方	人尿 약간 猪膽汁50ml	甘草9g 乾薑3g	少陰病으로 下痢가 그치지 않고 厥逆無脈·乾嘔·煩躁하는 경우.
乾薑附子湯	本方		甘草12g 乾薑3g	晝躁夜安·脈沈微·虛寒.
眞武湯	本方	白朮6g 茯苓9g 芍藥9g 生薑3片	甘草9g 乾薑9g	發汗後 頭眩·動悸·筋肉痙攣·振振欲擗地·心不全·小便不利·腫脹.
附子湯	本方	人蔘6g 茯苓9g 白朮12g 芍藥9g	甘草9g 乾薑9g	少陰病으로 脈沈·身體關節痛·口中和·背部惡寒의 경우.
當歸四逆湯	當歸9g 桂枝9g 芍藥9g 細辛4.5g 甘草6g 木通6g 大棗10g			手足厥冷·脈細欲絶.

사역탕(四逆湯) 『傷寒論』

方藥組成	甘草12g, 乾薑9g, 附子9g.

단미의 藥理연구

❖ 附子 ❖ ───

본 품은 미나리아재비과의 식물인 烏頭 *Aconitum carmichaeli* Debx의 子根이다. 炮製 후의 附子는 製附子·熟附子 혹은 炮附子라고 한다.

❖ 『神農本草經』의 記錄

「味辛溫, 主風寒咳逆邪氣, 溫中, 金創, 破癥堅積聚, 血瘕, 寒濕痿躄, 拘攣, 膝痛, 不能行步」

· 風寒咳逆邪氣: 상기도감염과 哮喘 등 外邪의 침입에 의한 인체의 冷症 표현으로 附子는 味辛하고 性溫하여 散寒하는 작용이 있다.

· 金創: 創傷을 말한다. 고인은 創傷에 의해 쉽게 風邪가 들어와서 驚風(파상풍에 의한 근육의 떨림)이 일어난다고 생각했는데, 附子는 생물알칼로이드를 함유하고 있어서 金創에 대하여 鎭痛作用이 있는 외에 驚風에 대해서 鎭靜과 解痙作用이 있다.

· 破癥堅積聚, 血瘕: 복강 내의 腫瘤를 없애는 것을 말한다.

· 寒濕痿躄, 拘攣, 膝痛, 不能行步: 關節炎·膝關節拘攣·膝痛으로 보행이 불가능한 것을 가리킨다.

❖ 張仲景의 應用의 考證

張仲景은 附子를 쓸 때 『神農本草經』에 기초하고 있지만 그것을 초월한 부분도 있어서 아래에서 그 개요를 분석하였다.

① 回陽救逆

- 四逆湯: 甘草·乾薑·附子.

  證: 水樣下痢가 그치지 않고, 身體疼痛·手足厥冷이 있으며, 脈은 沈微하다.

- 四逆加人蔘湯: 甘草·乾薑·附子·人蔘.

  證: 四逆湯證에 脈微한데 다시 下痢한다.

- 白通加猪膽汁湯: 蔥白·乾薑·附子·人蔘·人尿(童便)·猪膽汁.

  證: 脈微欲絶하고, 혹은 厥逆, 無脈.

  附子의 藥證은 다음과 같이 정리할 수 있다.

  ㉠水樣下痢가 그치지 않음, ㉡厥冷, ㉢身體疼痛, ㉣脈微細欲絶.

② **扶陽解表**

- 桂枝加人蔘湯: 桂枝·芍藥·甘草·生薑·大棗·附子.

  證: 四肢微急·屈伸困難.

- 桂枝去芍藥加附子湯: 위 처방에서 芍藥을 빼고 附子를 가한 것.

  證: 胸滿·微惡寒.

- 麻黃附子細辛湯: 麻黃·細辛·附子.

  證: 少陽病 초기에 오히려 發熱하고 脈沈한 경우.

③ **溫陽利水**

- 朮附湯: 白朮·附子·甘草·生薑·大棗.

  證: 風寒에 의해 骨節疼煩·激痛으로 屈伸不利·發汗·短氣·小便不利·惡風.

- 眞武湯: 茯苓·芍藥·生薑·白朮·附子.

  證: 腹痛·四肢沈重·疼痛·自下痢.

④ **助陽去濕**

- 桂枝附子湯: 桂枝·附子·生薑·大棗·甘草.

  證: 身體疼痛·눕기 어려움.

  本方은 桂枝加附子湯에서 芍藥을 빼고 附子를 1개에서 3개로 증량한 것이다. 藥證을 비교해 보면, 芍藥은 寒濕證에는 적당하지 않고, 또 四

肢微急하고 屈伸이 곤란한 경우 附子를 1개 쓰며, 身體疼痛이 있어서 돌아눕지 못하는 경우 附子를 3개 쓴다. 통증이 심하면 附子의 양을 증가시키는데 附子가 鎭痛作用을 가짐을 이해할 수 있다.

- 桂枝附子去桂加朮湯: 附子·白朮·生薑·甘草·大棗.

  證: 앞의 症에 小便不利가 있을 때.

- 桂枝芍藥知母湯: 桂枝·麻黃·知母·白芍·白朮·附子·防風·生薑·甘草.

  證: 歷節疼痛·身體羸瘦·脚腫如脫·頭眩·短氣·吐氣.

- 附子湯: 附子·人蔘·茯苓·白朮·芍藥.

  證: 少陰病 초기에 背部冷, 手足汗, 脈沈·身體痛·骨關節痛.

⑤ 溫下寒積

- 大黃附子湯: 大黃·附子·細辛.

  證: 脇下가 偏痛하고 脈緊弦한데, 이것은 寒이 있는 것이다.

⑥ 回陽救陰

- 茯苓四逆湯: 茯苓·人蔘·附子·甘草.

  證: 發汗 또는 瀉下하여 병이 풀리지 않고 煩躁가 생기는 경우.

⑦ 扶陽消痞

- 附子瀉心湯: 大黃·黃連·黃芩·附子.

  證: 心下痞, 惡寒·發汗이 있는 경우.

⑧ 强陽攝陰

- 腎氣丸: 附子·桂枝·地黃·山茱萸肉·山藥·牧丹皮·茯苓·澤瀉.

  證: 虛勞腰痛·少腹拘急·小便不利, 痰飮에 의한 短氣·有微飮, 少腹痛을 동반하는 小便不利의 경우에 쓴다. 종합하면, 腎陽不足에 의한 腰膝冷痛·小便失禁·夜間多尿·痰飮喘咳·消渴·水腫·慢性下痢 등의 症에도 쓴다.

- 芍藥甘草附子湯: 芍藥·甘草·附子.

  證: 脚痙攣·惡寒.

⑨ 溫中止瀉

- 附子粳米湯: 附子·半夏·粳米·甘草·大棗.

  證: 복부에 끊어질듯 한 통증.

⑩ 溫脾攝血

- 黃土湯: 甘草·乾地黃·白朮·附子·阿膠·黃芩·灶心黃土.

  證: 下血·先便後血.

  張仲景이 應用하고 있는 방제에서 附子는 주로 補火하는 목적으로 쓰고 있음을 잘 알 수 있다. 여기서 이른바 火라고 하는 것은 인체의 생리기능이라고 이해되는데, 中醫學에서 말하는 相火이다. 相火는 지나치게 旺盛하지 않는 것이 좋고 부족해서도 안 된다. 附子의 補火하는 작용은 인체의 생리활동기능을 증강시키는 것이다. 한편 張仲景의 附子 應用은 의학처방의 대표적인 방법을 보여주고 있는데, 그 특징은 유연성에 있고, 寒·濕·補·下·淸·散하는 각 처방 어느 것에서나 촉진과 협조의 쌍방향의 작용을 다하고 있다.

㉮ 補氣藥인 人蔘과 配合하면 신속하게 元陽을 補하고 救逆작용을 높이기 때문에 쇼크에 의한 虛脫을 치료할 수 있다. 白朮과 配合하면 溫中健脾하고 脾虛에 의한 下痢 또는 風寒濕痺를 치료할 수 있다.

㉯ 溫補藥인 乾薑과 배합하면 回陽救逆·溫中止瀉하고, 肉桂와 配合하면 溫腎壯陽하며 命門을 峻補한다.

㉰ 補血藥인 當歸와 配合하면 强陽攝陰하고 溫經散寒·養血通絡할 수 있다. 地黃을 配合하면 補血하는 작용을 증강시키고 血虛에 의한 微熱을 치료한다. 阿膠를 配合하면 强陽·攝陰·止血할 수 있다.

㉱ 發散藥인 麻黃은 發汗을 과도하게 시켜서 亡陽으로 될 위험이 있으나, 附子를 配合하면 發汗시키면서도 陽氣를 빼앗기지 않으므로 太陽少陽에 발병하였는데 心不全이 있는 경우에 적용할 수 있다. 桂枝를 配合하면 通陽작용을 증강하고 心不全 혹은 風濕相搏 手足酸楚한 것을 치료할 수 있다.

㉲ 淸熱解毒藥인 黃連의 瀉心하는 작용을 配合하면, 附子는 陽을 보호하

기 때문에 虛證의 환자가 發汗하고 心下痞가 있는 경우에 적용할 수 있다. 敗將草를 配合하면 慢性의 腸膿瘍을 치료한다.

㉿ 瀉下藥인 大黃을 配合하면 寒積을 풀어준다.

㉟ 利濕藥인 茯苓·白朮·澤瀉를 병용하면 溫陽利水할 수 있고 陰水에 의한 腫脹을 치료할 수 있다.

종합하면, 附子는 十二經을 通하게 하고 百藥의 首長이 되며 각 방면의 작용을 증강시킨다. 후세의 醫家들은 張仲景의 임기응변적인 附子의 쓰임새에 대하여 많은 기술을 하고 있다.

南海의 譚次中은 「附子는 强心하는 작용이 있어서 輕度의 心不全을 치료할 수 있다. 重症의 경우에는 乾薑을 配合하지 않으면 효과가 없다」라고 기술하고 있다.

樊天徒는 「陽이 衰하고 陰도 고갈되어 있는 경우 回陽하는 附子에 人蔘·地黃을 配合해서 氣陰雙補하면 해결될 수 있다」「心機能 衰弱이 있고 관상동맥의 血行障害가 있으면 心筋의 영양이 불량하게 된다. 이때 附子만 써서는 안 된다. 附子는 흥분시키는 힘이 있기만 할뿐 營養하는 효과는 없기 때문이다. 이 경우는 人蔘·黃耆·當歸·地黃·肉桂를 많이 쓰는 것이 오히려 효과적이다」라고 기술하고 있다.

우리 생각에는 附子를 君藥으로 하고 佐藥으로 여러 종류의 약재를 조합하면 효과가 달라지게 된다. 예를 들면, 附子와 麻黃을 병용하면 심기능저하에 表證의 惡寒·無汗을 겸한 경우에 적용할 수 있고 强心發汗劑가 된다. 附子와 桂枝를 병용하면 心不全과 營衛不和에 적용할 수 있고 强心解肌劑가 된다. 附子와 茯苓·白朮을 병용하면 심장병의 水腫症에 적용할 수 있고 强心利尿劑가 된다. 附子와 乾薑을 병용하면 心不全의 嘔吐下痢症에 적용할 수 있고 强心溫中劑가 된다. 附子와 肉桂·當歸·白芍을 병용하면 心不全에 의한 혈액순환불량에 적용할 수 있다. 附子와 人蔘을 병용하면 强心營養작용이 있어서 津液不足에 의한 心不全을 치료할 수 있다. 附子에 當歸를 가하면 溫經作用을 증강시켜서 여성의 月經不順·下焦虛寒을 치료할 수 있다. 종합하면, 附子의 配合이 적당하여 유연하게 응용할 수 있으면 현저한 효과를 기대할 수 있다.

따라서 이상의 방제에서 알 수 있는 附子의 약효는 다음의 4가지로 종합할 수 있다.

㉠ 溫陽. (四肢厥冷·背部冷症에 대하여, 강심작용으로 심박출량을 증가시키고 전신의 혈액순환을 개선시켜서 惡寒을 없앨 수 있다.)

㉡ 鎭痛. (腹痛·脇痛·關節痛·身體痛)

㉢ 强心. (脈微沈細 혹은 無脈)

㉣ 止汗. (自汗·額汗 혹은 發汗이 그치지 않음)

『本經疏證』:「發汗 후에 附子를 쓰는 요점은 惡寒에 있고, 그렇지 않으면 表證이 없고 煩躁가 있는 경우이다. 發汗法과 下法을 시행하지 않은 경우에 附子를 쓰는 요점은 脈沈微에 있는데 그것이 중요한 점이다!」

종합하면, 張仲景이 附子를 사용한 것은 少陰證 혹은 厥陰證으로 厥逆亡陽이 되고 脈微欲絶한 때이다. 언제나 생명을 회복시키는 작용이 있는 것은 附子가 강심작용을 가지고 있기 때문이다. 附子의 강심작용은 현대 약리학에서도 일찍이 증명되어 있다. 附子는 아코니틴(aconitine)을 함유하고 있고 강심작용을 가지고 있다. 다만 심장에 대하여 비교적 강한 독성이 있다. 장시간 끓이면 아코니틴이 분해되어 아코닌(aconine)으로 되며, 독성은 상당히 감약되지만 강심작용은 남아있다. 熟附子片의 煎劑는 개구리·기니픽·토끼의 적출한 심장에 대하여 강심작용이 있고, 적출하지 않은 심장에 대하여서는 경도의 강심작용이 있다. 附子는 逐水作用을 가지고 이것은 실제로 附子의 강심작용에 의한다. 심기능이 쇠약해진 때 血行은 완만해지고 혈관으로부터 삼출액이 피하의 결합조직 속에 모여서 下肢浮腫이 형성된다. 附子는 강심작용이 있고 혈액을 빠르게 순환시키며 삼출액을 소실시켜서 浮腫을 치료한다. 張仲景이 附子를 强心 및 水腫의 치료에 쓴 것은 『神農本草經』의 내용을 넘어선 것이며 새로운 발전이다.

陳修園『本草經讀』:「사람을 살아있게 하는 것은 陽이다. 亡陽이 되면 즉

죽게 되는데, 誤治로 發汗이 그치지 않는 경우 四逆湯과 眞武湯을 쓴다.」 이것은 附子가 陽을 회복시키고 表를 단단하게 하며 땀을 그치게 하는 작용이 있는 것을 설명하고 있다. 附子의 止汗작용은 『神農本草經』에서 언급한 것에 더하여 張仲景의 다른 새로운 발전이다.

❖ 後世醫家의 應用

『名醫別錄』:「腰脊의 風寒. 脚疼冷弱·心腹冷痛·嘔吐·下痢·膿血便을 치료하고, 성기능을 높이며 근육과 뼈를 튼튼하게 한다.」

『珍珠囊』:「脾胃를 따뜻하게 하고, 脾濕과 腎寒을 없애며, 下焦의 陽虛를 補한다.」

『用藥法象』:「臟腑의 沈寒·三陰의 厥逆·濕邪에 의한 腹痛·胃의 冷症에 의한 蠕動을 없앤다. 無月經을 치료하고 虛證을 補하며 壅塞한 것을 풀어준다.」

후세의 의가는 附子가 辛熱하다고 하여 高熱病에는 아예 쓰지 않았다. 李東垣이 치료한 馮씨 姓을 가진 부인은 傷寒으로 面目이 붉고 煩渴引飮하며 脈이 1呼吸에 7~8회 뛰는데 脈을 눌러보면 힘이 없이 흩어져 버렸다. 이것은 陰盛格陽(陰寒이 왕성하여 陽을 내쫓은 상태)인데, 蔘附湯으로 發汗시켜서 나았다. 이 사람의 脈은 數하지만 눌러보면 흩어지므로, 이로부터 附子는 심기능저하를 치료할 수 있다는 중요성이 설명될 수 있다.

李時珍說:「烏頭·附子·天雄은 어느 것이나 下焦命門의 陽虛를 補하는 藥이다.」

虞搏說:「附子는 强壯의 성질을 가지고 있고 關門을 깨뜨려서 장군을 빼앗는(힘이 강하고 맹렬함) 氣가 있다. 補氣藥을 이끌어서 十二經絡을 돌게 하고 散失된 元陽을 회복시킨다. 補血藥을 이끌어서 血分에 들어가고 부족한 眞陰을 滋養한다. 發散藥을 이끌어서 腠理를 열어주고 表部의 風寒을 驅逐한다. 溫暖藥을 이끌어서 下焦에 이르게 하고 내부의

寒濕을 제거한다.」

『**本草正義**』:「附子는 원래 辛溫大熱하고 성질이 잘 走行하여서 十二經을 통행시키는 純陽의 要藥이 된다. 外側으로는 皮毛에 도달하여 表寒을 없애고, 內로는 下元에 到達하여 심한 冷症을 따뜻하게 한다. 內側이나 外側에서 모두 三焦經絡과 각 臟腑에 이르기까지 정말로 冷症인 경우는 치료되지 않는 것이 없다.」

『**本草經讀**』:「嘔吐·下痢·厥冷에는 通脈四逆湯·薑附湯을 쓴다. 少陰病에 잠이 자꾸 올 때 附子는 脈을 힘차게 하는 작용이 있고, 순환이 좋게 되어 잘 통하면 厥이 치유된다.」 이것은 附子의 강심작용과 혈액순환 개선작용을 설명하고 있다.

『**本草匯言**』:「附子는 陽氣를 회복시키며 陰寒을 흩고 冷痰을 몰아내며 關節을 通하게 하는 맹렬한 약이다. 諸病으로 眞陽이 부족하고 虛火가 上衝하며 咽喉不利·食慾不振이 있고, 寒藥을 복용하면 악화되는 경우에 附子는 命門의 主藥이 되고, 命門에 들어가서 火氣를 불러내어 引火歸原시키면 虛浮한 火가 스스로 가라앉는다. 무릇 陽虛陰極의 증후에서 肺腎에 熱證이 없는 경우 죽을 것 같은 상태에서 회복시키는 특수한 효과가 있다.」

陸淵雷『**傷寒今釋**』:「附子는 興奮强壯시키는 약이다.」

祝味菊說:「附子는 十二經을 通하게 하고 上昇도 下降도 가능하며 모든 약의 首長이 되고, 그 配合에 의해 다른 쓰임새를 가질 수 있다. 예를 들면, 附子에 磁石을 가하면 興奮에 鎭靜이 더하여 져서 强壯하는 작용을 갖추고 虛性의 興奮을 억제할 수 있으며 신경증의 치료에 실패한 경우에 효과가 있다. 附子에 酸棗仁을 가하면 辛通에 酸收가 더하여져서 緩和작용을 가지고 심혈관의 자율신경의 혼란을 조절하는 작용이 있어서 頻脈을 치료할 수 있다. 附子에 知母를 가하면 辛熱에 甘寒이 더하여지는데, 溫潤작용이 있고 熱性病의 心陽不振에 口渴引飮하는 경우를 치료할 수 있다.」

祝味菊은 附子를 잘 썼는데, 그 용량이 많게는 3, 4兩에 이르러서 祝附子라고 부르기도 한다. 그 외에도 濕溫傷寒(장티푸스에 해당)으로 高熱·意識障害·舌黑·脣黑이 있는 경우에 附子를 地黃과 配合해서 썼다. 일반적 상황에서는 高熱·意識障害·舌黑·脣黑·鼻如煉煤와 같은 경우에는 附子를 쓰면 안 되는데, 우리들이 생각하기에는 환자가 濕溫傷寒을 앓고 있고 高熱·意識障害·心不全 등의 위험한 증후를 나타내므로 치료에 있어서는 먼저 心不全을 치료할 필요가 있고 附子가 아니면 救脫回陽할 수 없는 것이다. 祝味菊은 「다른 淸熱하는 藥이 있어서 한두 가지의 熱藥이 있어도 괜찮다」라고 하면서 扁鵲이 附子와 知母를 쓴 예를 들어서 설명하고 있다. 淸熱養陰藥이 附子의 독성을 억제하는 작용이 있는지 아니면 인체에 유익한지는 좀더 연구가 필요하다. 다만 祝味菊이 熱病에 대하여 附子를 쓴 것은 순전히 임상경험에 의한 것으로 대단히 귀중하다.

후세 의가들의 경험에서 附子의 性味가 辛熱한 것을 쉽게 떠올릴 수 있고 주된 작용은 補火溫陽이다. 附子를 써서 命門의 火氣가 衰한 것과 下焦의 陽虛를 補하며 여러 臟腑의 眞寒을 치료한다.

❖ 우리들의 附子의 응용경험

附子에는 강심작용이 있어서 일체의 질병에 의한 심기능부전에 응용할 수 있다. 附子는 慢性心不全, 예를 들면 肺性心·관상동맥질환·류마티스성심장병 등 모두에 좋은 효과가 있다. 일체의 慢性虛寒性疾病의 치료에 附子를 쓸 수 있는데, 예를 들면, 위장병이 있으면서 맑은 唾液을 吐하거나, 下痢가 있거나, 혈관염·기관지염·폐렴·月經不順·국소마비·腫脹·疼痛 등을 치료할 수 있다. 또 다종의 만성염증, 예를 들면 결막염·자궁경부염·만성궤양성대장염 등도 치료할 수 있다. 附子는 益氣藥인 黃耆·党參과 병용하거나 淸熱解毒藥과 병용할 수 있다. 현대약리연구에 의하면, 淸熱解毒藥은 항균·항바이러스·알러지반응을 억제하는 작용이 있고 溫陽益氣藥은 중추신경계를 흥분시키고 내분비와 생체의 면역기능을 조절하므로, 두 가지를 병용하면 서로 협력해서 확실한 증강효과를 보이게 된다. 우리들이 이 방법을 치료에 응용하여서 장기간에 걸친 난치성질환과 만성염증이 종종 순식간에 해결되며 현저한 치료효과를 보인 때가 있다.

✤ 附子의 臨床應用

① 頭痛. (風寒·痰·氣虛·陽虛·慢性病)

② 項强과 項軟.

③ 疼痛. (심장통·복통·배부통·위통·협통·치통·관절통·전신통)

④ 面腫, 脚腫.

⑤ 陽虛·下血 및 吐血.

⑥ 慢性下痢·生理不順·궤양에서 나오는 滲出液·엷은 膿·만성염증 및 만성 병의 虛寒症狀.

이전 사람들은 그 燥熱 및 독성을 과대평가하여 그 두려움을 설명하고 있다.

張元素는 「大辛大熱」, 朱丹溪는 「猛烈」, 王好古는 「烏頭·附子는 몸이 차거나 四肢厥冷이 없는 경우에는 쓸 수 없다」, 繆希雍은 「氣性熱極」, 徐靈胎는 「剛暴駁烈」이라고 표현하고 있다.

역대 의가는 이러한 설명으로 附子의 사용을 제한해 왔다. 이것을 淸의 張隱庵은 「세상 의사들은 의료의 원리와 病期는 인식하지 않고, 脈脫厥冷하고 의식장해가 심한 상태가 되어야 附子를 쓰려고 한다」라고 비판했다.

附子는 유독한가? 물론이다. 輕度의 중독증상을 「瞑眩」이라 稱하고, 「藥에 瞑眩反應이 없으면 病이 치유되지 않는다」라는 설명이 있다. 附子의 瞑眩症狀은 멍~하거나 취한 듯하거나 혀나 입술이 마비되거나 重症의 경우 脈이 끊어지고 얼굴색이 변하며 지각이 없어진다. 그러나 중독의 문제는 예방할 수 있다. 그 방법은 附子를 內服할 때 물로 오래 달여서 쓰는 것이다. 달이는 시간이 길면 독성도 비교적 적어지는데 통상적으로 1시간 정도 끓이면 충분하다. 또 烏頭·附子는 술에 담갔다가 쓰면 안 된다. 이전에 烏頭·附子를 酒浸하여 썼다가 사망했다는 보고가 있다.

❖ 附子의 藥理作用

① **생체기능의 흥분작용:** 附子는 중추신경계에 대하여 흥분작용이 있고 동물이 寒冷에 견디는 힘을 높여주며 대사기능을 증강시킨다. 附子가 溫陽補火하는 작용이 있다고 인식하고 있는데 전신과 臟腑의 생리기능을 높이는 효과를 가질 가능성이 있다.

② **심혈관에 대한 작용:** 附子를 回陽救逆에 쓰고 있는데 附子의 强心작용일 가능성이 있다. 附子에는 정상 및 쇠약해진 심장에 대하여 강심작용이 있음이 명백하다. 정상의 마취한 고양이와 barbital류를 정맥주사해서 心不全을 유발한 고양이에 대하여 附子의 水沈液은 치료의 안전역이 비교적 좁아서 최소 有效量과 최대 耐受量이 거의 비슷한 수준이지만, 煎劑의 경우에는 최대 耐受量이 최소 有效量의 16~222배 정도로 안전범위가 확실하게 넓다. 附子를 加熱한 후에는 독성이 감소되고 强心성분은 보존된다. 이것이 附子를 炮製하거나 물로 비교적 장시간 끓이게 되는 이유이다.

附子의 주사액을 정맥주사하면 마취한 개의 심박출량, 관상동맥·뇌동맥·대퇴동맥의 혈류량은 명확하게 증가하고, 혈관저항은 저하된다. 고양이의 정맥에 투여하면 관상동맥과 대퇴동맥의 혈류량이 증가한다. 약리작용과 임상에서 附子를 心不全과 관상동맥질환 환자에 쓰는 것과는 이론상 일치한다.

③ **진통작용:** 쥐의 꼬리를 전기로 자극하는 방법으로 실험해보면, 체중 1kg당 aconitine 0.05mg으로 진통작용이 나타나고, 체중 1kg당 0.1mg 투여했을 때의 진통효과는 체중 1kg당 morphine 6mg의 작용보다 강하다. 또 熱板法으로 측정하면 aconine과 benzoylaconine은 모두 마우스에 대하여 진통작용이 나타난다.

④ **부신피질기능을 촉진하는 작용:** 附子의 煎劑는 랫드의 尿 중 17-keto steroid의 배설을 증가시키고, 부신피질 중의 콜레스테롤의 함량을 감소시키며, phosphatase활성을 증강시키고, 겸하여 간글리코겐의 증가

를 촉진시킨다. 임상에서 신진대사가 저하된 환자에 쓰면 기능을 증강 및 개선시킨다.

⑤ **소염작용:** 熟附子片의 煎劑를 胃에 주입하면 포르말린과 卵白에 의해서 유발되는 랫드의 踝關節腫脹에 대하여 항염증작용이 있다.

⑥ **독성:** 生附子를 물에 담근 水沈液 및 아코닌은 청개구리·토끼·개 등에 부정맥과 심정지를 일으키지만 生附子 水沈液을 끓이면 그 독성은 상당히 저하되고, 끓이는 시간이 길면 독성도 적어진다. 附子·乾薑·甘草로 구성된 四逆湯은 附子 單味보다 독성이 적고 토끼나 마우스 같은 동물의 사망률을 저하시키며 생존시간을 연장시킨다.

임상에서 대량의 아트로핀을 쓰면 附子 중독의 환자를 구할 수 있고 증상은 경감되며 심전도도 정상으로 회복된다. 그 외에 金銀花·綠豆·犀角으로도 해독할 수 있다.

증례 132

환자: 駱OO, 여성, 61세.

증상: 환자는 30여 년 전에 류머티스성심장병을 앓았고, 후유증으로 승모판협착증이 생겨 흉부외과에 입원해서 수술을 받았으며, 그 후에는 吐血이 없이 업무에 복귀하였다. 수년 전 퇴직해서 집에 있을 때 집안일을 과도하게 하여 재차 발작이 일어나서 전신부종이 생겨서 진찰받으러 왔다. 머리와 顔面·胸腹部·足背 모두 浮腫이 있고, 손가락으로 누르면 pitting edema가 나타나며, 胸悶氣急하며 胃部脹滿하고 식욕이 없었다. 양약으로 이뇨제를 복용해도 浮腫이 가라앉지 않고, 피부는 창백하며 冷하였고, 口脣은 紫色을 띠고 舌淡苔薄白하며, 脈은 沈細하여 깊게 누르면 없는 것 같았다.

처방: 苓桂朮甘湯加溫陽益氣藥으로 치료한다.

경과: 복약 후 소변량이 증가하고 전신의 浮腫은 점차로 줄어들고 눈을 뜰 수 있게 되었으며, 손도 주먹을 쥘 수 있게 되었다. 재진 시에 처방을

가감했지만 主藥은 바꾸지 않았다.

환자 가족이 「왜 양약의 이뇨제를 복용해도 소변이 증가하지 않고 中藥(韓藥) 처방 중에 이뇨약은 많지 않은데도 소변이 증가하는 것입니까?」라고 물었다. 「단순히 약재로만 말하자면 양약의 이뇨제는 中藥(韓藥)보다 강하지만, 병을 치료하는 측면에서 말하자면 中醫學의 辨證論治로 양약의 이뇨제에 비하여 전체적인 측면에서 더 나은 효과를 얻을 수 있다」라고 설명하였다. 中醫의 인식에서는 腫脹은 脾腎에 원인이 있는데, 脾虛가 있으면 水濕이 순환하지 못하고, 腎虛가 있으면 陰濕이 넘쳐나서 脾土를 따뜻하게 하지 못한다. 이제 附子를 써서 溫陽하고 陰濕을 제거하여 脾의 運化機能을 돕고 健脾하면 水濕은 신속하게 없어진다. 이뇨하는 약물은 標를 치료하는데 지나지 않고 本治하는 것은 아니다. 標本의 문제는 中醫·西醫를 불문하고 理致는 일치하고 있다. 이것은 苓桂朮甘湯에서 甘草를 빼고, 附子·人蔘·黃耆의 溫陽益氣를 加하며, 白朮·茯苓의 健脾利水를 配合하고, 陳皮·大腹皮로 理氣한다. 脾가 왕성해지면 水가 순환할 수 있고 氣가 순환하면 滯한 것이 通하게 된다. 이것은 本治를 주로 하고 標治를 하기는 하지만 실제로는 2차적인 것이 되는 것이다.

가족들은 또 물었다. 「왜 소변이 잘 나오면 胃의 脹滿이 없게 되고 식욕도 생기는 것입니까?」 대답하기를 「胃가 脹滿한 것은 胃의 病이기 때문이 아니라 肝에 鬱血이 있어서 腫大되고 胃를 압박하고 있기 때문에 음식을 먹으면 바로 脹滿하게 된다. 이제 순환이 개선되고 腫脹도 소실되어, 肝이 크지 않으므로 胃를 압박하지 않기 때문에 胃에 음식물이 들어가도 편안하게 된다」라고 설명하였다. 胸悶氣急이 있는 것은 胸水에 의해서 생겼을 가능성이 있고 전신의 水腫이 소변으로 배출되면 胸水도 소변으로 배출되어 胸悶氣急도 생기지 않는다. 原方을 몇 제 계속해서 복용하여 안정되었다.

6개월 정도 지나서 다시 진찰해 보았는데 환자는 浮腫과 喀血이 있고 피부는 萎黃하였다. 口脣의 색은 淡暗하고 舌淡苔白하며 脈弱하였다. 말할 때 힘이 없고, 喀血의 색은 선홍색이며 量은 적었고, 호흡이 거칠고, 氣虛가 심하였다.

처방: 蔘附湯加減을 쓴다.

別直蔘3g, 附子片9g, 黃耆15g, 五味子9g, 桂枝9g, 7제.

경과: 복약 후 喀血은 그치고 浮腫은 消退되었다. 그 후 益氣養血藥을 써서 예후를 개선시키고 반년 후에 추적조사를 했는데 재발은 없었다.

고찰: 喀血에 대하여 附子는 금기가 아니다. 본안은 류머티스성심장병에 승모판협착증이 되고 폐순환의 鬱血이 있는 것이다. 喀血은 폐순환의 鬱血에 기인한다. 附子·桂枝로 强心하고 폐순환을 개선시키는데, 폐순환이 개선되면 鬱血이 개선되고, 鬱血이 개선되면 喀血이 그치게 된다. 보고에 의하면 黃耆에는 利水作用이 있고 五味子를 가하면 肺氣를 收斂할 수 있다.

증례 133

환자: 楊OO, 여성, 27세.

증상: 환자는 류머티스성심장병으로 매일 胸悶하고 약간 氣急하였다. 口脣은 紫色을 약간 띠고 吐血하여 입가에 흘러나왔고, 가벼운 咳嗽가 있으며, 脈은 細弱하고 舌은 紅絳하였다. 이것은 胸陽이 衰微하고 氣機가 鬱滯한 것이다. 心은 胸中에 있어서 血을 主하고 肺는 膈上에 있어서 氣를 主한다. 氣血은 풍차처럼 鼓動하면 순환한다. 이제 풍차가 고장난 상태이므로 氣가 鼓動하지 않고 血의 순환도 안 되며, 鬱血해서 넘치므로 치료법은 오직 溫陽益氣하는 것밖에 없다.

처방: 附子9g, 桂枝9g, 黃耆9g, 白芍9g, 白朮9g, 5제.

경과: 환자가 이 처방을 가지고 돌아가서 어느 의사에게 보였더니 놀라서 나에게 물었다. 「喀血에 桂枝·附子를 쓰는 것은 古人의 가르침에 반대된다. 張仲景은 『桂枝를 복용하면 陽이 왕성해져서 사망한다.』

『鼻出血·失血이 있는 경우 桂枝는 禁忌이다』라고 하였는데 지금
왜 桂枝·附子를 병용하는가?」 내가 이에 대하여 「당신은 하나만 알
고 둘은 모르는 것이다. 舌絳紅은 일반적으로는 熱에 속하지만 그 경
우 반드시 絳紅하고 乾燥하다. 만약 濕潤하고 津液이 많은 경우는
熱에 속하지 않는 것이니, 하나의 증상만으로 변증하는 것은 안 된
다. 반드시 증상의 관계를 종합해서 변별할 필요가 있다. 당신이라면
이 증에 生地黃·北沙蔘·麥門冬·玄蔘類를 쓰겠지요. 여기서 마음먹
고 溫陽·益氣藥을 쓴 경우 현대의학의 시점에서 보면, 附子·桂枝로
强心하고 폐순환을 개선시키는데, 폐순환이 개선되면 鬱血이 개선
되고, 鬱血이 개선되면 喀血이 그치게 된다. 이와 같이 止血하지 않
고도 출혈이 그치는 것은 참으로 고인이 말한 『피를 보고난 후에 止
血하지는 않도록 한다』라고 하는 말의 가르침에 충실한 것이고 中醫
學의 辨證論治의 정신과 일치한다. 實踐은 眞理를 검증하는 방법인
데 환자는 복약 후 어떻게 되었습니까?」라고 물었다.

며칠 후 환자가 재진을 위해 진료실에 들어올 때 얼굴에 미소가 드러
났다. 나는 「喀血이 대부분 그쳤군요!」라고 말했다. 환자는 「어떻게
아셨어요?」하고 물었다. 나는 「방에 들어올 때 얼굴에 미소가 지어지
고 있어서 喀血이 이미 그쳤다는 것을 알았습니다. 만약 그치지 않았
으면 얼굴에 슬픔을 품고 있었을 것입니다」라고 말했다. 앞 처방을
가감해서 몇 제 더 복용하도록 권했다. 환자는 다시 질문하기를 「나
중에 재발합니까?」라고 말했다. 나는 「근본치료는 곤란하여서 재발
의 가능성은 있습니다」라고 대답했다.

증례 134

환자: 江OO, 남성, 60세.

증상: 환자는 관상동맥질환을 앓고 있고 心不全으로 입원했다. 혈압이 낮
고 체온은 36℃였으며, 맥박은 48회/분 정도인데, 입원하여 1개월 정

도 지났으나 動悸·胸悶氣急의 발작이 반복되고 한 여름에도 춥다고 하며 땀이 나면 寒氣가 더욱 강하게 느껴졌다. 眩暈·脫力·不眠이 있고 舌苔는 灰黑하며 脈은 遲緩無力한데 때때로 腰重하였다. 소변은 頻數하지만 투명하였는데, 이는 心腎陽虛·神失內守의 證이다. 치료는 心腎의 陽을 溫補시키고 外脫한 神을 안정시키는 것이다.

처방: 附子槐9g, 黃耆15g, 仙靈脾9g, 牡蠣9g, 熟地黃15g, 枳殼9g, 菟絲子9g, 酸棗仁15g, 五味子9g, 夜交藤30g, 丹蔘15g, 7제.

2診: 惡寒·發汗이 호전되고 動悸는 경미해졌으며 체온이 36.5℃로 회복되었지만 舌苔는 黑色이면서 권태감이 있었다.

처방: 원방에 當歸9g, 党蔘9g을 가하여 14제를 계속 복용시켰다.

3診: 제반 증상은 소실되고 혈압·맥박은 정상으로 되었으며, 苔는 薄膩하게 바뀌고 脈은 細緩 맥박은 66회/분으로 되어 퇴원하였는데, 다음의 처방약을 가져가게 하였다.

처방: 附子塊9g, 仙靈脾9g, 兔絲子9g, 黃耆15g, 丹蔘15g, 党蔘9g, 酸棗仁12g, 五味子9g, 夜交藤30g, 龍骨9g, 牡蠣9g, 熟地黃15g.

경과: 이 처방을 오래 복용시켜서 증상은 오랫동안 안정되었다.

고찰: 本例는 관상동맥질환으로 心不全을 겸하고 있는데, 辨證으로는 心腎陽虛에 속한다. 왜 陽虛인가? 脈에 따라 분석하면 『景岳全書』에서는 「虛脈은 正氣가 虛한 것이고 無力한 것이며 脈의 氣勢가 없는 것이고, … 느리고 無力한 것은 陽虛이다」「대부분의 脈은 遲緩하고 전신에 元氣가 충실하지 못하므로 사려분별 없이 공격하는 것은 안된다」라고 하였다. 본 證例는 畏寒이 심하고 체온이 낮은데, 心陽의 虛는 그 근본이 腎에 있는 것이다. 腎은 전신의 陰陽을 主하고 水火의 臟(腎陰과 腎陽을 저장)이면서 생명의 근본이 된다. 腎의 眞陽이 부족하면 心陽을 鼓舞할 수 없고 心神이 어지러워지며 脈이 이상하게 된다. 本方에 있어서 附子는 溫陽補火해서 心腎陽虛를 치료하는 主藥이 되는데, 약리연구에서는 附子는 전신과 臟腑의 생리적기능

을 흥분시키고 대사를 증강시킴이 증명되고 있다. 附子는 强心作用이 현저하고 심장박동을 증강시키며 심박출량을 증가시키는 것과 함께 관상동맥을 확장시켜서 관상동맥질환 환자의 심근허혈을 개선시킨다. 附子는 또 仙靈脾·熟地黃·党參·黃耆 등을 배합하면 腎臟의 元氣를 따뜻하게 하고 心陽을 흥분시키며, 龍骨·牡蠣·酸棗仁·五味子 등을 배합하면 정신을 안정시킨다. 오랫동안 이 처방을 복용하게 한 결과 증상이 호전되고 안정되었다.

증례 135

환자: 尤OO, 여성, 28세, 노동자.

증상: 환자는 1년 전 얼굴의 뺨에서 콧등에 걸쳐서 皮疹이 출현하고, 高熱·畏寒·關節酸痛·頭痛 등을 동반했다. 검사에서는 혈액중에 LE세포가 관찰되고 골수에서도 LE세포(+)여서 SLE라고 진단되었다. Steroid·Azathioprine·Persantin 등의 약물을 썼지만 확실한 치료효과는 없었다. 진찰 시에 양측 뺨 부분에 나비모양의 홍반이 보이고 안색은 晄白하며 얼굴과 눈에 浮腫이 있었다. 하지에는 瘀斑이 있고 추위를 많이 타며 하지가 차가왔다. 便은 진흙 같고, 帶下의 색은 黃色이며 악취가 있었다. 發熱은 아침에는 輕度이고 저녁에는 악화되었다. 입이 마르고 소변은 붉었다. 舌苔는 黃色이고 舌質은 胖嫩하며 邊緣에 齒痕이 있었다. 脈은 沈細하면서 數하였다. 혈액검사에서 血沈 90mm/hr, 혈소판 6만/㎣, 尿검사에서는 적혈구 (+++), 尿단백 (++)으로 나타났다. 證은 脾腎陽虛로 內에서 元氣가 虛하고 濕熱이 鬱滯하고 火毒이 營分으로 들어가 있는 상태이다. 치료는 溫陽益氣로 扶正하고 淸泄濕熱로 去毒한다.

처방: 炮附子片6g, 党參12g, 黃耆60g, 丹皮9g, 黃柏9g, 牛膝12g, 生地黃90g, 虎杖60g, 土大黃30g, 土茯苓15g, 澤瀉9g, 赤芍15g, 苦蔘12g, 7제.

경과: 이 처방을 가감해서 1개월 복용시킨 후 환자는 스테로이드를 감량할 수 있었고 곧 중단할 수 있었다. 열이 물러나고 정신상태가 호전되며 帶下는 감소되고 浮腫이 없어지며 대변상태가 좋아지고 하지의 紫斑이 축소되었다. 계속해서 3개월 치료한 후 환자는 나비모양 홍반이 소실되고 색소침착은 남았는데 그 외 증상은 모두 정상화되었다. 血沈은 15mm/hr, 혈소판은 12만/㎣이었다. 尿검사상 적혈구(소량), 尿단백(-), 혈중 LE세포(-)로 나타났다. 그 후 益氣養陰法으로 助陽하였고 1년 뒤 추적조사에서도 재발은 없었다.

고찰: SLE는 전신의 피부와 내장기관 어디에나 침범하는 결합조직의 질병 중 하나이다. 이 예는 陽氣가 衰微하고 邪氣를 몰아내는 힘이 나오지 않는 것이다. 완고한 소모성 질환으로 熱毒이 內蘊伏結하여 있다. 만약 단순히 陽을 돕기만 하면 熱毒의 발생을 돕는 것이 된다. 단지 熱만 식히게 되면 眞元을 손상하게 되므로 溫補와 淸泄의 양쪽을 모두 고려하는 것이 좋다. 따라서 附子片·党參·黃耆로 溫陽益氣하고 眞元을 돕는다. 牧丹皮·黃柏·苦蔘 등 苦寒한 藥을 써서 熱毒을 淸泄한다. 약리연구에 의하면 附子의 溫陽과 生地黃의 涼血을 병용하면 부신피질의 기능과 면역기능을 조절하는 작용이 있는데 스테로이드를 대체하면서도 스테로이드와 같은 부작용은 없다. 동시에 溫陽益氣藥은 중추신경계를 흥분시키고 내분비기능을 조정하며 면역기능을 보호하면서도 촉진시키는 작용이 있어서 생체의 스트레스에 대한 저항력을 높인다. 淸熱解毒藥은 抗菌·항바이러스·抗抗原의 작용이 있고 겸하여 알러지반응을 억제하는 작용이 있다. 溫陽益氣藥과 淸熱解毒藥의 配合은 촉진하는 것도 있고 억제하는 것도 있어서 양방향의 작용으로 치료효과를 증가시킨다. 이 방법을 써서 오랫동안 지속되는 완고한 질병·만성염증을 치료해서 확실한 치료효과를 얻을 수 있었다.

증례 136

환자: 章OO, 남성, 46세.

증상: 환자는 십 여년 전부터 구내염이 있었는데 과로 후에는 언제나 발병하였다. 매번 口脣 및 口腔의 양쪽 점막에 궤양이 출현하여 오랫동안 상처가 아물지 않고 통증을 참기 어려웠다. 음식 먹기가 힘들고 양한방의 각종 치료를 받았지만 효과가 없었다. 진찰하면서 보니 口脣은 赤腫하고 0.5X1cm정도의 궤양이 1개 있었으며 구강내측의 점막에는 다양한 크기의 궤양이 몇 개 있었다. 구취가 있고 입이 마르며 안색은 창백하고 원기가 부족하며 추위를 타고 발기부전이 있었다. 대변은 진흙같이 가늘고 무르며 소변은 頻數하고 붉다. 舌淡하고 胖大하며 舌苔는 黃白하고 舌邊에 齒痕이 있으며 脈은 沈細하였다. 證은 脾腎陽氣가 不足하고 胃에 積火熱毒이 있는 것이다. 熱毒을 식히는 것이 좋으나 凉藥을 쓰면 元陽을 빼앗을 위험이 있고, 扶陽하고 따뜻하게 하는 것이 좋으나 陽藥을 쓰면 伏火를 도울 위험이 있다. 脾腎을 溫陽해서 扶正하고 胃火를 淸泄해서 伏毒을 푸는 것이 좋다. 각각의 藥을 써서 相互制約한다.

처방: ①內服藥: 炮附子片6g, 生黃耆15g, 党參9g, 肉桂1.5g(後下), 黃連3g, 仙靈脾9g, 黃芩9g, 連翹12g, 蒲公英12g, 牧丹皮6g, 半枝蓮15g, 甘草6g, 7제.

②外用藥: 人中白(人尿가 자연적으로 침전되어 형성된 고체물)3g, 兒茶3g, 靑黛1.5g, 黃連1.5g, 氷片0.3g, 硼砂0.6g.

간혹 아주 미세한 분말로 만들어 물을 조금 부어 이겨서 구강 내 궤양이 있는 곳에 바른다.

경과: 7제 복용 후 구강궤양의 상처가 아물고 추위타는 것·四肢冷症·勃起不全은 호전되었다. 대변은 형태가 생겼고 소변은 맑아졌다. 원방을 계속해서 7제 복용시키니 구강궤양은 치유되고 반년 후에 추적조사를 해 본 결과 재발은 없었다.

고찰: 本例는 구내염의 병력이 비교적 길고 여러 치료방법을 적용해 보아
도 효과가 없었던 경우인데, 그 특징은 脾腎의 虛寒과 胃火熱毒이
동시에 보이는 것이다. 우리 생각에는 장기간 낫지 않는 만성궤양과
염증은 대개 오래된 병에 의해 正氣가 衰弱해지고 濕熱의 毒이 鬱
滯하여 나타나게 된다. 陽氣가 虛弱하면 邪氣를 물리치기 위한 힘이
없다. 병이 완고하여 소모성 증상이 나타나는데 내부에 잠복하여 蘊結
된 熱毒이 있는 것이 중요한 점이다. 溫陽益氣藥과 淸熱解毒藥을 병
용하고 전반적인 컨디션을 회복시키면서 질병 자체를 치료하여야 하
는데 淸泄溫補하고 寒熱을 병용하면 일찍이 치료되지 못한 완고한
질환도 확실하게 해결될 수 있다.

증례 137

환자: 吳OO, 여성, 31세.

증상: 환자는 6개월 정도 癰癤을 앓고 있는데 끊임없이 여기저기 생기고
없어지기를 반복하였다. 두 곳에 癰癤이 있는데 만두처럼 부풀어 올
라서 약간 붉게 부었고 膿汁은 없었다. 추위를 많이 타서 四肢가 冷
하지만 체온은 정상이었고 舌苔는 白厚 脈은 弦하였다. 다종의 淸熱
解毒藥을 복용했지만 효과가 없었다.

처방: 附子片9g, 肉桂1.5g, 皂角刺9g, 川黃連3g, 蚤休15g, 紅藤30g, 大貝
母6g, 當歸9g, 赤芍9g, 薏苡仁30g, 蒼朮9g, 7제. 별도로 玉樞丹 1병
(外用).

경과: 두 번째 진료 시 환자는 복약 후 發汗이 비교적 많았지만 이제는 추
위는 타지 않고 오래된 癰癤이 서서히 치료되며 새로운 癰癤은 나타
나지 않았다. 위 처방을 7제 계속했고 별도로 玉樞丹 1병을 外用으
로 썼다. 두 번째 진료 후 질병은 치료되었다.

고찰: 本例는 등의 癰癤로 국소의 소견은 熱證, 陽證과 비슷하므로 지금까
지 凉藥만으로 치료해 왔으나 호전되지 않았다. 외과적인 범주의 질

병으로 비교적 명료한 국소증상이 있지만 臟腑經絡學說에 근거하여 전신의 증상을 보는 것이 더욱 중요하며, 전신과 국소의 증상을 종합해서 치료한다. 本例는 전신증상으로 추위를 타고 四肢가 冷하며 苔는 白厚하여 辨證은 陽虛에 속한다. 반년간 병을 앓으면서 陽氣가 서서히 쇠약해지며 순환하지 못하고 毒邪는 계속 제거되지 않았다. 따라서 附子片·肉桂 등의 大熱한 약물로 陽氣를 흥분시키고 溫陽하여 毒을 몰아내며 전신증상을 조절하였다. 국소의 癰毒에 대하여는 皂角刺로 辛溫散結하고, 川黃連·蒼朮·薏苡仁·蚤休·鉤藤·當歸·赤芍 등 活血淸熱·散結解毒의 약을 配合하며 玉樞丹을 외용하여 解毒軟結한다.

『瘍醫大全』에는 「무릇 癰疽가 있을 때 반드시 먼저 陰陽을 확실히 하는 것이 醫道의 요령이다. 陰陽을 틀리지 않으면 치료도 틀리지 않게 된다」라고 하였다. 本方은 寒熱을 병용하고 陰陽을 함께 고려하여서 解毒하는 病機와 들어맞는다.

증례 138

환자: 朱OO, 남성, 45세.

증상: 환자는 3년 전 연속으로 4일간 철야를 한 후 과로로 갑자기 쓰러져서 高熱惡寒·骨關節酸痛·全身脫力이 생기면서 전신이 무겁고 元氣가 없으며 嗜眠·多汗·脇痛이 있었다. 그 후 發熱이 있다가 解熱된 후 惡寒이 심하게 되어(체온 약 35℃) 한여름인데도 棉으로 된 옷을 입고, 다른 사람들은 땀을 많이 흘리는데 환자는 추워서 견딜 수 없다고 하였다. 2년간 현지에서 각종 치료를 해보았지만 효과가 없었고, 上海로 가서 내분비 전문가와 신경과 교수의 진찰검사를 받은 결과 진단은 「중추신경기능실조·뇌하수체 체온조절기능저하증」이라고 하여 특별한 치료방법은 없다고 하였다.

환자는 惡風·惡寒이 있지만 口苦·渴喜冷飮하고 권태감과 尿의 混濁

이 있었다. 舌苔는 黃膩하고 舌質은 淡하며 脈은 弦細하였다. 분석해
보면 中氣가 內에서 消耗되고 營衛가 不和하며, 少陽의 邪氣가 아직
풀리지 않고 寒熱虛實이 錯雜하며, 陰陽失調가 되어 있어서 陽虛하
여 外側은 冷하고 內側에 鬱熱이 잠복해 있는 것이다. 치료는 陽虛를
溫補하고 잠복한 熱을 淸泄하며 陰陽을 調和시킨다.

처방: 附子9g, 肉桂3g, 党參15g, 黃耆15g, 白朮12g, 桂枝9g, 白芍9g, 柴
胡6g, 黃芩9g, 仙茅9g, 黃柏9g, 黃連3g, 生薑3g, 大棗15g, 7제.

경과: 복약 후 惡寒은 확실하게 호전(체온은 36℃로 상승)되고 다른 증상
도 경감되었지만 아직 허리가 무겁고 권태감은 남았다.

原方에서 仙茅를 빼고 益智仁9g, 仙靈脾9g을 가하고 生薑을 乾薑으
로 바꾸어서 7제 계속해서 처방했다.

다시 7제를 복용한 후 惡寒은 완전히 없어지고(체온 37℃) 제반 증상
은 안정되어 전신이 가볍게 되고 정상으로 회복되었다. 그 후 몇 제를
더 복용하고서 江西省으로 돌아가서 일에 복귀했다. 환자는 모든 게
정상으로 되었다고 편지를 보내왔는데 한겨울 눈밭에서도 활동할 수
있게 되었다고 하였다. 현지의 신경과에서 검사한 결과 뇌하수체 및
중추신경기능은 정상으로 되었다.

고찰: 시상하부-하수체와 자율신경계의 기능실조는 체온조절의 심각한 장
해를 일으킬 가능성이 있다. 이 예에서는 과로에 의해 자율신경기능
실조와 시상하부-하수체의 체온조절기능저하가 일어난 것으로 陰陽
失調에 해당한다. 병력을 보면 환자의 경과는 비교적 길고 이전에 대
량의 溫熱扶陽藥을 썼지만 효과가 없었다. 辨證으로는 과로에 의해
氣가 損傷되고 陽氣不足에 의해 惡寒·嗜眠·神萎한 증상이 나타난
것이다. 또 口渴이 있어 찬 음료를 먹고 싶어 하고 尿는 혼탁하며 苔
黃한 등 鬱熱이 잠복해 있는 현상도 보인다. 惡風·發汗·口苦·咽乾·
脇痛이 있는 것을 볼 때 少陽不和에 營衛失調가 겸하여 있는 것이
다. 이와 같이 表裏寒熱虛實이라고 하는 다단계의 病理가 혼재해 있

다. 치료는 党參·黃耆·白朮·附子·肉桂·乾薑·益智仁·仙靈脾 등 다량의 溫補藥으로 扶正한다. 또 黃連·黃芩·黃柏을 써서 伏熱을 淸泄하고, 桂枝·白芍을 가하여 營衛를 調和하며, 柴胡·黃芩으로 少陽을 和解하여, 마침내 陰陽을 調和하여 장기간에 걸친 뇌하수체의 체온조절기능저하는 정상으로 회복되었다.

증례 139

환자: 袁OO, 남성, 23세.

증상: 환자는 세균성하리에 의한 만성궤양성대장염이 생긴 지 이미 5년이 되었다. 顔色은 靑白色이며 마르고 추위를 많이 탔다. 下痢가 하루에도 수차례 있었다. 脈은 沈細無力하였다. 여러 종류의 韓藥·洋藥을 복용했지만 효과가 없었다. 이것은 慢性水樣便·膿血便·未消化下痢라고 하는데, 腸의 흡수기능장해가 오래 지속되는 것으로 溫陽固澁하면서 淸熱解毒을 겸하여 시행하는 것이 좋다.

처방: 附子片6g, 煨肉果3g, 訶子6g, 鐵莧菜30g, 胡黃連6g, 鷄眼草15g, 5제.

고찰: 복약 후 5년에 걸친 환자의 慢性下痢는 곧 치료되었다. 이것으로부터 附子가 전신의 陽氣를 조절하는 것과 동시에 腸의 흡수기능도 조절하는 것이 확실히 설명된다. 固澁藥을 配合하는 것은 溫脾止瀉의 목적이다.

❖ 乾薑 ❖ [附·炮薑] ───────

본 품은 生薑科의 식물 生薑 *Zingiber officinale* Rosc의 건조한 根莖이다. 이것을 炮焦한 것을 乾薑으로 쓴다.

✦ 『神農本草經』의 記錄

「味辛溫. 主胸滿咳逆上氣, 溫中, 止血, 發汗, 逐風, 濕痺, 腸澼, 下痢」

· 胸滿咳逆上氣: 호흡기계의 질병을 가리킨다.

· 溫中, 止血: 胃冷하여 淸水를 嘔吐하는 경우 乾薑을 써서 胃를 따뜻하게
  해야 한다. 乾薑은 止血작용도 있으나 炮薑에는 미치지 못한다.

· 腸澼, 下痢: 이런 종류의 膿血便 혹 下痢는 寒性으로 辨證된다.

✦ 張仲景의 應用의 考證

『藥徵』:「주로 水毒의 停滯를 치료하고 아울러서 嘔吐·咳嗽·下痢·厥冷·煩
  躁·腹痛·胸痛·腰痛을 치료한다.」

✦ 後世醫家의 應用

『名醫別錄』:「寒冷에 의한 腹痛·惡心·嘔吐·下痢·脹滿·風邪·諸毒·皮膚間
  의 氣滯를 치료하고 喀血을 그치게 한다.」

甄權說:「腰腎疼冷·冷氣·瘀血을 치료하고 風邪를 없애며 四肢關節을 通
  하게 하고 五臟六腑를 열어주며 風毒冷痺를 없애고 夜間多尿를 치료
  한다.」

『大明本草』:「消痰降氣하고 轉筋·吐瀉·反胃·乾嘔·瘀血·捻挫를 치료하며
  鼻出血을 그치게 하고 冷熱毒을 풀어주며 開胃·消宿食한다.」

張元素說:「乾薑을 쓰는 원리에는 네 가지가 있다. 하나는 心을 通하게 하
  고 陽을 돕는다. 둘째는 臟腑의 慢性寒冷性疾患을 없앤다. 셋째는 經絡
  의 寒氣를 없앤다. 넷째는 冷症에 의한 腹痛을 치료한다.」

王好古說:「心下寒痞, 안구결막의 만성적인 發赤을 主治한다.」

『本草綱目』:「血藥을 이끌어서 血分에 들어가게 하고 氣藥을 이끌어서 氣
  分에 들어가게 한다. 나쁜 것을 없애고 새 것을 기르며, 陽을 生하고 陰
  을 기르는 意義가 있어서 血虛에 이것을 쓰고, 무릇 吐血·鼻出血·下血
  하는 有陰無陽의 경우에도 이것을 쓴다.」

종합하면 乾薑의 작용은 3가지가 있는데, 첫 번째는 溫中回陽·止痢이고, 두 번째는 溫肺化痰이며, 세 번째는 止血·止嘔이다.

乾薑의 味는 辛하고 性은 熱하며 溫中散寒하는 작용이 있어서, 冷症에 의한 腹痛·嘔吐·下痢 등에 대하여 理中湯과 같이 党参·白朮 등을 配合해서 쓴다. 또 附子를 보조하고 回陽救逆하는 작용을 증가시키며 陰寒內盛·四肢厥冷 등의 증상을 치료할 수 있다. 본 품은 또 溫肺化飲하는 작용이 있어서 冷症에 의한 묽은 痰이 많은 증상을 치료할 때에는 항상 細辛·五味子 등을 배합해서 쓴다. 또 본 품은 항상 止血藥을 配合해서 虛寒性의 吐血·鼻出血·血便·崩漏 등의 증상을 치료할 수 있다.

[附] 炮薑

炮薑과 乾薑과 生薑은 원래 동일한 것이다. 生薑은 辛微溫하고 風寒邪의 發散에 뛰어나며 溫中止嘔하는 작용이 있다. 乾薑은 辛熱한데 성질이 激하고 溫中回陽에 뛰어나며 溫肺化飲을 겸한다. 炮薑은 성질이 苦溫하여 辛熱散走하는 작용은 상당히 감소되고 溫中止瀉하는 힘이 뛰어나며 겸하여 止血作用이 있다. 前人은 「生薑은 走行을 잘하는데 지키지는 못하고, 乾薑은 走行을 잘하고 잘 지키며, 炮薑은 지키기는 하되 走行은 하지 않는다」라고 하였다.

適應症

- 少陰病에 水樣下痢·裏寒外熱·手足厥冷·發汗而厥 및 膈上寒飲·乾嘔가 있는 경우.
- 太陽病의 發熱·頭痛·脈沈을 치료하는데 全身疼痛이 있는 때에도 裏證을 치료할 수 있다.
- 太陽病을 잘못 發汗시켜서 亡陽이 되고, 땀을 많이 내어도 熱이 사라지지 않으며, 轉筋·四肢疼痛·下痢·厥逆이 있으면서 惡寒하는 경우.

費晉卿說:「四逆湯은 四肢厥逆을 치료하기 위해서 만들어졌다. 張仲景은 이 처방을 傷寒 少陰病의 치료를 위해서 만들었다. 太陽病의 腹痛·下痢·消化不良·厥陰惡寒·無汗·四肢厥冷의 경우에도 이것을 쓴다. 무릇 陰寒이 裏部에 깊이 들어가고 眞陽이 거의 없어질 것 같은 때에 이러한 純陽의 藥이 아니면 陰氣를 깨뜨리고 陽氣를 生하게 할 수 없다. 또 乾薑·附子의 성질이 격렬하므로 오히려 上焦를 다칠 위험이 있어서 甘草를 2배로 써서 이것을 완화하고 있다.」

附子는 回陽救逆하고, 輔助藥인 乾薑은 辛熱하여 溫陽去寒·回陽救逆하는 작용이 强하며, 佐使藥인 甘草를 配合해서 附子의 毒性을 억제하고 脾胃를 補하며 여러 약을 조정한다. 세가지 약을 配合해서 신속한 回陽救逆의 효과를 얻게 되므로 四逆이라고 이름 한다.

應用

本方은 또 嘔吐·下痢가 그치지 않고 發汗·厥冷 혹은 심한 下痢로 四肢가 冷한 경우와 熱病으로 亡陽하고 厥冷·脈微한 경우·腹部에 水氣가 모여 있는 경우·冷症에 의한 腹痛의 경우에도 쓴다. 혹은 慢性寒喘·腎不納氣에는 本方을 가감해서 쓰고 扶正固本을 목표로 한다.

증례 140

환자: 李○○, 남성, 51세.

증상: 환자는 십수 년간 咳嗽가 있었고, 최근 3년간은 氣急이 있으며, 수일 전부터 喘咳가 심해서 눕지 못하였다. 食慾不振·泥狀便이 있으면서 움직이면 發汗하고 추위를 타고 허리가 무겁다고 하였다. 舌淡·苔白하고 脈弱하였다. 扶正固本하고 虛脫을 막는다.

처방: 附子片4.5g, 乾薑2.4g, 肉桂1.5g, 補骨脂9g, 熟地黃9g, 山茱萸肉6g, 茯苓9g, 五味子6g, 山藥15g, 姜半夏6g, 甘草3g, 7제. 별도로 移山參

9g, 蛤蚧1.5g, 臍帶1.5g을 분말로 만들어 매회 3g씩 복용한다.

고찰: 腎은 氣의 根源인데 腎陽이 쇠약하면 氣가 주인을 잃는 것이므로 반드시 暴脫한다. 따라서 四逆湯을 가감하는데, 佐藥으로 溫腎壯陽하는 약을 쓰고 겸하여 參蛤散을 가하여 扶正固本한다. 十八反에서 附子片과 半夏는 상반되는데 張仲景은 附子粳米湯에서 확실히 附子片과 半夏를 配合하고 있고, 우리들의 임상경험에서도 附子와 半夏를 配合할 때 불량한 반응은 없었다.

연구

최근 本方에서 나온 四逆注射液은 심장성의 쇼크 환자에 비교적 좋은 치료효과를 보이고 있다. 本方을 虛寒性의 下痢·胃下垂·陰黃·중증황달형간염·방사선치료에 의한 백혈구감소증·痲疹變症·소아급성위장염 등에 쓰면 만족할만한 치료효과가 인정된다. [『中成藥研究』1983, (10):33]

마취한 토끼의 저혈압상태에 대하여 附子는 확실한 强心昇壓의 효과가 있지만 그 작용은 四逆湯에 미치지 못하고 이소성부정맥을 일으킨다. 甘草는 심장의 수축력을 증가시키지 않지만 昇壓효과가 있다. 乾薑은 확실한 생리효과를 보이지 않는다. 附子·乾薑·甘草를 조합한 四逆湯의 强心昇壓하는 효과는 각각의 單味 약물보다 우수하고, 또 洞結節 리듬을 감소시켜 附子 單味에서 나타나는 異所性不整脈의 발생을 피할 수 있으며, 「附子는 乾薑이 없으면 뜨겁지 않고, 甘草를 얻어서 緩和된다」라는 記述을 구체적으로 보여주고 있다. [『中成藥研究』1983, (2):26]

또 절제한 개구리의 심장을 이용한 연구에서 附子는 심근의 수축력을 증강시키지만, 附子에 甘草를 가하면 附子 單味에 비하여 심근의 수축력은 더욱 증강된다. 附子에 乾薑을 가하면 우선 잠시 동안은 심근의 수축력이 강화되지만 그 뒤 강심작용은 없어진다. 세 약재를 조합한 四逆湯을 투여하면 심근의 수축력이 잠시 동안 저하된 후 서서히 증강되고, 강도와 지속시간은 附子만을 썼을 때보다 우수하다. [『약학학보』1966, (5):350]

동물실험에서 기니픽이 熟附子片에 중독되었을 때 심전도 변화는 아코니틴과 유사하다는 것이 증명되었다. 熟附子片 단미를 랫드에 투여하면 확실한 독성이 있지만 熟附子片과 甘草·乾薑을 함께 달이면 그 독성은 상당히 줄어든다. 다만, 甘草·乾薑·熟附子片을 각각 따로 달인 것을 혼합하면 그 독성은 변하지 않고, 혹은 먼저 甘草·乾薑을 투여한 후 熟附子片을 투여해도 그 독성에는 변화가 없다. 상세한 상황은 아래의 표를 참고하기 바란다. [『藥學學報』1966, (5):350]

配合方式	藥物配合	동물 수	사망 수
同煎	熟附子片 煎劑	10	0
	四逆湯	10	0
	甘草·熟附子片	10	0
	乾薑·熟附子片	10	3
따로 달여서 나중에 혼합함	甘草·乾薑·熟附子片	10	3
	甘草·熟附子片	8	3
	乾薑·熟附子片	10	3
먼저 혹 나중에 투여*	甘草·乾薑을 먼저 투여하고 熟附子片을 투여	10	9
	甘草 후 熟附子片	10	9
	乾薑 후 熟附子片	10	10

*먼저 甘草 혹은 乾薑의 煎劑를 주사하고 5분 후에 熟附子片의 煎劑를 주사한다.

통맥사역탕(通脈四逆湯)『傷寒論』

方藥組成	甘草12g, 乾薑18g, 附子9~12g.

適應症

少陰病에 水樣下痢·裏寒外熱·手足厥冷이 있고, 脈微欲絶하지만 몸은 惡寒하지 않으며 얼굴이 붉고, 腹痛·乾嘔·咽痛이 있는 경우 혹은 下痢가 그쳤어도 脈이 회복되지 않는 경우 通脈四逆湯이 主治한다.

方解

尤在涇說: 「이것은 寒邪가 少陽에 들어와서 陰盛格陽의 證이 된 것으로 水樣下痢·手足厥冷·脈微欲絶한 것은 陰邪가 내부에 있기 때문이다. 發熱하지만 惡寒하지 않고 顏色이 붉은 것은 格陽이 외부에 있기 때문이다. 眞陽의 氣는 陰寒에 의해 핍박을 받아 불안정하게 되고 외부에 떠돌고 흩어져 있기 때문에 熱象으로 나타나고 있으나 실제로는 熱이 아니다. 通脈四逆湯은 四逆湯에 乾薑을 두 배로 한 것이다. 陰은 안쪽을 陽은 바깥쪽을 향하면서 脈은 끊어져서 通하지 않으므로 辛熱한 藥을 써서 寒邪를 몰아내는데, 寒邪가 떠나가면 陽이 회복되고 脈도 회복된다. 그러므로 脈이 회복되면 낫는 것이다.」

應用

本方은 胃의 冷症에 의한 嘔吐下痢를 치료하는데, 변증에 있어서는 乾嘔와 脚冷이 있는 것이 중요하다.

통맥사역가저담즙탕(通脈四逆加猪膽汁湯)『傷寒論』

方藥組成	甘草12g, 附子9g, 乾薑9~12g, 猪膽汁 50ml.

適應症

通脈四逆湯證인데 안절부절못하고 안정되지 못한 경우.

方解

吳儀洛說:「發汗해서 厥冷하고 脈微欲絕한데 四肢拘急이 전혀 풀리지 않고, 또 血虛로 養筋하지 못하다. 脈微欲絕한 것은 陽氣가 없어지려 하고 陰氣의 虛損도 겸하고 있는 것으로 通脈四逆湯을 써서 回陽하고 猪膽汁을 가해서 益陰하여 陽藥을 쓰면서도 거의 없어질 것 같은 陰이 상실되지 않도록 한다. 註釋家들이 말하기를 陽이 극히 虛하고 陰은 극히 盛해서 反佐의 방법으로 格拒(拒絕하여 通하지 않음)한 것을 通하게 하려고 하고 있지만 이것은 잘못이다.」이 證은 通脈四逆湯證에 비해서 더욱 重症이다. 乾薑·附子를 많이 쓰는 것은 陽을 회복시키기 위함이고, 猪膽汁을 가하는 것은 陰을 도와서 逆氣를 救하기 위해서이다.

應用

本方의 적응증은 콜레라에서 많이 보인다. 심한 嘔吐下痢 후 陽氣가 흩어져 있을 뿐 아니라 陰液도 枯渴되어 있는 경우에 급히 本方을 투여한다. 本方은 또 만성의 경련성질환도 치료할 수 있다.

사역가인삼탕(四逆加人蔘湯)『傷寒論』

方藥組成	甘草12g, 乾薑9g, 附子9g, 人蔘3g.

適應症

四肢厥冷·下痢가 있다가 갑자기 그치기도 하며 惡寒脈沈微한 것은 傷陰 때문이다.

方解

下痢가 그쳤지만 惡寒과 脈微한 증상이 개선되지 않고 있는 것은 陽이 회복되어 下痢가 그친 것이 아니라 傷陰한 때문에 그쳤음을 알 수 있다. 本方의 주된 증후는 四逆湯보다 重症으로 환자는 이때 陽氣가 극히 미약한 것일 뿐 아니라 陰液도 고갈된 위기의 순간이어서 단순히 四逆湯만으로 回陽시키는 것은 효과가 없을 뿐 아니라 사망할 수도 있다. 이것은 營血의 부족에 의해 陽氣가 회복되지 못할 뿐 아니라 오히려 용이하게 陰陽의 분리를 불러오게 된다. 따라서 陰盛陽虛의 환자에 대하여는 四逆湯을 써서 回陽救逆할 수 있지만 陽虛亡血의 환자에 대해서는 氣陰을 강하게 補하는 四逆加人蔘湯이 아니면 안 된다.

應用

本方은 惡寒·脈微·腹痛·口乾·失血過多 등이나 嘔吐·下痢·脫水·痙攣 등을 치료할 수 있다. 현대에는 주로 心不全·심근경색의 救急에 쓰인다.

증례 141

환자: 曾OO, 남성, 46세.

증상: 환자는 6년 전 肝硬變 진단을 받았고, 1년 전부터는 腹部膨滿을 자각하여 肝硬變에 의한 腹水라고 진단받아서 입원을 두 차례 하였는

데, 먼저 이뇨약을 쓰고 다음으로 복수를 뺐다. 현재 복부는 팽만하고 배꼽은 돌출했으며 정맥확장이 보였다. 추위를 많이 타고 사지가 冷하였으며, 頭·頸·胸·上腕 등에 지주상혈관종이 있었다. 微熱과 口渴이 있어서 물을 마시면 배가 더욱 붓고, 변비가 있으며 소변은 양이 적고 붉었다. (소변량은 매일 500ml 정도) 舌苔는 黃膩, 舌質은 淡하고 胖大하였으며, 脈은 弦沈하였다.

간기능검사: ZTT 20U, TTT 20.6U, 총단백 6.3g/dL, 알부민 1.65g/dL, 글로불린 4.65g/dL, r-globulin 2.5%, 허리둘레 106cm.

水濕이 상호 폐색한 것이다. 그 막힌 것을 뚫으려고 하면 元陽이 暴脫할 위험이 있고, 그 虛한 것을 급히 補하려고 하면 標를 급히 緩解하는 것이 어렵다. 다만 溫陽通泄의 방법으로 攻補를 겸하여 標本同治하는 것이 좋다.

처방: 人蔘四逆湯合下瘀血湯加減을 쓴다.

紅蔘6g(별도로 달여서 茶 대용으로 복용), 炮附子片9g, 乾薑3g, 黃耆60g, 白朮30g, 陳葫芦30g, 生大黃9g, 蟅蟲9g, 赤芍12g, 大腹皮·大腹子각9g, 枳殼9g, 蟲筍30g, 澤瀉 15g, 茯苓皮15g, 芦根30g, 7제.

2診: 7제를 복용하여 소변량은 500ml에서 1,500ml로 증가되고, 대변은 水樣便으로 3회, 腹脹이 경감되고 腹水는 감소되면서 공복감이 생겼다. 위 처방을 그대로 7제.

3診: 추가로 7제를 더 복용하여 대변은 매일 2회, 소변은 정상, 복부둘레는 80cm정도 되어 補中·益氣·活血하는 藥으로 바꾸어서 조리하였다.

경과: 환자의 퇴원 시 검사에서 간기능·혈중단백·단백전기영동은 ZTT 8U, TTT 10U, 총단백6.3g/dL, 알부민 4.0g/dL, 글로불린 2.3g/dL, r-globulin 20%였다. 퇴원 3년 후 추적검사에도 상황은 양호했다.

고찰: 本例는 正虛邪實로 肝硬變의 腹水가 이미 말기 상태로 病狀이 복잡하였다. 한편으로는 脾陽이 虛衰한 것이 오래되고 中氣도 내부에서 쇠약해져서 正虛의 측면이 있고, 또 한편으로는 瘀熱이 壅結하고 水

濕이 相互阻塞해서 邪實한 부분도 있었다. 이미 瘀血阻滯(肝硬變)가 있고 腹水癥瘕의 측면도 있어서 邪氣와 正氣의 세력을 비교해서 세밀하게 藥을 선택하여야 한다. 攻補를 겸하기 위해서 脾陽을 따뜻하게 하는 방법에 化瘀泄水를 겸하여 行한 것은 標本을 함께 고려한 것으로, 증상을 개선시키면서 위험한 상태에서 안정시키고 검사결과도 현저히 호전시킬 수 있다.

이러한 점들을 근거로 우리들은 人蔘·附子·乾薑·黃耆·白朮·大黃·蟅蟲·蟲筍·芦根 등을 配合해면 肝腎의 기능을 조정하고 혈장단백의 비율을 조절하며 혈액순환을 개선시켜서 종합적으로 腸蠕動·장점막의 침투력 등 복수를 제거하는 힘을 증강시킨다고 인식하고 있다.

복령사역탕(茯苓四逆湯) 『傷寒論』

方藥組成	茯苓12g, 人蔘3g, 附子9g, 炙甘草12g, 乾薑9g.

適應症

- 發汗이 있는데 瀉下시켜서 병은 더욱더 풀리지 않고 煩躁한 경우.
- 手足厥冷·心下痞가 있고 動悸를 동반하거나 혹은 小便不利한 경우.

方解

發汗, 下法을 쓰는 것이 모두 지나치면 表裏兩虛·陰盛格陽이 있으면서 煩躁가 나타난다. 四逆湯으로 壯陽하고, 人蔘을 가하여 扶正滋陰한다. 茯苓은 煩滿·利小便을 主治하고 겸하여 眩暈·動悸를 치료할 수 있다. 本方은 茯苓이 主藥으로 「水邪를 攻下」하기 위해서 쓰인다.

本方은 大靑龍湯을 잘못 써서 생기는 厥逆·筋惕肉瞤한 경우에도 쓸 수 있
다. 또 『類聚方廣義』에서는 本方의 효능이 「여러 만성병에 正氣가 衰하고
구역질이 그치지 않으며, 腹痛·泥狀便·惡寒이 있고, 얼굴과 사지가 조금 부
어있는 것을 치료한다」라고 설명하고 있고, 本方을 陽虛의 水腫에 쓸 수 있
을 뿐 아니라 動悸·眩暈·大出血後·胸腹에 水飮이 停滯한 것·脚氣·慢性痙攣
등 辨證이 虛寒에 속하는 경우에도 쓸 수 있음을 설명하고 있다.

증례 142

환자: 張OO, 남성, 79세.

증상: 환자는 몸이 마르고 안색이 창백하며 추위를 많이 타고 四肢가 冷하
였다. 兩下肢에 陷凹性의 浮腫이 있다. 舌淡하고 苔薄白하며 혀를
내밀면 떨리고 脈은 濡弱하였다.

처방: 辨證은 陽虛水腫으로 茯苓四逆湯合當歸補血湯加減을 쓴다.
茯苓12g, 附子片3g, 乾薑3g, 甘草4.5g, 党參9g, 黃耆9g, 當歸6g, 白
朮9g, 7제.

경과: 복약 후 제반 증상은 모두 사라졌다.

고찰: 환자는 79세의 고령으로 氣血虛弱·陽虛浮腫이 있어서 茯苓四逆湯
合當歸補血湯加減이 좋다. 여기서 附子片과 當歸의 병용은 血脈을
溫通하는 작용이 있고, 溫陽益氣藥과 茯苓·白朮의 병용은 溫陽利水
하는 작용이 있다.

백통탕(白通湯)『傷寒論』

方藥組成	蔥白4本, 乾薑6g, 附子9g.

단미의 藥理연구

❖ 蔥白 ❖ ─────

본 품은 백합과의 다년생초본인 파 *Allium fistulosum* Linnl의 줄기이다.

❖『神農本草經』의 記錄

「味辛溫. 主傷寒寒熱, 出汗, 中風面目腫」

· 傷寒寒熱, 出汗: 發熱, 惡寒은 外感風寒의 輕症이다. 蔥白은 發汗解表作
用이 있어서 傷寒에 의한 惡寒發熱을 치료한다.

· 中風面目腫: 風은 陽邪로 上部를 害하는 것이 많다. 風邪가 勝하면 顔面
의 浮腫이 생기는데 蔥白으로 發汗시키면 소실된다.

❖ 張仲景의 應用의 考證

陳修園說:「張仲景이 通脈四逆湯을 쓴 것은 얼굴이 붉은 때에는 파를 加
해서 陽氣를 이끌어 근본으로 돌이키는 것이 아니겠는가? 白通湯으로
命名하고 있는 것은 파의 아래쪽 흰 부분을 취하여 生薑·附子를 이끌
고 신에 들어가서 下痢·無脈을 급히 치료하지 않으면 목숨이 위태롭게
되기 때문이 아니겠는가? 두 처방은 모두 回陽의 대표 방제로 回陽에는
먼저 固脫해야 하는데 張仲景 선생은 이와는 반대로 왜 發汗劑를 썼는
가? 後學이 이 이치를 알지 못하면 사람을 그르치는 庸醫에 속하게 될
것이다」. 이것은 張仲景이 蔥白의 通陽散寒작용을 쓰는 이유를 설명하
고 있다.

❖ 後世醫家의 應用

『**大明本草**』:「心腹의 통증을 치료한다.」

孟詵說:「關節을 通하게 하고 코피를 그치게 하며 대소변을 풀어준다.」

李東垣說:「陽明의 下痢, 下血을 치료한다.」

『**本草綱目**』:「風濕을 제거하고 신체의 통증과 마비·기생충에 의한 胃脘
痛症을 치료하며 성인의 陽氣脫失을 그치게 하고, … 母乳를 잘 나오게
하며 乳腺炎을 없애고 耳鳴을 치료한다.」

『**現代實用中藥**』:「蔥油는 강력한 살균작용을 가지고 있어서 화농 병소에
외용하면 신속하게 膿汁을 제거하며 육아조직의 재생을 촉진한다. 蔥
白汁을 코에 넣으면 風邪에 의한 鼻塞을 치료하고 급성 및 만성의 비점
막염·부비동염에 효과가 있다. 인플루엔자·頭痛·鼻塞에 대하여는 煎湯
液의 증기를 냄새 맡게 하고 다시 따뜻하게 데워서 복용하면 효과가 뛰
어나다.」

蔥白은 味辛하고 性溫하여 陽氣를 따뜻하게 해서 上下로 通하게 하는 작
용이 있고 風寒邪를 외부로 發散해서 解表한다. 豆豉를 配合하면 蔥豉湯
『肘後方』이 되는데, 外感風寒의 輕症에 쓴다. 안으로 陽氣를 通하게 하는
데, 陰寒裏盛하고 陽氣不振한 腹痛下痢·四肢厥逆 혹 戴陽證에 쓰고, 白通
湯과 같이 항상 附子·乾薑 등을 배합해서 쓴다.

❖ 蔥白의 藥理作用

① **항균작용**: 蔥白의 휘발성 성분 등은 디프테리아균·결핵균·적리균·포도
상구균 등에 대하여 억제작용이 있고 이 작용은 세균의 효소계를 억제
한다.

水煎劑를 시험관희석법을 써서 보면 1:10에서 쇤라인황선균
(Trichophy ton Shoenleine), 오도안 소포자균(Microsporum
Audouinii) 등에 대하여 억제작용이 있다.

② **항트리코모나스작용**: 蔥白을 갈아서 여과한 액체를 1:4로 희석한 것은

시험관 내에서 30분 후에 질트리코모나스에 대한 살균작용이 나타난다.

適應症

少陰病의 下痢·脈微·惡寒·蹉臥에 쓴다.

方解

『醫宗金鑑』: 「少陰病에 잠이 오고 脈微細한 것은 陰에 의해서 陽이 곤란을 당하는 것이다. 여기에 下痢가 겸하면 陰이 지나치게 항진되고 陽이 下脫될 수 있다. 고로 蔥白을 君藥으로 써서 陽氣를 通하게 해서 상승시키고, 生薑·附子를 佐藥으로 써서 陰을 억제하고 緩解시키면 아직 虛脫되지 않은 陽氣를 회복시킬 수 있다.」

應用

本方은 寒厥·四肢厥冷·下痢·腹痛·脈微 등의 重症을 치료한다. 『傷寒論』의 記錄에 의하면 「복약 후 脈이 급속하게 나오는 환자는 사망하게 되고, 微微하게 계속되는 경우는 살 수 있다」라고 하였다. 「급속하게 나온다」라는 것은 藥力에 의한 것으로 藥力이 다하면 氣도 끊어지게 된다. 「微微하게 계속된다」는 것은 正氣가 자연히 회복되는 경우로 살 수 있다.

증례 143

환자: 盧OO, 여성, 41세.

증상: 환자는 1개월 반 전부터 下痢가 매일 5회 이상 있었고, 대변은 묽은 진흙 같으며 소화불량이 있었다. 최근 2일간은 음식도 먹지 못하고 意識障害·疲勞脫力·氣急이 있으며, 양 눈이 쑥 들어갔고 顏色은 붉으며 양손이 잘 떨린다고 하였다. 手足은 熱感이 있지만 옷을 벗으려고 하지 않고 腹部는 冷하였다. 입술은 마르지 않았다. 舌淡紅하고 혀를 내밀면 떨리며 脈微細하고 깊이 누르면 느껴지지 않았다.

처방: 證은 眞寒假熱·陰盛格陽의 위험한 상태로, 급히 白通湯과 蔘附湯加減을 투여한다.

　　附子9g, 乾薑6g, 移山蔘6g, 蔥白4본.

경과: 위 처방을 2제 복용한 후 의식은 맑아졌고 다시 躁動하지 않으며, 下痢가 그치고 脈에는 힘이 생기고 공복감을 느껴서 묽은 죽을 먹고자 했다. 香砂六君子湯으로 바꾸어서 健脾益氣하여 예후를 개선시켜서 마지막에는 완치되었다.

고찰: 本例의 水樣下痢·脈微欲絶 등은 少陰眞寒의 症이다. 얼굴이 붉고 手足發熱·意識障害·煩躁가 있는 것은 陰盛格陽에 속하고 孤陽外越의 위험한 症이다. 급히 白通湯과 蔘附湯을 투여해서 回陽救逆하고 溫脾止瀉·扶陽益氣로 扶正하여 최종적으로 위험한 상태로부터 벗어나서 안정되었다.

백통가인뇨저담즙탕(白通加人尿猪膽汁湯)『傷寒論』

方藥組成	白通湯加人尿·猪膽汁을 조금 섞어서 복용

단미의 藥理연구

❖ 人中白 ❖ ───

　본 품은 소변기의 속에 응결된 회백색의 결정을 형성하지는 않은 薄片 혹은 塊狀의 물질로 洗淨하고 불에 달군 후 藥에 넣는다. 또 아동의 소변을 선택해서 藥에 넣는 것을 人尿 혹은 童便이라 부른다. 李時珍이 설명하기를 「處方家 사이에 이것을 은어로 輪廻酒·還元湯이라고 한다」라고 하였다.

❖ 張仲景의 應用의 考證

張仲景은『傷寒論』少陰病의 제135조에서「少陰病·下痢·脈微한 경우 白通湯을 투여한다. 下痢가 그치지 않고 厥逆하며 脈이 거의 느껴지지 않고 乾嘔·煩躁가 있는 경우 白通加猪膽汁湯으로 主治한다. 탕약을 복용해서 脈이 갑자기 세게 뛰면 사망하게 되고, 脈이 微微하게 지속되는 경우는 살 수 있다」라고 하였다.

白通加猪膽汁湯에는 蔥白·乾薑·附子·猪膽汁 외에 人尿도 쓰인다. 白通湯을 복용한 후 下痢가 여전히 그치지 않고 厥逆이 생기며, 無脈·乾嘔·心煩 등의 症이 보이는 경우에 쓰게 된다. 乾嘔·心煩은 陰寒이 極盛하기 때문이고, 厥逆·無脈은 陽氣의 衰微가 重症인 것을 나타내며 陰盛戴陽의 證이다. 陰盛格拒를 막기 위하여 鹹寒한 人尿·苦滑한 猪膽汁을 가하고 있고, 辛熱藥을 陰分에 도달시켜서 이것을 通하게 한다. 人尿는 回陽救逆하는 反佐藥으로 이해되고 있다.

❖ 後世醫家의 應用

『名醫別錄』:「鼻出血과 뜨거운 물에 의한 火傷을 치료할 수 있다.」

『新修本草』:「緊脣瘡(입술의 궤양성질환)을 主治한다.」

『本草拾遺』:「大腸을 通하게 하고 肺痿를 없앤다.」

『大明本草』:「瘀血에 의한 胸悶과 熱에 의한 發狂을 치료하고 吐血·鼻出血을 그치게 하며, 難産·胎盤殘留·뱀과 개에 의한 咬傷을 치료한다.」

朱丹溪說:「신속하게 滋陰降火한다.」

『本草綱目』:「火熱을 내려주고 瘀血을 없애며, 咽喉·口內의 靡爛·陰部潰瘍·諸竅出血·피부의 發汗出血을 치료한다.」

邢鐘翰說:「咳嗽·吐血·産後出血에 의한 失神의 要藥이다.」

人中白은 淸熱解毒하고 瘀血을 해소하는 작용을 가지며, 주로 咽喉腫痛·齒槽膿漏·口內炎을 치료하고 吐血·鼻出血·齒齦出血 등도 치료할 수 있다. 中成藥인 中白散(人中白·孩兒茶·氷片·硼砂·薄荷·靑黛·黃連·黃柏)은 口腔潰瘍·咽頭腫痛에 대하여 효과가 양호하고 腸粘膜의 潰瘍에 대하여 응용하

는 것도 폭넓게 고려할 수 있다.

✤ 尿의 藥理硏究

尿에서 추출된 유로키나제(urokinase, 인간의 尿에서 발견되는 단백질분
해효소로 혈전용해제로 쓰이고 있으며 임상에서는 심부정맥혈전증, 폐색전,
심근경색 등에 쓰이고 있음)가 폐색전에 응용되고 肺內의 凝血塊의 溶解에
성공했다. 현재 계속되는 임상시험에서 유로키나제가 肺의 凝血塊를 용해한
것처럼 심장의 혈관 내 凝血塊를 용해하는지 아닌지를 관찰하고 있다. [江蘇中
醫雜誌 1980,(2):47]

適應症

少陰病에 下痢가 그치지 않고 厥逆·無脈·乾嘔·煩躁가 있는 것을 치료한다.

方解

王旭高說:「無脈·厥逆, 乾嘔와 煩躁하는 것은 上下가 모두 통하지 않고 陰
陽이 서로 대적하는 것인데, 鹹寒한 人尿·苦滑한 猪膽汁을 가하여 辛熱한
약을 이끌어 陰分으로 도달시키고 이렇게 하여 通하게 한다.『內經』에서
말하는「反佐를 취했다」하는 것이 이것이다.」

應用

本方은 콜레라에 의한 嘔吐·下痢·中風에 의한 卒倒·소아의 만성경련·그
외 일체의 돌발성의 병으로 脫陽의 症 등에 대하여 모두 응용할 수 있고, 辨
證에 있어서 요점으로는 心下痞塞이 있어야 한다.

건강부자탕(乾薑附子湯)『傷寒論』

方藥組成	乾薑6g, 附子9g.

適應症

下痢, 煩躁와 厥症이 있는 경우, 혹은 乾嘔가 있는 경우, 또 낮에는 煩躁가 있지만 밤에는 안정되며, 脈沈微 發熱이 없는 경우를 치료한다.

方解

柯韻伯說:「乾薑·附子는 陽中의 陽이다. 甘草를 빼고 生附子를 쓰면 藥力이 더욱 맹렬해져서 四逆湯보다 강하고 回陽을 빠르게 한다. 下痢 후에 다시 發汗하는 것은 傷陰亡陽의 證이고 낮에 煩躁가 나타나는 것은 陽이 없어지기 직전이기 때문이다.」이것은 喩嘉言의 說에 의하면「附子·乾薑을 써서 陰을 이기고 陽을 회복시키는 것은 기마대가 포위망을 뚫고 들어와서 깃발을 세우는 것을 보고 陽이 모여들어서 이내 劣勢를 만회할 수 있는 것과 같다. 이런 의미를 모르고 藥味를 증가시키면 오히려 氣勢가 牽制되어 효과는 나타나지 않고 멀리 돌아가서 효과가 없게 된다.」

應用

『和劑局方』에 의하면「薑附湯은 갑자기 風冷의 邪氣에 당하여 痰飮이 오랫동안 머물러서 생기는 心腹冷痛·癨亂·轉筋·一切虛寒을 모두 치료한다.」또『三因方』에 따르면「乾薑附子湯은 寒邪에 의해 돌연 卒倒·吐涎沫·手足攣縮·口噤·四肢厥冷·반복되는 潮熱 등이 있는 것을 치료한다.」종합하면 辨證은 虛寒을 벗어나는 것이 없다.

연구

附子는 强心작용이 있고 乾薑은 직접 심장을 흥분시키는 작용이 있다. 실험연구에서 附子는 개구리의 심장수축력을 증강시키나 乾薑에는 특별한 작용이 없었다. 다만 附子에 乾薑을 가하면 잠시 동안 수축력이 증강된다. [『第1軍醫大: 中西醫結合進展槪況』1976, 239]

附子에 乾薑을 配合하면 附子의 毒性은 상당히 감소된다. 이렇게 감소되는 원인은 熟附子片 중의 생물알칼로이드가 함께 달이는 과정에서 화학변화를 일으키기 때문이다. [『藥學學報』1966,(5):350]

附子는 乾薑과 配合하면 强心昇壓작용이 확실하게 나타나면서 毒性은 저하된다. [『新中醫』1981,(1):49]

이것은 張仲景의 처방 배합이 과학적임을 설명하고 있고 더 깊은 연구가 필요하다.

진무탕(眞武湯) 『傷寒論』

| 方藥組成 | 茯苓9g, 芍藥9g, 生薑3片, 白朮6g, 附子9g. |

適應症

- 太陽病을 發汗시켜서 땀이 나도 풀리지 않고 여전히 發熱·心下悸·頭眩·筋惕肉瞤이 있어서 넘어지려고 할 때.
- 少陰의 傷寒으로 腹痛·小便不利·四肢沈重疼痛·自下痢 하는 것은 水氣가 있는 것이다. 咳·小便自利·下痢·嘔吐가 있는 경우.

方解

柯韻伯說:「水氣가 있는 것을 치료하는 것이 眞武湯의 立方 意義다. 小便不利가 病의 근본으로 腹痛·下痢·四肢沈重疼痛 모두가 水氣의 질환으로 水氣不利에 의한다. 小便不利는 腎에 陽이 없어서 腎의 火가 작용하지 않기 때문에 水流를 처리할 수 없고 下焦가 虛寒하여 水를 억제할 수 없기 때문이다. 治法은 당연히 元陽을 强하게 하여 陰翳를 없애야 하는데, 정체해서 혼탁해진 水氣를 몰아내고 水源을 깨끗하게 만들기 위해서 이 湯藥을 만들었다.」

本方은 附子로 腎陽을 따뜻하게 하고 陰濕을 제거한다. 輔藥인 白朮 茯苓으로 健脾 滲濕 利水한다. 佐藥인 白芍은 養陰利水·平肝止痛(『神農本草經』에 記錄되어 있는 「止痛利小便」하는 작용)하고, 使藥인 生薑은 辛溫하여 附子의 溫陽化氣를 돕고 또 茯苓·白朮의 溫中健脾도 돕는다. 약재를 종합해서 쓰면 溫陽化氣利水의 藥劑가 된다.

應用

腎陽이 衰微하고 脾가 健運을 상실하여 생긴 陰濕을 치료한다. 이외에 食後下痢·間歇性下痢·白色粘液을 동반하는 下痢·소변량이 적은 경우, 下肢痙攣·冷症·감각장해의 경우, 腸胃에 水飲이 있는 경우를 치료한다. 종합하면 辨證이 虛寒으로 水飲이 있는 것을 主治한다.

증례 144

환자: 張OO, 남성, 19세.

증상: 환자는 3년 전부터 慢性腎炎을 앓아왔고 元氣가 부족하였다. 얼굴과 눈은 부었고 下肢에도 浮腫이 있으며, 추위를 타고 腰膝酸軟을 느낀다고 하였다. 소변검사에서 尿蛋白 (++), 圓柱(++)가 검출되고, 舌淡苔白하며 脈沈細하였다.

처방: 眞武湯加減을 쓴다.

附子片6g, 白朮6g, 茯苓9g, 芍藥9g, 黃耆15g, 黑大豆30g, 澤瀉9g, 7제.

고찰: 本例는 慢性腎炎으로 辨證은 腎陽衰微·寒水不行이다. 眞武湯去生薑加黃耆로 益氣扶正하고, 白朮·茯苓·澤瀉를 配合하여 益氣利水한다. 黑大豆를 가하여 滋腎養陰하고 겸하여 蛋白을 보충한다. 澤瀉는

利水와 동시에 尿단백을 줄여주는 작용이 있다. 복약 후 浮腫은 경감되고 諸症은 호전되었다.

증례 145

환자: 沈OO, 남성, 41세.

증상: 환자는 5세 때 천식을 앓았고, 현재는 龜背鳩胸이 있으며, 청색증·短氣·경정맥과 복벽정맥의 怒脹이 보이고, 下肢에는 陷凹性浮腫이 있고 복부에는 이동성의 振蕩濁音이 있는 腹水를 보이고 있다. 舌은 紅潤하고 脈은 弱하다. 양방에서의 소견에는 兩 肺에 喘鳴과 라-음이 들리고, 폐동맥판의 제1심음이 減弱되어 있으며 제2心音이 항진되어 있어 폐고혈압을 시사하고 있다. X-ray 검사에서는 우심확대에 의한 右心不全이 있고 肺性心이라 진단되었다.

처방: 溫陽利水에 따라 眞武湯加減을 쓴다.

茯苓15g, 芍藥9g, 白朮9g, 乾薑3g, 附子片6g, 党參15g, 黃耆15g, 五味子9g, 7제.

고찰: 本例는 폐성심장병으로 腹水·浮腫이 있고 심기능부전의 증상이 있다. 따라서 附子片으로 强心하고 순환개선을 촉진하며, 乾薑·茯苓·白朮을 配合해서 健脾利水하고, 佐藥인 白芍으로 養陰利水하며, 人蔘·黃耆를 가하여 益氣扶正한다. 五味子는 强壯止咳藥으로 本例에서는 扶正과 止咳를 겸하여 일거양득을 기할 수 있다.

경과: 14제 복용 후 腹水와 浮腫은 완전히 없어졌다.

부자탕(附子湯)『傷寒論』

方藥組成	附子9~12g, 人蔘6g, 茯苓9g, 白朮12g, 芍藥9g.

適應症

- 少陰病으로 신체통·手足冷症·骨痛·關節痛·脈沈이 있고, 口中和(입 안은 정상)한데 背部에 惡寒이 있는 경우.
- 陽虛로 寒濕의 邪가 내부로 침입하고 신체의 疼痛이 있는 경우.

方解

少陰病의 초기에 背部惡寒·手足冷症·脈沈이 있는 것으로 그 사람이 본디 陽虛가 있음을 알고 있다. 本方은 附子를 많이 쓰고 人蔘을 配合하여 元陽을 따뜻하게 돕고 寒邪를 없앤다. 白朮·茯苓은 健脾利濕한다. 芍藥은 營血을 부드럽게 해서 血痺를 通하게 하므로 本方은 助陽去濕하는 처방이다.

附子湯은 眞武湯에서 生薑을 빼고 人蔘을 가한 것으로 溫補하여 元陽을 강하게 한 것이다. 게다가 附子湯에서는 白朮·附子의 양을 2배로 증량해서 쓰고 있어서 附子湯의 散寒利濕 작용은 眞武湯보다 강하므로 風寒濕痺에 대하여 비교적 좋은 치료효과를 얻을 수 있다.

應用

本方은 風濕에 의한 關節痛·全身疼痛·腰背冷痛·全身浮腫·痰飮眩暈·膈上有水氣·脚氣·下痢 등에도 쓸 수 있다. 전체적으로 辨證은 虛寒濕飮이 主가 된다.

증례 146

환자: 黃OO, 남성, 49세.

증상: 환자는 7년 전부터 風濕에 의한 關節炎을 앓고 있고 下肢浮腫·關節疼痛이 심하며, 차갑게 하면 악화되고 따뜻하게 하면 경감되었다. 關

節의 屈伸이 곤란하고 背部에 항상 惡寒이 있었다. 舌淡苔白하고 脈弦緊하였다.

처방: 辨證은 寒痺로 附子湯加減을 쓴다.

附子9g, 党參9g, 茯苓12g, 白朮12g, 芍藥9g, 桂枝9g, 黃耆15g, 7제.

고찰: 本例의 辨證은 寒痺로 病歷이 길어서 附子湯加黃耆를 써서 溫陽益氣하여 扶正한다. 人蔘·黃耆와 茯苓·白朮을 병용해서 益氣利尿하면 浮腫을 없앨 수 있다. 附子·桂枝를 병용해서 血脈을 溫通한다. 强心作用도 있고 심박출량을 증가시키며 背部의 冷感을 개선시킨다. 복약 후 통증은 경감되고 浮腫과 背部 冷感은 호전되었다.

당귀사역탕(當歸四逆湯)『傷寒論』

方藥組成	當歸9g, 桂枝9g, 芍藥3g, 細辛3g, 炙甘草6g, 木通6g, 大棗10g.

단미의 藥理연구

❖ 當歸 ❖ ───

當歸는 미나리과의 식물 當歸 *Angelica sinensis* (oliv.) Diels의 뿌리이다.

❖『神農本草經』의 記錄

「味辛溫, 主咳逆上氣, 溫瘧, 寒熱, 癬在皮膚中, 婦人漏下絶子, 諸惡瘡瘍金創」

· 主咳逆上氣: 咳嗽로 氣의 上衝이 있는 것을 치료하지만 후세에는 별로 쓰지 않는다.

· 婦人漏下絶子: 不正性器出血과 不姙을 치료한다.

· 諸惡瘡瘍金創: 癰疽瘡瘍과 外傷 등을 가리킨다.

❖ 張仲景의 應用의 考證

『本經疏證』:「冷症의 경우에는 血分의 熱을 고려하여야 하는데, 이때는 當歸四逆湯의 當歸가 君藥이 된다. 무릇 藥이 氣分에 들어가서 陰氣를 풀어주는 것은 많고, 血分에 들어가서 陽氣를 풀어주는 것은 적으므로 厥陰篇에 있는 6개 처방 중 當歸를 쓰는 것이 4개이고, 모두 厥症을 치료하는 것을 볼 때 當歸는 血分 중 陽氣의 鬱滯를 풀어주는 작용이 있음을 알 수 있다.」

❖ 後世醫家의 應用

『名醫別錄』:「溫中止痛하여 瘀血內癰을 제거하고, 中風에 의한 痙攣·不汗出·濕痺·邪氣로 인한 嘔吐·下痢虛冷을 치료하며, 五臟을 補하고, 肌肉을 生하게 한다.」

甄權說:「嘔逆과 虛勞에 의한 惡寒發熱을 그치고, 宿血을 破하며 여자의 崩中을 主治하고, 腸胃의 冷症을 내려주고 諸不足을 補하며, 下痢와 腹痛을 그치게 한다.」

『本草綱目』:「頭痛·心腹諸痛을 치료하고 腸胃와 筋骨皮膚를 潤澤하게 한다. 癰疽를 치료하고, 排膿止痛·和血補血하는 작용이 있다.」

當歸의 味는 辛하고 性은 溫하며 活血補血과 血脈을 通調하는 작용이 있다. 張仲景은 厥陰證에 手足厥冷하고 脈細하여 끊어질 것 같은 경우에 當歸四逆湯을 쓰는데, 이것은 桂枝湯에 當歸·細辛·木通을 가하여 血脈을 通하게 하는 것이다. 필자는 이것을 凍瘡이 아직 터지지 않은 경우에 써서 효과를 보았다. 부인과·내과·외과에서 血虛·血燥의 證이 있는 경우에는 모두 當歸를 쓸 수 있다. 張仲景이 쓴 當歸芍藥散과 『和劑局方』의 四物湯은 모두 여성의 調經에 쓰는 기본방제이다. 외과에서 염증의 초기에는 항상 當歸에 牧

丹皮와 連翹와 같은 淸熱解毒藥을 配合한다. 瘀血에 의한 阻滯가 있는 경우는 當歸와 下瘀血湯을 배합한다. 氣滯의 증상이 보이는 경우는 항상 香附子·枳殼 등의 理氣藥을 配合한다. 血虛 혹은 氣血兩虛가 있을 때 當歸補血湯과 같이 當歸와 黃耆를 配合해도 좋다. 痺症에 대해서는 蠲痺湯과 같이 當歸에 羌活·獨活·秦艽 등 驅風濕藥을 配合해서 쓴다.

한 보고에서 當歸는 급성허혈성뇌졸중에 대하여 현저한 치료효과가 나타났다. [『中醫雜誌』1982,(10):42]

여기서 주목할 점은 當歸는 말초혈관을 확장시키고 혈류량을 증가시키며 혈소판응집억제와 혈전용해의 작용이 있어서 當歸의 活血化瘀作用에 대한 과학적 근거를 제시하고 있다.

❧ 當歸의 藥理作用

① **자궁에 대한 작용:** 水煎液과 水沈液을 정맥주사하면 마취한 개와 토끼의 자궁에 대하여 수축작용이 나타난다. 휘발성분은 적출한 자궁을 직접적으로 억제하는 작용이 있다. 전자는 수용성 혹은 알코올에 용해되는 불휘발성 성분으로 자궁을 흥분시키고 수축력을 증강시킨다. 후자는 비등점이 높은 휘발성 성분으로 자궁을 이완시키고 자궁의 규칙적인 수축을 감소시킨다. 또 자궁에 瘻管을 만든 후 當歸를 경구 투여하는 동물실험에서 자궁을 加壓하지 않는 때에는 특별한 작용이 보이지 않는다. 자궁을 가압한 경우에는 불규칙적인 수축(즉 불규칙하게 수축하는데 수축력은 비교적 약하며 수축파의 간격은 짧은 등)이 나타나는데, 當歸를 쓴 후에는 규칙적인 수축(규칙성이 강하고 리듬이 감소하며 수축파의 간격이 연장되고 수축력은 증강된다)이 보이는 것을 볼 때, 當歸가 생리통을 치료하는 것에 대하여 약리학적 근거를 보여주고 있다.

② **물질대사와 내분비에 대한 작용:** 마우스를 5% 當歸를 포함한 사료로 4주간 사육하면 간조직의 산소소비량은 증가하고 간조직의 산화글루타민산과 시스테인 등의 작용이 강화되는데, 이것은 當歸에 함유되어 있는

비타민 B$_{12}$와 관계가 있을 가능성이 있고 當歸의 補血하는 작용과도 관계가 있을 가능성이 있다. 또 사염화탄소로 급성의 중독성간염을 일으킨 마우스에 대하여 煎劑는 肝臟을 보호하고 간글리코겐의 저하를 방지하는 작용이 있다.

③ **혈관확장작용:** 當歸는 마취한 개의 말초혈관에 대하여 확실한 확장작용이 있고, 임상적으로는 혈전폐색성혈관염에 대하여 효과가 있으며 아울러서 혈관염 환자의 말초순환을 개선시킨다.

④ **혈소판응집의 억제와 혈전용해작용:** 當歸의 이러한 약리작용은 색전성질환에 대하여 치료효과가 있다고 해석될 수 있다.

⑤ **항부정맥작용:** 當歸의 알코올추출액(0.5~1% 농도)은 적출한 토끼의 心耳에 대하여 不應期를 연장시키는 작용이 있고, 當歸의 알코올추출액은 아세틸콜린 혹은 전류로 유발한 인공적 심방세동에 대하여 치료효과가 있다.

⑥ **항균작용:** 當歸의 煎劑를 시험관희석법으로 확인해 보면 1:160에서 페스트균·변형균에 대하여, 1:80에서 志賀赤痢菌·장티푸스균·파라티푸스균·콜레라균에 대하여, 1:120에서 B군적리균·폐렴쌍구균 등에 대하여 억제작용이 있다.

⑦ **소염진통작용:** 當歸의 煎劑는 초산자극에 의해 마우스가 몸을 꼬는 반응에 대하여 확실한 억제(진통)작용이 있고, 초산에 의한 복강 내의 삼출액을 감소시킨다.

⑧ **기타:** 當歸의 水煎劑는 토끼에 대하여 진정작용이 있고 아세틸콜린에 의한 회장평활근의 痙攣에 대하여 解痙作用이 있다.

❖ **木通** ❖ ─────

木通은 쥐방울덩굴과의 식물 등칡 *Aristolochia mandshuriensis* Komar의 줄기 혹은 으름덩굴과의 식물 三葉木通 *Akebia trifoliata*

(Thunb.) Koidz의 줄기이다.

❖『神農本草經』의 記錄

「味辛平, 主去惡蟲, 除脾胃寒熱, 通利九竅血脈關節, 令人不忘」

· 通利九竅關節: 주로 利小便과 血脈을 通利하는 작용이 있고, 또 濕熱에 의한 痺痛에도 쓰여서 關節不利를 치료할 수 있다.

❖ 後世醫家의 應用

甄權說:「주로 五淋을 치료하고 소변을 통하게 하며, 嗜眠을 치료하고 水腫·浮腫을 主治하며 煩熱을 없앤다.」

『大明本草』:「小腸을 通하게 하고 利水하며 積聚血塊를 없애고, 排膿하며 癰癤을 치료하고 痛症을 그치게 하며, 출산을 촉진하고 여성의 經閉·生理不順·감염증·頭痛·目眩·乳房凝結과 체중감소·乳汁不通 등을 치료한다.」

『本草求眞』:「효능은 肺에 들어가서 熱을 下降시키고, 소변을 通하게 하며 通淋해서 浮腫을 치료하고, 母乳를 잘 나오게 한다.」

木通은 淸火·利水·血脈을 通利하는 작용이 있다. 약리연구에 의하면 利尿·抗菌作用이 증명되고 있어서, 導赤散·八正散과 같이 요로감염에 쓸 수 있다. 木通과 丹蔘·桃仁 등 活血去瘀藥을 配合하면 血瘀에 의한 經閉를 치료하고, 王不留行을 配合하면 通乳작용이 나타난다.

❖ 木通의 藥理作用

① 이뇨작용: 토끼의 飮水量을 엄격하게 제한한 상태에서 매일 木通 엑기스제(알코올을 증발시키고, 물을 가하여 여과한 것)를 5일 동안 체중 1kg당 0.5g 내복시키면 현저한 이뇨작용이 나타나는데, 미네랄은 이뇨작용이 없으므로 이뇨작용의 주성분은 나트륨염이 아니라 그 외의 유효

성분인 것을 알 수 있다. 토끼에 煎劑를 내복시키거나 혹은 정맥주사하면 이뇨작용이 나타난다.

② **항균작용:** 木通의 알코올 추출액은 다종의 그람양성균·赤痢菌·티푸스균에 대하여 억제작용이 있다. 水沈液 혹은 煎劑는 여러 종류의 病原性眞菌에 대하여 다양한 정도의 억제작용이 나타난다.

適應症

- 手足厥冷 脈細欲絶한 경우.
- 寒邪가 經絡에 들어와서 腰·股·大腿·足이 아픈 경우.

方解

呂搽村說:「이것은 또 血虛에 속하면서 四逆이 된 것이다. 生薑·附子가 津液을 빼앗을 수 있으므로 血虛에는 적당하지 않아서 當歸로 補血하게 하고, 佐藥인 芍藥·甘草·大棗로 和陰하여 生津하며, 더하여 桂枝·細辛·木通으로 通陽해서 溫表하고, 陰陽의 氣가 연결되면 四肢末端은 따뜻하게 되어 厥逆이 그치게 된다.」

「四逆」이라는 이름이 붙어 있는 방제는 四逆散·四逆湯·當歸四逆湯 등이 있는데, 모두 四逆이라는 이름을 붙이고 있지만 이 세 처방의 理法方藥은 각각 다르다. 四逆湯은 오로지 回陽救逆하는 것이고, 四逆散은 鬱熱을 透解하는 것이며, 當歸四逆湯은 전적으로 養血通脈하는 것으로 임상에서 이 세 가지는 구별하여 쓰이고 있다.

應用

間歇性下痢·五更泄瀉·疝家腰腹攣痛·婦人血氣痛症·生理不順·少腹痛·凍瘡·血虛眩暈·溢飮頭痛 등을 모두 치료한다.

환자: 李OO, 여성, 37세.

증상: 환자는 양손의 凍瘡이 이미 수십 년간 있어 왔고, 매년 겨울에 손가락과 팔이 紅腫하면서 紫色을 띠고 통증과 가려움증이 약간 있으며 만지면 얼음과 같이 차가웠고, 脈沈細하며 苔薄白하였다.

처방: 辨證은 寒盛血虛이고, 四肢末梢를 영양하지 못하여서 養血通脈하는 것이 좋은데, 當歸四逆湯加減을 쓴다.

當歸9g, 桂枝9g, 附子片6g, 芍藥9g, 甘草6g, 木通6g, 鷄血藤15g.

경과: 20제 정도를 복용하여 치유되었고 이후로 재발하지 않았다.

고찰: 凍瘡은 寒邪가 經絡을 막아서 생기는 것으로 手足冷 脈沈細하여 厥陰病의 當歸四逆湯證이다. 本方에서는 細辛 대신 附子片과 桂枝를 병용하고 있고 溫陽通脈하는 것을 목표로 하고 있다. 또 鷄血藤을 가하여 活血通絡하였는데 用藥이 적절하여서 병이 치유되었다.

환자: 陳OO, 여성, 31세.

증상: 환자는 추위를 많이 타고 顔色이 蒼白하였다. 主症은 眩暈으로 頭痛이 은은하게 있고 따뜻하게 하면 통증이 감소하였다. 舌淡苔白하고 脈細하였다.

처방: 辨證은 厥陰血虛에 의한 眩暈으로 養血通脈을 위해서 當歸四逆湯加味를 쓴다.

當歸9g, 桂枝9g, 細辛3g, 白芍15g, 甘草6g, 木通6g, 大棗14g, 川芎9g.

경과: 14제 연속해서 복용한 후 치유되었고 1년 후 추적조사에서도 재발은 없었다.

고찰: 本例는 眩暈으로 寒盛血虛에 속하고 當歸四逆湯證이다. 川芎은 血虛에 의한 眩暈·頭痛을 치료하므로 本方에 이것을 가한 것인데 藥과

症이 잘 맞아서 효과가 즉시 나타났다.

증례 149

환자: 王OO, 여성, 28세.

증상: 환자는 月經이 遲延되고 量이 적으며 색은 어둡지 않았다. 腰腹에 항상 冷症과 痛症이 있고 따뜻하게 하면 輕減되었다. 舌淡苔白하고 脈沈細하였다.

처방: 血虛有寒에 속하고 치료는 養血通脈하는데 當歸四逆湯加減을 쓴다. 當歸9g, 桂枝9g, 附子片6g, 芍藥9g, 細辛3g, 甘草6g, 木通6g, 大棗 10g.

경과: 7제 복용 후 다음 달의 生理가 정상으로 회복되었다.

고찰: 本例에서 보이는 증상은 腎陽不足에 血虛를 겸한 것이다. 月經 후기 에 색이 연하고 腰腹의 冷症과 痛症이 있는 것은 腎陽虛가 衝任脈의 작용에 영향을 미치기 때문으로 附子片에 桂枝를 가하여 腎陽을 따 뜻하게 도와서 根源을 치료하고 當歸四逆湯으로 養血調經하여 흐 름을 조절하였다.

증례 150

환자: 周OO, 남성, 39세.

증상: 환자는 반년 전부터 사지말단이 저린데 증상이 있거나 없거나를 반 복하며 오랫동안 쪼그려 앉거나 손을 들고 주먹을 꽉 쥐고 있으면 증 상이 악화되었다. 최근에는 발바닥 가운데가 차갑고 발바닥 전체에 압박감을 느끼며 통증과 가려움의 감각이 없고, 食慾不振이 있고 체 중이 현저하게 감소되었다. 脈은 弱하고 舌苔는 白厚하였다. 타 병 원의 신경과에서 다발성신경염으로 진단받았다.

처방: 症은 手足의 厥冷으로 少陰證에 속하고, 治療에는 溫陽益氣·養血通 脈하기 위하여 當歸四逆湯과 四逆湯加減을 쓴다.

當歸15g, 桂枝9g, 白芍30g, 甘草6g, 製附子片9g, 木通6g, 乾薑 4.5g, 鹿角膠9g(먼저 녹임), 黃耆15, 党參15g, 大棗24g.

위 처방을 30여제 복용 후 手足의 감각이 회복되고 冷感은 없어졌으며, 2년 후 추적조사에서도 재발은 확인되지 않았다.

고찰: 本例는 다발성신경염에 속하고 「四肢의 痲痺와 冷症」을 주증상으로 하며 當歸四逆湯과 四逆湯加減을 써서 효과를 볼 수 있었다. 처방 중에 人蔘·黃耆를 넣어 溫陽益氣하고 養血通脈의 힘을 대단히 강화시켰다. 鹿角膠는 附子片을 도와서 腎陽을 溫補하였다. 또 대량의 白芍과 甘草를 配合하여 평활근의 痙攣을 완화시킬 수 있었다.

당귀사역가오수유생강탕(當歸四逆加吳茱萸生薑湯)『傷寒論』

方藥組成	當歸四逆湯加吳茱萸9g, 生薑6g.

適應症

當歸四逆湯證으로 內部에 寒邪가 있고 胸滿·腹痛이 심한 경우.

方解

呂搽村說:「內部에 寒邪가 있는데도 乾薑과 附子를 사용하지 않은 것은 血虛의 경우 陰을 빼앗기고 變症을 일으킬 위험성이 있기 때문으로, 吳茱萸·生薑으로 溫中散寒하고 淸酒로 이것을 조화시킨 것인데 陰陽이 조화되면 手足은 자연히 따뜻하게 되는 것이다.」

應用

當歸四逆湯證에 寒飮이 있어서 淸水를 吐하는 경우와 만성위염·궤양병으로 寒飮이 上逆하는 경우에도 쓸 수 있다.

증례 151

환자: 楊OO, 여성, 42세.

증상: 환자는 7년 전 産後에 頭頂部의 痛症을 앓았고 구역질이 있으면서 涎沫을 吐하였는데 이러한 증상이 나타났다 사라졌다를 반복하였다. 처음 발생한 때는 洋藥의 鎭痛劑로 잠시 안정되었지만 점차 효과가 없어졌다. 이전에 川芎茶調散 등을 투여했지만 효과가 없었다. 환자는 머리가 수건으로 싼 것 같고 추위를 타서 바람을 싫어하며, 사지는 차고 항상 이불을 덮고 잠을 잔다고 하였다. 元氣가 없고 말수도 적었다. 生理가 시원하게 나오지 않으면서 늦어지고 量은 적으며 色은 맑은 편이고, 허리는 항상 무겁고 통증이 있었다. 舌質은 淡하고 苔는 薄白하며 脈은 沈細無力하였다.

처방: 辨證은 厥陰病으로 肝陽不足·寒飮上逆이 되어 있어서 當歸四逆湯과 吳茱萸湯加減을 썼다.

當歸15g, 桂枝9g, 白芍24g, 細辛3g, 党參9g, 吳茱萸9g, 生薑6g, 木通9g, 大棗14g, 甘草6g, 7제.

경과: 복약 후 頭痛은 크게 감소하여 두건을 사용하지 않게 되었으며 추위나 바람을 싫어하지도 않게 되었고, 生理는 늦어지고 量은 적으며 色은 淡하여서 當歸四逆湯을 當歸建中湯으로 바꾸어 2주 정도 養生했더니 治癒되었다.

고찰: 本例는 厥陰의 頭痛으로 足厥陰肝經과 督脈이 頭頂部에서 만나는 것 때문이다. 肝陽不足·陰寒上逆에 의해서 淸陽이 침범되어 頭頂痛이 일어난다. 또 구역질이 있어 涎沫을 吐하므로 當歸四逆加吳茱萸生薑湯證이 된다. 藥과 證이 서로 맞아서 병은 빨리 치유되었다.

18. 오두탕류(烏頭湯類)

方劑	藥物組成	加	減	適應症
烏頭湯	製川烏9g 麻黃9g 芍藥9g 黃耆9g 甘草9g			歷節의 病으로 屈伸할 수 없고 疼痛이 있다.
大烏頭煎	烏頭9g	蜂蜜50ml		寒疝에 의한 臍周圍의 疼痛이 있고 발작시 冷汗이 나오며 手足이 厥冷하고 脈은 沈遲한 경우.
烏頭赤石脂丸	蜀椒6g 烏頭3g 附子3g 乾薑3g 赤石脂6g			前胸部의 痛症이 등으로 방산되고, 등의 통증이 前胸部로 방산된다.

오두탕(烏頭湯)『金匱要略』

方藥組成	麻黃9g, 芍藥9g, 黃耆9g, 甘草9g, 製川烏9g(蜜煎).

단미의 藥理연구

❖ 烏頭 ❖ ──

본 품은 草烏와 川烏의 두 종류로 나뉜다. 川烏는 미나리아재비과의 식물 烏頭 *Aconitum carmichaeli* Debx의 주 뿌리(母根)이다. 동 계통의 독립한 뿌리를 天雄이라 칭한다. 草烏는 華烏頭 *A. chinense* Paxt를 上品으로 칭한다. 다음으로는 北烏頭 *A. kusnezoffii* Reich의 주 뿌리이다.

❖ 『神農本草經』의 記錄

「辛溫大毒. 主中風惡風 洗洗出汗 除寒濕痺 咳逆上氣 破積聚寒熱」

· 中風惡風 洗洗出汗: 外邪 중 인체에 침입하는 것은 주로 風邪인데 烏頭의 去風作用은 附子보다 강하다.

· 除寒濕痺: 烏頭는 去風通痺하는 작용이 비교적 강하여서 風寒濕痺 및 歷節疼痛의 치료에 상용된다.

❖ 張仲景의 應用의 考證

烏頭를 주약으로 하는 방제에는 4종이 있다.

① **烏頭湯:** 製川烏·麻黃·芍藥·黃耆·甘草.

　　症: 歷節疼痛으로 屈伸이 어렵다.

② **烏頭桂枝湯:** 烏頭·桂枝·芍藥·甘草·生薑.

　　症: 腹中痛하고 逆冷하며 손에 감각장애가 있다.

③ **大烏頭煎:** 烏頭·蜂蜜.

　　症: 寒疝에 의한 배꼽 주위의 통증이 있고, 발작시에 冷汗이 나오며 手

足厥冷이 있다.

④ **烏頭赤石脂丸**: 烏頭·蜀椒·乾薑·附子·赤石脂.

症: 心胸部의 통증이 背部로 放散하고 背部의 통증은 心胸部로 放散한다.

張仲景이 烏頭를 응용한 방제에 따르면 烏頭에 진정작용이 있는 것을 쉽게 알 수 있다. 歷節疼痛·寒疝疼痛·心腹冷痛·手足冷痛 등에 쓸 수 있고 그 작용은 대체로 『神農本草經』의 기록과 일치한다.

❖ 後世醫家의 應用

『**名醫別錄**』:「心腹冷症, 배꼽 부위의 통증, 肩胛部痛, 몸을 숙이거나 젖히지 못함, 눈이 아파서 오래 보지 못함」

甄權說:「腸이 꼬이는 듯이 아프고 저리고 齒痛 등이 있는 것을 치료하고, 性機能을 높인다.」

『**本草綱目**』:「頭風喉痺 癰腫疔毒을 치료한다.」

烏頭의 性味와 效能은 附子와 유사하여 表의 風邪를 해소하고 裏의 寒濕을 몰아낼 수 있다. 전통적으로 附子는 强心·回陽救逆에 頻用되고 烏頭는 風寒濕痺에 쓰인다. 烏頭·附子는 生用하면 毒性이 비교적 강하므로 모두 반드시 炮製해서 약으로 쓴다.

우리들은 민간의 경험방에서 製烏頭로 頭痛을 치료한 경험을 근거로 하여 製川烏9g, 全蝎3g, 地龍3g, 珍珠母9g을 고운 가루로 만든 것을 珍珠母烏頭粉이라고 이름하여 쓰는데, 매회 1.5g씩 1일 3회 투여하여 완고한 頭痛에 대하여 확실한 치료효과가 있었고 혈관수축성 頭痛에 특히 우수하였다. 분말을 뜨거운 물과 함께 복용시켰는데, 전탕하는 약과 같이 끓인 경우에는 효과가 약했다.

소화성궤양의 疼痛이 격렬하고 차갑게 하면 증상이 악화되는 경우 製川烏 6g 肉桂3g 乳香9g 九香虫9g 高良薑6g을 쓰면 항상 즉효가 나타난다.

適應症

歷節의 病으로 屈伸이 안되고 疼痛이 있는 경우.

方解

歷節은 寒氣가 勝한 痛痺인데 寒濕이 關節에 머물러 있어서 疼痛이 있고 屈伸이 안 된다. 本方은 麻黃으로 通陽開痺하고, 烏頭로 驅寒逐濕하며, 芍藥·甘草로 血痺를 열어주고 經脈을 通하게 하는데, 陰陽이 宣通하면 氣血도 순조롭게 돌게 된다. 麻黃은 發汗하는 힘이 강하므로 黃耆를 써서 衛氣를 튼튼하게 하여 작용이 지나치지 않게 한다. 烏頭는 有毒하므로 白蜜의 甘味로 이것을 부드럽게 하고 寒濕의 邪氣를 약간 發汗시켜서 배출시키면 邪氣는 배출되고 正氣는 손상되지 않는다.

應用

本方은 浮腫·自汗 혹은 盜汗이 있을 경우와 脚氣로 痿弱·痲痺가 있는 경우, 片側의 萎縮·痲痺가 있는 경우, 癰疽가 수일간 潰破되지 않고 딱딱하게 되어 疼痛이 참기 어렵거나 혹은 破潰된 後·毒氣가 凝結하고 腐蝕해서 회복되지 않고 새 살이 좀처럼 차 올라오지 않는 경우에도 쓸 수 있다.

증례 152

환자: 張○○, 남성, 50세.

증상: 환자는 원래 위궤양이 있고 찬 기운을 만나면 악화되었다. 날씨가 더울 때 찬 음료를 마시면 위가 차가워지고 격렬한 통증이 생기고 morphine 주사로도 효과가 적은데, 辛熱溫胃하는 약물을 투여했다.

처방: 製川烏6g, 肉桂3g, 高良薑6g, 烏藥9g.

경과: 3제 처방했지만 1제 복용 만으로도 치유되었다.

고찰: 『內經』에「寒이 內部로 浸淫했을 경우 치료는 甘熱하게 하고 苦辛으로 돕는다」라고 하였다. 本例의 症은 寒이 내부에 浸淫한 證에 속하여 製川

烏를 써서 辛熱鎮痛하고, 肉桂·高良薑을 써서 辛熱溫胃하였다. 寒이 凝滯하면 氣가 滯하므로 烏藥을 써서 行氣止痛하였다. 처방은 정밀하게 조합되어 있어서 특별한 약재를 쓰는 것은 아니지만 즉효를 보았다.

증례 153

환자: 朱OO, 남성, 65세.

증상: 환자는 後頭痛이 오랫동안 있었고 차게 하면 發症하였다. 최근에는 밤에 잘 때에 특히 권태감이 있었고, 脈數하였으며 舌은 靡爛하면서 紫色을 띠고 있었다.

처방: 製川烏6g, 當歸9g, 桂枝9g, 防風9g, 羌活9g, 大棗6g, 3제.

경과: 복약 후 頭痛은 경감되었고 3제 계속 처방해서 치유되었다.

고찰: 本例의 頭痛은 風寒에 의해 일어나는 것이므로, 桂枝·防風을 써서 辛溫解表하고, 川烏는 溫經散寒止痛하여 주약이 된다. 紫色의 혀는 瘀血을 의미하는 것으로 當歸를 配合한다. 川烏를 配合해서 따뜻하게 하면서도 건조하지 않게 하고, 當歸는 川芎과 함께 쓰면 活血去瘀止痛의 효력이 현저하게 된다. 佐藥인 羌活은 風寒頭痛을 치료한다.

증례 154

환자: 趙OO, 남성, 29세.

증상: 환자는 전신의 뼈가 아프고 차게 하면 저린 감각이 생기며, 등의 근육이 당겨서 찌르는 듯이 아프고 힘이 없었다. 작년 8월부터 치료받고 있지만 효과가 없었고(中藥 100제와 洋藥 cortisone 등) 苔는 白膩하였다.

처방: 烏頭·附子와 葛根湯加減을 투여한다.

製川烏6g, 製附子片6g, 桂枝9g, 麻黃9g, 葛根15g, 生薑3片, 5제.

경과: 복약 후 骨痛은 크게 감소하고, 제 증상은 완전히 치료되었다.

고찰: 「腎은 骨을 主한다.」本例는 전신의 骨痛이 있어서 烏頭·附子로 鎮痛溫腎하고, 附子·桂枝로 溫經通絡하였다. 麻黃·桂枝에 葛根을 配合

해서 風寒을 없애고 「痺」症을 치료하였다. 葛根은 背部 근육의 긴장을 치료하는데 뛰어나다.

증례 155

환자: 秦OO, 남성, 53세.

증상: 환자는 오른쪽 膝關節을 펼 수는 있지만 굽히지 못하였고 굽히면 대단히 아프며 따뜻하게 하면 개선되고 차게 하면 疼痛이 악화되며 舌苔는 白, 脈은 弦하였다.

처방: 製川烏9g, 白芍15g, 木瓜9g, 五加皮15g, 伸筋草15g, 秦艽 15g, 生地黃60g, 7제.

경과: 복약 후 關節은 점점 屈伸할 수 있게 되고 疼痛은 경감되어 14제 계속해서 처방해서 복용하도록 했다.

고찰:『金匱要略』의 烏頭湯은 歷節疼痛을 치료한다. 本例는 寒濕에 의한 關節疼痛이 있는 것으로 製川烏는 驅寒逐濕하는 주약인데, 烏頭湯의 치법을 본떠서 芍藥을 配合해서 關節의 風濕에 의한 疼痛을 치료하였다. 芍藥·木瓜·伸筋草를 配合해서 平肝舒筋할 수 있다.『神農本草經』의 기록에서 生地黃은 「痺」를 치료하고 대량으로 투여하면 cortisone樣 작용이 있지만 steroid와 같은 부작용은 없다.

대오두전*(大烏頭煎)『金匱要略』

方藥組成	烏頭9g, 蜂蜜50ml.

*烏頭에 물을 가하여 오래 끓이고 여기에 꿀을 가하여 달인다. 1일 1회 복용시키고 두 번 이상 복용시키면 안 된다.

❖ 蜂蜜 ❖ ──

본 품은 꿀벌과의 꿀벌 *Apios cerana* Fabr의 벌집 속에 모여 있는 당류 물질이다. 『神農本草經』의 기록에 나타나는 石蜜은 蜂蜜을 말한다.

✿ 『神農本草經』의 記錄

「味甘, 性平. 主心腹邪氣, 諸驚癇痓, 安五臟諸不足, 益氣補中, 止痛解毒, 除衆病, 和百藥」

· 心腹邪氣: 心腹이라고 하면 심장 위치에서 大小腹과 脇肋까지를 말한다. 邪氣라 함은 외부에서 들어오는 六淫의 氣와 내부에서 생기는 七情의 氣를 말하는 것으로, 고유의 氣가 아니라 邪氣를 말하는 것이다. 이에 대하여는 甘平한 藥을 쓴다. (陳修園)

· 諸驚癇痓: 諸驚癇痓라는 것은 厥陰風木의 病이다. 이 경우 養胃和中을 시행한다. 이른바 厥陰不治의 경우에는 陽明에서부터 치료한다. (陳修園)

· 安五臟諸不足, 益氣補中: 「脾는 五臟의 근본이다. 脾가 보강되면 안정되고 五臟도 모두 안정되므로 不足으로 인한 질병은 없게 된다. 眞氣는 선천적으로 존재하는 것에 더하여 水穀에 의해서 보충되는 것으로, 味甘한 것은 益脾하는데 즉 益氣補中하는 것을 말한다.」

✿ 張仲景의 應用의 考證

『本草綱目』:「張仲景은 陽明結燥·大便不通에 대하여 蜜煎導法으로 치료하였는데 정말로 千古의 神妙한 방법이라 할 수 있다.」

✿ 後世醫家의 應用

『名醫別錄』:「脾氣를 기르고 心煩을 없앤다.」

『本草綱目』:「蜂蜜의 작용은 5가지가 있는데, 淸熱·補中·解毒·潤燥·止痛

이다. 生用하면 찬 성질로 淸熱하는 작용이 있고, 익히면 溫性으로 되
어 補中하는 작용이 있다. 甘味로 조화시켜 解毒하는 작용이 있고 부드
럽고 윤택하여 潤燥하는 작용이 있다. 완만하여 급박한 성질을 없애며
心腹筋肉의 瘡瘍에 의한 통증을 제거한다. 모든 약을 조화시켜서 잘 조
절하기 때문에 甘草와 같은 효과를 기대할 수 있다.」

『現代實用中藥』:「滋養性을 가진 甘味藥으로 맛을 좋게 할 수 있고, 鎭咳
와 緩下하는 작용이 있으며, 榮養에 의해 心筋의 작용을 증강시킬 수
있다. 疼痛을 완화시켜서 소화성궤양에도 쓰인다.」

蜂蜜은 滋養性의 강장약으로 潤燥滑腸할 수 있고,『傷寒論』에서의 蜜煎
導法과 같이 만성적인 변비를 치료할 수 있다. 潤肺止咳하는 작용이 있어서,
肺가 乾燥하여서 생기는 乾性의 咳嗽에도 쓸 수 있다. 또 中焦를 보강하고
통증을 그치게 하여서 위·십이지장궤양을 치료한다.

❖ 蜂蜜의 약리작용

① **創面에 대한 작용**: 創面에 대하여 收斂시키고 榮養과 癒合을 촉진하는
작용이 있다.

② **기타 작용**: 윤활성 거담작용과 가벼운 瀉下작용이 있다.

適應症

寒疝에 의한 배꼽 주위의 疼痛이 있고 발작 시 冷汗이 나오며, 手足厥冷하
고 脈이 沈遲한 경우.

方解

寒疝의 발작 시 배꼽 주위의 疼痛이 있고 疼痛이 서서히 악화되며 發汗해
서 四肢가 冷하고, 더불어 脈象이 沈遲한 것은 疝痛이 이미 상당히 격렬한
것을 설명하고 있다. 따라서 破積散寒하는 大烏頭煎을 쓴다.

烏頭의 性은 大熱하여 완고한 寒冷을 치료할 수 있어서, 腹痛이 있고 四肢가 冷하며 脈이 沈緊한 發作性寒疝症을 치료하는데 좋다. 蜜煎으로 烏頭의 독성을 減弱시키고 약의 효과를 연장시킨다. 처방의 뒤쪽에 「1일 1회만 복용하고 2번 이상 복용해서는 안 된다」라는 記錄에서 藥性이 峻烈한 것을 알 수 있는데 신중하게 써야 한다.

오두적석지환(烏頭赤石脂丸) 『金匱要略』

方藥組成	蜀椒6g, 烏頭3g, 附子3g, 乾薑3g, 赤石脂6g.

단미의 藥理연구

❖ 赤石脂 ❖ ──────

본 품(Halloysitum Rubrum)은 수분을 많이 함유한 紅色 粘土의 일종이다.

❖ 『神農本草經』의 記錄

「味甘平. 主黃疸, 泄痢, 腸澼, 膿血, 陰蝕, 下血, 赤白, 邪氣, 癰腫, 疽痔, 惡瘡, 頭瘍, 疥瘙」

· 泄痢, 腸澼, 膿血: 赤石脂에는 止澁작용이 있어서 水樣下痢·赤痢를 치료할 수 있다.

· 陰濁, 下血, 赤白: 赤石脂에 收澁하는 작용이 있음을 가리킨다.

· 邪氣, 癰腫, 疽痔: 破潰에 의한 것일 가능성이 있고 赤石脂를 外用하여 치료할 수 있다.

❖ 張仲景의 應用의 考證

張仲景이 赤石脂를 쓴 처방은 두 개가 있는데, 하나는 桃花湯으로「膿血下痢便」의 症이고, 또 하나는 赤石脂禹余粮湯으로「下痢가 그치지 않는다」는 症인데, 주로 赤石脂의 重澁한 성질로 下焦 血分으로 들어가서 固脫하는 성질을 쓰는 것이다.

❖ 後世醫家의 應用

『名醫別錄』:「腹痛·腸癖·赤痢·白痢·女子崩漏·帶下·胎盤遺殘」
『本草綱目』:「五色脂(赤石脂)는 澁重하여서 收澁止血固下하는 작용이 있고 甘溫하여서 益氣生肌調中하는 작용이 있는데, 中은 腸胃·肌肉·驚悸·黃疸을 말하고 下는 腸癖·下痢·崩漏·帶下·失精을 말한다.」

鄒潤安의『本經疏證』에서「石脂는 猛烈하고 燥性이 있어서 水와 痰과 濕을 치료하는 작용이 뛰어나다. 무릇 火·燥·風의 치료에 적합하다」라고 기술하고 있는데, 이것이 요점이다.

赤石脂는 止澁하는 작용이 있어서 水樣下痢와 赤痢의 치료에 모두 효과가 뛰어나다. 그러나 下痢의 초기 裏急後重의 경우에는 쓸 수 없다. 下痢의 초기 熱痢로 澁한 경우는 白頭翁으로 淸熱燥濕하는 것이 좋다. 만약 赤石脂를 잘못 쓰면 邪氣가 내부에 있는 상태로 문을 닫는 것 같아서 病勢는 점점 악화된다. 張仲景이 少陰病에 桃花湯을 쓰고 있는 것은 膿血下痢便의 경우이다. 임상에서 腸粘膜의 糜爛·損傷이 있고 鮮紅色의 下血과 暗色의 膿血便이 있으면서 오래되고 脈細하여 원기가 없는 경우 膿血便이 오래 되어 虛寒滑脫에 속하므로, 溫澁작용을 쓰는데 桃花湯 중의 赤石脂로 固澁止瀉한다. 다만 乾薑의 溫裏散寒이 필수적이고 腸의 기능과 생체의 작용을 조절해서 下痢를 치료할 수 있다.

❖ 赤石脂의 藥理作用

① **흡착작용:** 내복하면 인·수은·세균독소와 식물의 이상발효에 의한 산물 등 소화관내의 독물을 흡착할 수 있다.

② **장점막보호작용:** 염증성장점막에 대하여 보호작용이 있고, 이물의 자극을 감소시키는 것과 염증성삼출물을 흡착시키는 데에 작용한다.

③ **지혈작용:** 내복하면 소화관출혈에 대하여 지혈작용이 있다.

適應症

心痛이 背部로 放散하고 背中의 痛症이 가슴으로 放散한다.

方解

『醫宗金鑑』:「心痛이 背中으로 放散하고 背中의 痛症이 心으로 放散하는 것이 약하게 지속되면서 그치지 않고 陰寒의 邪氣가 왕성하여 陽光이 침침하게 없어지는 것 같을 때 薤白·白酒가 아니면 치료할 수 없는데 烏頭赤石脂丸으로 이것을 주치한다. 처방 중의 烏頭·附子·蜀椒·乾薑은 모두 大辛大熱한 것은 우선적으로 陰邪를 빨리 제거하려는 것이다.」本方은 赤石脂를 配合해서 固澁하는 성질을 이용하여 烏頭·附子·乾薑·蜀椒에 의해서 과도하게 辛散하는 것을 억제하는 것이다. 약으로부터 症을 추론하면 心痛이 背中에 放散하는 것 뿐 아니라 四肢厥冷·脈沈緊도 있을 것으로 판단된다.

應用

本方은 만성 白色下痢가 오랫동안 치료되지 않고 寒邪를 받아서 心腹이 아프고 陰部의 疝痛이 있는 경우 모두를 치료하며 辨證은 寒證이 主가 된다.

19. 괄루해백탕류(栝樓薤白湯類)

方劑	藥物組成	加	減	適應症
栝樓薤白白酒湯	栝樓實12g 薤白9g 白酒 30~60ml			胸痺·喘息·咳唾·胸背痛·短氣.
栝樓薤白半夏湯	本方	半夏9g		胸痺가 있어서 눕지 못하고 心痛이 背部로 放散하며 혹은 痰飮이 있는 경우.
枳實薤白桂枝湯	本方	枳實9g 厚朴9g 桂枝6g 白酒 30~60ml		胸痺·心中痞氣가 있고 留氣가 가슴에 뭉쳐서 胸滿하며 脇下의 氣가 逆上해서 心 혹은 背中이 아픈 경우.

괄루해백백주탕(栝樓薤白白酒湯)『金匱要略』

方藥組成	栝樓實12g, 薤白9g, 白酒30~60ml.

단미의 藥理연구

❖ 栝樓 ❖ ──

본 품은 박과의 하늘타리 *Trichosanthes kirilowii* Maxim의 성숙과실이다.

❖ 張仲景의 應用의 考證

『藥徵』:「주로 胸痺를 치료하고 겸하여 痰飮을 치료한다.」

❖ 後世醫家의 應用

『名醫別錄』:「胸痺를 主治한다.」

成無己說:「胸中의 鬱熱을 通하게 한다.」

『本草綱目』:「上焦의 火를 내려주는 작용이 있고 痰氣도 하강시킨다.」

『本草思辨錄』:「栝樓實의 장점은 痰濁을 이끌어서 下降시키는데 있으며 結胸胸痺는 이것이 아니면 치료되지 않는다.」

栝樓는 甘寒潤降하므로 氣를 내려주는 작용이 있어서 咳嗽를 치료하며 潤肺利咽하는 작용이 있다. 겸하여 大腸을 적셔주는(潤) 작용이 있어서 通便하고 理氣寬胸·散結消腫하는 작용이 있다. 본 품의 약용부분에는 栝樓仁과 栝樓皮의 구별이 있고 栝樓仁과 栝樓皮를 병용하는 경우를 全栝樓라고 한다. 栝樓仁은 氣逆에 의한 咳嗽의 치료에 우수하고 旋覆花와 병용할 수 있다. 栝樓仁은 潤腸通便하는 작용이 있다. 栝樓皮는 淸熱化痰하여 咽喉가 가렵고 痰이 黃色인 경우에 적용된다. 全栝樓는 栝樓皮·栝樓仁의 효능을 모두 가지고 있다.

古典에는 栝樓가 黃疸을 치료한다고 記錄되어 있다. 어떤 간염 환자에서 GPT가 높고 한약 양약을 포함한 여러 약을 썼지만 효과가 없었는데, 나중에 잠시 동안 GPT가 정상으로 하강한 적이 있었다. 자세히 관찰해보니 全栝樓 1개, 甘草9g을 달여서 복용하는 민간요법을 쓰고 있었다. 이 방법을 다른 사람에도 써 보았더니 효과가 있었다.

❖ 栝樓의 藥理作用

① **심혈관계에 대한 작용:** 栝樓皮와 栝樓仁의 혼합물로 만든 주사액은 적출한 기니픽의 심장에 대하여 관상동맥을 확장시키고 혈류량을 증가시키는 작용이 있으며, 栝樓皮 만으로 만든 주사액의 작용이 더욱 현저하였다. 1ml의 주사액에 栝樓皮가 2.5mg 혹은 5mg 함유된 경우 관상동맥의 혈류량을 각각 55%, 71% 정도 증가시킨다. 栝樓皮 주사액은 적출한 토끼의 심장에도 비슷한 효과가 있다. 栝樓 주사액은 하수체후엽호르몬에 의해 일어나는 랫드의 급성심근허혈에 대하여 확실한 보호작용이 있고, 마우스의 정상압 및 저압의 산소결핍에 대해서도 내성을 높인다. 사전에 부신피질호르몬을 마우스에 투여하면 저압의 산소결핍 상황에서 마우스의 생존률이 높아진다. 栝樓가 관상동맥을 확장시키는 작용은 부위에 따라 다른데, 栝樓皮>栝樓子>栝樓仁>栝樓子殼의 순이다. 栝樓皮에서 분리된 類알칼로이드에는 관상동맥확장작용이 있지만 아미노산에는 없다.

② **혈청콜레스테롤에 대한 작용:** 동물실험에서 栝樓는 일본큰귀토끼의 혈청콜레스테롤을 저하시킨다.

③ **去痰작용:** 동물실험에 의하면 栝樓皮에서 분리된 아미노산에는 양호한 거담작용이 있다.

④ **瀉下작용:** 栝樓에는 瀉下시키는 물질이 함유되어서 있다. 栝樓皮의 작용은 비교적 약하고 栝樓仁은 지방유를 함유하고 있어서 작용이 비교적 강하다.

⑤ **항균작용:** 1:5~1:1의 栝樓 煎劑 혹은 추출액은 시험관 내에서 대장균 등 그람음성 장내세균에 대하여 억제작용이 있고, 포도상구균·폐렴쌍구균·α용연균·인플루엔자균·오도안소포자균 등에 대하여 확실한 억제작용이 있다.

⑥ **기타작용:** 1:5의 栝樓 煎劑는 마우스의 복수암세포를 살멸시킨다. 栝樓皮의 시험관 내 항암효과는 栝樓仁보다 양호하고, 60% 알코올추출액에서 효과가 가장 강하다. 栝樓皮의 에테르추출액에 함유되어있는 유백색의 비결정성 분말은 시험관 내에서 항암작용이 있고, 씨앗의 껍질과 지방유에는 그러한 작용이 없다.

❖ **薤白** ❖ ──

본 품은 백합과의 산달래 *Allium macrostemon* Bunge 혹은 염부추 *Allium chinense* G. Don의 비늘줄기이다.

♣ 『**神農本草經**』**의 記錄**

「味辛, 主金瘡, 瘡敗」

· 金瘡: 外傷을 말한다.

· 瘡敗: 靡爛·潰瘍을 말하는데 후세에는 별로 쓰이지 않는다.

♣ **後世醫家의 應用**

『**名醫別錄**』: 「溫中散結」

李東垣說: 「下痢·後重·下焦氣滯를 치료한다.」

『**本草綱目**』: 「少陰病의 厥逆에 의한 下痢 및 胸痺에 의한 刺痛을 치료하고, 下氣散結·安胎하는 작용」「陽道(陰莖)를 도와서 溫補한다.」

薤白은 辛溫하여 通陽散結하는 作用이 있고 관상동맥질환의 치료를 할 수 있다. 보통 栝樓·枳實·半夏·桂枝 등과 配合한다. 張仲景은 栝樓薤白白酒湯·栝樓薤白半夏湯·枳實薤白桂枝湯에서 쓰고 있는데 모두 薤白을 主藥으로 하고 胸痺를 치료하는 유효한 방제가 되고 있다. 치료효과를 높이기 위해서 보통 丹蔘 등 活血藥을 병용한다.

❖ 薤白의 약리작용

① **혈소판기능에 대한 작용:** 長梗薤白精油는 각종의 응고제에 의한 혈소판응집에 대하여 강력한 억제작용을 가진다. 혈소판의 1차 응집에 대하여는 확실한 解離促進作用을 가진다. 억제의 기전은 혈소판막에서 방출과정을 조절하는 작용과 TxA_2 합성을 방해하는 작용에 의한다.

② **항균작용:** 薤白의 煎劑는 콜레라균·황색포도상구균에 대하여 억제작용을 가진다. 30% 물煎湯液을 시험관희석법으로 시험했을 때, 1:4로 희석했을 때 황색포도상구균·폐렴쌍구균에 대하여 억제작용이 있고, 1:16의 비율에서는 八連球菌(Sarcina)에 대하여 억제작용이 나타난다.

適應症

胸痺·喘息·咳·唾液·胸背痛·短氣 등이 있고, 寸脈이 沈遲하며 關上脈은 緊한 경우.

方解

本方은 通陽散結·豁痰下氣의 약재이다. 처방 중의 栝樓는 寬胸散結·潤下通痺하는 작용이 있고, 薤白은 滑利通陽·理氣止痛하는 작용이 있다. 白酒는 藥의 上行을 돕고 氣機를 조절하며 陽氣를 宣通시킨다. 昇降이 정상으로 회복되면 喘咳痺痛은 자연히 치유된다.

應用

本方은 噎膈·心痛을 치료하고 辨證은 喘息胸痛이 주가 된다.

환자: OOO, 남성, 78세.

증상: 환자는 10여 년간 관상동맥질환을 앓아 왔고 그 후에는 뇌동맥경화증을 앓았으며 평상시에도 心絞痛과 期外收縮이 있었다. 심전도는 3도방실차단·접합부성보충수축(junctional escape beat)이 있었다. 主訴는 動悸로 心痛·胸悶·頭痛·手顫이 있고 指腹이 붉었다. 大便은 간혹 秘結하며 때때로 1일 2회 보기도 하였다. 食慾不振이 있고 脣紫舌絳하며 苔白膩하고 舌邊에는 瘀斑이 있으며 脈弦하며 結代脈이 있었다. (백박수 24회/분, 부정맥) 證은 心血瘀滯·寒凝에 의한 營熱互阻·脈行不暢에 속하고, 活血化瘀하기 위하여 舒心絡하고 通心脈하여야 한다.

처방: 丹蔘15g, 全栝樓15g, 薤白9g, 檀香6g, 川椒1.5g, 赤芍9g, 紅花6g, 川芎6g, 當歸9g, 桃仁9g, 生地黃15g, 14제.

고찰: 무릇 관상동맥질환·류머티스성심장병·동부전증후군을 초래하는 병태이므로, 心痛·動悸·舌紫·脈遲澁 혹은 結代가 있는 것은 寒熱虛實에 상관없이 血脈의 운행장애 혹은 瘀血이 脈絡을 阻害하는 것이 원인이라고 볼 수 있다. 이때 血瘀가 주요 문제이므로, 治法은 우선 活血化瘀·舒心通脈하고 여기에 寒熱虛實의 辨證을 참고하여 配合하면, 心血을 暢通시키고 心脈을 안정시키며 심박 리듬도 정상으로 돌아오게 된다. 본안에서는 栝樓薤白白酒湯·血府逐瘀湯合丹蔘飲加減을 채용했다. 14제 연속 복용 후 動悸는 치료되고 心痛胸悶도 緩解되며 頭痛과 手顫症도 소실되고 脈은 弦하고 有力(맥박수 68회/분, 부정맥 없음)하게 되었다. 심전도는 I도방실차단·洞性心拍으로 확실하게 호전되었다. 그 후 活血化瘀에 益氣藥을 가하여 수개 월 치료했는데, 心絞痛은 재발하지 않았고 심장박동도 정상으로 되었다.

증례 157

환자: 黃OO, 남성, 47세.

증상: 환자는 최근 1개월간 動悸가 있고 가끔 期外收縮이 있었다. 夜間胸悶·呼吸困難·不眠多夢이 있으며 때때로 噯氣도 있었다. 입술은 건조하고 홍색을 띄며 舌尖紅 苔薄白하고 脈은 兩寸脈이 弱하였다.

처방: 栝樓薤白湯 및 天王補心丹加味를 병용했다.

全栝樓15g, 薤白9g, 丹蔘9g, 鬱金9g, 降香3g, 五味子9g, 茯神9g, 砂仁1.5g, 旋覆花9g (炮), 5제.

또 天王補心丹을 매일 저녁 9g씩 총 45g 복용시켰다.

경과: 복약 후 증상이 현저하게 호전되었고 계속해서 5제 더 처방했다.

고찰: 본안은 胸陽이 폐색되고 心血이 缺損되어 있으므로 栝樓薤白湯을 써서 通陽去結하고, 丹蔘·降香 및 鬱金을 配合해서 血行을 通暢시키며, 茯神·五味子 및 天王補心丹으로 心血缺損에 의한 虛煩·不眠·動悸·多夢 등을 치료한 것이다.

증례 158

환자: 賈OO, 남성, 53세.

증상: 환자는 心絞痛 발작이 빈번하게 나타나고 疼痛은 背部에 放散하는데 차게 하면 통증이 악화되었다. 胸悶·喘息·短氣가 있고, 舌苔는 白膩하고 脈은 沈遲하였다. 심전도에서는 허혈성변화가 있었다. 證은 寒邪壅盛·胸陽不振에 속한다.

처방: 栝樓薤白白酒湯 및 四逆湯加減을 썼다.

附子片9g, 乾薑6g, 全栝樓24g, 薤白9g, 炙甘草6g, 川椒1.5g, 丹蔘24g, 當歸9g, 細辛3g, 乳香9g, 黃耆15g, 党參15g, 7제.

경과: 心痛胸悶은 크게 감소되고, 계속해서 7제 처방했다.

고찰: 본안의 心絞痛은 寒邪의 閉塞이 심하고 陽氣가 순환하지 않으며 心血의 공급아 부족하기 때문이다. 또 胸陽이 돌지 않고 肺氣의 昇降

이 막혀있으며 喘息·短氣가 있었다. 苔白膩·脈沈遲한 것은 모두 寒邪에 의한 현상이므로, 四逆湯으로 辛溫通陽하고, 栝樓薤白白酒湯으로 通陽去結하며, 溫陽益氣·舒心通脈하는 人蔘·黃耆·丹蔘·當歸를 가하였다. 복약 후 증상은 크게 감소되어 계속해서 2개월 치료했는데, 心絞痛의 재발은 없었고 심전도는 정상으로 되었다. 18反을 고려할 때 附子片과 全栝樓는 상반되는 약물이므로 병용하여서는 안 되는 것이지만 우리의 임상경험에 의하면 附子片과 全栝樓의 병용에 의한 부작용은 관찰되지 않았다.

괄루해백반하탕(栝樓薤白半夏湯)『金匱要略』

方藥組成	栝樓實12g, 薤白9g, 白酒30~60ml.

適應症

胸痺가 있어서 눕지 못하고 心痛이 背部로 放散하거나 혹은 嘔吐하는 경우.

方解

尤在涇說:「胸痺가 있어서 눕지 못하는 것은 肺氣가 上昇하여 下降하지 않기 때문이다. 心痛이 背部로 放散하는 것은 心氣가 막혀서 순환하지 않기 때문이다. 이렇게 생긴 痺症은 더욱 심하게 된다. 이러한 경우 痰飮이 病因이므로 胸痺를 치료하는 약에 半夏를 가하여 痰飮을 제거한다.」

應用

관상동맥질환에서의 心絞痛·肋間神經痛·胃脘痛·胸痛·痰濁이 심한 경우를 치료한다.

증례 159

환자: 沈OO, 여성, 41세.

초진: 환자는 肺氣腫·肺性心臟病의 병력이 있다. 수일 전 몸을 차게 한 후 高熱이 생겨서 급히 항생제를 써서 熱을 내렸지만 動悸·咳嗽가 오히려 악화되었다. 묽은 가래가 많고 胸悶短氣가 있으며 잘 눕지 못하였다. 추위를 많이 타고 浮腫이 있으며 소변은 잘 나오지 않았다. 口脣은 靑紫色을 띠고 舌은 胖大하며 苔는 白膩하고 脈은 短促하였다. 심박수는 분당 110회 정도였고 期外收縮이 분당 10회 정도 나났다. 심전도에서는 肺性P派·右心室肥大·頻發性期外收縮이 있음이 확인되었다. 證은 心腎陽虛한데 肺에 痰飮이 있고 氣가 水를 풀어주지 못해서 水氣凌心이 되어 있는 상태였다. 溫化痰飮시켜서 心脈을 通暢시키는데 陽氣가 강해지면 陰邪는 자연히 소실된다.

처방: 附子片9g, 桂枝6g, 全栝樓15g, 薤白9g, 製半夏9g, 川椒15g, 細辛3g, 五味子9g, 茯苓9g, 白芍9g, 生薑3片, 7제.

2診: 위 처방을 복용한 후 動悸·喘咳는 개선되고 浮腫은 없어졌다. 原方에 党參 黃耆각12g을 가하여 14제 계속해서 복용시켰다.

3診: 動悸·喘咳가 이미 없어지고 浮腫도 없어졌다. 尿量은 정상으로 회복되었으나 胸悶이 약간 남아있으며 백박수는 80회/분이었다. 期外收縮은 없고 심전도검사에서 肺性P派가 나타나기는 하지만 心房性期外收縮은 없어져서 原方을 계속해서 7제 써서 예후를 완전히 좋게 하였다.

고찰: 무릇 血脈의 운행은 陽氣의 鼓動에 의존하고 있다. 외부에서 寒濕의 邪氣를 받게 되거나 음식의 攝生을 잘 못하거나 과로에 의해 內傷이 생기면 肺脾腎의 陽氣가 손상을 받고 健運宣化가 失調되며 三焦의 氣化作用이 不利하게 되어 水液을 蒸化시키지 못하고 津液이 貯留되어 痰飮을 형성한다. 陰邪가 心陽을 침범하고 陽氣가 陰邪에 의해서 억압되면 痰濁이 氣化를 壅遏해서 脈絡의 宣暢이 저해된다. 이에

따라 動悸·不整脈이 발생된다. 本例에서는 附子·桂枝에 더하여 栝樓薤白半夏湯加味를 써서 心陽을 溫通하고 痰濁을 제거하며 心脈을 宣暢시킨 것이다.

지실해백계지탕(枳實薤白桂枝湯)『金匱要略』

方藥組成	枳實9g, 厚朴9g, 薤白9g, 桂枝6g, 栝樓實12g.

適應症

胸痺·心中痞氣가 있고 留氣가 胸部에 結聚해서 胸滿하며 脇下의 氣가 逆上해서 心 혹은 背中에 痛症이 있는 경우.

方解

王旭高說:「氣가 逆上해서 心胸脇部의 脹滿이 있는 것은 氣滯하여 陽氣가 순환하지 않을 뿐 아니라 陰氣도 또한 上逆하기 때문이다. 따라서 枳實·厚朴으로 陰氣를 깨뜨리고 桂枝의 辛味에 더하여 佐藥인 薤白·栝樓實로 行陽開痺시킨다.」

應用

本方은 噎膈·心腹痛·脹滿을 치료하고 辨證은 脇下의 氣가 心으로 逆上한 것이다.

증례 160

환자: 王OO, 남성, 62세.

증상: 환자는 5년 전부터 관상동맥질환을 앓아 왔고, 심전도검사상「관상동맥질환에 의한 心絞痛·左前下行枝의 부분폐색·후벽경색」으로 진단받았다. 현재는 胸痹·動悸·心痛이 있고 痰이 많으며, 短氣·食慾不振·畏寒·四肢冷症·疝痛이 있다. 惡寒이 심하여 뜨겁게 하거나 이불을 덮어도 경감되지 않았다. 苔는 薄白하고 舌은 胖大하며 脈은 弦滑하였다. 辨證은 心腎陽虛·寒痰停滯·心脈瘀阻·痹阻經絡에 속하였다. 치료는 溫腎强陽하고 寒痰을 제거하며 心脈의 흐름을 순조롭게 하고 通痹活絡하여야 한다.

처방: 附子片加枳實薤白桂枝湯과 二陳湯加減을 쓴다.

附子片9g, 桂枝6g, 厚朴9g, 枳實9g, 栝樓實15g, 薤白9g, 半夏9g, 陳皮6g, 茯苓9g, 丹蔘30g, 桑枝30g, 甘草6g, 14제.

경과: 복약 후 胸悶·動悸·心痛·痰飮이 모두 감소되고, 四肢冷症과 畏寒은 약간 감소되었다. 위 처방을 기본으로 하고, 乾薑5g, 党蔘·黃耆각 12g을 가하여 2개월 계속해서 복용시켰다. 심전도검사에서 이상은 없어지고 직장에 복귀할 수 있게 되었다.

고찰:『證治滙補』의 驚悸怔忡說에서는「痰飮이 있어서 水氣가 心臟에까지 미쳤다는 것은 胸中에 골골하는 소리가 들리는 것으로 虛氣가 돌아다니고 있는 것이다. 水氣가 이미 心臟에 미치는데 心火는 이것을 싫어하여 깜짝깜짝 놀라고 있으며 사람을 공포상태에 이르게 하므로 脈은 弦하다」. 本例에서는 附子·桂枝를 써서 溫腎强陽해서 心腎陽虛를 치료하고, 二陳湯 및 枳實薤白桂枝湯을 병용해서 痰飮을 溫化하게 하며, 心脈을 宣暢시켜서 陽氣가 왕성하게 되면 陰邪는 자연히 없어지므로 桑枝를 가해서 通痹活絡한다. 그 후 乾薑·附子를 가하여 甘草와 조합한 四逆湯으로 回陽救逆하며 益氣藥과 配合하여 溫陽益氣시켜서 최종적으로 좋은 효과를 얻었다.

증례 161

환자: 胡OO, 여성, 48세.

증상: 환자는 관상동맥경화에 의한 심장병으로 얼굴이 붓고 창백하며 숨이
차서 계단을 오를 수 없었다. 生理는 이미 1개월 정도 없는 상태이고
舌淡苔白하며 脈은 弱하였다.

처방: 枳實薤白桂枝湯合二仙湯加味를 쓴다.

　全栝樓9g, 薤白9g, 製附子片6g, 桂枝6g, 丹蔘9g, 檀香9g, 乳香9g,
党参9g, 仙茅9g, 仙靈脾9g, 當歸6g, 知母9g, 黃柏9g, 14제.

경과: 복약 후 건물의 4층까지 올라도 숨차지 않고 脈에는 힘이 있었다.

고찰: 本例는 관상동맥질환에 갱년기장애를 겸하고 있다. 따라서 栝樓薤
白桂枝湯에 附子片·丹蔘·党参을 가하여 心陽을 溫通시키며 益氣散
結한다. 檀香·乳香으로 心絞痛을 치료하고, 二仙湯으로 갱년기장애
에 의한 내분비실조를 조정했다. 복약 후 만족할만한 치료효과를 얻
었다.

20. 방기탕류(防己湯類)

方劑	藥物組成	加	減	適應症
防己黃耆湯	防己12g 炙甘草6g 白朮9g 黃耆15g			風濕이 있고 몸이 무겁고, 發汗·惡風·浮腫·小便不利한 경우. 辨證은 表氣不固·外風受邪, 水濕이 經絡에 鬱滯한 證.
防己茯苓湯	本方	茯苓15g 桂枝9g	白朮9g	皮水로 脈浮·四肢浮腫, 水氣가 피부에 있고 四肢가 찔끔찔끔 움직이는 경우.
木防己湯	木防己15g 石膏45g 桂枝6g 人蔘12g			膈間에 支飮이 있고 喘滿하며 心下痞堅이 있고 煩渴上逆·喘滿·短氣가 있는 경우.
防己椒目葶藶大黃丸	防己3g 椒目3g 葶藶子3 大黃3g			水飮을 치료하고, 다량의 腹水로 腹滿·小便不利·大便秘結하는 경우.

방기황기탕(防己黃耆湯) 『金匱要略』

方藥組成	防己12g, 炙甘草6g, 白朮9g, 黃耆15g.

단미의 藥理연구

❖ 防己 ❖ ───

본 품은 防己科의 漢防己(粉防己) *Stephania tetrandra* S. Moore의 뿌리이다.

❖ 『神農本草經』의 記錄

「味辛平, 主風寒溫瘧熱氣諸癎, 除邪, 利大小便」

· 風寒溫瘧熱氣諸癎: 風寒邪를 感受했지만 發熱하기만 하고 惡寒은 없는 瘧疾과 發熱을 동반하는 癲癎症.

· 除邪, 利大小便: 『金匱要略』에 「除邪利水에는 防己黃耆湯·防己茯苓湯이 좋다」라고 하여 防己의 利水作用을 설명하고 있다.

❖ 張仲景의 應用의 考證

『藥徵』: 「防己는 主로 水氣를 치료한다.」

『本經疏證』: 「防己는 水氣가 脾를 침범한 상태를 치료하는 것임에 틀림없다. 張仲景은 風水와 皮水를 치료한다는 것은 몸이 무겁고 發汗惡風이 있으며 水氣가 피부 속에 있어서 四肢가 찔끔찔끔 움직이는 증상들로 이것을 종합하여 보면 몸이 무거운 것은 脾의 病에 속하는데 四肢는 脾臟이 主하기 때문이다.」

❖ 後世醫家의 應用

『名醫別錄』: 「水腫·風腫을 치료하고 膀胱熱·傷寒寒邪·熱邪를 제거하며

中風에 의한 手足痙攣을 치료하고, 腠理를 열어주며 九竅를 通하게 하고 下痢를 그치게 하며 癥腫惡結을 흩어주고 각종 가려움증·疥癬·벌레 물린 것을 치료한다.」

甄權說:「濕風·顏面麻痺·手足疼痛을 치료하고 留痰을 흩어주며 肺氣의 喘息·咳嗽를 치료한다.」

張元素說:「中·下焦의 濕熱에 의한 浮腫·脚氣를 치료하고 十二經을 돌려준다.」

『醫林簒要』:「心熱을 瀉하고 뼈를 강하게 하며 脾濕을 乾燥시키고 무엇보다도 水氣를 순환하게 하여 배설을 좋게 하여 下焦에 도달하게 한다.」

『本草求眞』:「防己는 辛苦大寒하며 性質은 강하지만 손상은 적고, 잘 走行하여 下焦에 이르게 하고 除濕·通竅·理道하는데 우수하며 下焦血分의 濕熱을 배출하는 작용이 있고 風水를 치료하는 중요한 약재이다. 따라서 무릇 濕에 의한 喘息·咳嗽, 熱氣에 의한 癲癎, 溫瘧에 의한 脚氣·水腫·風腫·癥腫·惡瘡 및 濕熱이 十二經에 흘러들어가서 大小便이 통하지 않는 경우 모두를 조절해서 치료한다. 만약 脚氣에 의한 浮腫·痛症이 있는 경우의 가감은 다음과 같다. 濕에 대하여는 蒼朮·薏苡仁·木瓜, 熱에 대하여는 黃芩·黃柏, 風에 대하여는 羌活·萆薢, 痰에 대하여는 竹瀝·天南星, 疼痛에 대하여는 香附子·木香, 血虛에는 四物湯을 가한다. 便秘에는 桃仁·紅花, 乏尿에는 牛膝·澤瀉, 통증이 上腕에 放散하는 경우에는 桂枝·威靈仙, 통증이 脇部에 放散하는 경우에는 龍膽草를 가한다.」

防己의 味는 辛苦하고 性은 寒한데, 濕熱을 瀉하고 經絡을 通하게 한다. 이뇨작용이 있고 關節炎과 脚氣에 의한 水腫을 치료한다.

❖ 防己의 藥理作用

① **진정작용:** 마우스에 熱板法과 꼬리를 전극으로 자극하는 방법을 써보

면, 粉防己의 煎劑추출액, 및 Tetrandrine·Hanfangchin A·B·C 모두
는 각기 다른 진통작용을 가지고 있는데, tetrandrine의 작용이 가장 강
하다. Hanfangchin A·B의 최소 진통유효량은 유산몰핀의 10~20배 이
상이다.

② **항염증·항알러지성쇼크작용**: Hanfangchin A·B는 랫드에서 formalin
으로 유발한 關節炎에 대하여 각기 다른 소염작용을 가진다. 전자의 작
용이 비교적 강한데, 이 동물모델에서 Hanfangchin A는 cortisol樣
효과를 가져서 토끼의 卵白으로 유도된 알러지성 쇼크의 발생률을 저하
시키지만 기니픽에 histamine 주사로 유도한 쇼크에 대항하는 작용은
없었다. 防己의 추출액에 비타민을 配合해서 쓰면 류머티스성관절염·
변형성슬관절염과 변형성요추염·신경통과 관절주위염·건초염·결합조
직염 등을 치료할 수 있고, 특히 陳久性關節挫傷에 동반하는 關節의 水
腫과 疼痛에 효과가 있다.

③ **심혈관계에 대한 작용**

● **강압작용**: Hanfangchin A·B를 근육주사하면 마취한 고양이의 혈압
이 확실하게 하강하고, hanfangchin A의 강압작용이 hanfangchin
B보다 강하며 작용시간이 더 길다. 또 cyclanoline은 고양이·토끼에
대하여 강압작용을 가지면서 耳介血管을 직접 확장시킨다.

● **관상동백에 대한 작용**: Hanfangchin A는 papaverine양의 관상동맥 확
장작용을 가지고, 동물실험에서 관상동맥의 혈류량을 증가시키며 심근
의 산소소비량을 저하시킴과 동시에 심근의 산소섭취량도 저하시킨다.
임상에서 粉防己鹽基는 관상동맥질환의 心絞痛에 쓰이고 있다.

④ **橫紋筋의 이완작용**: 마우스의 복강 내에 체중 1kg당 25mg의
tetrandrine을 주사하면 하지근육의 이완작용이 신속하게 나타나고,
50% 유효용량(ED50)은 체중 1kg당 17.25mg이다. Tetrandrine을 제4
암모늄염으로 변화시킨 tetrandrine dimethiodide는 약리실험에서 확
실한 근이완작용이 증명되고, tetrandrine보다 강하며, curare보다 그

작용이 부드럽고 안전성이 높아서 임상에서 근이완제로 사용되고 있다.

⑤ **평활근에 대한 작용:** Hanfangchin A는 토끼의 장에 대하여 흥분작용이 있다. 또 기니픽의 적출한 기관지평활근에 대하여서 저농도에서는 경도의 확장작용이 나타나고, 고농도에서는 수축작용이 있다.

⑥ **중추신경계에 대한 작용:** 비교적 대량의 hanfangchin A는 중추신경의 흥분을 일으키며 더하여 strychnine의 독성을 강화시켜서 phentobarbital에 의한 최면시간을 단축시킨다.

⑦ **항종양작용:** Hanfangchin A를 4,000배 희석한 희석액은 암세포를 죽이는 작용이 있다. 또 hanfangchin A는 KB세포(사람구강편평세포암종)에 대하여 확실한 억제작용이 있다. 최근 hanfangchin A는 Hela세포 및 Hela-S$_3$세포에 대하여 확실한 억제작용이 있음이 알려졌다. Wermel은 10종의 각기 다른 암세포주로 연구를 진행하여, hanfangchin A가 rat WK$_{256}$에 대하여 억제작용이 있음을 보여주었다. 외국에서는 이미 암치료에 쓰이고 있다.

⑧ **기타작용:** Hanfangchin A는 200배 및 400배로 志賀赤痢菌에 대하여 억제작용이 있다. 다만, D군 및 B군 赤痢菌에 대하여서는 효과가 없다. 항아메바원충작용은 berberine보다 강하고 임상에서 아메바적리의 치료에 쓰인다.

마우스를 이용한 동물실험에서 防己의 추출물은 streptomycin과 INH·PAS 등의 약물에 내성이 생긴 결핵균에 대해서 고도의 억제작용이 나타났다. Hanfangchin A는 랫드의 실험성 硅肺에 대하여 섬유화작용을 완전히 억제하는 작용을 가지고 있다.

[附] 木防己

세모래덩굴과의 식물 *Coccilus trilobus* (Thunb.) DC의 뿌리이다.『神農本草經』에서 防己의 記錄에서는 粉防己와 木防己의 구별이 없고, 漢代의 張仲景은『金匱要略』에서 木防己湯을 支飮喘滿에 썼다. 防己茯苓湯은 皮水

로 인하여 사지가 씰룩거리는 경우에 썼다. 甄權은 「木防己는 남자의 四肢關節의 中風風毒에 의한 언어장해를 치료하고 氣滯癰腫을 흩으며 膀胱을 치료한다」고 하였다.

木防己의 작용은 粉防己와 유사하여 利水去風하는 작용이 있다. 다만 粉防己는 利水消腫하는 작용이 비교적 강하고, 木防己는 去風止痛하는 작용이 우수하다. 따라서 일반적으로 上部의 風邪가 강한 경우에는 木防己를 주로 쓰고, 下部의 濕邪가 주된 경우에는 粉防己(간단히 防己라고 함)를 쓴다.

適應症

- 風濕이 있고, 脈浮한데 몸이 무겁고, 發汗惡風이 있다.
- 머리에 땀이 나고 다른 表證은 없는데, 허리 아래로 부어서 陰部에 미치고 屈伸이 어렵다.
- 濕痺에 의한 痲痺·저림.

方解

本方은 風濕이 表에 있는 虛證을 치료할 수 있다. 風濕이 表에 있어서 治法은 당연히 發汗해서 풀어야 하지만, 본 증은 衛陽不固하므로 表邪를 공격할 수 없다. 처방 중에 黃耆를 많이 써서 補氣固表하고 防己의 去風行水와 조합하여 益氣利水하면서 正氣를 손상시키지 않게 된다. 보조약인 白朮로 健脾利水하고, 佐藥인 甘草로 養脾하고 諸藥을 조화시킨다. 生薑·大棗는 營衛를 조화시킨다. 전체적으로 水道를 通調시키고 表虛水腫·風濕證을 치료할 수 있다. 복약 후에 벌레가 기어가는 느낌이 있는 것은 衛陽이 회복되어 이내 치료될 것이라는 표현이라 할 수 있다.

증례 162

환자: 梁OO, 남성, 45세.

증상: 환자는 안색이 창백하며, 몸은 虛證으로 浮腫이 있고, 右大腿의 양

474

측에 疼痛이 있으며 下肢關節에 疼痛이 있고 무겁다고 하였다. 四肢
痲痺가 있어서 활동에 부자유스럽고 皮膚는 항상 저린 느낌이 있었
다. 음식 맛을 모르고 口渴은 없으며 추위를 잘 탄다고 하였다. 舌苔
는 白膩하고 脈은 濡細하였다. 洋醫는 류머티스성關節炎이라 진단
했다.

처방: 辨證은 濕邪가 留滯하여 氣血을 閉塞하고 있으므로 防己黃耆湯 및
當歸四逆湯加減을 쓴다.

黃耆15g, 防己9g, 蒼朮9g, 當歸9g, 桂枝9g, 黃附子塊12g, 木通6g,
細辛3g, 薏苡仁15g, 秦艽9g, 14제.

고찰: 본안은 濕痺로 防己黃耆湯合當歸四逆湯을 써서 去濕通絡했다. 黃
耆를 많이 써서 益氣하고, 防己·蒼朮·薏苡仁을 가하여 去濕하며, 합
해서 써서 益氣利濕의 효과를 높였다. 當歸에 桂枝·木通·細辛을 配
合해서 活血通絡·養血榮筋한다. 蒼朮·附子를 병용해서 裏部의 濕
邪를 몰아낼 수 있다. 환자는 위 처방을 2개월 복용한 후 症狀이 현
저하게 개선되어 四肢를 자유롭게 움직일 수 있게 되었으며, 下肢의
疼痛과 무겁게 느껴지는 것도 경감되었다. 운동해서 몸을 단련하였
더니 나중에는 완전히 치유되었다.

증례 163

환자: 陳OO, 여성, 41세.

증상: 환자는 13년 전부터 骨關節疝痛이 있고 7년 전부터는 動悸도 있었
다. 지난해 10월에 短氣·胸悶이 생겼다. 喘鳴은 없고 四肢의 浮腫이
있었다. 脈은 細하고 苔는 乾白厚하였다.

처방: 防己黃耆湯加減을 썼다.

黃耆9g, 防己9g, 桂枝9g, 附子片6g, 川厚朴 9g, 枳實9g, 3제.

경과: 복약 후 증상이 현저하게 호전되었고 계속해서 3제 처방했다.

고찰: 본안의 辨證은 風濕에 의한 浮腫으로 黃耆와 防己를 써서 膀胱을 치

료하여 利水하였다. 附子와 桂枝를 병용하면 溫經通絡하고 겸하여 强心작용도 가진다. 심장이 쇠약하고 血行이 완만하게 되어 혈관에서 삼출된 액체가 피하의 결합조직에 浮腫을 형성하고 있으므로 表本同治하여 현저한 효과를 볼 수 있었다.

방기복령탕(防己茯苓湯)『金匱要略』

方藥組成	防己12g, 黃耆15g, 桂枝9g, 茯苓15g, 甘草6g.

適應症

皮水로 脈浮·四肢浮腫이 있고 피부를 누르면 들어간다. 惡風은 없고 腹部는 북 같으며, 口渴은 없고 水氣가 皮膚 중에 있어서 四肢가 씰룩거리는 경우.

方解

脾는 四肢를 主하는데 脾病에 의해서 水氣가 四肢의 皮膚에 貯留되어서 四肢에 浮腫이 있다. 부으면 陽氣가 滯하여 邪正相爭이 일어나서 筋肉은 약간 떨린다. 本方은 黃耆에 防己·茯苓을 配合하여 益氣利水한 것이다. 桂枝와 茯苓의 配合은 溫陽하면서 四肢의 水氣를 배출한다. 甘草를 配合해서 健脾하고 전체적으로 膀胱을 치료하여 利水한다.

應用

本方은 下痢가 좀처럼 낫지 않는 경우에도 쓸 수 있다.

증례 164

환자: 陸OO, 남성, 49세.

증상: 환자는 류머티스성關節炎을 앓고 있고 小關節의 變形·疼痛·手足陷凹性浮腫이 있으며, 舌淡苔薄白하고 脈滑하였다.

처방: 防己茯苓湯에 滑血藥을 가한다.

防己9g, 黃蓍15g, 桂枝9g, 丹蔘15g, 當歸9g, 生地黃90g, 蚕砂15g, 7제.

경과: 복약 후 浮腫은 경감되고 제 증상도 호전되어서 7제를 계속 처방했다.

고찰: 本例는 濕痺가 主가 되므로 단순히 防己茯苓湯으로 益氣利水만 하면 浮腫의 변화는 별로 없다. 만약 輔助藥으로 丹蔘·當歸 등 活血하는 약재를 쓰면 浮腫은 현저히 경감된다. 蠶砂는 痺症을 치료하지만 風濕 모두에 쓸 수 있다. 『神農本草經』에는 生地黃이 「痺症을 제거하는 작용이 있다」라고 記錄되어 있고, 90g 정도 대량으로 쓰면 cortisone樣 작용은 있으나 steroid와 같은 부작용은 없다.

증례 165

환자: 陳OO, 여성, 64세.

증상: 환자는 四肢浮腫이 있고 피부를 누르면 들어갔다. 食慾不振·脫力感이 있고 많이 먹으면 곧 腹部膨滿이 나타났으며, 舌淡하고 脈浮滑하였다.

처방: 防己茯苓湯加減을 쓴다.

防己9g, 黃蓍9g, 桂枝9g, 茯苓9g, 蒼朮9g, 3제.

고찰: 本例의 辨證은 皮水이다. 本方은 黃蓍에 防己·茯苓을 配合하여 益氣利水하고, 桂枝·茯苓의 配合으로 溫陽利水하며, 蒼朮로 健脾燥濕한다. 복약 후 浮腫은 상당히 감소되었고 처방을 계속 투여하여 완치되었다.

목방기탕(木防己湯)『金匱要略』

方藥組成	木防己15g, 石膏45g, 桂枝6g, 人蔘12g.

適應症

膈間에 支飮이 있고 喘滿하며 心下痞堅이 있고 顔色은 검으며, 苔는 白滑혹은 微黃하고 脈弦滑 혹 沈緊하다.

方解

木防己는 行水散結, 桂枝는 通陽降逆, 石膏는 淸肺熱, 人蔘은 益氣除痞하는 작용이 있다. 전체적으로는 行水散結·通陽降逆·補虛淸熱하는 약제가되어 陽氣를 通하게 하고 水飮을 循環하게 하며 逆氣를 치료하는데, 痞堅이흩어지면 제반 증상은 자연히 치유된다.

應用

本方은 脚氣·浮腫을 치료하고, 辨證은 浮腫·煩渴痞滿이 主가 된다. 또 本方에서 石膏를 빼고 芒硝9g 茯苓12g을 가하면 木防己加茯苓芒硝湯이 되는데, 위 처방의 證에 煩渴이 없고 心下悸와 痞鞭이 좀처럼 낫지 않고 大小便이 不利한 경우를 치료한다.

증례 166

환자: 張OO, 여성, 60세.

증상: 환자는 1주일 이상 전신과 안면에 浮腫이 있어왔으며, 식욕이 없고
　　　소변량이 적었다. 短氣가 있어서 눕지 못하였고 대변은 3일 동안 못
　　　보았으며, 脈은 細滑數하고 舌紅苔白하였다.

처방: 木防己加茯苓芒硝湯을 투여한다.
　　　木防己18g, 茯苓30g, 桂枝9g, 党参15g, 黃耆15g, 芒硝9g, 3제.

경과: 복약 후 大小便이 通하고 浮腫은 완전히 해소되었다.

고찰: 本例는 浮腫·喘滿에 二便秘結이 있는데, 『金匱要略』의 木防己加茯苓芒硝湯證이다. 茯苓과 防己의 양을 많이 하고, 人蔘·黃耆를 配合해서 益氣利水하였다.

방기초목정력대황환(防己椒目葶藶大黃丸 『金匱要略』)

方藥組成	防己, 椒目, 葶藶子, (熬) 大黃.

* 위 네 가지 약물을 동량으로 細末하여 꿀로 梧子大 크기의 丸劑로 만든다.

適應症

腹滿·口舌乾燥·小便不利·大便秘結하는 경우.

方解

本方은 逐水淨飮의 약물로 처방 중의 防己·椒目으로 辛宣苦泄하고, 水氣를 이끌어 소변으로 배출한다. 이것은 前後分消의 방법으로 腹滿이 감소되고 水飮이 순환하면 脾氣가 회복되어 津液이 생기는 것이다.

應用

膈上의 水飮·다량의 腹水로 實證에 속하는 경우를 치료한다. 肝硬變의 腹水에 쓸 수 있다.

증례 167

환자: 鄒OO, 남성, 51세.

증상: 환자는 간장병을 10여년 앓아왔고 早期肝硬變에 의한 腹水로 진단

받았으며 허리둘레가 105cm에 달했다. 소변량은 적고 대변은 秘結해서 3일 동안 변을 못 본 상태였다. 球結膜은 황색을 띠고 있으나 피부의 黃染은 명료하지 않고 지주상혈관종도 아직 없었다. 복부에 이동성의 濁音이 있고 下肢에는 陷凹性浮腫이 있었다. 肋骨下 2橫指 정도 肝腫大가 나타나고 食慾不振하며 얼굴에 황색이 돌고 입술은 검었다. 脈은 弱하고 苔는 白膩하였다. 辨證은 瘀熱互結·水濕壅阻·正氣虛憊이다. 治療는 益氣健脾·淸熱泄水·活血化瘀 모두 중요하다.

처방: 黃耆15g, 党參15g, 白朮60g, 生大黃9g(後下), 防己9g, 椒目9g, 葶藶子15g, 茯苓皮15g, 桃仁9g, 蟅蟲9g, 車前子30g(包), 14제.

경과: 위 처방을 30제 복용한 후 소변량은 약간씩 증가되었고 복부둘레는 85cm로 감소하며 복부의 이동성 濁音은 감소되었다. 舌苔는 白膩하던 상태에서 薄白하게 되었고, 脈은 細弦하게 되었는데, 나중에 黑大豆·鱉甲을 가하여 알부민을 증가시키고 A/G비를 조정해서 20제 정도 계속해서 처방했더니 환자는 건강을 회복하고 간기능 및 단백전기영동에서의 만성지표는 안정되어 퇴원 후 1년이 지나도록 재발은 없었다.

고찰: 本例는 肝硬變의 腹水로 虛實이 같이 보인다. 肝硬變의 腹水가 重症인 경우 대부분은 脾氣가 虛弱하여 黃耆·党參·白朮을 다량으로 써서 益氣健脾하고 扶正한다. 己椒藶黃丸을 써서 氣를 순환시키고 脹滿을 해소하며 水飮을 몰아내서 대소변으로 배출하였다. 下瘀血湯을 병용해서 活血軟堅하니 드디어 완치되었다. 이 예에 있어서 약을 쓰는 주안점은 扶正과 逐邪, 逐水와 化瘀를 병용하고 있다. 만약 한 쪽만을 철저하게 行하고 다른 쪽을 소홀하게 하면 鄒潤安說과 같이 「虛는 失 때문에 치료하기 어렵고 失은 虛로 인해서 악화되므로 나을 수 있는 것도 치료되지 못하게 된다.」

21. 길경탕류(桔梗湯類)

길경탕(桔梗湯) 『金匱要略』

方藥組成	桔梗3g, 生甘草6g.

단미의 藥理연구

❖ 桔梗 ❖ ──────

본 품은 桔梗科의 다년생초본식물 桔梗 *Platycodon grandiflorum* (Jacq.) A. DC의 뿌리이다.

❖ 『神農本草經』의 記錄

「味辛微溫, 主胸脇痛如刀刺, 腹滿, 腸鳴幽幽, 驚恐悸氣」

· **胸脇痛如刀刺:** 胸脇痛은 氣滯에 의해 痰이 阻滯되었을 가능성이 있는 것이다. 桔梗은 宣肺去痰하는 작용이 있어서 胸脇痛을 치료할 수 있다. 다만 칼로 찌르는 것 같은 痛症은 당시의 어떤 질병을 가리키는지 연구할 필요가 있다.

· **腹滿, 腸鳴幽幽:** 流飲(腸內를 흐르는 痰飲의 일종)을 가리키고 증상은 腹滿·腸鳴·泥狀便·動悸·短氣·吐涎沫 등이다.

肺와 大腸은 表裏의 관계이고, 桔梗은 宣肺去痰하면서 동시에 腸內의 液體를 제거할 수 있다.

❖ 張仲景의 應用의 考證

『藥徵』:「桔梗, 주로 濁唾腫膿을 치료하고 겸하여 咽喉痛을 치료한다. …
張仲景이 말하기를 咽痛의 경우 甘草湯을 투여할 수 있다. 낮지 않는 경우에는 桔梗湯을 투여한다. 甘草는 급박한 毒을 완화시키지만 濁唾吐膿의 경우에는 甘草가 主가 되지 않고 桔梗을 가한다. 이로 볼 때, 腫痛急迫한 경우에는 桔梗湯을 쓰고 濁唾吐膿이 많은 경우에는 排膿湯을 쓴다.」

✤ 後世醫家의 應用

『名醫別錄』:「咽喉의 통증을 치료한다.」

甄權說:「下痢를 치료하고⋯, 積聚痰涎을 해소하며, 肺熱·喘息·咳嗽를 없애며⋯.」

『大明本草』:「肺膿瘍에 대하여 養血排膿하고 內瘻와 喉痺를 補한다.」

『本草求眞』:「桔梗은 肺氣를 열어서 올려주는 引經藥으로써 여러 약을 浮上시켜줄 수 있고, 苦泄峻下하는 약제를 가장 높은 부분에까지 이끌고 올라가서 효과를 볼 수 있게 한다.」

桔梗은 사포닌을 함유하는 자극성의 去痰藥으로 肺氣를 열어서 상승시키는 점이 우수하고, 解表利咽·去痰止咳의 作用이 있어서 外感咳嗽·喉痒·痰多한 증상에 적용시킨다. 咳嗽의 초기에 肺가 淸宣하지 못할 때 桔梗은 昇提化痰하는 작용이 있어서 邪氣를 외부로 내보내서 제거한다. 다만 慢性의 咳嗽는 대부분이 肺의 肅降機能이 상실되어 있기 때문에 치료법은 肺氣를 淸肅하여야 되는데, 만약 桔梗을 쓰면 오히려 昇提하는 성질에 의해서 肺氣를 上逆시키게 되어 咳嗽가 악화된다. 이외에도 桔梗에는 排膿治膿작용이 있어서 『金匱要略』의 桔梗湯, 즉 桔梗甘草湯은 肺膿瘍을 치료할 수 있다. 다만 임상에서 肺膿瘍을 치료할 때에는 항상 桔梗湯을 기초로 하고, 冬瓜子·桃仁·薏苡仁·鮮芦根·魚腥草 등을 써서 淸熱解毒·化瘀排膿하는 작용을 강화시킨다. 下痢의 치료에서는 항상 桔梗을 配合해서 排膿血하는 작용을 쓰게 된다.

❖ 桔梗의 藥理作用

① **去痰작용:** 마취한 개에 체중 1kg당 1g의 桔梗 煎劑를 內服시키면 氣管의 점액 분비량이 현저히 증가되고 그 작용의 강도는 염화암모늄과 유사한 정도이다. 마취시킨 고양에서도 유사한 효과가 나타난다. 그러한 去痰작용의 주된 요인은 桔梗사포닌으로 소량에서는 위점막을 자극해서 輕度의 惡心을 일으키고 이것에 의해서 반사적으로 기관지분비를 증가시킨다. 대량으로는 반사적으로 嘔吐中樞를 흥분시켜서 嘔吐를 일으킨다.

溶血作用의 강약을 비교해보면, 야생의 桔梗은 재배한 桔梗보다 작용이 강하고, 껍질을 벗기지 않은 것이 벗긴 것보다 강하며, 2년 된 것이 가장 강하고 1년 된 것이 다음이며 3년 된 것은 작용이 가장 약하다.

② **血糖降下작용:** 토끼에 桔梗의 물추출물 혹은 알코올추출액을 투여하면 혈당치가 하강하고, Alloxan으로 유발한 토끼의 당뇨병에 대하여서는 혈당강하작용이 더욱 현저하다. 간글리코겐의 저하작용은 약을 투여한 후 회복될 수 있다.

적응증

- 少陰病으로 咽喉가 아픈 것을 치료한다.
- 咳·胸滿·振寒, 脈數, 咽乾不渴, 때때로 濁唾腥臭가 있고 오랫동안 죽같은 膿을 吐하는 것은 肺膿瘍이다.

方解

『**名醫別錄**』:「桔梗은 咽喉의 통증을 치료한다.」

『**大明本草**』:「桔梗은 排膿하는 작용이 있다.」

甘草를 生으로 쓰면 찬 성질이 있어서 泄熱·解毒·鎭痛을 할 수 있고, 桔梗과 甘草를 配合하면 咽喉를 淸利할 수 있다. 王旭高의 說에 의하면 「이것은 咽痛을 치료하는 주된 처방이고, 少陰病의 咽痛에만 제한을 두지는 않는다.」

만약 本方을 단독으로 肺膿瘍의 치료에 쓰면 藥力이 약하므로 후세에는 대부분 이 처방에 가감하여 肺膿瘍의 치료에 썼다.

應用

『金匱要略』에서 本方에 生薑·大棗를 가한 排膿湯을 쓰고 있는데, 桔梗9g, 甘草6g, 生薑3片, 大棗8g으로 肺膿瘍 혹은 腸膿瘍을 치료하고 있다. 王旭高 說에 의하면, 「甘草·桔梗·生薑·大棗는 上焦를 열어주어 肺氣를 상승시키고 營衛를 조화시켜 氣를 순환하게 하여 膿을 자연스럽게 내려준다.」

증례 168

환자: 周OO, 여성, 10세.

증상: 환자는 연속 3일간 高熱이 내리지 않고 체온은 40.5℃였다. 페니실린과 테트라사이클린 등을 썼지만 解熱되지 않고 咽喉의 疼痛이 있으며 喉頭가 붉고 충혈이 되며 水疱를 동반하였다. 이비인후과의 검사에서 급성인두염이라 진단받았고 에리스로마이신을 주사했지만 열이 내려가지 않아서 桔梗甘草湯加減을 썼다.

처방: 桔梗9g, 生甘草6g, 蒲公英15g, 板藍根15g, 柴胡15g, 黃芩9g, 山豆根15g, 炒穀·麥芽각9g, 3제.

경과: 1제 복용 후 체온은 38.6℃로 하강되었지만 下痢가 생겼다. 이것은 苦寒藥에 의한 것일 가능성이 있어서 生薑5片으로 藥性을 교정했다. 2일째에 2제 복용 후 發汗이 있고 체온은 38.6℃에서 37.6℃로 저하되었으며, 喉頭의 붉게 부은 면적은 축소되고 중앙부의 1개소만 남았다.

3제 복용 후 체온은 37.2℃로 하강되고, 咽喉는 아프지 않고 紅腫이 모두 없어졌다.

고찰: 本例는 급성인두염으로 桔梗湯과 小柴胡湯加減을 썼다. 그중 山豆根·板藍根은 性味가 苦寒하고, 蒲公英을 配合해서 咽喉腫痛·疼痛

을 치료했다. 熱毒이 왕성한 상태여서 桔梗湯으로 解毒·利咽·消腫하였는데, 단 3제로 병은 완전히 치유되었다.

증례 169

환자: 李OO, 남성, 35세.

증상: 환자는 좌측 편도선이 腫大되고 항상 아프다고 하였다.

처방: 이것은 喉蛾라고 칭하고 桔梗湯佳味를 투여한다.

金銀花9g, 連翹9g, 桔梗9g, 甘草6g, 西靑果3g, 3제

고찰: 서양의학의 편도선염을 喉蛾라고 칭한다. 本例는 桔梗甘草湯으로 咽痛을 치료했지만 淸熱解毒의 힘이 부족함을 고려하여 金銀花·連翹·西靑果 즉 訶子의 미성숙한 과실을 가했다. 그러한 降火利咽하는 작용은 대단히 좋아서 咽喉의 腫痛·疼痛에 쓸 수 있다.

22. 백합탕류(百合湯類)

方劑	藥物組成	加	減	適應症
百合地黃湯	百合30g 生地黃30g			熱病 後 內熱이 남아있거나, 혹은 腸出血이 있는 경우.
百合知母湯	本方	知母9g	生地黃30g	熱病 後 微熱心煩한 경우. 단 虛寒에는 쓰지 않는다.
百合滑石代赭湯	本方	滑石9g 代赭石15g	生地黃30g	熱病 後 下痢가 있고 小便澁少한 경우.
百合鷄子黃湯	本方	鷄子黃1개	生地黃30g	熱病 後 陰液消耗가 있는 경우.
栝樓牡蠣散	栝樓根·牡蠣熬 等分. 每4g을 1일 3회 飮用			熱病 後 煩渴이 치유되지 않는 경우.

백합지황탕(百合地黃湯)『金匱要略』

方藥組成	百合30g, 生地黃30g.

단미의 藥理연구

❖ 百合 ❖ ──────

본 품은 백합과의 다년생식물 참나리 *Lilium lancifolium* Thunb 백합 *L. brownii F. E.* Brown var. viridulum Baker 혹은 세엽백합 *L. tenuifolium* Fisch 등의 비늘줄기이다.

❖『神農本草經』의 記錄
「味甘平. 主邪氣, 腹脹, 心痛, 利大小便, 補中益氣」

· 主邪氣: 鄒潤安의『本經疏證』에는「무릇 百合知母湯은 發汗에 의해서 氣를 消耗하고 邪氣가 氣分을 붙잡아서 消渴·熱中으로 된 경우에 사용한다. 무릇 百合代赭湯은 下法에 의해 血을 소모하고 邪氣가 血分을 붙잡아서 血脈中에 熱이 있는 경우에 사용한다. 무릇 百合鷄子湯은 吐法에 의해 上焦를 소모하고 邪氣가 心을 침범해서 心煩·懊憹·不眠이 있는 경우에 사용한다」라고 하였다. 이로부터 볼 때 百合이 邪氣를 치료함이 확실하다.

· 心痛: 張仲景은 百合知母湯 혹은 百合地黃湯으로 百合病·動悸·不眠 등의 증상을 치료하고 있다. 百合病은 현대의 신경증에 해당하고 이때의 心痛은 신경증으로 인한 心痛으로 해석할 수 있다.

· 補中益氣: 百合은 潤肺健脾益氣하는 작용이 있다.

❖ 後世醫家의 應用
『名醫別錄』:「浮腫과 腫脹·肥滿·惡寒·發熱·全身疼痛을 없애고 母乳가 나

오지 않는 경우와 喉痺를 치료하며 流涙를 그치게 한다.」

甄權說:「心下急滿痛을 없애고 脚氣·熱咳를 치료한다.」

張元素說:「溫肺止咳」

百合은 潤肺止咳止血의 要藥으로 款冬花와 配合하면 『濟生方』에서의 百花膏가 되고 肺熱에 의한 慢性咳嗽 혹은 痰에 血이 섞여있는 것을 치료한다. 우리가 만든 百合片(百合·白芨·百部·麥門冬·天門冬·絲瓜子)는 기관지확장증의 출혈 치료에 현저한 효과가 있다. 최근의 약리연구에서 百合의 止血작용이 증명되고 있고 이것이 百合片이 기관지확장증의 出血을 치료하는 근거가 되고 있다. 이외에도 百合에는 淸心安神하는 작용이 있다.

❖ 百合의 藥理作用

① **止咳작용:** 百合의 煎劑는 마우스에 대하여 止咳작용이 있고, 겸하여 히스타민에 의한 喘息에 대항하는 작용이 있다.

② **止血작용:** 百合粉 제제 혹은 해면상의 제제*를 鼻出血 혹은 鼻茸症 中下耳甲介의 부분절제술 후 止血에 쓴 100례를 관찰한 결과 지혈효과가 양호하였다.

> *百合粉15g에 증류수를 가하여 15%의 현탁액을 만들어 60℃로 加溫해서 糊狀으로 될 때까지 저어서 식힌 다음 냉동고에서 海綿狀이 되기까지 냉동한다. 이것을 석회가 들어있는 물통에 넣거나 또는 가제로 싸서 천천히 解凍시킨다. (加熱해서는 안 된다.)

適應症

百合病을 치료한다. 百合病의 경우 모든 脈이 肺에 모여서 病巢에 이르게 된다. 배고프지만 먹을 수 없고 항상 묵묵히 있다. 눕고 싶지만 누울 수 없고 움직이고 싶어도 하지 못한다. 음식이 맛있을 때도 있지만 맛과 냄새를 알지 못하는 때도 있고, 추운 것 같지만 惡寒은 없고 더운 것 같으나 發熱은 없다. 口苦 小便赤이 있어도 藥으로 치료할 수 없으며 藥을 복용하면 심한 嘔吐·

下痢가 발생하고 몸은 정상같지만 脈은 微數하다. 아직 吐法·下法·發汗法을 시행하지 않은 질병의 초기단계에서는 이 처방을 쓰면 좋다.

方解

魏荔彤說:「百合病은 百合을 쓰고 있는데, 아마도 百合이라는 이름을 붙인 것은 百合 한 가지로 이 질환을 치료하여서 그런 이름이 붙었을 가능성이 있다.」

葉橘泉說:「百合에는 진정작용이 있고, 急性熱病의 後期와 의식장해·부인의 갱년기 신경증·히스테리 등에 쓸 수 있다.」

本方은 百合으로 心肺를 潤養하고 安神鎭靜작용을 가진다. 더하여 生地黃의 汁으로 滋陰復液하여 血熱을 식힌다. 또 生地黃에는 止血作用이 있고 心肺의 滋養과 겸하여서 淸熱止血의 약제가 되는데, 陰이 회복되면 熱은 자연히 消退되고 百脈이 調和되어 病이 자연히 치유된다.

應用

本方은 신경증·히스테리·갱년기장해 등 百合病의 증상을 通治하고, 辨證으로는 內熱이 있는 경우 모두에 本方을 가감한다. 어떤 사람은 百合病이 무균성수막염에 속한다고 인식하고 있다.

증례 170

환자: 施OO, 여성, 31세.

증상: 환자는 스트레스를 받아서 정신이상·의식장해가 되고, 혹은 슬픈 듯이 울고 혹은 아무것도 아닌데 혼잣말을 하였다. 口苦하고 小便赤하며, 舌質은 붉은 빛을 띄고, 脈은 微數하였다.

처방: 病은 百合病에 속하고 百合地黃湯 및 甘麥大棗湯加減을 쓴다.

百合15g, 生地黃9g, 淮小麥30g, 甘草9g, 大棗10g, 龍骨9g(先煎), 牡蠣30g(先煎), 5제.

경과: 3제 복용 후 諸症은 소실되었고 6개월 후 추적조사에서도 재발은 없었다.

고찰: 本例는 百合病에 臟躁를 겸하고 있는 것으로 百合地黃湯合甘麥大棗湯으로 養心凉血하고, 龍骨·牡蠣 등 강하게 가라앉히는 藥을 써서 최종적으로 완전히 치유되었다.

증례 171

환자: 戚OO, 여성, 49세.

증상: 환자는 갱년기장애로 최근 3개월간 生理不順·煩躁易怒·起臥不安 등이 있었고, 口苦하며 小便赤하였다. 脈은 細數하고 苔는 薄黃하며 舌質은 紅한데 특히 邊緣과 舌尖에서 현저하였다.

처방: 百合地黃湯과 甘麥大棗湯加味를 쓴다.

百合30g, 生地黃30g, 淮小麥30g, 甘草9g, 大棗14g, 5제.

경과: 10제 복용 후 諸증상은 완전히 소실되었다.

고찰: 本例는 갱년기장애로 증상은 百合病과 유사하고, 「배고프지만 먹지 못하고 항상 답답하다. 눕고 싶지만 눕지 못하고 걷고 싶지만 걷지 못한다. 음식이 맛있을 때도 있지만 맛과 냄새를 알지 못하는 때도 있다. 추위를 타는 것처럼 보이지만 惡寒은 없고 더위를 타는 것 같지만 發熱이 없다.」 본래는 百合地黃湯만 투여하지만 병세가 비교적 重하여서 甘麥大棗湯을 加하여 나중에는 완전히 치유되었다. 우리들의 임상경험에 의하면 약재의 가짓수를 적게 하고 양을 많이 한 것이 좋은데, 百合·地黃·淮小麥각30g이 적정량이다. 중요한 것은 신경증·히스테리·갱년기장해가 아니라도 百合病에 기술된 증후의 표현과 비슷한 경우 百合病의 法과 方을 써서 치료하면 효과가 만족할 만 하다.

백합지모탕(百合知母湯)『金匱要略』

方藥組成	百合30g, 知母9g.

適應症

百合病에 發汗시킨 후에는 百合知母湯이 주치한다.

方解

百合病을 잘못 發汗시킨 경우 發汗過多에 의해 陽이 소모되고 陽虛에 의해 熱이 鬱滯해 있으므로 攻補할 수 없다. 따라서 百合과 知母를 병용하여 補肺清胃하고 滋潤해서 陰을 기르고, 여기에 더하여 샘물로 熱을 식히면 陽邪가 자연히 없어진다.

應用

本方은 熱病 후의 虛弱 혹은 微熱·心煩으로 辨證이 津液不足에 의한 虛熱을 동반하는 경우 모두에 本方을 가감한다.

증례 172

환자: 何OO, 여성, 29세.

증상: 환자는 인플루엔자에 이환되어 39.5℃의 高熱이 있은 후 항상 頭痛이 있고 의식장애가 있으며, 움직이고 싶으나 움직일 수 없고 걷고 싶으나 걸을 수 없으며 눕고 싶으나 누울 수도 없는데, 고통스러워도 방법이 없었다. 항상 不眠이 있고 食慾不振하며, 口苦하고 小便赤하였다. 脈은 약간 弦數하고 舌尖은 紅하며 舌苔는 薄白하여 百合病에 속하였다.

처방: 百合知母湯 및 地黃湯加味를 투여한다.

百合30g, 生地黃15g, 知母9g, 牡蠣30g, 龍骨15g, 7제.

경과: 복약 후 약간 호전되어서, 원방을 14제 계속해서 처방하여 熱이 없어지고 津液은 회복되며 완전히 치유되었다. 1년 후 추적조사에서도 재발은 없었다.

고찰: 본안의 辨證은 百合病의 證에 속하고, 熱病 후 餘熱이 완전히 제거되지 않고 心肺의 陰을 損傷해서 치료에는 餘熱을 식혀서 제거하고 心肺를 滋養하는 것이 좋은데, 百合知母湯 및 地黃湯으로 補肺淸熱하여 養陰하고, 龍骨·牡蠣의 重鎭安神하는 성질로 補한다. 藥과 證이 맞아서 病은 완전히 치유되었다.

백합활석대자탕(百合滑石代赭湯)『金匱要略』

方藥組成	百合30g, 滑石9g, 代赭石15g.

適應症

百合病으로 下法을 쓴 후.

方解

百合病으로 下法을 쓴 후 대부분 陰이 소모되고 음허에 의해 火가 逆上한다. 百合과 滑石을 병용하여서 尿道를 이끌어주고, 代赭石의 鎭逆하는 작용으로 陽氣를 通하게 하며, 샘물을 가하여 陰火를 제거하면 陰氣는 자연히 調整된다.

應用

本方은 熱病 후에 下痢·小便澁少한 것을 치료한다.

백합계자황탕(百合鷄子黃湯)『金匱要略』

方藥組成	百合30g, 鷄子黃1개.

適應症

百合病으로 吐法을 쓴 후.

方解

百合病으로 吐法을 쓴 경우 元氣가 손상되고 陰精이 擧上될 수 없게 되므로 鷄子黃으로 養陰하고 샘물로 陰을 滋潤하며 百合과 협력해서 肺氣를 돌려준다. 血氣가 調整되면 陰陽은 자연히 조화된다.

應用

本方은 熱病 후에 陰이 손상된 경우를 치료한다.

괄루모려산(栝樓牡蠣散)『金匱要略』

方藥組成	栝樓根, 牡蠣(熬) 等分.

*위 약재를 細末해서 1회 4g, 1일 3회 내복한다.

適應症

百合病으로 口渴이 치유되지 않는 경우 栝樓牡蠣散이 주치한다.

方解

百合病으로 口渴이 낫지 않는 것은 대부분 熱이 왕성해서 津液을 손상한 것이다. 『神農本草經』에는 「栝樓根의 味는 苦寒하여 潮熱, 發熱, 煩渴, 大熱을 主治한다」라고 되어 있고, 栝樓根을 써서 淸潤生津·止渴하고, 牡蠣로 虛熱을 식히며 除煩한다.

應用

本方은 熱病 후 煩渴이 치유되지 않는 것을 치료한다.

23. 반하탕류(半夏湯類)

方劑	藥物組成	加	減	適應症
小半夏湯	半夏9g 生薑3片			嘔吐가 있지만 渴症은 없고 心下에 支飮이 있는 경우.
小半夏加茯苓湯	本方	茯苓9g		停飮과 口渴·嘔吐·心下痞·心下支飮이 있으며 眩暈·動悸가 있는 경우.
半夏湯	本方	半夏6g 人蔘9g 白蜜30ml		胃氣上逆에 의해 嘔吐·心下痞鞕이 있는 경우.
半夏散及湯	半夏·桂枝·甘草 各等分8g			咽喉腫痛·疼痛·痰涎이 그렁그렁하며 말을 하기 어려운 경우.
半夏乾薑散	半夏·乾薑 等分 4g			乾嘔吐逆이 있고 涎沫을 吐하는 경우.

소반하탕(小半夏湯)『金匱要略』

方藥組成	半夏9g, 生薑3片.

단미의 藥理연구

❖ 半夏 ❖ ─────

본 품은 天南星科의 半夏 *Pinellia ternata* (thunb.) Breit의 塊莖을 炮製 가공한 것이다. 半夏는 生으로 쓰면 有毒하므로 대부분 製半夏로 사용한다. 生薑·明礬으로 炮製한 것을 姜半夏라고 한다.

❖ 『神農本草經』의 記錄

「味辛平, 主傷寒寒熱, 心下堅, 下氣, 咽喉腫痛, 頭眩胸脹, 咳逆腸鳴, 止汗」

· 傷寒寒熱, 心下堅: 外感 혹은 外邪에 의해 일어나는 心下痞를 가리킨다. 心下堅은 心下痞를 말하는 것으로 半夏는 和胃消痞하는 작용이 있다.

· 下氣: 降逆·止嘔.

· 咽喉腫痛: 半夏散及湯과 같이 少陰病의 咽痛을 치료한다.

· 頭眩胸脹: 朱丹溪의 說에 의하면 「痰이 없으면 어지럼증의 일어나지 않는 다」라고 하였다. 또 痰濕이 胃를 침범하므로 胸部의 脹滿이 보인다. 半夏 는 燥濕化痰和胃하는 作用이 있어서 眩暈과 胸部脹滿을 치료할 수 있다.

· 咳逆腸鳴: 張仲景은 半夏瀉心湯을 腸鳴의 치료에 쓰고 있고, 현대의 약 리연구에서도 半夏는 鎭咳작용이 확인된다.

❖ 張仲景의 應用의 考證

『藥徵』:「痰飮嘔吐·心痛逆滿·咽部疼痛·咳嗽·動悸·腹中雷鳴에 쓴다.」

✤ 後世醫家의 應用

『**名醫別錄**』:「心腹胸膈의 痰熱滿結을 없애고 咳嗽上氣·心下急痛堅痞·時嘔逆을 치료하며 癰腫을 없애고 墮胎시키며 萎黃을 치료하고 안색을 좋게 한다.」

甄權說:「痰을 없애고 肺氣를 내려주며, 開胃健脾하고 嘔吐를 그치게 하며 胸中의 痰滿을 제거한다. 生으로 쓰면 癰腫을 제거하고 腫瘤를 없앤다.」

『**大明本草**』:「嘔吐·下痢·痙攣·腸腹冷症·痰瘧을 치료한다.」

張元素說:「寒痰과 몸을 차게 하고 찬 음식을 먹어서 肺를 傷하여 생긴 咳嗽를 치료하고, 胸中痞와 胸膈上部의 痰을 없애며 胸部의 冷症을 제거하고 胃氣를 調和시키며 脾濕을 乾燥시키고 痰飮으로 인한 頭痛을 치료하며 消腫散結한다.」 또「半夏를 쓸 때에 熱痰에는 黃芩, 風痰에는 南星, 寒痰에는 乾薑, 痰痞에는 陳皮·白朮을 配合해서 쓴다.」

張壽頤說:「半夏의 辛味는 發散排泄하는 작용이 있으며 침이 줄줄 흐르듯이 많은 경우 이것을 신속하게 내려주고, … 이러한 특징은 開宣滑降의 네 글자로 모두 표현할 수 있다.」

諸家의 本草書에서 半夏의 효능은 3종류로 종합하고 있다. 첫 번째는 鎭咳去痰, 두 번째는 止嘔, 세 번째는 安神 즉 鎭靜作用이다.

✤ 半夏의 藥理作用

① **鎭咳去痰作用**: 20% 半夏 煎劑를 고양이의 胃에 체중 1kg당 0.6g 투여하면 고양이의 호흡을 억제시킬 수 있고 그러한 효과는 인산코티손(체중 1kg 당 1mg)에 버금간다.

또 토끼의 胃에 熟半夏의 煎劑를 주입하거나 혹은 50% 알코올추출액 및 물추출액을 복강 내에 주사하면 pilocarpine에 의한 타액분비를 감소시킨다.

② **止吐作用:** 디기탈리스팅크를 비둘기에 정맥주사해서 유발되는 嘔吐에 대하여, 製半夏丸·製半夏 혹 半夏의 엑기스제, 姜半夏 혹은 白礬半夏 의 혼합액, 生半夏 煎劑를 체중 1kg당 3g, 1일 2~3회, 연속 2일간 복용 시키면 모두에서 확실한 止吐作用이 있다. Apomorphine 혹은 硫酸銅 에 의한 개의 嘔吐에 대하여 半夏煎劑를 胃에 주입하면 확실한 止吐作 用이 있고 그 유효성분은 알칼로이드이다. 또 半夏에서 추출된 식물스 테롤을 고양이에게 내복시키거나 피하주사하면 소량의 apomorphine 혹은 硫酸銅에 의한 嘔吐에 대하여는 억제작용이 있지만 대량의 apomorphine 혹은 硫酸銅에 의한 嘔吐에 대해서는 효과가 없다.

③ **眼壓降下作用:** 20%의 半夏煎劑를 체중 1kg당 1ml로 토끼의 胃에 주 입하면 8마리 중 절반에서 30~60분 후에 眼壓이 5~6mmHg 저하된다. 이것은 급성녹내장에 대하여 半夏를 쓰는 근거로 제시하고 있다.

④ **독성:** 마우스에 각종 제제의 혼합액을 내복시키면 사망률을 지표로 할 때 生半夏의 독성이 가장 크고 다음으로는 漂半夏 그 다음이 姜半夏와 蒸半夏이며 白礬製半夏의 독성이 가장 적다. 앞의 4종류를 비둘기에 내복시키면 모두에서 嘔吐를 일으키고, 기니픽에 투여하면 發聲을 잃 거나 소리가 나오지 않게 되지만, 白礬製半夏로는 이러한 폐혜가 없다. 白礬으로 처리하면 半夏의 독성이 제거된다. 半夏의 催吐성분은 물에 녹지 않거나 녹기 어려워서 가열하면 파괴된다.

|適應症|

嘔吐가 있지만 口渴이 없고 心下支飮이 있는 경우를 치료한다.

|方解|

처방 중의 半夏는 燥濕化痰·和胃降逆하여 本方의 主藥이 된다. 生薑은 溫 胃淨飮·降逆止嘔하고 半夏를 도와서 去痰降逆하는 힘을 증강시키면서 半夏 의 燥烈한 독성을 억제한다. 小半夏湯은 止嘔하는 원조격의 처방으로 옛 현

인은 이것을 「嘔家의 聖藥」이라고 칭했다.

應用

本方은 임신 중의 嘔吐呃逆을 치료하고 寒性의 蓄水로 口渴이 없는 경우가 가장 적당하다. 제7~8흉추에 손바닥 크기의 冷症이 있고 水飮의 證이 있는 경우에 좋다.

증례 173

환자: 劉OO, 남성, 43세.

증상: 환자는 십이지장구부궤양으로 식후에는 먹은 음식에 관계없이 꼭 嘔吐를 하였다. 이미 2개월 경과하였고 입원치료를 받았지만 효과가 없었다. 脈은 弦하고 舌苔는 根部에 黃色을 띄고 있다.

처방: 신경성구토이므로 芍藥甘草湯合小半夏湯加味를 썼다.

姜半夏15g, 生薑3片, 生白芍30g, 甘草9g, 蘇葉15g, 旋覆花9g(包煎), 3제.

경과: 1제로 곧 嘔吐가 그치고 그대로 완치되었다.

고찰: 本例는 십이지장구부궤양에 속하지만 嘔吐가 주된 문제점이므로 급성인 경우 標를 치료한다는 원칙에 따라 小半夏湯合芍藥甘草湯으로 신경성구토를 치료하여 효과가 있었다. 半夏는 止嘔作用이 있고, 芍藥은 鎭靜作用이 있어서 공통점이 있다. 또 芍藥甘草湯은 胃의 痙攣性嘔吐를 緩解시킨다. 佐使藥인 蘇葉·旋覆花로 下氣止嘔시키면 1제로 곧 嘔吐가 그친다.

소반하가복령탕(小半夏加茯苓湯)『金匱要略』

方藥組成	半夏9g, 生薑3片, 茯苓9g.

適應症

停飮과 口渴·嘔吐·心下痞·膈悶·水氣가 있고 眩暈·動悸가 있는 경우.

方解

尤在涇說: 「먼저 口渴이 있은 다음에 嘔吐하는 것은 본래 嘔吐病이 아니라 口渴로 물을 마셨는데 양이 많아서 내려가지 않고 오히려 上逆하여 일어난 것이므로 이것은 飮病에 속한다. 小半夏는 止嘔降逆하고 여기에 茯苓을 가하여 停水를 없앤다.」

應用

本方은 임신 중 嘔吐가 그치지 않는 경우와 오랜 嘔吐, 脚氣로 水腫이 있으면서 嘔吐를 동반하는 것을 치료한다.

증례 174

환자: 何OO, 여성, 28세.

증상: 환자는 임신 4개월로 惡心·嘔吐·食慾不振이 있고 먹기를 싫어하였다. 최근 胃가 아프고 熱氣가 上衝하는 것을 느꼈다. 舌質은 紅하고 少苔이며 脈은 滑數하였다. 洋醫는 姙娠惡阻로 진단하였다. 辨證으로는 肝熱氣逆·胎氣上逆으로 淸熱疏肝·和胃止嘔하였다.

처방: 小半夏加茯苓湯과 橘皮竹茹湯加減을 썼다.

半夏9g, 茯苓9g, 生薑3片, 橘皮9g, 竹茹9g, 黃連3g, 吳茱萸1.5g, 大棗14g, 5제.

경과: 복약 후 惡心嘔吐는 그치고 식욕은 증가되며 완전히 치유되었다.

고찰: 本例는 임신으로 인한 嘔吐로 小半夏湯加茯苓加橘皮·竹茹로 和胃
降逆止嘔하고, 左金丸으로 肝熱을 맑힌다. 藥이 證과 맞아서 病은
신속하게 치유되었다.

대반하탕(大半夏湯)『金匱要略』

方藥組成	半夏15g 人蔘9g 白蜜30ml.

適應症

胃反에 의한 嘔吐는 大半夏湯으로 主治한다. 혹은 嘔吐와 心下痞鞕이 있
는 경우도 가능하다.

方解

尤在涇說:「胃反에 의한 嘔吐는 胃가 虛하여 소화가 안되고 아침에 먹은 음식
을 저녁에 토하게 된다. 또 胃의 脈이 下降하지 못하고 虛하여서 오히려 上
逆한다. 따라서 半夏로 降逆하고, 人蔘·白蜜로 補虛하여 中焦를 안정시킨
다. 李東垣의 說에서는 臣藥인 生薑類는 嘔吐를 치료하지만 上焦에 氣가
막힌 表實의 病도 치료할 수 있다. 胃虛하여 穀氣가 下降하지 못하고 胸中
이 폐색해서 嘔吐하는 경우는 胃를 補益해서 穀氣를 밀어서 앞으로 나가게
하는 것이 좋은데 大半夏湯을 고려해야 된다.」

應用

本方은 痰飮凝結·嘔吐下痢逆滿·噎膈을 치료한다. 또『三因方』에서「心氣
가 순환하지 않으면 鬱滯해서 涎飮이 생기고 모여서 흩어지지 않아 心下痞
鞕하고 腸中에서 꾸룩꾸룩하는 소리가 나며 음식을 먹으면 곧 嘔吐」하는 경

우에 쓰이고 있다.

증례 175

환자: 楊OO, 여성, 43세.

증상: 환자는 수 년 동안 胃脘部가 脹滿하고 최근 6개월은 淸水를 吐하며 眩暈을 동반하였다. 吐하기를 그치면 眩暈이 좋아지지만 大便은 秘結하여 2~3일에 1회밖에 나오지 않았다. 舌은 胖大하여 齒痕이 있고 脈은 弦滑하였다. 다른 병원에서는 「만성위염·유문불완전폐색」으로 진단하였다.

처방: 大半夏湯 및 苓桂朮甘湯加減을 투여하였다.
製半夏15g, 太子參30g, 蜂蜜60g, 嫩蘇梗15g, 茯苓15g, 桂枝9g, 白朮9g, 5제.

경과: 2제 복용 후 嘔吐는 곧 그치고 대변은 정상으로 되었다. 5제 복용 후 병은 치유되고 嘔吐는 그치며 胃의 脹滿도 없어졌다.

고찰: 本例는 만성위염으로 辨證은 脾陽不振·水飮內停·嘔吐上逆에 동반하는 眩暈이다. 苓桂朮甘湯加減을 써서 痰飮을 제거한다. 또 大半夏湯 중의 半夏는 降逆止嘔하는 작용이 있고, 人蔘은 補虛하여 養胃하며, 白蜜은 甘潤한 성질로 中焦를 부드럽게 하며, 嫩蘇梗을 加하여 理氣暢中하고 전체적으로 益氣生津·降逆止嘔하는 작용이 있다.

반하산급탕(半夏散及湯)『傷寒論』

方藥組成	半夏(洗), 桂枝(去皮), 甘草(炙) 各等分.

*위 세 약물을 각각 파쇄해서 혼합하고 매회 2~3g을 1일 3회 白湯으로 복용한다.

適應症

● 少陰病으로 咽痛이 있는 경우.

● 咽喉腫痛·疼痛·痰涎이 그렁그렁해서 대화하기 어려운 경우.

方解

尤在涇說:「무릇 少陰에 邪가 들어와서 목에 걸려서 모이고 나오지도 않고 내려가지도 않는다. 이것을 찬 약으로 치료하면 邪氣가 뭉친 것을 더욱 악화시킨다. 辛溫한 藥으로 치료하면 鬱滯된 것이 도리어 通하게 된다.『內經』에서『輕症인 경우는 逆으로 하고 심한 것은 그대로 따라 간다』라고 하는 의미이다.」

본 증의 문제는 寒邪가 少陰에 들어와서 陽이 鬱滯하여 熱로 변하여 經絡을 따라 위로 거슬러 올라가서 咽痛이 생긴 것이다. 처방은 半夏·桂枝를 써서 辛開溫通하여 熱鬱을 宣發시키고, 桂枝·甘草의 辛甘으로 發散해서 밖의 寒邪를 풀어준 것으로, 尤在涇이 本方에 대하여「甘味와 辛味를 같이 쓰고 있지만 辛味가 甘味보다 强하여 氣가 따뜻하고 들어온 寒邪의 氣를 풀어줄 뿐 아니라 咽喉에 鬱滯한 熱도 흩어줄 수 있다」라고 한 것과 같다.

應用

『千金翼方』『外治壽世方』에 따라 이 처방을 咽喉의 疼痛에 쓰면 현저한 효과가 있다. 陸淵雷는 本方을 급성인후두염·편도선 및 주위염 등에 써서 항상 좋은 효과를 얻고 있다. 咽痛이 陰虛咽燥에 속한 경우에는 쓰지 않는 것이 좋다. 현대인은 咽痛을 치료할 때 자주 寒凉한 성질의 淸熱解毒劑를 쓴다. 뭔가가 조금만 있어도 곧 玄蔘·板藍根·山豆根 혹은 대량의 金銀花·連翹·牛蒡子類를 쓰려고 하고 溫燥한 약재는 쓰려고 하지 않는다. 물론 咽痛이 潮熱 혹은 溫毒에 속하는 경우는 寒凉한 성질의 淸熱解毒藥을 써야 하지만, 만약 寒邪가 外束한 경우는 辛溫한 藥이 아니면 효과가 없다. 만약 寒凉藥을 잘못 투여하면 오히려 邪氣가 鬱滯해서 반드시 악화된다.

환자: 向OO, 남성, 27세.

증상: 환자는 최초 風熱邪를 感受해서 咽頭部가 紅腫하였다. 한 병원에서 인후두염으로 진단받고 항생제와 淸熱解毒하는 寒凉藥을 수십 제 복용했지만 치료되지 않았고 오래되어 만성인후두염으로 되었다. 현재는 咽喉疼痛이 있지만 發赤腫脹은 없다. 목소리가 낮고 권태무력감이 있다. 舌淡苔白하고 脈은 弱하였다.

처방: 證은 少陰의 咽痛에 속하고 半夏散及湯合桔梗甘草湯을 투여한다.
　　　桂枝9g, 半夏12g, 甘草6g, 桔梗9g, 7제.

경과: 복약 후 곧 치유되었다.

고찰: 이 증례는 최초 風熱에 이환되어 충분히 宣泄되지 않고 寒凉弱을 지나치게 투여하여 寒氣가 凝結하여 咽痛이 있게 되었다. 半夏散及湯을 써서 辛溫去寒하고, 桔梗甘草湯을 配合하여 최종적으로 완치하였다.

반하건강산(半夏乾薑散) 『金匱要略』

方藥組成	半夏, 乾薑 各等分.

*위 두 가지 약재를 찧어서 가루로 만들어 4g을 물로 끓여서 복용한다.

適應症

乾嘔吐逆이 있고 涎沫을 吐하는 경우.

方解

嘔吐해도 아무것도 나오지 않는 것을 乾嘔라고 하는데 이른바 구역질하는 것이다. 乾嘔하면서 아무것도 나오지 않고 다만 침만 吐하는 것은 胃中이 虛寒한 때문이다. 半夏는 止嘔, 乾薑은 溫中하는 작용이 있다. 이것과 小半夏湯과의 차이점은 生薑은 發散하는 작용이 있고, 乾薑은 溫中하는 것인데, 止嘔에 관해서는 동일하다.

應用

本方은 冷痰宿飮·胸膈氣滿·吐逆한 경우를 치료한다.

선복대자탕류(旋覆代赭湯類)

선복대자탕(旋覆代赭湯)『傷寒論』

方藥組成	旋覆花9g(包), 代赭石24g, 生薑3片, 大棗8g, 半夏9g, 人蔘6g, 甘草6g.

단미의 藥理연구

❖ 旋覆花 ❖ ──

본 품은 국화과의 식물 歐亞旋覆花 *Inula britannica*. Linn. var. *chinensis* (Rup.) Regel 혹은 旋覆花 *Inula brinannica* Linn. var. *japonica* (Thunb.) French의 頭狀花序이다.

✤ 『神農本草經』의 記錄

「味鹹溫, 主結氣, 脇下滿, 驚悸, 除水, 去五臟間寒熱, 補中, 下氣」

· 結氣, 脇下滿: 실제로는 氣가 뭉쳐서 폐색되어 있는 것을 脇下滿으로 느끼는 것이다.

· 除水: 현대의 약리연구에 의하면 본 품은 이뇨작용이 약간 있다.

✤ 後世醫家의 應用

『名醫別錄』:「胸中痰結, 阿膠처럼 끈적거리는 唾液, 胸脇痰水, 膀胱留飮, 風氣濕痺 등을 없앤다.」

甄權說:「水腫을 主治하고 腹水를 몰아내며, 胃를 열어주고 구역질이 나면서 음식물을 삼키지 못하는 症을 그치게 한다.」

王好古說:「消堅軟堅하고 噯氣를 치료한다.」

旋覆花는 상용되는 下氣藥으로 降逆止嘔하는 작용이 있어서 噯氣를 치료한다.『傷寒論』중의 旋覆代赭湯과 같이 嘔吐下痢 후의 心下痞·噯氣가 없어지지 않는 등의 증에 쓰인다. 본 품은 또 降氣消痰에 의해 咳嗽를 경감시킬 수 있어서 哮喘으로 氣가 逆上해서 痰이 많은 증상에 前胡와 配合하면 효과가 좋다. 본 품은 미세한 융모가 나 있어서 목구멍을 자극해서 가려움이 생기므로 綿으로 싸서 달이는 것이 좋다.

❖ 旋覆花의 藥理作用

① **平喘·鎭咳作用:** 旋覆花는 flavone을 함유하고 있고, histamine에 의해서 유발되는 기니픽의 기관지경련에 의한 천식에 대해서 확실한 解痙作用이 있다. Histamine으로 유발되는 기니픽의 적출한 기관지의 痙攣에 대항하는 작용도 있지만, aminophylline의 작용과 비교하면 완만하고 약하다. 마우스의 복강 내에 150%의 旋覆花 煎劑를 0.1ml 주사하면 주사 후 1시간에 현저한 鎭咳作用이 인정되지만 去痰效果는 명확하지는 않다.

② **抗菌作用:** 평판지편법과 挖溝法試驗에서 1:1의 旋覆花 煎劑는 황색포도상구균·탄저균·B군적리균IIa株에 대하여 확실한 억제작용이 있다. 용혈성연쇄구균·대장균·장티푸스균·綠膿菌·변형균·디프테리아균 등 다종의 병원균에 대한 억제작용은 비교적 약하거나 전혀 없다.

③ **이뇨작용:** 동물실험에서 비교적 약한 이뇨작용이 인정되고, 木通·茯苓 등의 약재에 비해서도 약하다.

❖ 代赭石 ❖ ──

본 품은 일종의 적철광의 산물(Fe_2O_3)이다.

❖『神農本草經』의 記錄

「味苦寒, 株鬼注, 賊風, 蠱毒, …腹中毒, 邪氣, 女子赤沃漏下」

· 蠱毒: 옛날 병명으로 赤痢·白痢를 말한다.
· 女子赤沃漏下: 赤白帶下를 말하는데 漏下는 부정성기출혈이 소량으로 지속되는 것이다.

❖ 後世醫家의 應用

『名醫別錄』:「帶下가 보이는 각종의 질병·難産·胞衣不下·墮胎를 主治한다. 血氣를 기르고 五臟과 血脈 中의 熱을 제거하며, 血痺·血瘀·어른이나 소아의 驚氣가 복부로 들어가는 것과 발기부전을 치료한다.」

『大明本草』:「吐血·鼻出血·腸風痔漏·月經不止·小兒驚癇·疳症·胃氣上逆을 그치게 하고, 水樣便과 膿血便·滑精·血尿·遺尿를 그치게 하며, 외상부위의 肉芽增生을 돕고, 安胎健脾하며 夜間多尿를 치료한다.」

『醫學衷中參西錄』:「代赭石은 生血하는 작용이 있고 凉血을 겸한다. 그 성질은 무겁고 또 逆氣를 잘 눌러서 痰逆을 내려주고 嘔吐를 그치게 하며 燥結을 通하게 한다. 분말을 生으로 복용해도 胃에 부담을 주지 않고 煅用하면 효과가 없다. 徐靈胎에 의하면『煅하고 여기에 酢로 炮製하면 肺를 傷하게 한다.』」 또「吐血과 鼻出血에는 降胃를 主로 해야 하고, 降胃하는 약물 중에는 代赭石이 가장 효과가 좋다. 물론 吐血과 鼻出血에는 다양한 병인이 있지만 그 처방은 모두 代赭石을 주로 하고, 證에 따라 적당한 선택을 하여 적절한 약물을 佐藥으로 해서 사용하면 치료되지 않는 것이 없다.」

　代赭石은 重鎭降逆의 요약이고 또한 淸火平肝·凉血止血의 효과가 있다. 『傷寒論』의 旋覆代赭湯과 같이 胃逆·喘息 등의 증을 치료할 수 있다. 또 『醫學衷中參西錄』에서는 鎭肝熄風湯(龍骨·牡蠣·龜板·白芍·玄蔘·天門冬·川楝子·麥芽·菁蒿·甘草)을 써서 肝火上昇·肝風內動을 치료하고 있는데 모두 효과가 있다.

❖ 代赭石의 藥理作用

① **鎭靜 및 增血作用:** 鎭靜作用이 있어서 降逆止嘔하고 겸하여 적혈구와
헤모글로빈의 신생을 촉진한다.

② **장관유동항진작용:** 장관에 대하여 흥분작용이 있고 유동운동을 항진시
킨다. 그러한 유도작용에 의해 吐血과 鼻出血을 그치게 한다.

適應症

傷寒을 吐下法으로 치료하여 푼 다음 心下가 痞鞭하고 噯氣가 제거되지
않는 경우.

方解

尤在涇說:「傷寒을 發汗法 또는 吐下法으로 치료한 후 邪氣가 풀리기는 했
지만 心下痞鞭이 있고 噯氣가 제거되지 않는 경우 胃氣가 弱하여 아직 부
드럽지 못하며 痰氣가 움직여서 上逆한다. 旋覆花는 鹹溫하여 行水下氣
한다. 代赭石의 味는 苦하고 質은 무거우며 墮痰降氣하는 작용이 있다.
半夏·生薑은 辛溫하고, 人蔘·大棗·甘草는 甘溫하며, 같이 쓰면 旋覆代赭
湯이 胃氣를 調和시키고 虛逆을 그치게 하는 작용이 생기게 된다.」

柯韻伯說:「旋覆花·半夏로 湯液을 만들고 代赭石 분말을 합하면 頑痰이 胸
膈에 걸려있거나 또는 痰沫이 위로 넘치는 경우에 가장 좋고, 虛한 경우에
는 人蔘을 가하면 대단히 효과적이다.」

應用

本方은 噎膈·胃氣上逆에 의한 呃逆下痢에 쓸 수 있다. 張錫純의『醫學衷
中參西錄』에서 參赭鎭氣湯·參赭培氣湯·鎭逆湯 등에서 本方을 잘 가감하여
쓰고 있고, 虛氣上逆에 의한 胸膈滿悶·喘逆·膈食(음식물이 내려가는 것이
부드럽지 못함)·嘔吐·吐血 등의 치료를 하고 있다. 최근 本方을 상용해서 급
성위염·만성위염·위하수·위확장·궤양병·위신경증·만성기관지염·신경성구토

로 胃虛痰濁內阻에 속하는 경우를 치료하고 있는데 이 모두에 효과적이다.

증례 177

환자: 劉OO, 남성, 49세.

증상: 환자는 만성위염을 이미 장기간 앓고 있었다. 食慾不振과 嘔吐가 항상 있었고, 현재는 脘腹痞悶脹痛이 있다. 舌紅苔白厚하고 脈은 弦하였다.

처방: 旋覆代赭湯加味를 쓴다.

旋覆花9g(包), 代赭石24g, 姜半夏15g, 紫蘇15g(後下), 生白芍30g, 生薑3片, 甘草6g, 天黃連1.5g, 7제.

경과: 복약 후 嘔吐는 緩解되었지만 오히려 白沫을 吐하고 舌苔는 根部가 白厚하였다. 위 처방에서 代赭石을 빼고 伏龍肝15g을 가하여 7제 계속해서 처방하여 치유되었다.

고찰: 本例는 만성위염의 嘔吐로 胃氣上逆에 속한다. 旋覆代赭湯合芍藥甘草湯加減을 쓰고, 紫蘇를 가하여 和胃하며 川黃連으로 健胃하여 복약 후 嘔吐는 그치고 痞症은 사라졌다.

증례 178

환자: 薛OO. 남성, 56세.

증상: 환자는 위궤양을 앓고 있는데, 항상 酸水를 동반하는 噯氣가 있고 구역질이 없어지면 시원해지고 식후 腹脹이 있었다. 최근 10일 정도는 식사량이 줄었다. 苔膩하고 脈滑하였다.

처방: 旋覆代赭湯合加味烏貝散을 쓴다.

旋覆花9g(包), 代赭石24g, 姜半夏9g, 枳殼9g, 烏藥9g, 丁香1.5g, 3제. 또 烏賊骨30g, 大貝母9g, 乳香9g, 延胡索9g을 細末하여 매회 3g 매일 3회 복용시켰다.

경과: 복약 후 疼痛은 감소되고 酸水를 동반하는 噯氣는 없어졌으며 이 처

방을 그대로 5제 계속해서 복용시켰다.

고찰: 본안은 위궤양으로 酸水를 동반하는 噯氣가 있어서 旋覆代赭湯加減으로 降逆溫胃하였다. 따로 加味烏貝散을 配合해서 制酸止痛하는 효과를 가미하였다. 烏賊骨에는 制酸作用이 있고, 大貝母에는 아트로핀과 유사한 解痙作用과 위산분비억제작용이 있다. 乳香은 外用하면 傷口를 막아서 위궤양에도 쓸 수 있다. 延胡索은 理氣止痛하는 작용이 있다.

증례 179

환자: 沈OO, 남성, 27세.

증상: 환자는 胃痛이 3년간 있었고 脇痛을 동반하고 있었다. 항상 오전 중에 乾嘔 혹은 酸水를 吐하고 噯氣가 있지만 疼痛은 없었다. 眩暈 脫力感이 항상 있었다. 脈은 弦하고 혀는 정상이었다.

처방: 證은 肝氣犯胃에 속하고 左金丸 및 旋覆代赭湯加減을 쓴다.

旋覆花9g(包), 代赭石24g, 姜半夏9g, 太子參9g, 吳茱萸2.4g, 川黃連1.5g, 伏龍肝30g(炮), 3제.

경과: 복약 후 제증상은 모두 감소되고, 계속해서 3제 처방하여 치유되었다.

고찰: 본 증례의 변증은 肝鬱不舒·氣機上逆으로 胃失和降에 의한 嘔吐·噯氣가 있다. 左金丸과 旋覆代赭湯加減을 써서 疏肝解鬱·降逆止嘔한 결과 좋은 효과를 얻을 수 있었다.

증례 180

환자: 陳OO, 여성, 51세.

증상: 환자는 喘息을 이미 20여년 앓고 있고 아침마다 악화되었다. 胃痛도 장기간 있어왔고, 主訴는 胸脘痞悶으로 항상 淸水를 吐하였다. 舌紫暗하고 苔微黃하며 脈沈細하였다.

처방: 旋覆代赭湯加減을 쓴다.

旋覆花9g(包), 代赭石24g, 太子參9g, 降半夏9g, 款冬花12g, 麻黃 6g, 大貝母6g, 百部6g, 7제.

경과: 복약 후 咳喘은 많이 안정되었다. 胃痛·痞悶·惡心嘔吐는 상당히 감소되고, 계속해서 5제를 투여하여 치료하였다.

고찰: 本例의 변증은 肺胃氣逆으로 旋覆代赭湯加減을 썼다. 旋覆代赭湯은 降逆下氣·和胃消痰하는 작용이 있고, 임상에서 痰飮喘咳를 치료할 수 있음이 본안에서 확실하게 드러난다. 旋覆花·代赭石과 麻黃·款冬花를 配合해서 肺氣의 上逆도 치료할 수 있었다.

증례 181

환자: 李OO, 여성, 28세.

증상: 환자는 만성인두염으로 인후에 이물감이 있어서 吐하려고 해도 나오지 않고 삼키려해도 내려가지 않았다. 이미 1개월 경과하고 있는데 때때로 경감되거나 악화되기를 반복하고, 胸脘部에 滿悶感·噯氣·惡心·食慾不振을 동반하였다. 舌苔는 白膩하고 脈은 弦하였다.

처방: 旋覆代赭湯加減을 쓴다.

旋覆花9g(包), 代赭石24g, 党參9g, 降半夏12g, 嫩蘇梗15g(後下), 生薑3片, 炙甘草4.5g, 大棗8g, 5제.

경과: 복약 후 인후이물감이 없어지고 噯氣·惡心도 호전되었으며 식욕은 증가되고 苔는 정상으로 되었다. 3제 계속해서 복용하여 치유되었다.

고찰: 『醫宗金鑑』의 記錄에 의하면 「목구멍에 작은 구운 고깃덩어리라고 하는 것은 咽頭部의 痰涎을 말하는 것으로 이것이 吐하려고 하여도 나오지 않고 삼키려고 하여도 내려가지 않는 것은 요즘 말하는 梅核氣를 지칭하는 것이다.」 본안은 만성인후두염 및 梅核氣에 해당하고, 대개 정서불안정·肝氣鬱結·胃失和降에 의해 痰濕과 氣結이 일어나서 임상에서는 주로 半夏厚朴湯으로 치료한다. 본안에서는 梅核氣 외에 胃脘痞悶·噯氣·惡心이 있으므로 旋覆代赭湯加減을

써서 한 번에 두 病을 같이 치료하고 있다.

증례 182

환자: 楊○○, 여성, 48세.

증상: 환자는 10년 전부터 만성기관지염을 앓고 있고 최근 급성발작·咳嗽喘息이 있어서 밤에도 눕지 못하였다. 黃痰이 많고 心下痞悶이 있으며 악화되면 痰涎을 吐하였다. 食慾不振·四肢倦怠·변비가 있었다. 舌苔는 白膩하고 중앙부는 黃色이며 脈은 滑數하였다.

처방: 旋覆代赭湯 및 小陷胸湯加減을 쓴다.

旋覆花9g(包), 代赭石15g, 栝樓實15g, 製半夏9g, 党參9g, 茯苓12g, 陳皮6g, 甘草6g, 黃連3g, 生薑3片, 3제.

경과: 복약 후 대변이 순조롭게 되고 喘咳는 경감되며 잘 때 옆으로 누울 수 있게 되고 嘔吐도 그쳤다. 原方을 계속해서 3제 써서 胸悶이 사라지고 喘咳도 안정되었다.

고찰: 本例는 기관지염으로 咳嗽와 嘔吐가 있고, 辨證은 痰과 熱이 胃脘에 결합해서 肺胃의 氣가 逆上한 것으로 心下痞滿이 있다. 旋覆代赭湯으로 降逆止嘔하고, 小陷胸湯을 配合해서 淸熱去痰開結하였다. 藥과 證이 맞아서 병은 신속하게 치유되었다.

증례 183

환자: 沙○○, 남성, 53세.

증상: 환자는 장기간 위궤양을 앓고 있었다. 타르양변이 나오고 잠혈반응(+++)이 있으며, 공복 시에 腹痛이 있고 음식을 많이 먹으면 吞酸·噯氣가 생기고 脫力·眩暈이 있었다. 大便은 항상 秘結하고, 舌苔는 根部에 白厚하며 舌邊에는 瘀斑이 있었다.

처방: 旋覆代赭湯 및 下瘀血湯加減을 쓴다.

旋覆花9g, 代赭石24g, 刺猬皮9g, 生大黃6g, 蟅蟲3g, 移山參6g, 黃

耆15g, 鍛瓦楞30g, 7제.

경과: 복약 후 타르양변은 그치고 대변에서 잠혈반응도 음성으로 되며 정신상태는 호전되었다.

고찰: 本例는 소화성궤양에 의한 出血로 胃氣上逆에 의한 噯氣와 瘀血의 증상이 보이므로 旋覆代赭湯과 下瘀血湯의 加減을 썼다. 代赭石에는 降逆과 止血하는 작용이 있고, 生大黃은 去瘀止血하며, 佐藥인 蟅蟲은 去瘀하는 작용을 가지고, 刺猬皮를 配合해서 化瘀止血을 도모하였다. 人蔘·黃耆를 가하여 攝血하고 脫症을 막았다.

귤피죽여탕(橘皮竹茹湯)『傷寒論』

方藥組成	橘皮9g, 竹茹9g, 大棗10g, 生薑3片, 甘草6g, 人蔘3g.

단미의 藥理硏究

❖ 陳皮(橘皮) ❖ ─────

본 품은 蕓香科의 橘 *Citrus reticulata* Blanco 또는 *Citrus unshiu* Markovich 등의 성숙한 果皮이다. 『神農本草經』에는 橘柚 또는 橘皮라고 되어 있다.

✤『神農本草經』의 記錄

「味辛溫, 主胸中瘕熱, 逆氣, 利水穀, 久服去臭, 下氣」

· 逆氣, 下氣: 陳皮에는 理氣止嘔하는 작용이 있고 和胃下氣하는 작용이 있으며 咳嗽氣上逆에 쓸 수 있다.

· 利水穀: 陳皮에는 健脾作用이 있고 脾胃氣滯·소화불량 등의 증상에 쓸 수 있어서 음식물 소화에 도움이 된다.

✤ 後世醫家의 應用

『名醫別錄』:「氣를 내려주고 嘔吐·咳嗽를 그치게 하며 … 脾가 水穀을 소화하지 못하고 氣가 胸中에 上衝하며 嘔吐·下痢 하는 것을 主治한다.」

甄權說:「痰涎을 맑혀주고 氣上衝에 의한 咳嗽를 치료하며 胃를 열어주고 肝脾不和에 의한 下痢를 치료한다.」

『本草綱目』:「橘皮는 苦味가 있어서 瀉下와 乾燥하는 작용이 있고, 辛味

가 있어서 흩어주며, 溫하여서 부드럽게 하고 모든 병을 치료한다. 종합하면 理氣燥濕하는 작용이 있는 것이다. 補藥과 병용하여 補하고, 瀉藥과 병용하여 瀉하며, 昇藥과 병용하여 올려주고, 降藥과 병용하여 내려준다.」

『本草求眞』: 「生薑과 병용하면 止嘔하는 작용이 있다. 半夏와 병용하면 豁痰하는 작용이 있다. 杏仁과 병용하면 氣滯로 인한 변비를 치료한다. 桃仁과 병용하면 血瘀에 의한 변비를 치료한다. 그러한 理氣하는 작용은 靑皮類에도 있지만 氣味는 辛溫하고 脾·肺에 들어가서 막히게 된다. 靑皮는 오직 肝으로 들어가서 疏泄시키고, 脾에 들어가서 燥濕하거나 肺에 들어가서 理氣하지는 않는다. 그래서 陳皮는 많이 복용하면 氣를 손상한다. 補藥으로 쓸 때에는 흰 부분이 붙어있는 채로 쓰고, 下氣消痰하는 경우에는 흰 부분을 제거한 橘紅으로 쓰면 發表藥의 의미가 있다. 陳皮는 오래된 廣州産이 좋다.」

陳皮는 理氣를 위한 常用藥으로 氣逆不順·痰濕壅滯에 의한 咳嗽를 치료하고, 二陳湯에서와 같이 항상 半夏·茯苓·甘草와 병용한다. 陳皮·半夏는 오래된 것을 쓰면 潮熱한 弊害가 없다. 陳皮에는 和胃健脾作用이 있는데, 예를 들면 六君子湯과 平胃散이 그 예에 속한다.

✤ 陳皮의 약리작용

① **평활근에 대한 작용**: 陳皮에 함유되어 있는 휘발유는 胃臟의 평활근에 대하여 穩和한 자극작용이 있고 소화액 분비를 촉진하며 장내의 가스를 배출시킨다. 陳皮의 煎劑는 토끼와 마우스의 적출한 腸管과 마취한 토끼와 개의 胃와 腸의 운동을 억제하는 작용이 있다. 陳皮의 휘발유는 기도점막을 자극해서 분비를 증가시키고 痰液을 희석해서 배출을 용이하게 한다.

　　陳皮의 煎劑는 마우스의 적출한 자궁에 대하여 억제적인 작용을 가지고, 마취한 토끼의 자궁에 대하여는 강직성의 수축을 일으킨다.

② **항염증·항궤양·이담작용:** 陳皮에 함유된 cis-형 coumarin은 항염증작용을 가진다. 인공적으로 합성한 methylhesperidin은 유문을 결찰하여 유발한 랫드의 실험성위궤양에 대하여 확실한 항궤양작용을 가진다. 랫드의 복강 내에 methylhesperidin을 주사하면 이담작용이 신속하게 나타난다. Vitamin C 및 vitamin K는 이러한 항궤양 및 이담작용을 증강시킨다.

③ **항균작용:** 廣陳皮는 시험관 내에서 포도상구균·카타르구균·헤모필리스균의 성장을 억제한다.

④ **심혈관에 대한 작용:** 소량의 陳皮 煎劑는 적출하거나 하지 않은 두꺼비의 심장 수축력을 증강시키고 박출량을 증가시키지만 심박수에 대한 영향은 크지 않고, 대량으로는 심장을 억제한다. 적출한 토끼의 심장에 陳皮 煎劑를 흘려주면 관상동맥을 확장시킬 수 있다. 陳皮의 煎劑를 정맥주사하면 개에서 腎容積을 감소시킬 수 있고 腎血管을 수축시키며 尿量을 감소시킨다. 개와 토끼의 동맥압을 상승시키고 그 후 단시간에 하강시켜서 회복되는 현상이 보이며 그 작용은 부신피질호르몬과 유사하다.

⑤ **기타:** Hesperidin은 부신피질호르몬양 작용을 연장시킴과 동시에 혈관의 정상적인 투과성을 유지시키고 취약성을 감약시키며 혈액이 흐르는 시간을 단축시킨다.

❖ 竹茹 ❖

본 품은 벼과의 식물 솜대(*Phllostachys nigra* Munro var. *henosis* Stapf) 또는 왕대 (*Phllostachys bambusoides* Sieb. et Zucc.)의 겉껍질을 제거한 중간층으로 겨울에 채취한 것이 좋다.

❖ 『名醫別錄』의 記錄

「氣味는 甘微寒하다. 嘔啘·溫氣·寒熱, 吐血·崩中을 主治한다.」

· 嘔吮: 竹茹는 止嘔作用이 있다.

❖ 後世醫家의 應用

甄權說:「肺痿·唾血·鼻出血을 그치게 하고, 五痔를 치료한다.」

孟詵說:「噎膈」을 치료한다.

『本草綱目』:「과로로 인한 傷寒病의 재발·소아열성경련·절박유산을 치료
한다.」

『藥品化義』:「오직 熱痰을 식혀주고 寧心解鬱의 良藥이 된다. 주로 胃熱
에 의한 噎膈·胃虛乾嘔·熱呃咳逆·痰熱惡心·飮酒嘔吐·痰涎酸水·驚悸
怔忡·心煩躁亂·睡眠障害 등에 주효하다.」

『本經逢原』:「오직 胃腑의 熱을 식혀주고 虛煩煩渴·胃虛嘔逆의 要藥이
된다. 咳逆唾血·産後虛煩에도 모두 쓸 수 있다.」

❖ 竹茹의 藥理作用

竹茹粉은 세균 배양검사에서 백색포도상구균·고초균·대장균 및 장티푸스
균에 대하여 억제작용이 있다.

適應症

● 胸中에 痺症이 있고 嘔吐하는 경우.

● 만성병으로 몸이 약하거나 혹은 吐下法을 쓴 후 胃虛한데 熱이 있고 氣
가 逆上해서 내려가지 않아서 생기는 呃逆 혹은 嘔吐.

方解

尤在涇說:「胃虛에 熱이 겸하여 嘔吐를 일으키고 있을 때, 橘皮·生薑으로 和
胃散逆하고, 竹茹로 熱을 제거하여 嘔吐를 그치게 하며, 人蔘·甘草·大棗
로 虛損을 補하고 中焦를 안정시킨다.」

應用

本方은 胃中의 壅熱呃逆·소아백일해·咳逆과 口渴·虛煩 혹은 中脘에 氣가 막혀서 아픈 경우를 치료한다.

임상에서 胃氣가 虛하지 않은 경우는 人蔘을 빼는 것도 좋다. 痰이 많을 때는 茯苓·半夏를 가하여 和胃化飲하고, 胃陰虛의 경우에는 麥門冬·石斛을 가하여 胃陰을 기른다.

증례 184

환자: 嚴○○, 남성, 32세.

증상: 환자는 中脘이 脹滿하고 공복감이 없어서 少食하며, 胸痛·背部痛이 있고 咽頭部에 異物感이 있었다. 木火에 痰을 끼고 있어서 肺와 胃를 침범하고 있고 中脘에 氣滯하여 순환하지 못하므로 치료는 泄肝和胃하는 것이 좋다.

처방: 薤白9g, 全栝樓9g, 蘇梗9g, 竹茹9g, 姜半夏9g, 陳皮6g, 太子參9g, 麥芽6g, 5제.

경과: 복약 후 완전히 치유되었다.

고찰: 本例는 梅核氣로 만성인후두염에 해당하고, 대부분 정서불안정으로 肝氣鬱滯해서 胃가 和降을 못하고 痰濕과 氣結하여 일어난다. 栝樓薤白半夏湯과 橘皮竹茹湯加減을 써서 泄肝和胃한다. 그중 栝樓·薤白·半夏는 胸痛·背部痛을 치료한다. 陳皮에 竹茹·太子參·麥芽를 配合해서 和胃降逆하고, 半夏와 陳皮로 燥濕化痰하며, 佐使藥으로 蘇梗을 써서 理氣暢中한다.

증례 185

환자: 梅○○, 여성, 56세.

증상: 환자는 이미 5년 전부터 眩暈에 嘔吐發作을 동반하고 있었고, 여러 다양한 치료를 해봤으나 효과가 없었다. 한 병원에서 耳源性眩暈이

라 진단받았다. 최근 발작이 자주 일어나고 발작 시에는 頭暈目眩이 있으며 항상 嘔吐하고 顏色은 靑黃色이었다. 脈은 弦滑하고 苔는 白膩하며 根部가 黃色이었다. 證은 痰濁壅阻에 의한 眩暈이므로 溫化痰濁하는 것이 좋다.

처방: 橘皮竹茹湯 및 旋覆代赭湯加減을 쓴다.

陳皮6g, 竹茹9g, 旋覆花9g, 代赭石15g, 生薑3片, 大棗8g, 3제.

경과: 복약 후 眩暈嘔吐는 모두 그치고 舌苔가 두터운 것이 서서히 감소되었지만 식사량은 감소된 상태였다. 香砂六君子湯을 써서 예후를 개선하였다. 1년 후 추적검사에서도 재발은 없었다.

고찰: 內耳性眩暈에 嘔吐를 겸한 것은 土壅木旺에 속하고, 橘皮竹茹湯 및 旋覆代赭湯으로 痰濁을 溫化한다. 朱丹溪에 의하면 陽明土氣가 通하면 厥陰風木은 자연히 정리된다. 본안은 痰阻에 의해 肝風上逆의 眩暈이 치료된 예이다.

귤피탕(橘皮湯)『金匱要略』

方藥組成	橘皮9g, 生薑5片.

適應症

乾嘔가 있고 手足厥冷이 있는 경우.

方解

程林說:「乾嘔는 氣가 胸膈間에 逆上해서 있으므로 사지말단까지 순환하지 못하여 手足厥冷이 있게 된다. 橘皮는 逆氣를 내려주고, 生薑은 嘔吐를 치료하는 聖藥이므로, 적은 약재로 이것을 부드럽게 한다. 다만 乾嘔는 反胃가 아니고 厥이라고 하여도 陽氣가 없는 것은 아니므로 약을 복용하면 순환이 좋아져서 곧 치료된다.」

應用

本方은 消化不良·食慾不振·中脘氣滯에 의한 脹滿을 치료할 수 있다. 虛寒하여 肢厥한 것이 아니므로 手足은 약간 차다.

26. 맥문동탕류(麥門冬湯類)

맥문동탕(麥門冬湯)『金匱要略』

方藥組成	麥門冬30g, 半夏9g, 人蔘5, 甘草6g, 粳米15g, 大棗8g.

단미의 藥理연구

❖ 麥門冬 ❖

본 품은 백합과의 식물 소엽맥문동 *Ophiopogon japonicus* (Thunb.) Ker-Gawler의 뿌리의 팽대부를 사용한다. (참고, 한국에서는 麥門冬 *Liriope platyphylla* Wang et Tang을 주로 사용함-역자註)

❖『神農本草經』의 記錄

「味甘平, 主心腹結氣, 傷中傷飽, 胃絡脈絶, 羸瘦短氣」

· 傷中傷飽: 胃腸의 食滯에 의한 通降障害를 가리킨다.

· 胃絡脈絶: 『素問』平人氣象論에는 「胃의 大絡은 虛里라고 하는데, 隔을 관통해서 肺에 연락되며 좌측 乳下로 나오고, 움직임이 의복에 전달되는 것은 肺의 宗氣에 의한다.」 여기에서 「胃의 大絡」이라고 하는 것은 심장의 박동부위임을 알 수 있다. 麥門冬이 「胃絡脈絶」을 치료한다고 하는 것은 强心復脈의 효과가 있음을 의미한다.

· 羸瘦短氣: 補虛를 가리킨다.

❖ 張仲景의 應用의 考證

『本經疏證』:「張仲景이 麥門冬을 쓴 처방은 5개가 있는데, 오직 薯蕷丸은 약재의 가짓수가 많고 補虛하는 효능만 있다. 陽中의 陰이 虛하고 脈道

가 순조롭게 흐르지 못하는 것에는 炙甘草湯을 쓰고 있다. 胃火가 旺盛
하여 胃氣가 소모되고 있는 때에는 竹葉石膏湯을 쓴다. 火에 의해서 氣
가 上逆되어 있는 때에는 麥門冬湯을 쓰고 있다. 下焦에 實證이 있고
上焦는 虛한 경우에는 溫經湯을 쓴다. 下焦實證이 있어도 手掌의 熱感
이나 口脣乾燥가 없는 경우에는 쓰면 안 된다.」

❖ 後世醫家의 應用

『名醫別錄』:「몸이 무겁고 눈이 황색을 띠며 心下支滿이 있고 虛勞로 熱
이 나며 口乾煩渴이 있는 것을 치료한다. 嘔吐를 그치게 하고 行步障害
를 개선시킨다. 陰을 보강하고 精을 더해주며 소화를 도와서 胃腸을 조
정해준다. 元氣를 補하고 肺氣와 五臟을 안정시켜서 건강하게 한다.」

甄權說:「熱毒을 치료하고 煩渴을 그치게 하며 顔面과 四肢의 浮腫을 主
治하고 水氣를 내려준다. 肺痿吐膿을 치료하고 遺精을 主治한다.」

『大明本草』:「五勞七傷을 치료하고 魂魄을 안정시키며 咳嗽를 그치게 하
고 肺痿·吐膿·유행성열병에 의한 發狂·頭痛을 치료한다.」

張元素說:「肺中의 伏火를 치료하고 心氣不足을 補하며 血의 妄行·經血
과 乳汁不足을 主治한다.」

麥門冬의 益胃하는 작용은 葉天士가 처음 언급했다. 鄒潤安은 葉天士를 칭
찬할 뿐 아니라 다음과 같이 진술하고 있다.「胃가 이것을 얻으면 精을 上部로
올려서 다른 臟腑를 자연스럽게 奉養한다. 이것을 肺가 얻으면 四臟에 퍼져서
五腑를 순환하므로 結氣가 자연히 해소되고 脈絡은 자연히 단단하게 연결된
다. 음식을 얻으면 肌膚가 좋아지고 穀神이 旺盛해지며 氣가 이에 따라 충실해
진다. 이는 神農·黃帝·軒轅·岐伯이 예전부터 말하는 바였고, 張仲景·孫思邈이
후에도 연이어서 말하고 있으니 이미 확실한 바이다. 金元時代 이후에는 이에
대하여 補中하여 運化를 개선시켜야 한다고 하지 않고 淸化泄熱해야 한다고
했다. 무릇 5백년간 애매했지만 葉天士는『空腹에도 먹지 못하는 것은 胃陰에

문제가 있는 것이다. 太陰濕土는 陽을 얻으면 비로소 運化하고 陽明燥土는 陰을 얻으면 안정된다. 胃陰을 돕는 방법은 張仲景이 甘藥으로 이것을 조정한다는 의미와 들어맞는다』는 것을 분명하게 제시하고 있다.」

前人의 脾胃라는 것은 실은 두 가지 개념이다. 脾는 건조한 것을 좋아하고 濕氣를 싫어하여서 藥을 쓸 때는 滋潤藥이 아니라 芳香藥이 좋고, 胃는 濕을 좋아하고 燥를 싫어하므로 香燥藥이 아니라 滋潤藥을 쓰는 것이 좋다. 두 가지의 기능의 개념은 현대의 해부학적인 개념도 아니고 『內經』의 「胃主受納, 脾主運化」의 개념도 아니라, 사실 인체의 소화기계의 병리학적으로 필요한 것이 다른 점에 있다. 脾陽不足한 경우 芳香健運藥을 쓰고, 胃陰不足한 경우는 胃陰을 滋養하는 藥을 쓴다. 熱性病으로 소모과다한 경우는 공복감이 있지만 식사를 못하거나 식욕이 없는데, 天門冬·麥門冬·石斛·沙蔘 등 滋陰藥을 쓰면 식욕이 곧 회복된다. 만성소화불량성의 질환에서는 滋陰藥을 加하면 胃를 해치게 되고 芳香健胃藥도 체력이 과도하게 소모된 경우에는 적당하지 못한 경우가 있다. 이 경우 鷄內金·穀芽·麥芽와 같은 不膩不燥한 소화약이 가장 적당하다. 따라서 麥門冬은 甘寒하여 主로 肺胃의 陰을 기르는 藥이다.

❖ 麥門冬의 藥理作用

① **혈당에 대한 작용:** 정상인 토끼에 麥門冬의 물추출액을 체중 1kg당 12.5g 내복 혹은 0.5g 근육주사하면 모두에서 혈당치가 상승한다. 어떤 보고에 의하면 麥門冬의 물 혹은 알코올 추출물은 체중 1kg당 0.2g에서 혈당치를 내려주는 작용이 있다. Alloxan으로 유발한 토끼의 당뇨병 모델에서 체중 1kg당 1일 0.5g을 연속 4일 투여하면 혈당강하작용이 있고 langerhans cell를 회복시키며 간 glycogen은 대조군에 비하여 증가된다.

② **심혈관계에 대한 작용:** 麥門冬의 주사액은 마우스의 저산소 상황 하에서 저산소에 저항하는 능력을 확실하게 높인다. 임상시험에서 麥門冬 주사액은 관상동맥질환의 心絞痛에 대하여 확실한 치료효과가 있는데, 心

絞痛을 완해하는 작용이 있으며 겸하여 심전도 소견을 확실하게 개선하는 작용이 있다. 보고에 의하면 麥門冬은 아스파라긴산(asparaginic acid)·글루타민산(glutamic acid)·옥살로초산(oxaloacetic acid) 등의 아미노산을 함유하고 있어서 심근대사를 개선시키는 작용이 있다.

③ **항균작용:** 麥門冬粉은 배양접시에서 배양한 백색포도상구균·고초균·대장균·장티푸스균 등에 대하여 항균작용이 있다. 50% 전초의 煎劑는 황색포도상구균·B군적리균과 장티푸스균에 대하여 억제작용이 있다.

適應症

咳逆·氣逆上·咽喉乾燥·口渴이 있는 경우.

方解

喩嘉言說: 「이것은 胃中의 津液이 말라서 虛火가 上炎한 證으로 麥門冬湯은 治本하는 데 좋은 방법이다. 무릇 降火하는 藥은 火가 반대로 상승하고 寒凉藥은 熱이 오히려 악화되므로 무익할 뿐 아니라 도리어 악화한다. 무릇 질병이 있을 때 胃氣가 있으면 생존할 수 있고 胃氣가 없으면 사망한다. 胃氣는 肺의 母氣이다.」

本方은 主藥인 麥門冬을 많이 써서 肺胃의 陰液을 滋養한다. 人蔘·粳米·甘草·大棗를 配合해서 補氣健脾하고, 脾가 散精하도록 하여 올라가서 肺에 돌아가고, 肺가 榮養되면 肺胃의 氣陰이 모두 성장한다. 半夏는 소량으로 降逆下氣하고 麥門冬과 配合하여 補하되 滯하지 않고 滋潤하되 기름지지 않게 된다. 諸藥을 동시에 써서 津液이 자연히 회복되고 氣火는 자연히 수습된다.

應用

本方은 병후의 회복기에 發熱·肺痿로 지속되는 咳唾痰涎·咽喉의 潮熱이 있으며 虛勞가 심한 咳嗽·手足煩熱 등과 嬴瘦·吐血·鼻出血·消渴의 發熱·咽

喉不利·姙娠咳逆·소아의 돌연한 기침과 咯血·노인의 연하곤란·癲癇의 發語
障害 등을 치료한다.

증례 186

환자: 王OO, 여성, 62세.

증상: 환자는 젊을 때 결핵을 앓았고 평상시에 기침이 십수 년간 있었으며
날씨가 차가우면 곧 發症했다. 현재는 乾咳無痰으로 胸痛이 있다.
舌紅光剝 脈細數한데, 證은 陰虛燥咳에 속한다.

처방: 麥門冬湯 및 生脈散加味를 쓴다.
麥門冬30g, 半夏6g, 北沙蔘15g, 党參9g, 五味子6g, 全栝樓12g, 甘
草6g, 5제.

경과: 5제를 복용하여 안정되었다.

고찰: 本例는 慢性咳嗽로 肺가 손상된 氣陰兩虛 상태에 겸하여 舌光하며
紅하고 脈細數한 것을 보아 肺胃陰虛 火氣逆上한 것이다. 故로 麥
門冬湯 및 生脈散으로 肺胃를 滋養하고 降逆止咳하였다.

증례 187

환자: 陶OO, 여성, 30세.

증상: 환자는 폐결핵을 8년간 앓았고 작년에 또 늑막염을 앓았다. 최근 吐
血이 있고 안색이 창백하며 숨차고 脫力感이 있으며 기침과 粘稠한
가래를 吐하고 手掌熱과 顔面紅潮 舌紅少苔 脈弱 등이 보였다.

처방: 證은 陰虛肺痿로 麥門冬湯 및 增液湯加減을 썼다.
麥門冬15g, 玄蔘9g, 生脈散9g, 党參9g, 黃耆9g, 半夏6g, 白芨9g,
甘草3g, 5제.

경과: 연속5제 복용 후 증상은 현저하게 호전되었고 계속해서 5제 처방했다.

고찰: 本例는 肺痿陰虛로 기침과 粘稠한 痰이 있고 舌紅脈弱이 보였다.
麥門冬湯 및 增液湯으로 養陰淸火生津하는 것을 목표로 한다. 여기

에 더하여 人蔘·黃耆로 肺氣를 도와서 扶正하고, 白芨은 潤肺止血하며, 半夏는 降逆止咳한다.

증례 188

환자: 梁OO, 남성, 29세.

증상: 환자는 만성위염을 3년째 앓고 있었다. 평상시 메스꺼움과 食慾不振이 있었다. 음식을 먹으면 통증이 있고 口渴이 있었다. 舌紅無苔하고 脈은 細弦하였다.

처방: 辨證은 胃陰不足으로 麥門冬湯加減을 썼다.

麥門冬15g, 玉竹9g, 天花粉15g, 太子參9g, 北沙蔘9g, 烏梅9g, 全栝樓15g, 川楝子9g, 延胡索9g, 5제.

경과: 복약 후 증상은 모두 경감되었고 처방을 계속 투여해서 치료했다.

고찰: 本例는 만성위염으로 辨證은 胃陰虛損에 속한다. 치료는 麥門冬湯加減이 좋고, 佐藥인 金鈴子散으로 疏肝和胃·理氣止痛 하였다.

증례 189

환자: 張OO, 남성, 65세.

증상: 환자는 1주간 계속 高熱이 있었고 이제 熱은 내렸지만 全身脫力·口渴이 있고 津液이 적으며 공복감이 있어도 음식을 먹을 수 없었다. 舌紅하고 脈細弦하였다.

처방: 太子參9g, 天門冬15g, 麥門冬9g, 鮮石斛12g, 枇杷葉9g(去毛), 3제.

경과: 3제를 다 복용하기도 전에 胃의 움직임이 회복되고 식욕도 회복되었다.

고찰: 本例는 高熱로 傷陰한 것으로 胃陰을 돕는 방법을 썼다. 麥門冬湯加減을 쓰고, 輔助藥으로 鮮石斛·天門冬 등을 가하여서 高熱傷津의 환자에 대하여 우수한 효과를 얻을 수 있었다.

27. 감맥대조탕류(甘麥大棗湯類)

감맥대조탕(甘麥大棗湯)『金匱要略』

方藥組成	甘草9g, 小麥30g, 大棗10g.

단미의 藥理연구

❖ 小麥 ❖ ─────

본 품은 벼과의 밀 *Triticum aestivum* Linn의 종자 혹은 분말이다.

❖ 張仲景의 應用의 考證

『金匱要略』의 甘麥大棗湯은 小麥에 甘草·大棗를 配合해서 婦人의 臟躁·悲傷欲哭·精神恍惚 등 증을 치료한다.

❖ 後世醫家의 應用

『**名醫別錄**』:「熱을 내려주고 煩渴을 그치게 하며 소변을 잘 통하게 하고 肝氣를 기르며 不正性器出血과 喀血을 그치게 한다.」

『**千金食治**』:「心氣를 기르고 心臟의 병에 쓰면 좋다.」

『**本草綱目**』:「오래된 것을 달여서 복용하면 虛寒을 그치게 한다.」

『**本草再新**』:「養心·益腎·和血·健脾」

본 품의 味는 甘하고, 性은 微寒하다. 養心·安神作用을 갖추고 있고, 의식장애·煩躁不安 등의 증상에 적용할 수 있다.

適應症

臟躁·悲傷欲哭·狂驚·煩躁·憂鬱·意識朦朧·欠伸 등이 있는 경우.

方解

本方은 臟躁를 치료하는 좋은 처방이다. 臟躁는 주로 정서불안정·肝氣鬱結·思慮傷心·勞倦傷脾·産後失血·病後傷陰 등으로 陰陽失調가 되고 虛火妄動하여 위로 心神을 침범하여 생긴 것이다.『內經』에는「精不足者 補之而味」「肝苦急 急食甘而緩之」라고 하였다. 本方은 小麥에 大棗를 配合해서 養心潤燥하고, 甘草에 大棗를 配合해서 甘潤으로 急症을 緩和하고, 전체적으로 養心寧神緩急하는 방제가 되고 있다.

應用

本方은 일체의 心虛肝鬱에 속하는 정신병, 예를 들면 히스테리·癲癎·불면·煩躁·신경증·筋肉振戰·痙攣性咳嗽 환자에 응용한다.

증례 190

환자: 楊OO, 남성, 43세.

증상: 환자는 심한 신경증으로 때때로 불면증이 나타난다. 눈이 피로하고 元氣가 부족하며 심하면 惱怒氣鬱하였다. 舌紅苔少 脈弦細하였다.

처방: 臟躁로 치료하고, 甘麥大棗湯 및 桂枝加龍骨牡蠣湯加減을 쓴다.
生甘草9g, 淮小麥30g, 大棗10g, 桂枝9g, 白芍9g, 五味子9g, 龍骨9g, 牡蠣30g, 7제.

경과: 복약 후 불면증은 경감되고, 계속해서 14제 복용 후 완전히 치유되었다.

고찰: 本例의 證은 臟躁에 속하여서 甘麥大棗湯으로 養心安神하였다. 桂枝加龍骨牡蠣湯은 흥분과 억제를 병용하므로 불면의 치료에 효과가 있다. 甘麥大棗湯과 五味子의 병용은 安神과 鎭靜의 相乘作用이 있어서 결국에 重症의 신경증과 불면증이 치유되었다.

증례 191

환자: 丁○○, 여성, 50세.

증상: 환자는 고혈압이 있고 2도심방세동·좌심비대를 동반하고 있었다. 현재는 피로권태·불면이 있고, 舌紅한데 舌苔는 중앙부가 벗겨져 있고 脈은 結代象을 보였다.

처방: 치료는 養心寧神·益氣養陰의 방법을 쓰는데, 甘麥大棗湯 및 生脈散 加味를 투여했다.

淮小麥30g. 炙甘草9g, 大棗14g, 丹蔘15g, 党參9g, 五味子5g, 麥門冬9g, 7제. 별도로 天王補心丹을 매회 9g씩 溫水로 복용시켰다.

경과: 복약 후 심방세동은 소실되고 元氣가 생겨서 잠을 잘 수 있었다.

고찰: 本例의 辨證은 氣陰兩虛로 血이 心을 滋養하지 못하므로 항상 不眠이 있다. 치료는 甘麥大棗湯으로 養心安神하고, 生脈散으로 益氣養陰하며, 丹蔘의 凉血寧神을 配合해서 쌍보적으로 써서 증상을 현저하게 호전시켰다.

증례 192

환자: 戴○○, 여성, 27세.

증상: 환자는 煩躁·不眠·口渴이 있고, 舌尖紅하며 脈細數하였다.

처방: 辨證은 重症의 心火와 臟躁로 梔子豉湯과 甘麥大棗湯加味를 썼다.

炙甘草9g, 淮小麥30g, 大棗14g, 天黃蓮1.5g, 山梔子6g, 豆豉9g, 5제.

경과: 3제 복용 후 제반 증상은 모두 경감되고 잠을 잘 수 있게 되었다.

고찰: 本例의 辨證은 重症의 心火와 臟躁이다. 甘麥大棗湯을 써서 臟躁를 치료하고, 보조약인 黃連으로 心火를 식히며, 佐藥인 梔子豉湯으로 虛煩不眠을 치료하였다. 藥과 證이 맞아서 병은 신속하게 치유되었다.

28. 도화탕류(桃花湯類)

도화탕(桃花湯)『傷寒論』

方藥組成	赤石脂24g, 乾薑6g, 粳米30g.

適應症

- 少陰病으로 下痢와 膿血便이 있는 경우 桃花湯이 주치한다.
- 少陰病 2~3일 내지 4~5일에 腹痛·小便不利·下痢가 그치지 않고 膿血便이 있는 경우 桃花湯이 주치한다.

方解

少陰病으로 下痢와 膿血便이 있는 것은 주로 裏寒에 의해 下焦가 固澁하지 못하고 虛寒에 의해 滑脫하게 된 것이다. 桃花湯에는 溫澁作用이 있고 그 중 赤石脂는 固澁止瀉에 작용하지만 반드시 溫裏散寒하는 乾薑을 配合해서 腸의 기능과 생체의 작용을 조절해야 下痢를 치료하는 작용이 있게 된다. 단순히 固澁藥을 쓰는 것만으로는 좋은 효력을 기대하기 어렵다.

또 白頭翁湯의 증상에도 下痢가 있는데 이것은 熱盛의 下痢로 後重이 있다. 桃花湯證은 虛寒이고 白頭翁湯證은 濕熱이어서 病機가 전혀 다르다. 故로 熱痢로 澁한 때에 桃花湯을 쓰면 안 된다. 만약 잘못하여 桃花湯을 쓰면 關門을 막아서 邪氣가 나가지 못하게 막아서 病勢는 더욱 악화되므로 熱盛의 下痢에 대하여 白頭翁湯을 써야 하는데 빠르면 빠를수록 효과가 좋다.

應用

本方은 下痢의 後期·장티푸스에 의한 腸管出血·만성장염·궤양병·帶下 등의 辨證이 少陰病에 속하는 경우 모두를 치료할 수 있다.

辨證이 脾腎陽虛·陰寒內盛 혹은 手足厥冷·脈沈細한 경우에는 葛洪의 『肘後方』에 있는 赤石脂湯, 즉 赤石脂15g, 乾薑6g, 附子6g처럼 附子를 가하면 좋다.

증례 193

환자: 陸OO, 남성, 20세.

증상: 환자는 권태감이 있고 鮮血便이 1일 2회 있었다. 이러한 증상이 이미 수년간 계속해서 있었고, 腹痛은 없으며 膿樣의 대변도 없었다. 舌淡하고 脈虛한데 證은 少陰病의 血便에 속한다.

처방: 桃花湯加減을 쓴다.

赤石脂15g, 炮薑6g, 炒槐花9g, 阿膠9g(먼저 녹여두고 나중에 다른 약에 넣음), 地楡9g, 生蒲黃9g, 茜草根9g, 4제.

경과: 복약 후 대변은 약간의 혈액을 띠는 정도가 되고 횟수가 1일 1회로 감소되었으며, 계속해서 3제 처방하여 치유되었다.

고찰: 本例의 辨證은 少陰의 血便에 속하고 腹痛과 膿樣便은 없어서 濕熱에 의한 膿血便이 아니라고 분석되어 桃花湯을 써서 固澁止血한다. 乾薑이 아니라 炮薑을 쓴 것은 止血효과가 양호하기 때문이다. 우리는 炒槐花의 지혈작용이 生槐花보다 우수하다고 인식하고 있다.

29. 궁귀교애탕류(芎歸膠艾湯類)

궁귀교애탕(芎歸膠艾湯)『金匱要略』

方藥組成	芎藭6g, 阿膠6g, 甘草6g, 艾葉9g, 當歸9g, 芍藥12g, 乾地黃18g.

단미의 藥理연구

❖ **芎藭(川芎)** ❖ ─────

본 품은 繖形科의 식물 芎藭 *Ligusticum chuanxiong* Hort의 根莖으로 주로 四川省에서 나며 川芎이라고도 한다.

❖ 『神農本草經』의 記錄

「味辛溫, 主中風入腦頭痛, 寒痺, 筋攣, 緩急, 金瘡, 婦人血閉, 無子」

· 中風入腦頭痛: 頭痛이 외부의 風寒에서 기인한 것을 가리키며 혈관수축
  성두통을 치료하지만 혈관확장성두통에는 효과가 없다.
· 寒痺, 筋攣: 즉 冷痺로 寒性의 關節痛과 痙攣을 가리킨다.
· 金瘡: 創傷性의 疼痛·痙攣을 가리킨다.
· 血閉: 月經을 조정하는 것을 가리킨다.

❖ 張仲景의 應用의 考證

『**本經疏證**』:「芎藭은 張仲景이 쓴 것은 적고 侯氏黑散·薯蕷丸·奔豚湯·穹
  歸膠艾湯·當歸芍藥散·溫經湯 등의 처방이 있지만, 여러 血藥과 병용하
  고 있어서 芎藭을 쓰는 용약의 특징을 미루어 알기에는 충분하지 않다.
  다만 白朮散에서 心下의 激痛이 있을 때 芎藭을 배로 쓴다는 記述에서
  이것에 대해 조금 짐작할 수 있다」. 전술한 頭痛·寒痺를 치료하는 것과

관련하여, 芎藭은 止痛하는 것이 주요한 작용인 것 같은데 寒性의 經滯血壅의 질환에 두루 쓸 수 있다.

張仲景이『金匱要略』에서 芎藭을 사용한 방제는 아래의 표와 같다.

方劑	藥物	適應症
侯氏黑散	菊花·白朮·細辛·茯苓·牡蠣·桔梗·防風·人蔘·礬石·黃芩·當歸·乾薑·芎藭·桂枝	風邪를 感受하고 四肢重하며 心胸中의 惡寒과 무력감이 있다.
薯蕷丸	薯蕷·當歸·桂枝·神曲·乾地黃·豆黃卷·甘草·人蔘·芎藭·芍藥·白朮·麥門冬·杏仁·柴胡·桔梗·茯苓·阿膠·乾薑·白薟·防風·大棗	虛勞諸氣不足·風氣百疾
奔豚湯	甘草·芎藭·當歸·半夏·黃芩·生葛根·芍藥·生薑·李筋白皮	氣上衝胸·腹痛·寒熱往來
穹歸膠艾湯	芎藭·阿膠·甘草·艾葉·當歸·芍藥·乾地黃	姙娠腹痛·子宮出血
當歸芍藥散	當歸·芍藥·茯苓·白朮·澤瀉·芎藭	姙娠腹中拘急痛·安胎
溫經湯	吳茱萸·當歸·芎藭·芍藥·人蔘·桂枝·阿膠·牧丹皮·生薑·甘草·半夏·麥門冬	婦人下血이 십여 일 지속. 저녁 무렵의 發熱·少腹裏急·腹滿·手掌發熱·口脣乾燥.

❖ **後世醫家의 應用**

『名醫別錄』:「腦中冷에 의한 疼痛, 頭面部의 이동성 風邪, 淚出, 鼻涕, 痰涎, 卒然如醉, 여러 寒冷한 氣, 心腹堅痛, 惡心, 돌연한 腫痛, 脇部의 風邪에 의한 疼痛을 치료하고, 내부의 冷氣를 溫散한다.」

甄權說:「足腰軟弱·半身不隨·胎盤遺殘을 치료한다.」

張元素說:「芎藭은 위로 頭目을 순환하고 아래로 血海를 순환하며 頭部의 濕氣를 제거하고 諸經의 頭痛을 치료한다.」

李東垣說:「頭痛에는 반드시 川芎을 쓴다.」

朱丹溪說:「芎藭에는 昇散하는 작용만 있고 아래에서 지키는 작용은 없다. 四物湯에서 川芎을 쓴 것은 血中의 氣를 조정하여 血이 자연히 생겨나게 하는 것이지 養血할 수 있기 때문이 아니다.」

『本草綱目』:「行氣開鬱」「血中의 氣藥으로서 쓴다.」

川芎은 辛溫하여 향기에 의해 빠르게 움직이게 하고 뚫어준다. 이른바 芎藭이 위로 올라가서 頭目을 순환한다는 것은 頭痛·腦痛을 치료하는 것을 가리키는데 확실히 효과가 있다. 胸痛을 치료하는 효과는 확실하지 않다. 또 川芎은 佛手散과 같이 川芎에 當歸를 配合하여 胎動不安에 쓸 수 있다. 川芎이 아래로 내려가서 血海를 순환한다는 것은 四物湯에 川芎을 쓰고 있는 것을 가리킨다. 이것은 血中의 氣分藥으로 氣血을 通達시키는 작용이 있고 여성의 生理不順에 쓰인다. 張仲景이 當歸芍藥散을 쓰는 것과 같은 의미이다.

✤ 川芎의 藥理作用

① **진정작용:** 川芎은 진정작용이 있어서 그 煎劑를 랫드의 胃에 주입하면 자발활동을 억제할 수 있다. 마우스에 대하여서는 랫드에서 보다 효과가 확실하다. 이런 것은 phentobarbital로 유발한 수면시간을 연장시키는데 사람의 두통을 치료하는 것과 진정작용과 관계가 있다.

② **川芎의 총알칼로이드와 페놀부분의 심혈관계에 대한 작용:**

- **관상동맥의 확장작용:** 마취한 개의 정맥에 川芎의 총알칼로이드나 페놀성 물질을 주입하고 투약 전후를 비교하면 관상동맥의 혈류량과 혈관저항에 변화가 나타난다. 결과는 川芎의 총알칼로이드가 체중 1kg당 25~50mg, 페놀성 물질이 체중 1kg당 57mg인 경우 모두 관상동맥의 혈류가 증가하고 혈관저항이 저하되었다.

- **심근저산소에 대항하는 작용:** 川芎의 알칼로이드 혹은 페놀성 물질을 토끼에 주사하면 모두 뇌의 하수체후엽호르몬으로 상승되는 T파의 상승에 대항하고 심근저산소에 대항하는 작용이 나타난다. 보고에 의하면 川芎의 총알칼로이드의 주사액을 정맥주사하면 心絞痛의 치료

에 효과가 있다. (川芎주사액, 알칼로이드 4mg/ml)

『名醫別錄』에서 川芎은 「心腹堅痛」을 치료할 수 있다고 하였는데, 현대의 임상에서 관상동맥질환의 心絞痛을 치료하는 경과와 일치하고 있다.

③ **혈소판응집과 혈전형성에 대한 작용:** Tetramethylpyrazine은 토끼와 정상인에서 ADP가 유발하는 혈소판응집반응에 대하여 억제작용이 있다. 또 이미 응집된 혈소판에 대하여서는 신속하게 용해되도록 한다. 전자현미경을 써서 관찰하면 tetramethylpyrazine은 대뇌의 혈전형성에 대하여 억제작용이 있다. 투약군의 혈전의 길이(크기)와 중량은 대조군에 비하여 확실하게 감소되어 있다.

보고에 의하면 tetramethylpyrazine의 주사액은 뇌의 혈관폐색성질환에 대하여 현저한 치료효과가 있다. 古方의 小續命湯은 外因에 의한 中風을 치료하는데, 川芎은 小續命湯의 主藥이 되고 있다. 현대의 임상이나 약리와 古代의 說이 완전히 일치하고 있다.

④ **평활근에 대한 작용**

- **자궁에 대한 작용:** 川芎의 10% 물추출액은 임신한 토끼의 적출한 자궁에 대하여 소량에서 그 장력을 증가시키고 수축력을 증강시켜서 결과적으로는 攣縮을 일으킨다. 대량으로는 오히려 마비시켜서 수축을 정지시킨다.

- **장관에 대한 작용:** 川芎의 추출액은 적출한 토끼와 기니픽의 소장에 대하여 억제작용이 있고, 대량에서는 소장의 수축은 완전히 정지된다. 川芎에 포함되어 있는 페놀산과 리구스틸라이드(ligustilide)가 평활근에 대하여 항경련작용을 가진다.

⑤ **항균작용:** 체외실험에서 川芎은 대장균·적리균·변형균·녹농균·장티푸스균·파라티푸스균·콜레라균 등에 대하여 억제작용이 있다. 川芎의 물추출액(1:3)은 시험관 내에서 몇몇의 피부진균에 대하여도 억제작용이 있다.

❖ 艾(艾葉) ❖ ─────

본 품은 국화과의 식물 황해쑥 *Artemisia argyi* Levl. et vant의 잎이다.

❖『名醫別錄』의 記錄

「艾葉味苦微溫·主灸百病·下部䘌瘡·婦人漏血. …」

· 下部䘌瘡: 인체하부와 陰部의 瘡症을 가리킨다.

· 婦人漏血: 자궁의 기능성출혈을 가리킨다.

❖ 後世醫家의 應用

『新修本草』:「鼻出血·下血·膿血下痢便을 주치하는데, 물로 달이거나 丸散劑로 해서 복용한다.」

甄權說:「性器出血·腸出血·痔出血을 그치게 하고 外傷을 회복시키며 腹痛을 그치게 하고 安胎하는 작용이 있다. 苦酒로 달이면 疥癬을 치료하는 효과가 대단히 좋다. 汁을 내서 마시게 하면 心腹의 一切의 冷氣를 치료한다.」

『大明本草』:「帶下를 치료하고 癨亂轉筋·下痢 후의 惡寒發熱을 그치게 한다.」

『本草綱目』:「溫中逐冷除濕」

『本經逢原』:「艾葉을 복용하면 일체의 寒濕을 몰아내고 肅殺하는 氣를 돌이켜서 融和시킨다. 生으로 쓰면 性溫하고 炒熟해서 쓰면 性味가 大熱하게 된다. 灸用하면 諸經을 通하게 하고 모든 病을 치료한다. 본래 虛證으로 冷症이 심하거나 여성의 濕熱帶下·崩漏 등이 있을 때 艾葉과 當歸·附子 등의 약으로 치료한다. 艾附丸은 調經하고 子宮을 따뜻하게 하며 겸하여 心腹의 諸病을 主治한다. 膠艾湯은 虛證의 下痢 및 임신 및 산후의 下血을 치료한다.」

『本草求眞』:「艾葉은 沈寒痼冷을 치료하는 작용이 있어서 무릇 일체의 寒濕에 의한 鼻出血·性器出血·腹痛·冷性下痢·癨亂轉筋·胎動에 의한 腰

痛·氣鬱로 인한 生理不順과 子宮의 虛冷 등의 증상에 복용하면 효과가 빨리 나타난다. 만약 陽氣가 곧 끊어지려는 때 뜸을 뜨면 陽氣를 회복시킬 수 있다. 故로 古方에서는 阿膠와 병용해서 虛證下痢와 産前産後의 下血에 썼다. 香附子와 같이 丸劑로 만들어 쓰면 調經해서 子宮을 따뜻하게 하고 겸하여 心腹의 諸痛을 제거한다. 白礬과 함께 분말로 만들어 쓰면 瘡疥를 치료할 수 있다. 또 쑥을 쪄서 천으로 싸서 대면 寒濕脚氣와 노인의 臍腹冷症을 치료할 수 있다. 비단주머니에 넣어서 風瘙癮疹(蕁麻疹)에 문지르는 것은 모두 辛溫發散하는 의미가 있다. 만약 寒濕이 아닌 증상에 쓰면 潮熱한 것으로 치료하는 것이 되니 誤治가 된다. 氣虛血熱의 경우에는 禁忌라고 기록되어 있다.」

艾葉은 溫性의 止血藥으로 虛寒性의 出血에 가장 효과가 좋다. 經脈을 따뜻하게 하고 氣血을 잘 돌아가게 하며 寒濕을 몰아내고 冷痛을 그치게 하니 婦人科의 要藥이다.

❖ 艾葉의 藥理作用

① **平喘작용**: 艾葉油는 기니픽의 평활근을 이완시키는 작용이 있고 아세틸콜린·염화바륨과 히스타민에 의한 기관수축현상에 대항하는 작용이 있어서 기관평활근에 대하여 직접적으로 작용하는 가능성이 있다. 艾葉油는 기니픽에 대하여 아세틸콜린과 히스타민을 분무해서 유발한 천식에 대하여 경구투여·근육주사 혹은 분무에 관계없이 모두 平喘作用을 보인다. 艾葉油는 acrolein이나 구연산으로 유발한 기니픽의 咳嗽를 억제하는 작용이 있고 咳嗽의 빈도를 감소시킨다.

② **항균작용**: 艾葉의 물추출액은 체외실험에서 황색포도상구균·α용연균·β용연균·폐렴쌍구균·콜레라균·디프테리아균·적리균·장티푸스·파라티푸스균에 대하여 모두에서 다양한 정도의 억제작용을 가지고 있고, 여러 피부진균에 대해서도 확실한 억제작용을 가진다.

③ **지혈작용:** 艾葉을 물로 침출한 液을 토끼에 투여하면 혈액응고를 촉진
하는 작용이 있고, 마우스의 복강 내 혹은 정맥에 주사하면 모세혈관투
과성을 저하시키는 작용이 있다.

適應症

여성의 崩漏帶下, 流産 후 下血이 연속되어 그치지 않는 경우, 임신 시의
下血, 임신 시에 腹痛이 있는 胞阻 등의 경우 膠艾湯으로 主治한다.

方解

尤在涇說: 「여성의 生理가 조금씩 계속 비치거나 産前産後에 出血이 그치지
않는 것은 모두 衝任脈이 虛하여 陰氣를 지키지 못하기 때문으로 膠艾湯
을 써서 補하여 견고하게 한다.」

衝任脈이 虛하면 胞宮을 溫養할 수 없으므로 艾葉을 써서 子宮을 따뜻하
게 하여 安胎調經한다. 「虛하면 이것을 즉시 補한다」는 원리를 따라 阿膠를
쓰고, 當歸·地黃·芍藥·川芎으로 輔助해서 補血調經止血하고, 芍藥·甘草를
配合해서 緩急止痛할 수 있다. 겸하여 쓰면 衝任脈이 충실해지고 胞宮이 榮
養을 얻어 諸症狀이 자연히 없어진다.

應用

本方은 吐血·下血·血性下痢·血尿·外傷失血 등을 치료할 수 있다. 辨證은
虛寒性 出血에 속하고 통증이 少腹에 있는 때에 쓴다.

증례 194

환자: 吳OO, 여성, 27세.

증상: 환자는 안색이 창백하였다. 生理가 45일째에 시작되고 腹痛을 동반
하며 10일간 계속해서 조금씩 비치면서 그치지 않고 양은 많지 않았
다. 추위를 타고 舌淡苔白膩하며 脈은 弱하였다.

처방: 이것은 衝任不調에 속하고, 膠艾湯加味를 써서 補하여 견고하게 한다. 川芎3g, 阿膠9g, 當歸9g, 艾葉9g, 熟地黃9g, 肉桂3g, 側柏葉9g, 白芍12g, 5제.

경과: 복약 후 제증상은 개선되고, 생리는 정상으로 되었다.

고찰: 本例는 生理不順으로 虛寒에 의한 腹痛이 있고, 辨證은 衝任不調에 의한 經血이 조금씩 계속되고 끊이지 않는 것이다. 處方은 芎歸膠艾湯加減을 썼다. 當歸·熟地黃·白芍·阿膠로 補血養血하고, 輔助藥으로 肉桂로 溫經, 艾葉·側柏葉으로 止血, 川芎으로 活血行氣를 도모하였다. 모두 같이 써서 衝任脈은 충실해지고 胞宮은 榮養을 받아 제 증상은 자연히 없어졌다.

30. 당귀작약산류(當歸芍藥散類)

당귀작약산(當歸芍藥散)『金匱要略』

方藥組成	當歸9g, 芍藥30g, 茯苓12g, 白朮12g, 澤瀉15g, 芎藭9g.

適應症

여성의 懷妊 시 腹中絞痛이 있는 경우 當歸芍藥散이 主治한다.

方解

趙以德說:「이것은 脾土에 木邪가 客하여 穀氣가 올라가지 못하고 濕氣가 아래로 흘러서 陰血과 싸우므로 아픈 것이다. 故로 芍藥을 다른 약의 두 배로 많이 써서 肝木을 瀉한다.」

尤在涇說:「『說文』에 의하면 絞痛이라고 하는 것은 腹中이 急한 것으로 血 不足한데 水濕이 침범해 있는 것이다. 血不足한데 水濕이 침범하므로 胎 兒가 榮養을 失調하고 반대로 害를 받게 된 것이니 어찌 腹中에 絞痛이 없겠는가? 川芎·當歸·芍藥은 血虛를 補하고, 茯苓·白朮·澤瀉는 水氣를 없 앤다.」

應用

本方은 여성의 임신 시 腹痛과 肝脾不和의 證으로 小便不利·足跗浮腫이 있을 때 쓰는 외에도 여성의 生理痛·血虛·眩暈·水腫·下痢·崩漏 등의 증에도 쓴다. 현대 임상보고에 의하면 태아의 골반위에 대하여 위치 이상의 수정에 상용될 수 있다.

환자: 夏OO, 여성, 32세.

증상: 환자는 생리통이 수년간 있었고 생리 시에 少腹의 통증이 참기 어려운 정도이고 심하면 쓰러지기까지 하였다. 食慾不振·顔面浮腫·足踝浮腫이 나타났다. 舌淡苔薄白하고 脈은 緩하였다.

처방: 養血調肝·健脾利濕에 해당하여 當歸芍藥散加味를 투여하였다.
當歸9g, 芍藥15g, 茯苓9g, 白朮9g, 澤瀉15g, 川芎6g, 香附子9g, 甘草5g, 7제.

경과: 복약 후 생리통이 그쳤다.

고찰: 本例는 生理痛·浮腫 등이 있고, 辨證은 氣滯血瘀·脾虛濕勝에 속한다. 當歸芍藥散을 써서 養血調肝·健脾利濕을 도모하였다. 처방 중의 當歸·白朮과 川芎으로 養血調肝한다. 白朮·茯苓과 澤瀉를 配合해서 健脾利濕한다. 우리는 香附子에 芍藥·甘草를 配合해서 생리통을 치료하고 있고 芍藥을 가하여 양을 늘려서 평활근을 이완시키면 痙攣性疼痛에 대해서도 효과를 볼 수 있다.

증례 196

환자: 童OO, 여성, 34세.

증상: 환자는 8년간 비만·피로감·惡心이 있었고, 생리량이 적고 色은 黑色이며 몇 개월에 한 번씩 있었다. 복부팽만·白色帶下가 있고 항상 좌측에 腹痛이 있으며 응어리가 만져졌고, 손이 저리고 추위를 많이 타며 舌下에 瘀斑이 있고 脈은 弱하였다. 證은 生理不順, 腹部凝塊에 脾虛濕勝을 겸하였다.

처방: 桂枝茯苓丸·當歸芍藥散加減을 썼다.
桂枝9g, 桃仁9g, 川芎6g, 當歸9g, 茯苓9g, 赤芍9g, 白朮9g, 澤瀉6g, 7제.

경과: 복약 후 腹痛은 경감되고 생리량이 증가되며 白色帶下는 감소되었다. 계속해서 21제 복용 후 복부의 腫瘤는 소실되고 제 증상은 호전

되었다.

當歸芍藥散은 貧血의 치료효과가 가장 우수하다는 점이 後藤氏의 미생물 감정법으로 증명되고 있다. 本方의 각 구성 약재와 혼합제제에는 모두 엽산·복합엽산·니코틴산·비타민H가 함유되어 있고, 그중 當歸·川芎·芍藥에 함유되어 있는 양이 가장 많다. 이러한 성분과 방제는 항빈혈효과와 밀접한 관계가 있다.

다른 보고에 의하면 當歸芍藥散으로 83례의 機能性子宮出血을 치료할 때 유효율은 91.6%였고 생리연장에 대한 치료효과가 가장 현저하였다. 이 치료 후에 미소순환장애는 확실하게 개선되었고 환자 적혈구표면의 負電荷密度는 높아지며 혈장의 粘稠度와 浸透壓은 저하되었고 이에 따른 응집한 적혈구의 解離가 촉진되었다. 적혈구 내의 粘稠度는 저하되고 變形能은 강화되었으며 모세혈관 중의 혈장의 변형운동이 빨라지는 등 미세한 혈류의 흐림이 개선되고 혈액과 조직액의 물질교환에도 유리하였다. 기능성자궁출혈 환자의 치료에서 적혈구용적·전혈점조도의 치료 전과 비교한 평균치의 차이가 관계가 있다. 치료 전에 증가되었던 氣滯血虛型에서 치료 후에 하강하고, 치료 전에 저하되어있던 氣血兩虛型에서는 치료 후에 상승된 결과로서 정상치를 향하고 있었다.

임상관찰에 의하면 本方은 생약을 散劑로 쓰는 것이 좋고 煎劑의 치료효과는 좋지 않았다. 기질성병변에 의한 자궁출혈에는 효과가 없었다. 寒證 혹은 熱證이 있는 증례에서는 그런 것이 없는 증에 비하여 치료효과가 현저하게 낮았다. [『中醫雜誌』1983, 24(6):25]

31. 신기환류(腎氣丸類)

신기환(腎氣丸) 『金匱要略』

方藥組成	熟地黃240g, 山茱萸120g, 薯蕷120g, 澤瀉90g, 茯苓90g, 牧丹皮90g, 桂枝30g, 附子30g.

단미의 藥理연구

❖ 地黃 ❖ ───

본 품은 玄蔘科의 地黃 *Rehmannia glutinosa* Liboschitz 또는 懷慶地黃 *Rehmannia glutinosa* Liboschitz for hueichingensis (Chao et Schih) Hsiao의 뿌리이다.

✤ 『神農本草經』의 記錄

「味甘寒. 主折跌絶筋, 傷中, 逐血痺, 塡骨髓, 長肌肉. 作湯, 除寒熱積聚, 除痺, 生者尤良」

· 主折跌絶筋: 補修回復하는 작용이 있다.

· 逐血痺: 血痺는 氣血의 虛弱과 不通에 의한 痺症으로 저림과 四肢疼痛·脈微澁·尺脈小緊한 증상이 보인다.

· 除痺: 風寒濕邪가 肢體經絡에 侵襲해서 肢體疼痛·저림·屈伸障害의 병증을 일으키는데 이것을 없애는 작용이 있다.

✤ 張仲景의 應用의 考證

『本經疏證』:「百合地黃湯·防己地黃湯의 두 처방에 대하여, 하나는 藥이 緩和하여 地黃을 짧은 시간동안 달이고, 다른 하나는 藥이 强하여 地黃을 오래 달인다. 生用하면 藥性이 빠르고 强하며 熟用하면 藥力이 두텁다. 故로 防己地黃湯에서의 地黃은 補하는 목적으로 쓴 것이다. 百合地黃湯에서는 地黃을 宣通시키는 목적으로 쓰는데, 이러한 의미를 몰라서는 안 된다.」

✿ 後世醫家의 應用

『**名醫別錄**』：「남자의 五勞七傷·女子傷中·姙娠出血을 主治하고 瘀血·血尿를 치료하며, 大小腸을 通하게 하고 胃中의 宿食을 제거하며 五臟의 內傷不足을 補하고 血脈을 通하게 하며 氣力(체력·정신력)을 더해주고 耳目을 밝게 해 준다.」

『**大明本草**』：「驚悸過勞·心肺損傷·吐血·鼻出血·婦人의 大出血에 의한 失神을 치료한다.」

張元素說：「涼血生血하고 腎水眞陰을 補한다.」

이상 『神農本草經』에서부터 元素까지의 地黃은 乾地黃을 말한다. 李時珍의 說에서 「『神農本草經』에서 乾地黃이라고 한 것은 陰乾하거나 햇볕에 말리거나 혹은 불기운으로 말린 것을 말하는데 生으로 쓰는 것이 더욱 좋다고 하였다. 『名醫別錄』에서 生地黃이라고 한 것은 신선한 것을 말하고 그 性이 大寒하다. 熟地黃은 후세에 나온 것으로 쪄서 말린 것을 말한다」라고 하였다. 故로 熟地黃의 性味는 生地黃과 다르다. 生地黃은 甘寒하고 熟地黃은 甘微苦微溫하다.

熟地黃의 應用은 아래와 같다.

張元素說：「熟地黃은 血氣를 補하고 腎水를 윤택하게 하며 眞陰을 더해주고 臍腹急痛이나 병후 脛骨 혹은 股關節의 酸痛을 없앤다.」

『**本草從新**』：「腎水를 윤택하게 하며 骨髓를 滋養하고 血脈을 通하게 하며 眞陰을 補益하고 聰耳明目하며 모발과 수염을 검게 한다.」

역대의 명의 중 地黃을 잘 쓴 사람은 張景岳 정도 외에는 없는데, 「張熟地」라고 하기도 했다. 景岳은 左歸丸·右歸丸을 만들었는데 둘 다 地黃이 補

腎하는 主藥으로 되어있다. 景岳의 左歸丸·右歸丸의 유래는 錢仲陽의 六味丸을 가감한 것이고, 錢氏六味丸은 張仲景의 腎氣丸에서 附子·肉桂를 뺀 것이다. 이것으로 볼 때 地黃이 養血의 要藥인 것을 알 수 있다. 『傷寒論』의 炙甘草湯과 같이 益氣養血·滋陰復脈의 방제에서는 乾地黃을 30g까지 쓰고 있는데 주로 地黃의 養血滋陰하는 작용을 쓰고 있다. 또 四物湯 중에 地黃은 養血作用을 목적으로 쓰고, 川芎·當歸·芍藥을 配合해서 養血調經하는 약제로 구성되어 있지만, 실제로 四物湯은 『金匱要略』의 芎歸膠艾湯加減에서 유래하였다. 地黃은 生地黃·鮮地黃·熟地黃의 차이가 있는데, 生地黃과 鮮地黃에는 淸熱凉血하는 작용이 있고 淸熱凉血의 효과는 鮮地黃이 가장 좋다. 生地黃에는 淸熱作用이 있지만 이것과 石膏·知母·黃芩·黃連과는 차이가 있다. 生地黃은 주로 陰虛 및 血分의 熱을 제거하고, 石膏·知母·黃芩·黃連은 주로 實熱을 제거하므로 둘을 혼동해서는 안 된다. 예를 들면 『溫病條辨』의 增液湯은 본 품에 玄蔘·麥門冬을 配合해서 內熱煩渴을 치료한다. 『備急千金要方』의 犀角地黃湯은 生地黃에 犀角·芍藥·牧丹皮를 配合해서 熱이 血分에 들어있는 증상을 치료한다. 熟地黃의 性은 溫하고 補血滋陰을 主하며, 六味地黃丸·左歸丸·右歸丸 등에서는 熟地黃을 쓰고 四物湯에도 또 熟地黃이 들어 있는데, 그 쓰임새는 모두 補血滋陰하는 것이다.

임상에서는 地黃을 養血藥으로 쓰는 외에 『神農本草經』에 근거하여 地黃을 痺症의 치료에 쓰고 있다. 地黃을 養血藥으로 쓰는 경우에는 9~15g의 소량으로 충분하다. 地黃을 痺症의 치료에 쓰는 경우 生地黃을 30~90g의 대량으로 쓰면 류머티스성·비류머티스성관절염 모두에 효과가 있다. 임상에서 生地黃을 대량으로 쓰면 cortisone과 유사한 스테로이드양 작용이 있지만 스테로이드와 같은 부작용은 없다.

❖ 地黃의 藥理作用

① **혈당강하작용**: 地黃에서 추출된 유효성분(R-BP-F)을 체중 1kg당 100ml 복강 내 주사하면 alloxan으로 유발한 마우스의 실험적당뇨병

에 대하여 혈당강하작용이 있다.

② **지혈작용:** 동물실험에서 본 품의 알코올추출액은 무색의 침상결정으로 토끼의 혈액응고를 촉진하는 작용이 있다.

③ **순환계통에 대한 작용:** 地黃의 알코올추출액은 중등도의 농도에서 적출한 개구리의 심장에 대하여 강심작용이 있고 고농도에서는 억제작용이 있다. 地黃 추출액을 토끼와 개의 정맥에 주사하면 혈압을 상승시키고 겸하여 이뇨작용도 나타난다. 다만 地黃 추출액을 마취한 개와 토끼에 주사하면 혈압을 하강시키고, 적출한 개구리의 심장에 대하여는 억제작용이 있다.

④ **保肝작용:** 마우스의 사염화탄소에 의한 중독성간염모델에서 煎劑는 간장을 보호하고 간글리코겐의 감소를 방지하는 작용이 있다.

⑤ **抑菌작용:** 본 품의 물추출액은 in vitro에서 모창백선균·석고양소아포선균·양모상소아포선균 등 眞菌에 대하여 확실한 억제작용이 있다.

❖ 山茱萸 ❖ ───

본 품은 층층나무과의 식물 山茱萸 *Cornus officinalis* Sieb. et Zucc의 종자를 제거한 과육이다.

✤『神農本草經』의 記錄

「味酸平, 主心下邪氣寒熱, 溫中, 逐寒濕痺, 去三蟲」

· 心下邪氣寒熱: 心下不舒를 가리킨다.

· 逐寒濕痺: 류머티스성관절염을 가리킨다.

✤ 後世醫家의 應用

『名醫別錄』:「…强陰益精, 安五臟, 通九竅하고 頻尿를 치료한다.」

張元素說:「肝을 따뜻하게 한다.」

『醫學衷中參西錄』:「山茱萸의 味는 酸辛溫하고 元氣를 크게 收斂하는 작용이 있고 정신을 활성화시키고 滑脫을 固澁한다.」

山茱萸는 肝腎을 補益하고 强陰益精하는 작용이 있다. 六味丸과『扶壽精方』의 草還丹 등에서 山茱萸가 보이고 있는데, 본 품에는 斂汗과 固脫하는 작용이 있다. 張錫純은 山茱萸와 党參·龍骨·牡蠣를 잘 配合해서 來復湯 같은 것으로 쓰고 大汗欲脫의 증을 치료하여 좋은 치료효과를 보았다.

溫中하는데 있어서는 調査에 의하면 吳茱萸에는 溫中작용이 있지만 山茱萸에는 溫中작용이 없는데, 이것은 古人이 吳茱萸에 山茱萸의 項을 잘못 넣은 것이 아닌가 생각된다.

❖ 山茱萸의 藥理作用

① **抗菌作用**: 본 품의 煎劑는 시험관 내에서 志賀赤痢菌·황색포도상구균의 성장을 억제한다. 물추출액(1:3)은 자색모선균·와상모선균·쇤라인황선균(Trichophyton Shoenleine) 등의 피부진균에 대하여 억제작용이 있다.

② **腸管痙攣拮抗作用**: 본 품은 히스타민·염화바륨·아세틸콜린으로 유발한 腸管의 痙攣에 대하여 길항작용이 있다.

③ **백혈구증가작용**: 화학요법과 방사선치료에 의한 백혈구감소에 대하여 증가시키는 작용이 있다.

④ **강압이뇨작용**: 본 품의 추출액은 마취한 개에 대하여 강압이뇨작용이 있다.

❖ 山藥(薯蕷) ❖ ──────

본 품은 다년생 덩굴식물인 마과의 마 *Dioscorea opposita* Thunb의 塊根이다.

❖『**神農本草經**』의 **記錄**

「味甘溫, 主傷中, 補虛羸, 除寒熱邪氣, 補中益氣, 長肌肉, 久服耳目聰明」

· 主傷中, 補虛羸: 傷中은 脾氣虛弱을 말하고, 본 품은 健脾補虛하는 약이다.

· 寒熱邪氣: 虛弱에 의한 惡寒發熱을 말하는 것일 가능성이 있다.

❖ **張仲景의 應用의 考證**

『**本經疏證**』:「張仲景의 책 중에서 薯蕷는 두 처방에서 쓰이고 있는데, 하나는 薯蕷丸이고, 또 하나는 腎氣丸이다. 薯蕷丸은 肺脾의 약제이고, 腎氣丸은 肺腎의 약제이다. 腎氣丸은 腎의 氣를 강화시키고 본래의 精을 손상시키지 않으면서 邪氣를 배출한다. 薯蕷丸은 脾의 氣를 강화시키는데 水穀精微를 散布해서 肺에 돌아가게 한다. 여기에서 薯蕷丸은 脾氣丸, 腎氣丸은 地黃丸이라 불러도 관계없다.」

❖ **後世醫家의 應用**

『**名醫別錄**』:「頭部顔面의 游風·風頭(頭風)·眩暈을 主治하고, 氣를 내려주며 요통을 그치게 하고 虛勞羸瘦를 치료하며 五臟을 채우고 煩熱을 제거하며 陰을 強化한다.」

甄權說:「五勞七傷을 補하고 冷風을 제거하며 요통을 그치게 하고 心神을 안정시킨다.」

『**大明本草**』:「五臟을 돕고 筋骨을 강화하며 意志를 강하게 하고 精神을 안정시키며 遺精·健忘을 主治한다.」

山藥의 味는 甘하고 性은 平한데 濕潤하지도 않고 乾燥하지도 않다. 滋養性의 補益藥에 속하여 健脾補氣하는 작용이 있고 만성소모성질환에 쓰인다. 예를 들면 六味地黃丸에서 地黃은 補腎하고 山藥은 健脾하며 山茱萸는 益肝하는 목적으로 쓰인다. 이외에도 消渴病의 치료에 쓰면 효과가 있고 대부분 대량의 물로 끓여서 茶처럼 마신다. 또 生地黃·澤瀉·白朮·五味子·麥門冬·

黃耆 등 養陰補氣藥과 같이 쓰면 당뇨병을 치료할 수 있다.

適應症

- 虛勞에 의한 腰痛·少腹拘急·小便不利.
- 腎陽不足으로 腰膝冷痛·下半身冷症·小便失禁·夜間多尿·遺精 등이 있는 경우.
- 腎陽虛證으로 痰飮喘咳·水腫·消渴·慢性下痢 등이 있는 경우.

方解

柯韻伯說:「命門火는 陰中의 陽이다. 물은 본디 조용하고 시내가 멈추지 않고 흐르는 것은 氣의 작용과 火의 작용에 의한다. 少火(부드러운 화)는 氣를 生하게 한다. 만약 命門의 火가 쇠약해지면 少火는 사라진다. 脾胃의 陽을 따뜻하게 하려는 때에는 반드시 먼저 命門의 火를 따뜻하게 해야 한다. 이러한 의미로 腎氣丸은 滋陰劑에 肉桂·附子를 넣어서 만든 것이고, 腎水中에 命門의 火를 補하는데에는 이것 이상으로 좋은 방법이 없다. 命門에 火가 있으면 腎에는 활기가 넘친다. 故로 溫腎이라고 하지 않고 腎氣라고 하였는데 이는 氣가 腎의 主가 됨을 알았기 때문이다. 腎이 氣를 얻으면 土는 자연히 자라난다. 또 形이 不足한 때 氣에 의해 따뜻해지면 脾胃의 虛寒에 의한 病은 치료될 수 있다. 즉 虛火가 원래의 자리로 돌아가지 못하고 失血亡陽이 된 경우는 納氣를 강하게 하는 것이 本治에 해당한다.」

本方은 溫補腎陽과 滋補腎陰의 藥을 병용하는 것이고, 『景岳全書』에서는「陽을 잘 補하는 것은 반드시 陰을 통하여 陽을 구하는 것으로 陽이 陰의 도움을 얻어서 점점 生하게 된다. 陰을 잘 補하는 것은 반드시 陽을 통하여 陰을 구하는 것으로 陰은 陽을 얻어서 上昇하고 샘이 마르지 않는 것과 같다.」腎氣丸은 補腎의 元祖方이라 할 수 있다.

應用

腎氣丸은 『金匱要略』에서 처음 보이는데, 쓰임새는 虛勞腰痛·少腹拘急·小便不利·痰飮에 의한 短氣로 水飮이 약간 있는 상태와 膀胱의 氣化異常에 의한 小便不利 등의 症을 치료할 수 있다. 후세에는 熟地黃을 乾地黃으로 桂枝를 肉桂로 바꾸어서 附桂八味丸으로 하여 腎陽不足의 치료에 상용하고 있다. 腎陽不足하여 化水되지 않고 上泛해서 痰飮이 되거나, 혹은 津液이 蒸化되지 못하고 消渴을 일으키거나, 腎陽不足에서 脾陽不足을 일으켜서 水穀을 運化할 수 없고 浮腫과 慢性下痢를 일으키거나 한 경우 모두를 치료할 수 있다. 종합하면 本方의 운용은 畏寒·小便淸利·腰痠腿軟·舌淡而胖·尺脈微한 것이 辨證의 요점이다.

최근 임상에서는 당뇨병·고알도스테론증·갑상선기능저하증·신경증·만성신염·尿崩증·폐기종·만성기관지염·천식 등이 腎陽不足에 속하는 경우 모두에 가감해서 치료할 수 있다.

증례 197

환자: 劉OO, 여성, 43세.

증상: 지속적 천식발작·多汗·胸悶이 있고, 右寸脈이 弱하며 苔는 검었다.

처방: 熟地黃9g, 山藥15g, 栝樓皮9g, 五味子6g, 麻黃6g, 枳實9g, 3제.
　　　별도로 移山參1.5g, 蛤蚧1.5g을 두 번에 나누어서 복용한다.

2診: 胸悶은 약간 감소되고 痰도 喀出하는 것이 쉬워졌으며 식욕은 약간 증가되었다. 畏寒과 黑苔는 감소되고 口渴이 없어졌다.

처방: 熟地黃9g, 山藥15g, 山茱萸6g, 澤瀉6g, 茯苓6g, 牧丹皮6g, 附子片6g, 桂枝6g, 麻黃6g, 枳實6g, 栝樓皮9g, 7제.

경과: 복약 후 喘息은 안정되었다.

고찰: 喘息을 치료하는 경우 확실한 원칙이 있다. 즉 발작 시는 治標(肺)하고 비발작 시는 治本(腎)하는 것인데, 과거에는 그러한 원칙에 비추어서 辨證하고 있다. 그러나 標證의 발작이 극렬하고 治標藥이 효과

가 없는 때 止咳藥에 培補藥을 병용하면 標本同治가 되어 비교적 좋은 효과를 얻을 수 있는데, 본안은 그 일례이다. 參蛤散 혹은 金匱腎氣丸加減으로 固本培元하고 麻黃·枳實·栝樓皮를 配合해서 宣肺·平喘·寬胸하면 복약 후에 훌륭한 치료효과를 얻을 수 있다. 「十八反」이라 하여 「附子片과 栝樓皮는 反한다」라고 하였지만 우리들의 임상경험을 근거하자면 불량한 반응은 없었다.

증례 198

환자: 顧OO, 남성, 60세.

증상: 환자는 畏寒이 있고 四肢冷하며 10여년 이상 喘息을 앓고 있었다. 여름철에 약간 완화되고 발작 시에는 咳喘이 있으며 白色泡沫狀의 痰이 많이 나온다고 하였다. 舌淡胖大하고 兩 尺脈이 弱하였다.

처방: 辨證은 腎陽不足에 의한 哮喘에 속하고, 金匱腎氣丸을 9월부터 복용하였고 발작 시를 대비하여 砒礬丸을 처방했다.

金匱腎氣丸500g, 每回 9g, 每日 2회, 연속해서 1개월 복용했다.

발작 시에는 砒礬丸을 每回 6g, 약 6~7개, 연속으로 10일간 복용한 후 중지하도록 했다.

경과: 환자가 말하기를 금년의 발작은 비교적 가볍게 나타나고, 砒礬丸을 1주간 복용하면 좋아졌다고 하였다.

고찰: 『景岳全書』에는 「腎은 氣의 뿌리이다」라고 하였다. 本例의 변증은 腎陽虛의 哮喘으로 金匱腎氣丸을 9월부터 복용하여 腎陽을 溫補하고 발작을 예방·경감시켰다. 寒喘에 속하는 것은 砒礬丸이 유효하다.

증례 199

환자: 容OO, 남성, 43세.

증상: 환자는 쉬한증후군(Sheehan Syndrome)으로 피부는 창백하고 수

염과 모발은 엷으며 눈썹과 속눈썹도 빠져서 적었다. 短氣·脫力·四肢冷症·腰膝重痛이 있고, 脈遲弱하며 舌胖大하고 潤하며 齒痕이 있었다.

처방: 腎陽을 溫補하기 위해 金匱腎氣丸加減을 쓴다.

附子片9g, 桂枝9g, 地黃9g, 山藥15g, 山茱萸9g, 牧丹皮6g, 澤瀉9g, 茯苓9g, 黃耆9g, 党參9g, 7제.

고찰: 本例는 쉬한증후군 즉 하수체·부신기능저하증이다. 附子는 하수체부신기능저하에 대하여 개선작용이 있고, 또 辨證에 腎陽不足이 있어서 金匱腎氣丸으로 腎陽을 溫補하고, 人蔘·黃耆로 益氣扶正했다. 복약개시 후 寒氣와 四肢冷症은 개선되고, 30제 정도 복용한 뒤 환자의 수염이 자라고 모발도 서서히 많아졌으며 다른 증상도 호전되었다.

증례 200

환자: 楊OO, 남성, 45세.

증상: 환자는 당뇨병을 5년 동안 앓고 있었고, 두 번에 걸쳐 입원하여 인슐린 치료를 받았으나 중단하면 이내 재발했다. 多食·多飮·多尿가 있고 몸은 마르고 眩暈·脫力·耳鳴을 동반하며 腰膝重痛이 있었다. 口渴하고 舌紅 脈細數하였다.

처방: 六味地黃丸加味를 투여한다.

生地黃9g, 熟地黃9g, 淮山藥15g, 澤瀉9g, 粉丹皮9g, 天花粉30g, 凉粉草15g, 7제.

경과: 복약 후 혈당은 현저하게 떨어졌고 계속해서 7제를 처방했다.

고찰: 당뇨병은 消渴症에 속한다. 本例의 辨證은 腎陰不足·氣陰兩虛에 속하므로 六味地黃丸과 黃耆·天花粉의 가감을 썼다. 처방 중의 凉粉草는 脣形科의 식물 仙草 Mesona chinensis Bentham로 기초연구에서 혈당강하작용이 있음이 확인되었다.

六味地黃丸은 신경과 혈액계통에 대하여 확실한 영향이 있고, 실험에서 本方은 동물의 신경계와 성선기능을 개선시키며 적혈구의 당대사를 정상으로 회복시키는 효과가 있음이 증명되었다. [『中醫內科雜誌』1964, (4):310]

六味地黃丸은 정상의 마우스에서 체중을 증가시키고 유영시간을 연장시키는 등 체력을 증강시킬 수 있을 뿐 아니라, N-nitrosoamino acid ethyl로 유발한 마우스의 前癌狀態 유발률을 저하시키며, 화학물질로 발암시킨 동물의 脾臟에서 림파소절이 발생하는 부분(胚中心)의 증식을 활발하게 한다. 이에 따라 腫瘤를 이식한 초기에는 단핵구·마크로파지계의 탐식활성을 증강시키고 擔癌動物의 혈청알부민/글로불린비를 높이며 생존기간을 연장시킨다. 이로부터 本方은 주로 생체의 항암능력을 조절해서 扶正去邪하는 효과가 있음을 추측할 수 있다. [『新醫學雜誌』1977, (7):41]

최근의 in vitro에서 세포면역법-림프세포전화시험과 활성화반시험에 의한 실험연구를 통하여 초보적인 증명이지만 六味地黃丸·蔘附湯 등은 모두 세포성면역반응에 대하여 다양한 정도의 촉진작용을 가짐이 밝혀졌다.

택사탕류(澤瀉湯類)

택사탕(澤瀉湯)『金匱要略』

| 方藥組成 | 澤瀉15g, 白朮6g. |

단미의 藥理연구

❖ 澤瀉 ❖ ───

본 품은 澤瀉과 식물인 澤瀉 *Alisma orientale* (Sam.) Juzep의 塊莖이다.

✤『神農本草經』의 記錄

「味甘寒, 主風寒濕痺, 乳難, 消水, 養五臟, 益氣力, 肥健」

· 風寒濕痺: 즉 류머티스성관절염을 말한다.

· 乳難: 通乳 즉 乳腺의 분비를 촉진한다.

· 消水: 즉 利水를 말하는데, 利水藥의 대부분은 通乳하는 작용이 있다.

✤ 張仲景의 應用의 考證

『本經疏證』:「水飮의 病으로는 重症의 腹水腫脹뿐 아니라 輕症의 경우에도 위로는 喘咳·動悸·眩暈·口渴·嘔吐가 있고 아래로는 腸鳴·下痢·小便不利 등이 있다」. 이것은 病因이 水에 속하는 경우 消水하는 방법으로 치료할 수 있지만, 水飮에 의하지 않는 病의 경우에도 그 원인을 풀어주면 병은 치료된다. 鄒氏는 또「『傷寒論』『金匱要略』에서 澤瀉를 쓰는 처방이 여섯 개가 있는데, 그중 猪苓·茯苓과 병용하고 있는 것은 五苓散·猪苓湯이고, 茯苓과 병용하고 있는 것은 腎氣丸·茯苓澤瀉湯인데, 둘 다 없는 것은 牡蠣澤瀉散·澤瀉湯의 두 처방이다. 두 처방이 主治하는 것은 하나는 腰以下에 水氣가 있는 경우이고, 또 하나는 心下에 支飮이 있어서 眩暈이 있는 것이다.」본 품의 利水作用은 대단히 확실하다.

❖ 後世醫家의 應用

『名醫別錄』:「…消渴, 淋瀝(배뇨통·빈뇨·배뇨곤란)을 치료하고, 膀胱·三焦의 停水를 몰아낸다.」

『本草綱目』:「濕熱을 제거하고 痰飮을 순환시키며 嘔吐·下痢·疝痛·脚氣를 그치게 한다.」

錢仲陽은 『金匱要略』의 金匱腎氣丸에서 附子·肉桂를 빼서 六味地黃丸을 만들었지만, 이것은 腎陰을 滋補하는 주요한 방제이다. 補하는 중에 瀉가 있고 瀉하는 작용을 補하는 중에 포함한 通補開合하는 방제이다. 그중 澤瀉는 泄腎利濕하는 작용이 있고, 熟地黃 등의 滋補腎陰藥을 配合하면 補하여도 滯하지 않는다. 후세의 本草書는 澤瀉가 陰分의 不足을 補하는 것으로 생각하고 있다. 李東垣도 또 澤瀉에 利水補陰하는 작용이 있다고 설명하고 있는데, 六味地黃丸이 消渴淋瀝 등의 증을 치료하는 것은 澤瀉와 관계가 있을 가능성이 있다.

현대의 약리연구에 의하면 본 품은 혈당치를 내려준다. 고대의 「消渴」은 당뇨병에 해당한다. 본 품은 당뇨병에 쓰일 뿐 아니라 혈중의 지질도 내려주고 혈중 콜레스테롤의 증가를 억제하여 항지방간작용을 가지므로, 이 처방은 고지혈증의 치료와 중상동맥경화의 치료에 가능성을 보이는 약물이다.

澤瀉는 비교적 이상적인 利尿藥으로 腎經의 火를 배출할 뿐 아니라 膀胱의 熱도 내려줄 수 있다. 『金匱要略』의 澤瀉湯은 본 품에 白朮을 配合한 것으로 心下의 支飮에 쓸 수 있다. 또 하나의 처방은 澤瀉·白朮을 丸劑로 만든 것으로 茯苓을 引經藥으로 써서 濕熱의 腫脹을 치료할 수 있다. 濕熱은 기름에 小麥粉을 넣은 것 같이 濕과 熱이 서로 섞여있는 것 같아서 단순한 利濕으로는 효과가 없고 반드시 淸熱利濕하여야 한다. 澤瀉는 瀉熱하면서 利濕

하는 작용도 있고 濕熱을 분별해서 치료하는 약이므로, 薏苡仁·茯苓·白朮 등을 配合하면 작용은 더욱 확실해진다.

❖ 澤瀉의 藥理作用

① **이뇨작용:** 초산나트륨을 건강인과 토끼의 피하에 주사하면 요소와 콜레스테롤이 혈관 내에 체류하는 현상이 보인다. 澤瀉는 이러한 혈관 내 체류현상을 경감시키는 효과가 있고, 건강인의 尿량을 증가시키며 요소와 염화나트륨의 배설을 유리하게 한다.

② **지질대사에 대한 작용:** 澤瀉의 물과 벤젠추출액은 항지방간작용이 있고 혈중의 콜레스테롤을 輕度로 저하시킨다. 토끼에서 실험적으로 유발된 동맥의 죽상경화를 완화시키는 경향이 있다.

임상에서는 이미 澤瀉片이 고지혈증을 개선시키는 긍정적 결과가 나오고 있다. 또 관상동맥의 혈류량을 증가시키므로 고지혈증 환자에서 心絞痛이 있을 때 쓰기에 적당하다.

③ **혈당강하작용:** 실험적으로 고혈당을 유발한 토끼에 본 품의 추출액을 주사하면 輕度의 혈당강하작용이 나타난다.

④ **항균작용:** 본 품의 추출물은 황색포도상구균·결핵균에 대하여 억제작용이 있다.

適應症

心下에 支飮이 있고 머리에 뭐를 둘러쓴 것 같은 眩暈이 있는 경우 澤瀉湯이 主治한다.

方解

尤在涇說: 「水飮의 邪가 淸陽의 위치에 上昇해서 冒眩을 일으킨다. 冒라는 것은 昏冒해서 의식이 명확하지 않고 머리에 모자를 쓴 것 같은 것이고, 眩이라는 것은 눈이 돌아서 눈앞이 어두워지는 것이다.」

이로부터 볼 때 澤瀉湯은 心下의 支飮이 停滯해서 淸陽이 上昇하지 못하고 濁音이 上逆해서 眩暈을 일으키고 있는 것을 치료하는 방제이다. 처방중의 澤瀉는 滲濕利水하여 標를 치료한다. 白朮은 補脾利水하여 本을 치료한다. 標本을 겸하여 고려하므로 補瀉를 동시에 行하는데, 飮을 풀어주고 痰을 제거하면 冒眩은 자연히 그치게 된다.

應用

本方은 冒眩症 및 內耳性眩暈(메니엘씨병)을 치료하는데 효과가 있다.

증례 201

환자: 何OO, 여성, 42세.

증상: 환자는 본래 內耳性眩暈이 있고, 최근 3일간 眩暈發作이 있었다. 사물이 회전하고 머리에는 뭐를 둘러쓴 것 같으며 嘔吐痰涎을 동반하고 食慾不振·胸悶이 있었다. 舌胖大하고 苔白膩滑하며 脈은 沈弦하였다.

처방: 辨證은 澤瀉湯의 冒眩症으로 澤瀉湯加味를 투여하였다.

澤瀉24g, 白朮12g, 五味子9g, 半夏12g, 茯苓9g, 生薑3片, 5제.

경과: 복약 후 眩暈은 곧 그치고 6개월 후 추적조사에서도 재발은 없었다.

고찰: 本例는 內耳性眩暈으로 苔白膩滑하고 脈沈弦한 것은 心下(胃를 가리킴)에 支飮이 있기 때문으로 陽氣가 눌리고 陰邪가 上部를 덮어서 冒眩이 된 것이다. 따라서 澤瀉湯과 小半夏加茯苓湯을 쓰는데, 支飮이 없어지면 胃가 편안해지고 眩暈은 없어진다. 처방 중의 五味子는 耳源性眩暈에 효과적인 약물이다. 현대의 약리연구에 의하면 五味子는 중추신경계에 대하여 현저한 흥분작용이 있고 겸하여 대사를 촉진하며 시각·청각 등의 감각기의 감수성을 높이는 작용이 있다.

증례 202

환자: 韓○○, 여성, 41세.

증상: 환자는 耳源性眩暈이 한 달에 두 번 정도 나타나고, 발작 시에는 앉거나 서도 안정이 안 되며, 주위의 사물이 회전하고 심한 경우에는 嘔吐가 나오기도 하였다. 본래 기관지염이 있어서 白色의 痰이 많고 食慾不振·下痢가 있었다. 舌苔는 白膩潤하고 脈은 弦滑하였다.

처방: 澤瀉湯·苓桂朮甘湯·二陳湯加味를 투여하였다.

澤瀉24g, 茯苓12g, 桂枝9g, 白朮9g, 半夏9g, 陳皮6g, 五味子9g, 甘草3g.

경과: 위 처방을 7제 복용 후 眩暈은 크게 감소되었고, 다시 7제 투여하여 모든 증상이 없어졌다.

고찰: 본안의 證은 痰濕中阻에 속하고 淸陽不昇·濁音不降·頭目眩暈·座立不穩·惡心嘔吐·食慾不振이 있는 것으로 치료에는 蠲飮化痰하는 것이 좋다. 本方은 실제로 澤瀉湯·苓桂朮甘湯·二陳湯合五味子이다. 澤瀉·茯苓으로 化濕行水하고, 苓桂朮甘湯으로 痰飮을 溫化하며, 半夏를 配合하여 燥濕化痰하고, 陳皮로 理氣去痰하는데, 諸藥의 상호작용으로 痰飮을 변화시키고 水濕은 자연히 없어지게 되므로 痰飮에 의한 眩暈에 효과가 없을 수 없다.

황토탕(黃土湯)『金匱要略』

方藥組成	甘草9g, 乾地黃9g, 白朮9g, 附子9g, 阿膠9g, 黃芩9g, 灶心黃土60g.

단미의 藥理연구

❖ 灶心黃土(伏龍肝)* ❖ ──────

본 품은 오랫동안 풀과 나무로 불을 지핀 아궁이 바닥의 중심부의 그을린 黃土로 灶心黃土라고 칭하는데 별명은 伏龍肝이라고 한다.

> *伏龍肝은 도시에는 별로 없다. 灶心土가 없는 경우는 赤石脂를 대용할 수 있다.『神農本草經』에 의하면「赤石脂는 泄痢·腸癖·膿血便·靡爛·下血·赤痢를 主治한다.」

❖ 張仲景의 應用의 考證

伏龍肝은 溫中攝血하는 작용이 있다. 張仲景은 下血과 先便後血의 症에 대하여 附子·阿膠·乾地黃과 함께 사용했는데,『金匱要略』의 黃土湯과 비슷하다.

❖ 後世醫家의 應用

『名醫別錄』:「婦人崩中·吐血을 치료하고 기침과 略血을 그치게 하며, 酢로 調整하면 癰腫毒氣를 제거한다.」

『本草蒙筌』:「流行性疫病을 없애고 安胎하는 작용이 있다. 부드럽게 가루 내어 물로 복용한다.」

『本草綱目』:「心痛狂癲을 치료한다. 임신 중의 태아를 보호하고 제반 瘡瘍을 치료한다.」

『**本草備要**』:「中焦를 調整하고 止血하며 去濕消腫하는 작용이 있다.」

伏龍肝의 味는 辛하고 性은 溫寒하며 溫中攝血의 효능이 있고, 虛寒性의 大便下血·吐血·鼻出血·婦人崩漏 등의 증상에 적용한다. 또 和胃止嘔하는 작용이 있어서 脾胃의 虛寒에 의한 氣逆反胃와 姙娠惡阻에도 적용한다. 그 외에 溫中澁腸止瀉의 효능이 있어서 脾虛로 慢性下痢가 오랫동안 그치지 않는 때에도 쓸 수 있다.

적應症

- 下血·先便後血은 遠血로 黃土湯이 주치한다.
- 下血·手足煩熱이 있으면서 不眠하는 경우.

方解

先便後血을 遠血이라고 칭하는데, 遠血의 대부분은 脾陽不足에 속한다. 中氣虛寒에 의해 攝血할 수 없으므로 黃土湯으로 치료하고 溫脾攝血한다. 처방 중에 灶心黃土 즉 伏龍肝은 溫中收斂止血하고, 白朮·附子를 配合해서 溫中去寒健脾하며 脾通血하는 작용을 돕는다. 輔助藥인 地黃·阿膠로 養陰 止血한다. 黃芩 한 가지를 反佐로써 加하여 苦寒藥이 溫燥를 제약해서 지나치는 것을 막는다. 甘草는 藥을 조화시키고, 中焦를 조정한다.

應用

本方은 吐血·鼻出血·性器出血과 臟毒痔疾膿血 등이 그치지 않는 경우, 腹痛下痢와 內傷이 심해서 下血·厥冷·發汗이 있는 경우를 치료한다. 현재는 만성소화관출혈과 기능성자궁출혈이 脾陽不足에 속하는 경우에 두루 쓰이고 있다.

증례 203

환자: 楊OO, 남성, 51세.

증상: 환자는 위궤양을 이미 수년 간 앓고 있고 며칠 전에 흑색변이 있었으며, 潛血反應(3+)이 있었다. 안색은 창백하고 眩暈이 있었다. 胃는 본래 虛寒하여 따뜻하게 하거나 손으로 눌러주는 것을 좋아하였다. 四肢는 冷하고 힘이 없었다. 舌淡苔白하고 脈은 弱하였다.

처방: 黃土湯加減을 투여했다.

白朮9g, 製附子片9g, 阿膠9g(먼저 녹여서 나중에 沖服), 黃耆15g, 赤石脂30g, 炮薑6g, 党參9g, 甘草6g, 7제.

경과: 복약 후 잠혈반응은 음성으로 되고 정신상태도 개선되었다. 일상생활과 음식에 주의를 주고 재발을 예방했다.

고찰: 本例는 위궤양의 出血로 證은 脾不統血에 속하고, 白朮·附子를 써서 溫脾攝血했다. 요즘 灶心黃土는 별로 없으므로 赤石脂로 대신한다. 『神農本草經』에서는 「赤石脂는 泄痢·腸澼·膿血便·糜爛·下血·赤痢白痢를 主治한다」라고 하였고, 『傷寒論』에서는 「桃花湯은 少陰病으로 下痢와 膿血便이 있는 경우를 치료한다」라고 하였다. 本例에서는 人蔘·黃耆를 가하여 扶正固氣하고 攝血해서 脫을 막아서 효과를 신속하게 볼 수 있었다.

증례 204

환자: 戴OO, 남성, 65세.

증상: 환자는 고혈압(210/110mmHg)으로 항상 痔瘡出血이 있고 出血은 鮮紅色인데 나오기 시작하면 멈추기 어려웠다. 환자는 四肢冷症 少氣力 顔色萎黃 하였다. 舌淡苔白하고 脈弦하였다.

처방: 證은 腸風에 의한 下血로 黃土湯加減을 썼다.

伏龍肝60g, 生小薊30g, 炒槐花15g, 黃芩9g, 製附子片9g, 白朮9g, 黃耆15g, 生地黃9g, 阿膠9g, 鉤藤9g(나중에 넣는다), 7제.

경과: 복약 후 出血은 그치고 혈압은 하강했다. (180/100mmHg)

고찰: 本例의 辨證은 腸風에 의한 下血로 처방은 黃土湯加減을 썼다. 그 중 伏龍肝·生小薊·炒槐花·生地黃으로 止血하고, 附子片·黃耆·白朮을 병용하여 溫經益氣健脾하며, 地黃·阿膠로 補血養陰하여 복약 후 血便이 그치고 정신상태도 좋아졌다.

의이부자패장산(薏苡附子敗將散)『金匱要略』

方藥組成	薏苡仁8g, 附子2g, 敗醬4g.

단미의 藥理연구

❖ 敗醬 ❖

본 품은 마타리과의 다년생초본식물 마타리 *Patrinia scabiosaefolia* Fisch. ex Link., 및 뚝갈 (敗醬) Patrinia villosa (Thunb.) Juss의 全草이다.

❖『神農本草經』의 記錄

「味苦平, 主暴熱火瘡, 赤氣, 疥瘙, 疽痔, 馬鞍熱氣」

· 暴熱火瘡, 赤氣: 급성으로 피부가 發赤하는 瘡瘍을 가리킨다.

· 疥瘙: 疥瘡에 의한 瘙痒에 속한다.

· 疽痔: 癰疽痔瘡.

· 馬鞍熱氣: 古人은 승마할 때 말의 털·땀·열기에 의해 전염되는 일종의 전염병이라 생각했다.

❖ 後世醫家의 應用

『名醫別錄』:「癰腫, 浮腫을 제거한다.」

甄權說:「毒風頑痺를 치료하고 장기간의 凝血을 깨뜨리며 膿을 물로 변화시키는 작용이 있다. 産後의 諸病에 의한 腹痛을 치료한다.」

『本草綱目』:「敗醬… 排膿破血을 잘하므로 張仲景은 癰疽를 치료하는데 썼고, 古方에서 婦人科에는 모두 이것을 썼다.」

敗醬은 淸熱解毒·排膿消腫하는 작용이 있고 腸膿瘍을 치료하는 중요한 약이다. 『金匱要略』의 薏苡附子敗將散과 같이 腸膿瘍을 치료하는 것과 함께 실제로 肺膿瘍의 치료에도 넓게 응용할 수 있다.

♣ 敗醬의 藥理作用

① **항균작용:** 마타리는 황색포도상구균·B군적리균·D군적리균·장티푸스균·녹농균·대장균 등 모두에 대하여 억제작용이 있고 겸하여 항바이러스작용도 가지고 있다.

② **肝臟에 대한 작용:** 마타리는 간세포의 增生을 촉진하고 간세포의 변성을 방지한다. 그 결과 문맥순환을 개선하고 간세포의 재생을 가속화하며, 逸脫酵素·ZTT·TTT를 저하시킨다. (*일탈효소: 세포의 염증이나 괴사가 있을 때 혈중으로 일탈되는 효소)

適應症

腸膿瘍에서 내부에 膿이 이미 완성되어 있고, 肌膚甲錯·腹部皮膚急이 있으며, 누르면 부드럽게 부어있고, 脈數한데 惡寒이 있는 경우.

方解

처방 중의 薏苡仁은 利濕하고 腫毒을 풀어주어 主藥이 된다. 敗醬은 排膿破血하는 輔助藥이다. 辛熱한 성질의 附子로 鬱滯한 氣를 돌려준다. 모두 병용하면 排膿消腫하는 작용이 있다.

應用

本方은 전신의 瘡疥·皮膚不仁한데 痛痒이 없는 경우를 치료하고 鵝掌風도 치료한다.

증례 205

환자: 顧OO, 남성, 52세.

증상: 환자는 1년 전부터 胸水가 있었고, 한 병원의 흉부외과에서 개흉수술을 권유받았으나 가족이 받아들이지 않았다. 진찰해보니 환자는 顔色이 蒼白하고 疲勞倦怠·畏寒·微熱 (37.8℃)이 있고, 舌紅少苔 脈弦細하였다.

처방: 薏苡附子敗將散과 葶藶大棗瀉肺湯加減을 투여했다.
党參9g, 黃耆15g, 附子片6g, 薏苡仁15g, 敗醬30g, 魚腥草30g, 鴨跖草30g, 葶藶子15g, 桃仁9g, 冬瓜子15g, 大棗14g, 7제.

경과: 복약 후 정신상태는 호전되고 微熱은 없어졌으며, 계속해서 7제를 처방한 후 桃仁·冬瓜子를 빼고 14제 처방하여 완전히 치유되었으며 (胸水 배양에서 세균이 없었음), 13년 후 추적조사에서도 재발이 없었다.

고찰: 本例는 正虛邪實이므로 党參·黃耆에 附子片을 配合해서 溫陽益氣하고 扶正하였다. 敗醬草에 桃仁과 冬瓜子를 配合해서 破血하고 膿을 변화시키며 瘀滯를 풀어주었다. 보조약인 魚腥草·鴨跖草로 淸熱解毒하였다. 佐使藥인 葶藶大棗瀉肺湯으로 瀉肺하고 逐邪하였다. 本方은 扶正과 逐邪를 동시에 行하며 標治와 本治를 겸하여 시행한 것으로 만족할만한 치료효과를 얻을 수 있었다.

오매환류(烏梅丸類)

오매환(烏梅丸) 『傷寒論』

方藥組成	烏梅480g, 細辛180g, 乾薑300g, 黃連500g, 當歸120g, 附子180g, 蜀椒120g, 桂枝180g, 人蔘180g, 黃柏180g.

*상기 비율로 丸을 만드는데 원방의 비율을 고려해서 가감하여 탕전하여 복용해도 좋다.

단미의 藥理연구

❖ 烏梅 ❖ ──

본 품은 장미과의 목본식물인 매실나무 *Prunus Mume* (Sieb.) Sieb. et Zucc의 미성숙한 과실이다.

❖ 『神農本草經』의 記錄

「氣味酸溫平澀. 主下氣, 除熱, 煩滿, 安神, 止肢體痛, 偏枯不仁, 死肌, 去靑黑痣, 蝕惡肉」

· 主下氣, 除熱, 煩滿, 安神: 『本草經疏』에서는 「經에 이르기를 熱로 인한 氣의 손상이 있고 邪氣가 胸中에 客하여 있다. 氣가 上逆하여 煩滿하고 心이 불안하게 되어 있다. 烏梅의 味는 酸한데 浮熱한 것을 收斂하고 氣를 받아서 근원에 돌아가게 하는 작용이 있어서 下氣를 主로하고 熱과 煩滿을 제거해서 安心시킨다.」

· 蝕惡肉: 피부의 궤양과 켈로이드에 대하여 烏梅炭을 外用한다.

❖ 後世醫家의 應用

『名醫別錄』: 「下痢를 그치게 하고 唾液을 증가시켜서 口乾을 치료한다.」

『本草拾遺』: 「口渴을 그치게 하고 … 嘔吐를 그치게 하며 寒性과 熱性의

下痢를 없앤다.」

『**本草綱目**』:「斂肺澁腸해서 慢性咳嗽·下痢·反胃·噎膈·蛔厥吐痢를 치료한다.」

『**現代實用中藥**』:「淸凉性의 解熱藥으로 驅蟲·殺菌·鎭咳·去痰하는 작용이 있고, 蛔蟲症의 嘔吐·腹痛 및 세균성의 腸炎·煩熱·口渴·嘔吐·下痢를 치료한다.」

烏梅의 味는 酸澁하고 性은 溫하여 斂肺止咳·殺蟲作用이 있다. 급·만성열병에 쓰이고, 口渴·乾咳를 그치게 하며, 결핵의 發熱盜汗·만성장염·下痢 및 회충에 의한 厥冷 등에 쓰인다.

❖ 烏梅의 藥理作用

① **항균작용**: 알코올 또는 뜨거운 물로 추출한 액은 시험관 내에서 황색포도상구균·디프테리아균·장티푸스균·파라티푸스균·고초균·B군적리균·대장균·녹농균·변형균·인형결핵균에 대하여 억제작용이 있다. 모창백선균·면상표피선균·석고양소아포선균에 대하여서도 억제작용이 있다.

② **장관운동억제작용**: 烏梅의 煎劑는 적출한 토끼의 腸에 대하여 억제작용이 있다.

③ **항알러지작용**: 烏梅는 기니픽의 단백알러지와 히스타민쇼크에 대하여 대항작용이 있다.

適應症

蛔蟲으로 厥冷하면 蛔蟲을 吐한다. 지금 환자가 안정되어 있어도 나중에 다시 煩躁한 것은 臟寒한 것인데, 蛔蟲이 상승해서 胸膈에 들어갔기 때문에 煩躁한 것이다. 잠시 안정해 있으면 증상이 없어지지만 식사를 하면 토하고 또 煩躁한 것은 회충이 식사의 냄새를 맡고 나와서 환자가 그것을 토하게 된다. 회충에 의한 厥冷은 烏梅丸으로 主治하고, 또 慢性下痢도 主治한다.

方解

柯韻伯說:「蛔蟲은 酸味로 안정되고 辛味에 의해 잠복하며 苦味에 의해 下降한다.」

本方은 蛔蟲에 의한 厥冷(蚘厥)을 치료하고, 烏梅·蜀椒·黃連 세 약재는 각각 極酸·極辛·極苦의 主藥이다. 蛔厥症은 上熱下寒·寒熱錯雜하므로 細辛·桂枝·乾薑·附子를 쓰고, 辛開하는 川椒로 보조해서 臟寒을 치료한다. 黃柏을 쓰고 黃連으로 보조해서 苦降泄熱한다. 党參·當歸로 氣血을 補하고 正氣가 虛한 것도 고려한다. 本方에는 安蛔하는 작용 뿐 아니라 安胃하는 작용도 있다.

應用

本方을 安蛔할 목적으로 사용할 때는 大黃을 써서 蟲體의 瀉下를 돕는다. 本方은 담도회충에도 유효하다. 구충약인 苦楝根皮와 使君子 등을 가하면 驅蟲力이 더욱 강해진다. 또 本方은 寒熱錯雜으로 正氣가 虛한 慢性下痢(만성이질)·만성장염·과민성장염·만성특이성궤양성대장염·崩漏·慢性反胃嘔吐 등에 대하여도 확실한 치료효과가 있다.

증례 206

환자: 史OO, 여성, 29세.

증상: 환자는 궤양성대장염을 이미 2년간 앓고 있고 항상 腹痛이 있었다. 대변은 진흙 같고 1일 3~4회 있으면서 간혹 出血도 있었다. 몸이 마르고 쇠약하며 안색은 창백하고 四肢는 冷하며 脈沈細하였다.

처방: 證은 脾虛한 慢性下痢에 속하고 烏梅丸에 준하여 처방하였다.
烏梅9g, 訶子6g, 乾薑5g, 炮附子塊9g, 黃連3g, 黃柏9g, 党參15g, 當歸9g, 鐵莧菜15g, 5제.

경과: 3제 복용 후 下痢는 그치고 제반 증상은 모두 없어졌다.

고찰: 本例는 慢性下痢이므로 烏梅·訶子로 固澀止瀉하고 附子와 乾薑으로 溫脾助陽하였다. 党參·當歸로 氣血을 補益하고 모든 약재가 공

통적으로 脾胃의 흡수기능을 조정한다. 黃連·黃柏으로 清熱解毒하고, 鐵莧菜는 止血과 止痢하는 작용이 있다. 단 3제의 약으로 慢性下痢가 완전히 치유되었다.

증례 207

환자: 張OO, 여성, 13세.

증상: 환자는 안색이 萎黃하고 腹痛發作을 반복하며 통증은 배꼽 주위에 있을 때가 많았다. 공복감이 있고 항상 惡心이 있었다. 口脣粘膜에 작은 點狀의 白斑이 있고 舌尖과 양측에는 붉은 작은 点刺가 있었다. 脈은 細弱하였는데 洋醫는 蛔蟲病이라 진단했다.

처방: 烏梅丸과 大黃을 병용했다.

烏梅丸120g을 每回 9g씩 1일 2회 복용한다. 따로 大黃粉4.5g을 頓服한다. 7제.

경과: 복약 후 회충을 20마리 정도 배출했다. 위 처방을 계속해서 복용해서 치유되었다.

[연구]

실험연구결과 烏梅丸에는 회충을 직접 사멸하는 작용은 없지만 회충을 마취하는 작용이 있고 회충의 활동을 억제하는 작용이 있다. 다만 담도조영 전에 烏梅丸 탕제를 복용시키면 조영제는 신속하게 Oddi괄약근을 통과해서 십이지장으로 유출되는 것을 볼 때 烏梅丸에는 확실히 Oddi괄약근의 이완확장작용이 있음을 알 수 있고, 이에 따라 회충을 담도에서 십이지장으로 나오게 해서 담도회충증을 치료할 수 있다.

烏梅湯을 복용하면 烏梅에 담낭을 수축시키는 작용이 있음이 담낭조영과 초음파검사를 통하여 증명되고, 烏梅의 양이 많으면 작용은 더욱 현저해진다. 烏梅 單味보다는 複方이 더 강한데 이는 複方의 공동작용을 설명하고 있다. [『中成藥研究』1983, (9):19]

정력대조사폐탕류(葶藶大棗瀉肺湯類)

정력대조사폐탕(葶藶大棗瀉肺湯)『金匱要略』

| 方藥組成 | 葶藶子9g, 大棗14g. |

단미의 藥理연구

❖ 葶藶子 ❖ ──────

본 품은 십자화과의 초본식물 파랑호(南葶藶子) *Descurrainia sophia* (linn.) Webb와 다닥냉이(北葶藶子) *Lepidium apetalum* Willd의 성숙종자이다.

✤『神農本草經』의 記錄

「味辛寒, 主癥瘕積聚結氣, 飮食寒熱, 破堅逐邪, 通利水道」

· 癥瘕積聚結氣, 破堅逐邪: 복강 내의 肝脾腫 혹은 腹水를 가리키고, 逐邪는 利水作用으로도 생각된다.

· 通利水道: 즉 利水作用.

✤ 後世醫家의 應用

『名醫別錄』:「膀胱의 水氣·잠복해서 머물러있는 熱氣·피부간의 邪水가 올라와서 생기는 안면과 눈의 浮腫을 내려준다.」

甄權說:「肺癰에 의한 氣의 상승과 咳嗽를 치료하고 喘息을 그치게 하며 胸中의 痰飮을 제거한다.」

『本草求眞』:「葶藶은 辛苦大寒하고 性이 急하여 芒硝나 大黃에 뒤지지 않는다. 肺中의 水氣와 胸悶을 크게 瀉하고 아래로 내려가서 膀胱을 순

환한다. 고로 積聚·癥結·伏留熱氣·水腫·痰癊·水喘·經閉·便塞의 重症에
이것을 써서 조절할 수 있다.」

葶藶子는 瀉肺行水하는 작용이 있고, 膈上의 水氣, 예를 들면 胸膜間의 水
氣·胸膜炎 등에 대하여 水氣를 순환시키고 脹滿을 해소하는 작용이 우수하다.
胸悶을 개선하고 咳喘을 경감시킨다. 『金匱要略』의 葶藶大棗瀉肺湯과 같이
痰飮喘咳가 있어서 눕지 못하고 전신과 안면에 浮腫이 있는 것을 치료한다.

❖ 葶藶子의 藥理作用

① **강심작용:** 葶藶子의 알코올 추출물은 디기탈리스양 작용이 있고, 개구
리의 심장에 대하여 수축기에 停止시킨다. 토끼·고양이의 심장과 고양
이의 心肺裝置·심전도에 의한 연구에서 심수축력의 증강 심박수의 저
하 전도속도의 감소에 작용하고, 쇠약한 심장의 심박출량을 증가시켜
정맥압을 저하시킨다. 임상보고에 의하면 北葶藶子末은 肺性心에 心不
全을 병발한 것을 치료할 수 있다. 일반약물에 의한 대증요법으로 감염
을 억제하면 浮腫은 消退되고 尿량은 증가하며 心不全은 경감된다.

② **이뇨작용**

③ **독성:** 비둘기의 정맥에 주사하면 최소치사량은 다닥냉이는 4.36g/kg,
파랑호는 2.125g/kg이다.

適應症

支飮 혹은 肺癰으로 痰飮이 胸膈에 鬱積하고, 肺가 實하고 氣閉하여 喘咳
가 있으면서 눕지 못하는 경우.

方解

本方은 痰水壅肺를 치료하는 약제로 처방 중의 葶藶子는 瀉肺平喘의 主
藥이다. 大棗는 中焦를 완화시키고 健脾하며, 葶藶子의 急한 성질을 억제하

고 正氣의 손상을 막는 佐藥이다. 痰水가 제거되면 喘咳·浮腫은 자연히 치료
된다.

應用

소아의 浮腫·膈上의 水飮으로 辨證이 喘鳴胸滿에 속하는 것 모두를 치료
한다.

증례 208

환자: 王OO, 남성, 48세.

증상: 환자는 3년 전부터 咳喘이 있어왔고 가을과 겨울에 발작이 비교적
심했다. 최근의 발작 때에는 咳喘胸悶이 있고 거위소리 같은 호흡음
이 있었다. 가래는 많으나 기침은 나오지 않고 눕기 힘들었다. 식사·
수면에 영향이 있었다. 舌苔는 白膩하고 脈은 滑數한데, 洋醫는 만
성기관지염의 급성발작으로 진단하였다.

처방: 치료는 宣肺豁痰定喘하는 것이 좋고, 葶藶大棗瀉肺湯·射干麻黃湯
加減을 썼다.
葶藶子9g, 射干9g, 麻黃9g, 款冬花9g, 五味子6g, 枳實6g, 川厚朴
9g, 大棗24g, 7제.

경과: 복약 후 喘息은 안정되고 가래도 줄어들었으며 누울 수 있게 되었다.
계속해서 5제 처방해서 치유되었다.

고찰: 本例는 痰飮에 의한 喘鳴으로 胸悶이 있어서 葶藶大棗瀉肺湯을 쓸
수 있는 肺實證이다. 또 肺氣가 通하지 않고 痰飮이 막혀있어서 거
위소리와 같은 호흡음이 나는 것이다. 射干麻黃湯으로 喘咳와 거위
소리를 치료하고, 枳實·厚朴의 조합으로 胸悶을 풀어주었는데, 처방
과 증이 맞아서 병은 완전히 치유되었다.

『金匱要略』說:「肺膿瘍으로 喘症이 있고 눕지 못하는 것은 葶藶大棗瀉肺湯이 主治한다.」

喩嘉言說:「이것은 肺膿瘍에 대하여 중요한 처방이다. 肺에 膿瘍이 생겨서 肺를 瀉하지 않으면 다른 방법이 무엇이 있겠는가? 그러나 오랫동안 지속되어 膿瘍이 이미 완성되어 있는 경우에는 瀉法은 무익하고, 오래 되어서 肺氣가 이미 저하되어 있으니 瀉法을 쓰면 오히려 손상을 입게 된다. 다만 血이 滯하여 膿이 아직 완성되지 아니한 때에는 급히 瀉肺하는 방법을 쓰지 않으면 그 사람의 表證이 裏部로 들어가 버린다. 병세에 따라 조절을 잘 하면 효과를 볼 수 있다.」

本方은 肺膿瘍에 膿이 미완성된 實證에 적용하고, 千金葦莖湯과 같은 淸熱解毒排膿하는 약재를 配合하여 치료효과를 증강시킨다. 膿이 이미 완성된 경우에는 적당하지 않다.

후박생강반하감초인삼탕류(厚朴生薑半夏甘草人蔘湯類)

후박생강반하감초인삼탕(厚朴生薑半夏甘草人蔘湯)『傷寒論』

方藥組成	厚朴24g, 生薑6片, 半夏9g, 炙甘草6g, 人蔘3g.

適應症

- 發汗 후 腹部의 脹滿이 있다.
- 胸痞·腹滿·嘔吐·氣上逆이 있고 食欲이 없는 경우.

方解

尤在涇說:「發汗 후 表邪가 풀려도 복부가 창만한 경우 發汗過多에 의해 陽이 손상되고 氣가 막혀서 돌지 않는다. 이때 아무렇게나 補하면 안되는데, 虛를 補하면 氣가 더욱 막혀버린다. 또 攻하는 것도 소용이 없는데 攻하면 陽氣가 더욱 손상된다. 故로 人蔘·甘草·生薑으로 陽氣를 돕고 厚朴·半夏로 滯한 기운을 돌려주어 補와 虛를 겸하여 시행하는 방법이 된다.」

應用

本方은 癨亂·赤痢가 그친 후 腹部脹滿하여 식사를 할 수 없거나 혹은 평상시 噯氣·呑酸·心下堅滿이 있는 것 모두를 치료한다. 辨證은 胃의 虛證으로 脹滿嘔吐가 있는 것을 主治한다.

증례 209

환자: 黃OO, 남성, 49세.

증상: 환자는 지난 해 2월부터 咽喉部에 뭐가 막힌 듯한 협착감이 있었다. 심한 때는 胸痛이 있고 頸椎部에 약간의 퇴행성변화가 있었다. 咽部

는 充血되어 있다. 舌苔는 白하고 根部는 두텁고 濕潤하며 脈은 弦細하였다.

처방: 厚朴生薑半夏人蔘湯加減을 썼다.

川厚朴9g, 姜半夏9g, 栝樓皮9g, 嫩蘇梗9g, 竹茹9g, 陳皮6g, 玄蔘9g, 麻勃3g, 党參9g, 甘草6g, 5제.

경과: 복약 후 咽部가 通하는 느낌이 오고 제 증상은 경감되어 계속해서 3제 처방했다.

고찰: 本例는 梅核氣로 中脘의 氣滯에 의해 순환하지 못하고 咽部에 막힌 느낌이 있으므로 厚朴生薑半夏甘草人蔘湯加減을 썼다. 咽喉部의 充血이 있어서 玄蔘·麻勃 등으로 利咽하며 嫩蘇梗으로 理氣暢中한다. 川厚朴과 栝樓皮를 配合해서 胸滿脹痛을 치료하였는데, 약과 증이 맞아서 병은 신속하게 개선되었다.

38. 인진호탕류(茵蔯蒿湯類)

인진호탕(茵蔯蒿湯)『傷寒論』

方藥組成	茵蔯蒿30g, 山梔子15g, 大黃9g.

단미의 藥理연구

❖ 茵蔯 ❖ ──

본 품은 국화과의 식물 사철쑥 *Artemisia capillaris* Thunb의 뿌리를 제외한 어린 싹이다.

❖『神農本草經』의 記錄

「主風濕寒熱邪氣, 熱結黃疸」

- 主風濕寒熱邪氣: 風濕이라고 하면 여기서는 風濕病의 의미가 아니라 外感邪氣에 의한 惡寒發熱을 말한다. 최근 약리연구에서 茵蔯에는 해열작용이 인정되고 있다.
- 熱結黃疸: 熱結에 의한 黃疸을 가리키는데, 아마도 張仲景이 말한 瘀熱에 의한 黃疸을 가리키는 것으로 보인다.

❖ 張仲景의 應用의 考證

張仲景이 黃疸을 치료할 때 아무 때나 茵蔯을 쓰는 것이 아니라 반드시 熱이 중심인지 濕이 중심인지를 감별할 필요가 있다. 熱이 중심으로 黃疸이 있거나 혹은 머리에 약간 땀이 나면서 소변이 잘 나오는 黃疸인 경우에는 梔子柏皮湯을 쓸 수 있다. 濕이 중심으로 小便不利와 口渴이 있으면서 물을 마시려 하는 것은 瘀熱이 裏部에 있는 것으로 茵蔯蒿湯을 쓸 수 있다. 表證에 의한 黃疸의 경우 張仲景은 麻黃連翹赤小豆湯으로 解表와 利尿를 시켜서 病邪를 배출하였다. 『金匱要略』에서 張仲景은 茵蔯五苓散을 쓰고 있는데 이것은 五苓散을 가하여 茵蔯의 이뇨작용을 강화시키는 것이며 黃疸을 소변으로 배출하려는 것이다. 이상의 처방을 張仲景은 陽黃에 쓰고 있고 陰黃인 경우에는 茵蔯四逆湯을 쓰고 있다.

✤ 後世醫家의 應用

『名醫別錄』: 「全身黃疸·小便不利를 치료하고 頭部의 熱을 제거하며 癥瘕를 없앤다.」

『大明本草』: 「유행성열병에 의한 發狂, 頭痛眩暈, 風邪에 의한 目痛, 말라리아를 치료한다.」

『本草拾遺』: 「關節을 通하게 하고 熱滯를 없애며 傷寒에 쓰인다.」

모두에서 茵蔯은 利尿泄熱에 쓰이지 않음이 없음을 설명하고 있다.

吳又可는 茵蔯蒿湯이 黃疸을 치료하는 것은 主藥이 大黃으로 그 다음이 山梔子이며 그 다음이 茵蔯이라고 인식하고 있다. 우리도 그 의견과 같은데 黃疸은 濕熱이라고 인식하고 있고 濕熱의 대부분은 염증이다. 만약 大黃을 主藥으로 쓰지 않으면 茵蔯을 써도 증상을 경감하기만 하고 병을 제거할 수는 없다. 반드시 大黃을 써서 淸熱消炎하고, 山梔子로 補佐하며, 그 다음으로 茵蔯으로 利尿退黃한다. 治證은 治病보다 중요한데 우리는 茵蔯을 주로 黃疸 치료의 보조제로 쓰고 있다.

✤ 茵蔯의 약리작용

① **담즙분비 촉진작용**: 본 품의 성분인 6,7-Dimethyoxy coumarin ·chlorogenic acid·caffeic acid는 모두 동물의 담즙분비를 촉진하고 담즙중의 담즙산과 빌리루빈의 배출량을 증가시킨다. 사염화탄소로 肝손상을 유발한 랫드에서 담즙분비를 증가시키는 작용이 있다. 함유되어

있는 hydroxybenzyl은 이담작용이 있다.

② **해열작용:** 본 품의 煎湯液을 인공적으로 발열시킨 토끼에 내복시키면 확실한 해열작용이 있다. 그러나 이러한 해열작용은 비교적 약하다.

③ **항바이러스작용:** 茵蔯의 煎湯液은 인플루엔자바이러스에 대하여 억제작용이 있고 力價는 1:490이다. 茵蔯의 알코올추출액의 力價는 1:2,800 ~ 1:16,000이다. 임상상 인플루엔자바이러스의 억제에 현저한 효과가 있다.

④ **항균작용:** 茵蔯의 煎湯液(1:100)은 인형 및 우형결핵균에 대하여 억제작용이 있고, 茵蔯蒿의 휘발유는 황색포도상구균·적리균·용연균 등의 성장을 억제한다. 또 capillin은 피부에서 일부 병원성진균의 성장을 억제한다.

⑤ **기타:** 茵蔯에 함유되어있는 6, 7-Dimethyoxy coumarin은 개화기의 것이 가장 많다. 보고에 의하면 6, 7-Dimethyoxy coumarin은 平喘 및 止咳作用이 있다.

適應症

- 傷寒 7~8일에 몸이 귤색이고 小便不利·腹部脹滿이 있는 경우.
- 땀이 머리에만 있고 목 이하에는 없으며 小便不利·口渴不慾飮한 경우, 瘀熱이 裏部에 있기 때문에 반드시 전신에 黃疸이 나타난다.
- 穀疸病으로 惡寒發熱·食欲不振·食後眩暈·心胸不安感이 있고 黃疸이 오래 지속되는 경우.

方解

무릇 황달형간염의 초기에는 모두 濕熱이 本이 되는데, 둘 중에서는 熱이 本이고 濕이 標이다. 치료에는 淸熱을 주로 하고 利濕이 그 다음이 된다. 淸熱에는 消炎解毒하는 작용이 있고 利濕에는 通利小便하는 작용이 있어서 黃疸의 제거를 촉진하는 작용이 있다. 利濕은 淸熱을 돕는 작용이 있는 것

으로 本을 치료하는 것은 아니다. 明代의 吳又可는 茵蔯蒿湯을 말하고는 있
으나, 大黃을 황달치료의 主藥으로 해서 茵蔯蒿湯의 용량을 변경하여 大黃
15g, 山梔子6g, 茵蔯3g으로 해서 쓰고 있다. 또「大黃을 빼면 山梔子·茵蔯을
써도 本을 잊고 標를 치료하는 것이 되어 효과가 적다. 혹은 茵蔯·五苓散을
쓰면 退黃을 못할 뿐 아니라 小便도 不利하게 된다.」吳又可의 이 說은 임상
경험에서 확인된 것이다. 우리도 이 의견과 같고, 大黃을 茵蔯蒿湯의 主藥으
로 해서 많게는 24~30g까지 쓴다. 황달형간염은 바이러스가 本으로 간염은
標이다. 치료는 바이러스의 해결이 本이 되고 황달 치료는 標가 된다. 황달
의 치료는 또 간염치료가 本이다. 茵蔯蒿湯 중에서 大黃은 本에 해당하는 간
염바이러스에 대한 主藥이다. 만약 茵蔯蒿를 主藥으로 하면 利小便에 의한
退黃이 本이 된다. 만약 利小便이 本이라면 간염바이러스의 치료는 標가 되
고 本末이 전도되어버린다. 약리학에서의 보고에 의하면 大黃은 간염바이러
스의 치료에 유효한 약물로 活血去瘀作用도 있으나 이것은 茵蔯에는 미치지
못하는 것으로 임상에서도 증명되고 있다.

[應用]

本方은 급성간염·만성간염·담낭염·담석증·렙토스피라에 의한 황달 등이
濕熱에 속하는 경우 및 肝硬變에 黃疸을 동반하는 경우 모두에 本方을 가감
해서 응용한다.

증례 210

환자: 盛OO, 남성, 37세.

증상: 환자는 급성간염으로 GPT는 1,000단위, 胸悶·食欲不振·腹部脹滿이
있고, 尿는 赤色으로 量이 적었다. 右季肋部의 불쾌감이 있고, 舌苔
는 白하며 脈은 弦細하였다.

처방: 茵蔯蒿湯加味를 투여한다.

生大黃9g, 山梔子9g, 茵蔯蒿15g, 澤瀉9g, 大腹皮9g, 蒼朮9g, 全栝

樓15g, 田基黃15g, 對座草30g, 7제.

경과: 본안은 濕重型의 黃疸로 標本 모두를 치료하기 위해 茵蔯蒿湯加味를 투여하였다. 大黃에 田基黃·全栝樓를 配合해서 간염바이러스를 억제하여 이것이 治本이 된다. 茵蔯蒿에 對座草·大腹皮·澤瀉를 配合해서 利水하여 黃疸을 물러가게 하니 이것이 治標하는 것이 된다.

고찰: 복약 후 GPT는 500단위로 하강하고, 病狀은 현저하게 호전되며, 계속해서 7제를 복용하여 완전히 치료되었다.

증례 211

환자: 康OO, 남성, 32세.

증상: 환자는 1주 전에 갑자기 中脘部位에 脹滿과 불쾌감이 있고 發熱은 38.5℃ 정도 되었다. 4일간 양약을 복용해서 熱은 내렸지만 안구결막과 피부에 黃疸이 출현했다. 한 병원의 검사에서 GPT가 300단위, 황달지수가 80단위로 황달형간염으로 진단받고 입원치료 중이다. 食欲不振·嘔吐가 있고 소변색은 짙은 茶色이며 대변은 3일간 나오지 않았다. 舌紅苔黃하고 脈弦數하였다. 證은 濕熱과 重症의 黃疸에 속한다.

처방: 茵蔯蒿湯·梔子柏皮湯加味를 투여한다.
生大黃18g. 山梔子15g, 田基黃15g, 黃柏9g, 木通9g, 川黃連6g, 茵蔯蒿30g, 仙茅根30g, 7제.

경과: 1제 복용 후 대변이 곧 통하고 소변도 나오게 되었다. 1주간 치료 후 전신의 황달은 감소되고 胸悶·煩躁·惡心도 개선되었으며 GPT는 70단위로 황달지수는 40단위로 되었다. 大黃의 양을 줄이고 健脾利濕하는 약물을 가하여 계속해서 14제 복용한 후 황달은 완전히 물러가고 황달지수는 10단위로 GPT는 30단위로 되었다. 식욕도 증가되고 입원한지 3주 후에 퇴원하였다.

고찰: 본안은 급성간염으로 濕熱 중에서도 심한 유형에 속하여 大黃·黃柏·

川黃蓮·山梔子 등 淸熱解毒하는 약을 많이 썼다. 田基黃은 姜春華 先生이 간염에 상용하는 主藥으로 淸熱解毒利濕하는 작용이 있다. 이상의 5가지 약재가 간염치료의 근본이 된다. 利膽藥物로 大黃·山 梔子·茵蔯 등을 쓰고, 利水에는 茵蔯·木通·仙茅根을 썼으며, 大黃으로 通便하여 黃疸을 二便으로 배출시켰다.

증례 212

환자: 魯OO, 남성, 38세.

증상: 환자는 급성간염으로 안구결막은 黃染되고 눈의 모세혈관도 약간 充血되었다. 어제 鼻出血·脇痛이 있었고 舌紅脈弦하며 GPT는 150 단위였다.

처방: 茵蔯蒿湯 및 四逆散加味를 투여한다.

大黃9g, 牧丹皮9g, 赤芍9g, 柴胡9g, 大靑葉9g, 枳殼9g, 茅花9g, 山 梔子9g, 茵蔯蒿30g, 茅根30g, 甘草6g, 7제.

경과: 복약 후 황달은 물러나고 鼻出血도 그치며 GPT는 80단위로 저하되었다. 계속해서 7제 처방하여 치유되었고 1년 후 추적조사에서도 재발은 없었다.

고찰: 본안은 熱이 중심인 황달형간염에 脇痛을 겸하여 있으므로 茵蔯蒿 湯 및 四逆散加味를 투여하였다. 大黃에 柴胡·大靑葉을 配合해서 간염바이러스를 억제하고 GPT를 저하시켜서 治本으로 삼았다. 본 안은 血熱이 重하여 牧丹皮에 赤芍·大靑葉·山梔子를 配合해서 淸熱凉血하였다. 仙茅와 山梔子의 配合은 止血作用을 가져서 鼻出血을 치료하고, 仙茅根과 茵蔯蒿의 配合은 利濕退黃하여 治標가 된다. 標本을 겸하여 치료하고 처방이 증에 맞으니 낫지 않음이 있겠는 가?

증례 213

환자: 何OO, 여성, 50세.

증상: 환자는 39℃의 高熱이 있고 급성담낭염이 발작되어 돌연 우상복부
통이 나타나서 손을 댈 수 없을 정도였다. 안구결막의 黃染·口苦·咽
乾·嘔吐黃水하고 때때로 惡寒·腹脹滿이 있으며 대변은 3일 동안 보
지 못하였다. 舌紅하고 舌苔는 根部가 黃色이며, 脈은 弦數하였다.

처방: 이것은 濕熱이 蘊結된 것으로 茵蔯蒿湯 및 大柴胡湯加減을 쓴다.
生大黃9g, 柴胡9g, 黃芩9g, 生山梔子9g, 茵蔯30g, 金錢草30g, 虎杖
9g, 枳實9g, 半夏9g, 生薑3片, 大棗8g.

경과: 5제로 증상은 경쾌해졌다.

고찰: 本例는 濕熱內蘊에 의한 肝의 疏泄失調로 痰이 通降하지 못하고 鬱
滯해서 化熱한 것이다. 故로 疏肝과 利膽을 겸하고 淸熱解毒·通裏
攻下를 치료원칙으로 삼아 茵蔯蒿湯合大柴胡湯加減을 써서 병리에
맞게 하였으므로 효과가 신속하게 나타났다.

증례 214

환자: 方OO, 여성, 55세.

증상: 환자는 담낭결석증으로 顏目黃色·食欲不振·消瘦하고 右季肋部의
疼痛이 兩肩胛部로 放散하였다. 舌根에 黃膩한 苔가 있고 脈이 弦
急하였다. 膽道排石湯 비슷하게 茵蔯蒿湯加味를 투여하였다.

처방: 生大黃9g, 山梔子9g, 柴胡9g, 虎杖9g, 鬱金15g, 茵蔯蒿30g, 大葉金
錢草30g, 7제.

경과: 복약 후 황달이 물러나고 다른 증상도 현저히 호전되었다.

고찰: 담낭결석에 의해 일어나는 황달로 폐색성황달에 속한다. 膽道排石
湯에 준하여 利膽·理氣·疏肝·排石泄熱해서 치료한다. 天津醫藥雜
誌의 보고에 의하면 茵蔯蒿湯은 구성약재 전부를 사용하는 것이 필
수적으로 그렇게 하면 利膽排石작용이 나타난다.

증례 215

환자: 梁OO, 남성, 41세.

증상: 환자는 이미 4년간 만성간염을 앓고 있었다. 안색은 어두운 黃色이고, 1분간의 빌리루빈대사는 0.27이며 총빌리루빈은 1.9였다. 畏寒하고 四肢冷하며 腹脹이 있고 便은 泥狀이었으며 음식 맛을 알지 못했다. 혀는 胖大하고 苔는 黃膩하며 脈은 弱하였다. 脾虛寒濕이 있어서 茵蔯四逆湯加減을 썼다.

처방: 大黃6g, 茵蔯15g, 山梔子6g, 附子9g, 乾薑4.5g, 大腹皮9g, 茯苓9g, 甘草6g, 7제.

경과: 복약 후 황달은 감퇴되고 畏寒은 호전되었다. 계속해서 7제 복용하여 예후를 개선하였다.

고찰: 本例는 陰黃으로 脾虛에 의한 寒濕이 運化되지 못하고 膽汁이 肌肉에 外襲해서 일어났다. 또 陽虛의 증상이 명확하므로 茵蔯四逆湯으로 溫養健脾利濕하여 만족할만한 치료효과를 얻었다.

증례 216

환자: 王OO, 여성, 49세.

증상: 환자는 간장병을 14년간 앓고 있었다. 14년 전에 肝腫大를 발견하였고, 당시 A/G비는 역전되어 있었다. 다만 GPT는 정상이었고 간생검에서는 遷延性肝炎(만성간염)이라 진단되었다. 3년 전부터는 GPT 검사에서 5번 상승이 나타났는데 평균 400단위 이상이었으며, 단백 전기영동에서는 γ-glubulin이 27.5%로 나타났다. 1개월 전부터 腹脹이 시작되고, 3일 전부터 腹水가 보였다. 권태감이 있고 안색이 어두우며 안구결막이 黃染되고 몸이 야위어졌다. 腹水는 중등도로 浮腫이 약간 있었다. 口脣은 紅色이며 舌苔는 黃色을 띄었고 食欲은 不振하였다. 1주간 50% 포도당·glucuronolactone을 투여했지만 腹水와 食欲은 개선되지 않았다. 2일 전의 간기능은 sGPT 324단

위, ZnTT 35.5단위, A/G 비 역전, γ-glubulin 35, AKP 13.5, γ-GTP 15.7, AFP(-), 초음파소견상 간은 검상돌기하 2.5cm, 脇下 1.5cm 정도로 腫大되고 내부의 치밀도가 저하되어 있었으며 소결절상으로 보였다. 脾腫(-), 복수는 평균 1cm였고 치료는 化瘀軟堅·益氣利水 하였다.

처방: 製大黃9g, 桃仁9g, 蟅蟲3g, 鈴蟲10匹, 對座草30g, 田基黃30g, 炮山 甲6g, 龜甲15g, 黃耆15g, 黑大豆60g, 7제.

2診: 입원 제7일. 腹水는 消退되고 下肢浮腫도 없으며 食欲不振·下肢脫 力·黃疸은 여전하였다.

처방: 利水에 의한 黃疸의 치료를 강화하였는데, 위 처방에 茵蔯·鬱金 各 30g, 延胡索9g을 가하여 14제 투여하였다.

3診: 입원 제21일. 腹水는 소실되고 식욕과 정신상태는 양호하게 되었으 나, 肝부위는 아직 아프고 鼻出血이 있으며 전일까지 3일간 發熱이 있었다. 活血化瘀軟堅·利水益氣滋陰으로 치료하였다.

처방: 製大黃9g, 桃仁9g, 蟅蟲3g, 生山梔子9g, 茵蔯30g, 田基黃30g, 對座 草30g, 茅根30g, 黃耆9g, 炮山甲6g, 黑大豆60g, 11제.

4診: 입원 제35일. 밤에 검상돌기 아래에 疼痛이 있었으나 肝 부위의 통증 이 심하지는 않았다. 대변은 1일 2~3회 정도 무르게 보았다. 입원 제 41일에 시행한 간기능검사에서는 sGPT 65단위, ZnTT 36단위, A/ G=3.3/4.9로 나타났다.

처방: 진통작용을 강화하기 위해 위 처방에 延胡索9g을 가하여 14제 처방 하였다.

5診: 입원 제56일. 추위로 관절통이 있고 肝의 疼痛·動悸·惡夢이 많았고, 전일 시행한 검사에서는 sGPT가 40단위 이하, ZnTT는 26단위였다.

처방: 鎭痛安神하는 작용을 강화하기 위해 위 처방에 川芎6g, 茯神9g을 가하여 14제 처방하였다.

경과: 위 처방의 가감으로 8개월 치료한 후 腹水는 소실되고 안색이 어두

웠던 것도 맑아졌으며 안구결막의 黃染도 완전히 없어졌다. sGPT는 324단위에서 정상으로 하강하고, ZnTT는 36단위에서 11단위로 되었으며, γ-glubulin은 35%에서 21%로 되었다.

고찰: 본안은 黑疸로 진단에서는 肝硬變에 의한 腹水에 속한다. 본안의 치료과정에 있어서 活血化瘀利水와 扶正益氣養陰藥을 병용하여 攻補 倂用하였다. 下瘀血湯과 茵蔯蒿湯加減을 쓴다. 下瘀血湯(製大黃·桃仁·蟅蟲)은 우리가 肝硬變에 의한 腹水에 쓰는 기본방으로 임상효과가 비교적 좋다. 炮山甲·黑大豆에는 알부민을 증가시키는 작용이 있고 A/G비를 조정하고, 炮山甲에는 γ-glubulin을 저하시키는 작용도 있다. 茵蔯蒿湯은 전체적으로 이담작용이 있고, 또 茵蔯에 鈴蟲·對座草·茅根·黑大豆 등을 가하여 利水作用을 강화시키며 腹水와 黃疸을 없애고, 大黃과 田基黃 등의 配合은 GPT를 하강시키는 작용이 있다. 人蔘·黃耆로 益氣하고 玄蔘·鱉甲으로 養陰하며 생체의 면역기능을 높인다. 이러한 약을 모두 써서 黃疸은 물러나고 腹水가 없어졌으며 환자는 건강을 회복하였다.

연구

최근의 보고에 의하면 茵蔯蒿湯 중에 쓰이고 있는 生大黃은 製大黃보다 이담작용이 강하고 효과가 신속하게 나타난다. 煎湯할 때에 大黃을 나중에 넣어서 짧은 시간 달이면 오래 달이는 것보다 이담작용이 강하다. 大黃의 용량이 많으면 적을 때보다 膽汁의 流量이 많다. 실험연구에서 山梔子는 單味로는 이담작용이 있지만 大黃의 이담작용을 減弱시키기도 한다. 茵蔯과 大黃은 공동으로 이담작용이 있다. 셋을 비교하면 茵蔯蒿의 이담작용이 가장 강하다. [『中醫雜誌』1982, (7):72]

담낭의 수축에 대하여 보자면, 茵蔯에는 확실한 이담작용이 있지만 담낭을 수축시키지는 못한다. 山梔子는 輕度로 수축시키고 大黃은 전혀 수축시키지 않는다. 茵蔯과 山梔子를 配合하면 山梔子의 작용이 나타나고, 여기에

大黃을 가하면 담낭은 강력하게 수축된다. 이로부터 茵蔯蒿湯은 반드시 전부를 사용하여야 효과가 가장 우수함이 증명된다. [『天津醫學雜誌』1960, (1):4]

사염화탄소로 랫드에 급성간손상을 유발한 실험에서 茵蔯蒿湯 및 각 구성약재는 간손상의 예방과 치료작용이 있음이 관찰되었다. 실험결과 약물치료군은 대조군에 비하여 간세포의 종창·ballooning·지방변성·괴사 모두를 다양한 정도로 경감시켰다. 간세포 내에 축적된 글리코겐과 RNA의 함유량은 회복되어 정상에 가깝게 되고, 혈청 GPT는 현저하게 하강되었다. 이것은 茵蔯蒿湯의 退黃하는 작용과 간염치료에 있어서의 기전을 이해하는 기초적인 자료가 되고 있다. [『山西醫學雜誌』1975, (3):79]

자감초탕류(炙甘草湯類)

자감초탕(炙甘草湯) 『傷寒論』

方藥組成	炙甘草12g, 人蔘6g, 乾地黃30g, 桂枝10g, 阿膠6g, 麥門冬10, 麻子仁20g, 生薑3片, 大棗20g.

適應症

- 생활에 지장은 없으나 結代脈이 나타나고 動悸가 있어서 두근두근 거리는 경우.
- 虛勞不足으로 發汗·胸悶·脈結代·動悸가 있는 경우. (활동에 지장은 없지만 100일이 지나기 전에 급변해서 11일 이내에 사망하는 경우도 있다.)
- 肺膿瘍으로 침이 많이 흐르고 胸部의 違和感이 있는 경우.

方解

柯韻伯說:「張仲景은 脈이 약한 경우 芍藥을 써서 滋陰하고, 陽虛한 경우에는 桂枝를 써서 通陽하며, 甚하면 人蔘을 가하여 脈을 강화시킨다. 이렇게 脈이 약한데 地黃·麥門冬을 쓰지 않은 것은 傷寒論의 방법이 扶陽을 중시하기 때문인가 아니면 補陰하는 방법이 다르기 때문인가? 이것은 心虛로 인한 脈結代로 生地黃을 君藥, 麥門冬을 臣藥으로 써서 眞陰을 강하게 補하고 있고 이에 따라 滋陰하는 길이 열리기 때문이다. 地黃·麥門冬은 味甘氣寒하여 움직이게 하는 藥은 아니다. 반드시 人蔘·桂枝로 通脈하고, 生薑·大棗로 營衛를 조화시키며, 阿膠로 補血하고, 麻子仁으로 潤腸하며, 甘草로 급히 내려가지 않도록 緩和하고, 淸酒로 신속하게 상행하도록 하면 內外가 조화되고 動悸는 안정되며 脈은 회복되기 때문이 아닐까?」

本方은 주로 津涸燥煩의 證에 쓰인다. 麥門冬으로 煩熱을 치료하고 潤肺止咳하여 肺熱에 의한 口渴·胸中煩熱에 쓰인다. 人蔘 혹은 党參을 써서 益

氣生津하고, 生地黃으로 淸熱養陰하며, 阿膠로 補血養陰한다. 本方은 전체적으로는 淸潤調補하지만, 桂枝 한 가지로 經脈을 유동시키고, 麻子仁 한 가지가 油性의 緩下藥으로 胃腸을 滋潤하며, 이로써 영양이 개선되면 제반 증상은 자연히 치료된다.

應用

무릇 肺膿瘍의 虛勞失血·바이러스성심근염·관상동맥질환·류머티스성심장병으로 動悸·氣短·脈結代가 있으며, 辨證이 氣血兩虛에 속하는 경우에는 모두 본 처방을 가감해서 응용할 수 있다.

증례 217

환자: 錢OO, 남성, 52세.

증상: 환자는 3년 전부터 처음에는 眩暈과 不眠이 있다가 나중에 動悸가 나타나는 증상이 지속되고 있었다. 여름이 되면 動悸는 악화되고 口乾·發汗·五心煩熱·面赤火昇이 있었다. 舌質은 紅色이고 苔가 없으며, 脈은 細하고 結代하면서 數하였다. 洋醫의 검사에서는 동성빈백이 빈발되었다.

처방: 生脈散과 炙甘草湯加減을 쓴다.
党參15g, 麥門冬12g, 五味子9g, 炙甘草12g, 桂枝9g, 丹蔘15g, 生地黃15g, 麻子仁9g, 阿膠9g(熔化冲服), 生薑3片, 大棗20g, 黃酒30g(넣어서 달임), 물로 달여서 복용하고 7제 처방했다.

고찰: 本例는 생각을 많이 해서 心脾를 손상하고, 氣虛에 의해 生血할 수 없으며, 氣血兩虛가 되어 神志不安과 심박이상을 일으키고 있다. 치료는 益氣滋陰·養血寧心한다. 生脈散과 炙甘草湯加減을 썼는데, 복약 후 結代한 脈은 개선되고 14제 계속해서 복용하여 심전도가 정상으로 되었다.

40. 황련아교탕류(黃連阿膠湯類)

황련아교탕(黃連阿膠湯)『傷寒論』

方藥組成	黃連6g, 黃芩6g, 芍藥6g, 鷄子黃 2개, 阿膠9g(熔化冲服).

適應症

傷寒 少陰病에 邪가 熱로 바뀌어 心陽이 亢盛하고 陰血이 消耗되며 心神不寧·煩躁不眠한 경우.

方解

柯韻伯說:「이것은 少陰의 瀉心湯이다. …病이 少陰에 있고 心中煩이 있어서 눕지 못하는 경우, …黃芩·黃連을 써서 心火를 직접 식혀주고, 阿膠를 써서 腎陰을 補하며, 鷄子黃은 黃芩·黃連을 도와서 心을 瀉하고 心血을 補한다. 芍藥은 阿膠를 도와서 腎陰을 補하고 陰氣를 收斂시킨다. 心腎相交하면 水昇火降한다. 이것은 扶陰瀉陽의 방법을 변화시킨 滋陰和陽의 방제이다.」

應用

本方은 雜病인 心腎不交에 의한 不眠症·陰虛內熱·心下痞·虛煩不眠·咽燥口乾·喀血 등을 치료한다.

증례 218

환자: 陳OO, 여성, 37세.

증상: 환자는 과로하고 스트레스를 많이 받아 불면증이 생겨서 밤새도록 잠들지 못하는 경우도 있었다. 최근 眩暈·頭痛이 생겼는데 양측두부

가 현저하였다. 耳鳴·目眩이 있고 다리와 허리가 무겁게 느껴지며 힘이 들어가지 않았다. 小便頻數하고 야간에도 4~5회 소변을 본다고 하였다. 舌紅絳하고 少苔하며 脈弦細하였다.

처방: 證은 心腎不交에 속하고, 치료는 滋腎降火·交通心腎하는 것이 좋은데, 黃連阿膠湯·交泰丸과 二至丸 등을 가감하여 썼다.

黃連6g, 黃芩6g, 白芍9g, 阿膠9g(熔化冲服), 肉桂3g, 生地黃9g, 女貞實9g, 旱蓮草9g, 龍骨9g(先煎), 牡蠣30g(先煎), 3제.

경과: 복약 후 야간뇨는 감소되고 잠들 수 있게 되었지만 耳鳴·腰重·目眩이 남아있어서, 3제 계속해서 복용한 후 熟眠할 수 있게 되었고 제반 증상은 크게 개선되었다. 계속해서 2제 복용한 후 치유되었다.

고찰: 本例는 과로와 스트레스가 지나쳐서 心火가 亢盛하게 되고, 火旺에 의해 傷陰하고 心火가 下降하지 못하며 腎水가 上昇하지도 못한 것이고, 證은 心腎不交에 속한다. 水火失調가 있으므로 交泰丸을 써서 心腎을 交通시키며, 黃連阿膠湯과 二至丸으로 腎陰을 滋養하고 心火를 瀉하여 心腎相交하고 水火가 서로 交流하게 되어 不眠이 개선되었다.

41. 산조인탕류(酸棗仁湯類)

산조인탕(酸棗仁湯)『金匱要略』

方藥組成	酸棗仁18g, 甘草3g, 知母6g, 茯苓6g, 川芎3g.

단미의 藥理연구

❖ 酸棗仁 ❖ ────

본 품은 갈매나무과의 멧대추나무 *Zizyphus jujuba* Mill. var. *spinosus* Bunge의 성숙한 종자이다.

❖ 『神農本草經』의 記錄

「味酸平, 主心腹寒熱, 邪結氣聚, 四肢酸疼, 濕痺」

· 心腹寒熱, 邪結氣聚: 腹中에 惡寒發熱이 있거나 혹은 어떠한 원인에 의한 腹部의 氣가 結集된 것이라고 이해된다.

· 四肢酸疼, 濕痺: 한 가지 병을 가리킬 가능성이 있다. 濕痺는 관절의 심한 통통을 가리킨다. 鄒潤安의 說에서는 「『神農本草經』에 있는 酸棗의 主治는 酸棗의 작용을 말하고, 酸棗仁의 작용은 아니다」라고 하였는데, 이것이 옳다.

❖ 張仲景의 應用의 考證

張仲景은 酸棗仁湯을 써서 虛煩不眠·易驚·多夢 등을 치료하고 있는데, 酸棗仁이 主藥으로 川芎·知母·甘草·茯苓을 配合하고 있다.

❖ 後世醫家의 應用

『名醫別錄』:「煩躁不眠·虛汗·煩渴을 치료하고, 中焦를 補하며, 肝氣를 돕는다.」

酸棗仁은 補肝寧神하는 작용이 있어서 虛煩에 의한 不眠에 쓸 수 있고 安神에 있어서 좋은 약이다. 이외에도 斂汗作用이 있어서 虛汗에도 쓸 수 있다.

❖ 酸棗仁의 藥理作用

① **진정작용:** 酸棗仁의 煎劑를 써서 랫드에 內服 혹은 복강 내 주사하면 진정·최면작용이 인정된다. 酸棗仁은 barbital류의 약물에 의한 작용과 비슷하여 단독으로 쓰면 카페인에 의한 흥분상태에 대항한다. 生酸棗仁과 炒酸棗仁의 진정작용에 구별은 없지만, 生酸棗仁의 작용은 비교적 약하고 오래 볶으면 효과가 없다. 진정작용에는 油性 부분과 관계가 있다고 생각하는 이도 있고 水性 부분과 관계가 있다고 생각하는 이도 있다.

② **진통·항경련작용:** 熱板法에 의한 증명에서 酸棗仁의 煎劑를 체중 1kg당 5g 마우스의 복강 내에 주사하면 진정작용이 있고, strychinine에 의한 경련작용에 대항한다.

③ **熱傷에 대한 작용:** 酸棗仁은 단미로 쓰거나 혹은 五味子와 병용하면 熱傷을 일으킨 마우스의 생존율·생존기간을 연장시키고 熱傷에 의한 국소의 水腫을 경감시킨다.

適應症

虛勞에 의한 煩躁不眠은 酸棗仁湯이 主治한다.

方解

酸棗仁에는 진정작용이 있고 煩躁해서 不眠한 것을 치료하는 主藥이다.

甘草·知母를 配合해서 淸熱降火시키고, 茯苓으로 安神, 川芎을 조금 가하여 知母가 頭部의 熱을 식히는 것을 도우며 安眠의 효과를 발휘한다.

應用

本方은 만성간질환에서 煩躁不眠한 것을 치료한다.

증례 219

환자: 徐OO, 여성, 31세.

증상: 환자는 오후에 37.7℃의 微熱이 있는데 이미 2개월이나 되었고, 眩暈·脫力·不眠이 있었다. 혀는 약간 紅色이고, 脈은 弱하였다.

처방: 酸棗仁湯加減을 썼다.

菁蒿15g, 白薇15g, 知母9g, 茯神9g, 酸棗仁15g, 炙甘草3g, 7제.

경과: 복약 후 미열이 없어지고 불면증도 개선되었지만 脫力感은 아직 남았다. 위 처방에 党參9g, 黃耆9g을 가하여 7제 계속해서 처방하여 환자는 호전되고 다시 병원을 찾지 않게 되었다.

고찰: 본안의 辨證은 虛熱에 의한 煩躁·不眠으로, 菁蒿·白薇에 知母를 配合해서 虛熱을 물리치고, 酸棗仁과 茯神으로 安神鎭靜시켰다. 熱이 내리고 정신상태도 안정되었다.

42. 지실백출탕류(枳實白朮湯類)

지실백출탕(枳實白朮湯)『金匱要略』

方藥組成	枳實15g, 白朮6g.

適應症

心下部가 대접과 비슷한 크기로 딱딱하며 가장자리가 만져진다. 水飮으로 발생하는 경우 枳朮湯이 이것을 主治한다.

方解

『醫宗金鑑』:「心下部는 胃의 上脘이다. 上脘이 대접같이 딱딱하게 되고 가 장자리를 확인할 수 있으며, 때때로 크거나 작게 느껴지는 것은 水氣 때문 이며, 有形의 食滯가 아니다. 枳實을 써서 結氣를 깨뜨리고, 白朮로 水濕 을 제거하는데, 따뜻하게 하여 3회 복용하니 腹部는 부드럽게 되고 硬結 은 사라졌다.」

應用

本方은 만성위염·위확장으로 水飮이 있는 경우에 쓴다.

증례 220

환자: 張OO, 여성, 32세.

증상: 환자는 만성위확장을 앓고 있었는데, 식사 후 中脘에 脹痛이 있으며 누르면 胃部位가 膨滿하였다. 痰이 많고 食欲不振하였다. 苔는 白膩 하고 脈은 弦滑하였다.

처방: 證은 痰飮에 의한 積聚로 濕이 中焦를 막아서 치료에는 去痰蠲飮·

理氣暢中 하는 것이 좋고, 枳朮湯과 二陳湯의 加減에 따른다.

枳實12g, 白朮6g, 半夏6g, 陳皮6g, 茯苓9g, 藿香·蘇梗 각12g, 5제.

고찰: 本例는 만성위확장으로 水飮에 의한 것인데, 枳實白朮湯으로 水飮을 풀고, 二陳湯을 配合해서 理氣去痰하며, 茯苓·白朮로 健脾利濕하고, 藿香·蘇梗을 가하여 理氣暢中한다. 복약 후 복부의 脹滿이 감소되고 식욕이 증가되었으며, 계속해서 5제 처방하여 완전히 치유되었다.

43. 별갑전환류(鱉甲煎丸類)

별갑전환(鱉甲煎丸) 『金匱要略』

方藥組成	鱉甲9g, 柴胡4.5g, 芍藥4g, 厚朴2.5g, 半夏0.8g, 蜂窩3g, 鼠婦2.5g, 乾薑2.5g, 桂枝2.5g, 牧丹皮4g, 人蔘0.8g, 赤硝9g, 烏扇2.5g, 葶藶子0.8g, 瞿麥1.5g, 蟅蟲4g, 蜣蜋4.5g, 黃芩2.5g, 大黃2.5g, 石葦2.5g, 紫葳2.5g, 阿膠2.5g, 桃仁1.5g.

*위 약을 梧桐子 크기로 丸劑로 만들어서 매회 7丸 1일3회 복용한다.

단미의 藥理연구

❖ 鱉甲 ❖ ────

본 품은 척추동물 자라 *Amyda sinensis* (Weigmann)의 등딱지이다.

✤ 『神農本草經』의 記錄

「味鹹平, 主心腹癥瘕堅積, 寒熱, 去痞息肉, 陰蝕, 痔, 惡肉」

· 心腹癥瘕堅積, 寒熱: 腹中痞塊·惡寒發熱이 있거나 혹은 말라리아에 의한 肝脾腫大를 가리킨다. 『金匱要略』의 鱉甲煎丸과 같이 軟堅散結하는 작용으로 말라리아로 인한 癥瘕를 치료한다.

· 去痞息肉: 痞는 心腹의 癥瘕를 가리킨다. 息肉(폴립)은 항문에 생기고 크기가 다양한데, 항상 鮮血과 粘液이 便과 함께 배출되고 통증은 없다. 이 息肉과 「痔·惡肉」은 아마도 같은 뜻이라 생각된다.

· 陰蝕: 外陰部의 궤양증상으로 膿血便이 방울방울 떨어지고 疼痛과 瘙痒이 있으며 腫脹과 下墮感이 있다. 대부분 赤白帶下·小便淋漓 등이 있다.

『大明本草』:「癥結惡血을 풀어주고 墮胎시키며 瘡腫과 아울러 打撲瘀血·
말라리아·腸膿瘍을 없앤다.」

『本草綱目』:「완고한 말라리아·肝脾腫大를 동반하는 말라리아를 치료한
다.」

『本草求眞』:「무릇 厥陰血分의 積熱이 있고, 勞嗽骨蒸·往來寒熱·溫瘧의
말라리아·腰腹脇堅·血瘕痔核·月經困難·癰瘍瘡腫·癲癇·發疹 등의 증
상이 있는 경우에 쓰인다.」

鱉甲은 鹹寒하여 전통적으로 養陰藥으로 사용되고 있으며,『溫病條辨』의
靑蒿鱉甲湯에서와 같이 陰虛發熱에 쓰인다. 또 軟堅散結할 수 있어서『金匱
要略』의 鼈甲煎丸과 같이 만성화된 말라리아와 말라리아에 의한 肝脾腫大·
胸脇疼痛도 치료한다. 우리는 간염과 조기간경변이 있는데 陰虛內熱한 경우
의 치료에 항상 生地黃·玄蔘 등을 配合해서 쓰고 있다.

❖ 露蜂房(蜂窩) ❖ ─────
본 품은 말벌과의 어리별쌍살벌 *Polistes mandarinus* Saussure 혹은 동
속 근연곤충의 집이다.

❖『神農本草經』의 記錄
「味苦平, 主驚癇瘈瘲, 寒熱邪氣, 癲疾, 腸痔」
· 驚癇瘈瘲: 驚風에 의한 痙攣을 가리킨다.
· 癲疾: 질병 중 정신착란의 일종을 가리킨다.
· 腸痔:『諸病源候論』에서「항문 근처가 붓고 응어리를 동반하는 疼痛이
있으며 惡寒發熱해서 出血하는 것은 腸痔이다」라고 하였는데, 이는 항
문주위농양에 해당한다.

❖ 後世醫家의 應用

『名醫別錄』:「鹹, 有毒. 蜂毒·毒腫을 치료한다.」

『大明本草』:「齒痛·膿血下痢便·乳腺炎을 치료한다. 벌에 쏘이거나 惡瘡
에는 달인 액체로 씻는다.」

『證治准繩』:「蜂房膏」는 瘰癧을 치료한다.

『本草綱目』:「露蜂房은 陽明의 藥이다. 外科·齒科 및 다른 病에 쓸 경우
毒으로써 毒을 치료하는데 殺蟲하는 작용도 있다!」

역대 本草書의 기록에서 모두 露蜂房이 有毒하다고 되어 있으나, 임상보
고에서 볼 때 露蜂房은 外用뿐만 아니라 內服할 수도 있다. 본 품은 去風鎭
痙·解毒療瘡·散腫止痛하는 작용을 가지고 陽을 흥분시켜 痺症을 通하게 하
는 작용이 있다.

❖ 露蜂房의 藥理作用

① **응혈촉진작용:** 露蜂房의 알코올·에테르·아세톤추출물은 혈액응고를 촉
진시키는 작용이 있고, 특히 아세톤추출물이 가장 강력하다.

② **심장운동의 증강작용:** 아세톤추출물은 심장의 운동을 증강시키고, 利尿
와 일시적인 降壓作用을 가지고 있다.

❖ 鼠婦 ❖ ──

본 품은 절지동물 쥐며느리과 콩벌레 *Porcellis scaber* Latreille의 건조
한 蟲體이다.

❖ 『神農本草經』의 記錄

「味酸溫, 主氣癃, 不得小便, 婦人月閉, 血癥, 癏痙, 寒熱, 利水道」

· 氣癃, 不得小便: 氣癃은 淋症의 일종이다. 脾腎虛와 膀胱熱에 의한 것으

로 排尿困難과 疼痛·少腹脹滿이 확실하게 나타난다.

· 婦人月閉, 血瘕: 血瘀積滯에 의해 經絡이 막히고 無月經 등이 된다.

❖ 張仲景의 應用의 考證

張仲景은 말라리아와 癥瘕를 鼈甲煎丸으로 치료하고 있는데 본 품을 썼다.

『本經疏證』:「鼠婦는 利水에 작용하고, 白魚도 또 利水하는 작용이 있는
데, 둘 다 氣血交阻가 보인다. 다만 白魚는 寒濕이 氣를 阻塞하여 血에
파급되는 것을 主治하고, 鼠婦는 氣가 血을 막아서 濕熱이 생긴 것을
主治하므로 다른 점이 있다.」

❖ 後世醫家의 應用

『大明本草』:「有毒한데, 小便을 通하게 하고 墮胎시키는 작용이 있다.」

『本草綱目』:「만성말라리아에 의한 惡寒發熱·風邪와 蟲에 의한 齒痛·小
兒開口困難·痙攣·鵝口瘡·痘瘡에 의한 䵷(검은 사마귀)을 치료하고, 射
工毒·蜘蛛毒을 풀어주며, 蚰蜒(그리마)가 귀로 들어간 것을 치료한다.」

본 품은 瘀血을 깨뜨리고 癥瘕를 풀어주며 通經利水하는 작용이 있다. 임
상에서는 항상 下瘀血湯과 병용하고 閉經·癥瘕를 치료한다. 車前子·澤瀉와
병용하면 小便不利와 水腫을 치료한다. 鱉甲·地鱉蟲 등 軟堅散結藥과 병용
하면 말라리아에 의한 痞塊를 치료할 수 있다.

❖ 瞿麥 ❖ ───

본 품은 石竹科 瞿麥 *Dianthus superbus* Linn., *Dianthus chinensis*
Linn의 꽃이 붙은 全草이다.

❖ 『神農本草經』의 記錄

「瞿麥味苦, 寒, 主關格諸癃結, 小便不通, 出刺, 決癰腫, 明目去翳, 破胎墮
子, 下閉血」

· 關格諸癃決: 大便不通을 內關이라 하고 小便不通을 外關이라 하며 大小
便不通을 關格이라고 한다. 諸癃決은 각종의 원인에 의한 尿貯留를 가리
킨다.

· 破胎墮子, 下閉血: 본 품은 破瘀通經하는 작용이 있다.

❖ 後世醫家의 應用

『名醫別錄』:「腎氣를 기르고 膀胱의 邪를 몰아낸다.」

甄權說:「五痲을 主治한다.」

『大明本草』:「月經不通에 대하여 血塊를 깨뜨리고 排膿시킨다.」

『本草圖經』:「利小腸하는 것이 가장 중요하다.」

『現代實用中藥』:「이뇨제로 水腫과 淋病을 치료하고, 血尿·排尿痛·排尿
困難·熱感 등에 적용하며, 특히 血尿에 대하여 유효하다. 또 通經藥으
로 자궁수축촉진제이므로 妊婦에 대량으로 쓰면 流産되는 弊害가 있
다.」

瞿麥은 淸熱通淋止血하는 작용이 있다. 消炎利尿하는 작용에 의하여 급
성요로질환·결막염·咽頭炎·疔腫을 치료한다.

❖ 瞿麥의 藥理作用

① 이뇨작용: 瞿麥穗의 煎劑를 체중 1kg당 2g 胃에 주입하면 鹽水에 의해
저류된 토끼의 6시간 이내의 尿量을 156.6% 증가시키고 염화물의 배출
을 268.2%로 증가시킨다. 瞿麥의 煎劑는 마취한 개의 尿量을 1~2.5배
로 증가시키고 마취하지 않은 개에서는 尿量을 5~8배 증가시킨다.

② 항균작용: 황색포도상구균·대장균·장티푸스균·B군적리균·녹농균 모두

에 대하여 억제작용이 있다.

③ **심혈관에 대한 작용**: 瞿麥은 적출한 개구리의 심장과 토끼의 심장에 대하여 대단히 강한 억제작용을 가진다. 瞿麥穗의 煎劑는 마취한 개에 대하여 강압작용이 있는데, 이것은 심장의 억제에 의해 일어나는 것일 가능성이 있다.

④ **장관에 대한 작용**: 瞿麥의 煎劑는 腸管에 대하여 현저한 흥분작용이 있고, 실험에서 관찰하면 적출한 토끼의 腸의 긴장도가 상승된다. 마취한 개의 腸管 및 腸瘻孔의 蠕動이 증가하지만 張力에는 큰 영향이 없다.

❖ 蜣蜋 ❖ ─────

본 품은 쇠똥구리과의 쇠똥구리 *Catharsius molossus* Linn으로 속칭은 推車蟲 혹은 鐵甲將軍이다.

❖ 『神農本草經』의 記錄

「味鹹寒, 主小兒驚癇, 瘈瘲, 腹脹寒熱, 大人癲疾狂易」

· 小兒驚癇: 소아의 驚風이다.

· 大人癲疾狂易: 『難經』에 「陽이 過剩하게 되면 狂, 陰이 過剩하게 되면 癲」이라고 하였다. 따라서 癲은 陰에 속하고 대부분 虛로 기울어 환자는 조용한 경향이 많다. 狂은 陽에 속하고 대부분은 實에 치우쳐서 환자는 躁症의 상태로 움직임이 많다. 癲病이 오래되면 痰이 鬱滯해서 火로 변화되어 狂症이 출현하므로 癲症이 더 어렵고 狂症이 쉬움을 설명하고 있다.

❖ 張仲景의 應用의 考證

『長沙藥解』:「蜣蜋은 癥瘕를 잘 깨뜨리고 燥結을 풀어주는 작용이 있다. 『金匱』는 鱉甲煎丸에 이것을 쓰고 있고, 瘧病이 오래되어 瘧瘕를 형성한 것을 치료하며, 破癥하여 開結한다.」

❖ 後世醫家의 應用

『**名醫別錄**』:「有毒하고, 手足冷症·四肢浮腫·奔豚을 主治한다.」

『**藥性論**』:「小兒疳蟲을 치료한다.」

『**大明本草**』:「墮胎시키는 작용이 있고, 痓忤(發汗障害에 의해 하절기에
發熱이 지속되는 병)을 치료한다. 乾薑과 함께 惡瘡에 붙인다. 鏃(화살
촉)을 빼낸다.」

『**本草求原**』:「小兒積滯를 치료하고 흙으로 싸서 구워 먹는다.」

본 품은 破瘀·通便·定驚·攻毒하는 작용이 있다. 약리학 보고에 의하면, 蜻
蜋은 有毒하므로 대부분 外用한다. 內服은 散劑로 1~2g, 煎劑에 넣는 경우
는 약간 많아도 괜찮다.

❖ 蜻蜋의 藥理作用

『**日本藥學雜誌**』의 보고에 의하면, 蜻蜋 중의 蜻蜋毒素는 약 1%로 이 독
소는 물·알코올·클로로포름에 녹지만 에테르에는 녹지 않고, 100℃로 가열해
서 30분 경과해도 파괴되지 않는다.

① **독성**: 마우스에 주사하면 불안·불쾌한 표정을 하고 30분 후에는 痙攣發
作을 일으켜서 사망한다.

② **혈압과 호흡에 대한 작용**: 토끼에 정맥주사하면 혈압이 일시적으로 하강
한 후 상승하고 호흡이 깊어지며 호흡수가 증가된다.

③ **심장과 혈관에 대한 작용**: 적출한 개구리의 심장에 대하여 억제작용이 있
고, 개구리의 뒷다리 혈관에 주입하면 일시적인 혈관확장작용이 보인다.

④ **평활근 수축억제작용**: 토끼의 腸管과 子宮에 대하여 억제작용이 있다.

⑤ **마비작용**: 개구리의 신경근육 표본에 대하여 마비작용이 있다.

❖ 石葦 ❖ ───

본 품은 고란초과의 石葦 *Pyrrosia lingua* (Thunb.) Farwell, 噯氣石葦

Pyrrosia petiolosa (Christ) Ching, 廬山石葦 *Pyrrosia sheareri* (Bak.) Ching의 全草이다.

❖ 『神農本草經』의 記錄
「味苦平, 痒勞熱邪氣, 五癃閉不通, 利小便水道」

· 五癃閉不通: 五痳으로 해석될 수 있다. 『外台秘要』에서는 五淋을 石淋·氣淋·膏淋·勞淋·熱淋이라 하였는데, 五淋에는 모두 小便不通이 있다.
· 利小便水道: 즉 利水를 말한다.

❖ 後世醫家의 應用
『名醫別錄』:「煩躁를 그치고 氣를 내려주며 膀胱脹滿을 通하게 하고, 五勞를 補하며 五臟을 安定시키고 惡風을 없애며 精氣를 더해준다.」

『大明本草』:「排尿痛과 遺尿를 치료한다.」

『本草圖經』:「볶아서 분말로 하여 冷酒로 복용하면 背中의 瘡을 치료한다.」

『本草綱目』:「崩漏·칼에 의한 外傷을 主治하고 肺氣를 맑게 해준다.」

『本草求眞』:「淸肺行水하는 작용이 있다. 무릇 水道가 순환하지 않고 水의 上源(肺)이 失調된 경우에 이것을 써서 치료하면 肺氣를 肅降시키고 水氣를 通하게 한다. 또 淋病을 제거하여 毒을 없앤다.」

石葦는 利水·止血하는 작용이 있어서, 淋病(배뇨곤란을 동반하는 요로질환)의 排尿痛에 쓰이고, 특히 血淋(血尿를 동반하는 요로질환)에 쓰면 좋다. 근년에는 본 품을 만성기관지염의 치료에도 쓰고 있는데 효과가 있다.

❖ 石葦의 藥理作用
① **진해거담작용:** 이산화유황에 의해 일어나는 마우스의 咳嗽에 石葦추출물을 내복시키면, 확실한 鎭咳作用이 보이지만 코데인 정도는 아니다.

페놀레드법으로 시험해 보면, 石葦에 함유된 isomangiferin을 마우스
에 체중 1kg당 0.4g 복강 내 주사하거나, 3.1g을 胃에 주입하면 모두 祛
痰作用이 있다. 임상경험에 의한 증명에서 isomangiferin(내복 0.48g,
20일을 한 주기)은 비교적 좋은 鎭咳去痰하는 작용이 있다.

② **항균작용:** 石葦추출물은 인플루엔자간균에 대하여 약한 억제작용이 있
는데, 생체의 면역력을 높이고 망내계를 활발하게 하여 국소 세포의 탐
식능력을 높이는 것과 관계가 있다.

③ **백혈구증가작용:** 본 품은 화학요법과 방사선치료에 의해 감소된 백혈구
수치를 증가시키는 작용이 있다.

❖ 紫葳 ❖ ──

본 품은 능소화과 능소화 *Campsis grandiflora* (Thunb.) Loisel의 꽃이다.

✢ 『神農本草經』의 記錄

「味酸微寒, 主婦人産乳余疾, 崩中, 癥痕, 血閉, 寒熱羸瘦」

· 婦人産乳余疾: 『本草正義』에는 「『神農本草經』에서 말한 『오로지 婦人
産乳余疾을 主治한다』라는 것은 바로 幼兒를 初産해서 陰血이 이미 虛
하고 陽이 홀로 왕성한 때, 紫葳의 酸味 혹은 微寒한 氣가 좋은데, 직접
血分에 들어가서 藥力을 빌어서 이미 消耗된 元陰을 保護하고 浮游한
陽의 炎上을 收澁시킨다」라고 하는 기술이 있다.

· 崩中: 月經이 아닌 시기에 돌연 대량의 性器出血이 있는 것을 崩中이라
고 한다.

· 癥痕, 血閉: 血熱이 너무 강하여 끓는 듯하게 되어 瘀血이 만들어지고 月
經閉塞이 된다.

· 寒熱羸瘦: 血虛內熱에 의한 消瘦를 가리킨다.

❖ 後世醫家의 應用

『藥性論』:「熱證의 風邪, 風邪에 의한 癲癎, 大小便不利, 腸中의 응어리
등을 主治하고, 産後의 不定期的出血과 淋瀝을 그치게 한다.」

『滇南本草』:「皮膚瘙痒을 없애고 消風解熱한다.」

『本草綱目』:「凌霄花 및 뿌리, …手足厥陰經의 藥으로 血中의 伏火를 제
거하는 작용이 있어서 母乳와 崩漏에 관한 제반 질환 및 血熱生風의 證
을 主治한다.」

『本草經疏』:「破血消瘀의 특징이 있어서 婦人의 血氣가 虛한 경우에는
일반적으로 사용하지 않는데 특히 出産 전에는 사용하지 않는 것이 좋
다.」

본 품은 行血破瘀 및 凉血去風하는 작용이 있고, 瘀血阻滯·無月經·만성말
라리아·風疹·瘙痒 및 皮膚濕癬에 쓸 수 있다.

[方解]

『內經』:「굳은 것을 깎아내고, 積聚를 돌려준다.」

本方은 鱉甲으로 癥瘕와 惡寒發熱을 치료하고, 輔助藥으로써 大黃·芍藥·
蟅蟲·桃仁·赤硝·牧丹皮·鼠婦·紫葳로 血結을 攻逐하는데, 이러한 것들은 邪
氣가 血分에 뭉친 것을 主治한다. 厚朴·半夏·石葦·葶藶子·瞿麥·烏扇·蜂窩·
蜣蜋은 氣를 내려주고 小便을 通하게 하는 佐藥으로 邪氣가 氣分에 뭉치는
것을 主治한다. 黃芩·乾薑은 寒熱을 조절하고, 柴胡와 桂枝는 營衛를 通하
게 하며, 阿膠와 人蔘은 氣血을 調和하고, 烏扇 즉 射干은 腹中의 結氣邪熱
을 흩어준다. 赤硝는 赤山에서 나는데, 鼠婦와 병용하면 無月經·血瘕寒熱
을 치료할 수 있다. 石葦도 또 寒熱의 邪氣를 치료할 수 있고 水道를 通하게
한다. 이 처방은 小柴胡湯·桂枝湯 및 大承氣湯의 합방에서 枳實·甘草·大棗
를 빼고, 活血·化瘀·軟堅하는 鱉甲을 가하여 전체적으로는 氣血同治·寒熱倂

用·昇降結合·攻補兼施의 특효가 있다.

應用

本方은 瘧母의 치료 외에 熱病 후의 脾腫도 치료할 수 있다. 간장병에 의한 脾腫에는 약간의 효과가 있고, 주혈흡충병으로 인한 말기간경변의 脾腫에는 뛰어난 효과가 보이지 않는다.

증례 221

환자: 彭OO, 남성, 41세.

증상: 환자는 4년 전부터 만성간질환을 앓고 있고, 현재 肝脾腫大가 있으며 肝은 肋骨下 1橫指半, 脾臟은 肋骨下 半橫指 만져졌다. 兩脇脹痛·食欲不振·大便泥狀이고, 口脣·咽·舌尖이 모두 붉으며, 苔는 白하고 脈은 細弦하였다.

처방: 健脾疏肝·活血理氣에 따라 四逆散加味와 鼈甲煎丸을 병용한다. 柴胡9g, 延胡索9g, 白芍9g, 枳殼9g, 甘草6g, 丹蔘9g, 牧丹皮6g, 連翹9g, 神麴6g, 5제, 따로 鼈甲煎丸6g을 2회 분복한다.

경과: 복약 후 현저한 개선이 있었고 계속해서 5제 처방했다. 그 후 鼈甲煎丸만을 약 1개월 복용시켰다. 洋醫의 내과적 검사에서 肝脾腫大는 현저하게 축소되었다.

고찰: 本例는 肝脾腫大가 있고 이것은 만성간장병에 의한다. 처음에 四逆散加味로 健脾疏肝·活血理氣하였다. 다음으로 鼈甲煎丸으로 癥瘕積聚의 증상을 공격하여 치료효과가 현저하게 나타났다.

증례 222

환자: 楊OO, 여성, 43세.

증상: 환자는 삼일열말라리아가 발작하여 이미 수개월 계속되고 있고, 左脇下로 딱딱한 脾腫이 느껴지며 瘧母가 이미 형성되어 있었다. 혀에

는 瘀斑이 있고 脈은 細弦하였다. 우선 瘧을 그치게 하고 계속해서 鱉甲煎丸을 투여하여 標本을 겸하여 치료했다.

처방: 太子參9g, 柴胡9g, 黃芩9g, 常山9,g 草果3g, 3제.

경과: 복약 후 말라리아발작이 그치고, 매일 아침저녁으로 鱉甲煎丸6g을 복용시킨 결과 3주 후에 脾腫은 현저하게 축소되었다.

고찰: 本例는 삼일열말라리아의 발작으로 寒熱往來가 있어서 小柴胡湯 절반에 常山·草果를 가하여 瘧을 그치게 하고 이것을 治本으로 삼았다. 말라리아발작이 그친 후 鱉甲煎丸으로 化瘀攻堅하고, 瘧母·癥瘕를 치료하였는데 이것을 治標로 삼았다. 先本後標에 의해 病이 치료되지 않는 것이 없다.

44.   대황감수탕류(大黃甘遂湯類)

대황감수탕(大黃甘遂湯)『金匱要略』

方藥組成	大黃9g, 甘遂6g, 阿膠6g.

단미의 藥理연구

❖ 甘遂 ❖ ────

본 품은 大戟科 甘遂 *Euphorbia kansui* Liou의 뿌리이다.

✤『神農本草經』의 記錄

「甘遂味苦寒, 主大腹疝瘕, 腹滿, 面目浮腫, 留飮宿食, 破癥堅積聚, 利水
穀道」

· 大腹疝瘕, 腹滿: 腹水의 증상.

· 面目浮腫: 胸膈 上部의 水飮의 증상.

· 利水穀道: 二便을 通利시킨다.

✤ 張仲景의 應用의 考證

『藥徵』:「利水를 主로 하고 겸하여 痙攣痛·咳·煩躁·短氣·排尿困難·心下脹
滿을 치료한다.」

✤ 後世醫家의 應用

『名醫別錄』:「五水를 내려주고 膀胱에 머물러있는 熱을 흩어주며 皮膚浮
腫·腹部痞症과 熱로 인한 腫滿을 흩어준다.」

甄權說:「十二種의 水疾을 瀉해주고 痰水를 없앤다.」

『**本草綱目**』: 「腎經을 瀉하고 水濕을 풀어준다.」 또 「腎이 水氣를 主한다. 凝聚하면 飮病이 되고 넘치면 腫脹이 되는데, 甘遂는 능히 腎經의 濕氣를 瀉하여 질병의 근본을 치료한다. 과용하면 안되고 病에 들어맞으면 바로 그쳐야 한다.」

甘遂는 峻下通水하는 藥으로 腹水를 물리치기 위해서는 生甘遂粉 3分 (0.9g)을 腹部에 바르면 곧 利水作用이 나타난다. 煨甘遂는 生甘遂에 비하여 작용이 완만하므로 매회 0.9~1.5g을 丸散劑에 넣는다. 甘遂는 체격이 건장한 陽實水腫의 證에 적용하고, 大戟·莞花와 병용해서 十棗湯으로 쓴다.

❖ 甘遂의 藥理作用

① **瀉下작용:** 동물실험에 의하면 甘遂의 알코올추출액은 현저한 瀉下作用이 있어서 腸粘膜을 강렬하게 자극하고 염증에 의한 充血과 蠕動의 증가를 일으켜서 격렬한 瀉下를 일으킨다. 그 毒性이 강하여 嘔吐·腹痛·呼吸困難·血壓下降 등을 일으킨다.

② **甘遂와 甘草의 配合에 의한 약리작용:** 甘草의 용량이 甘遂와 비슷하거나 적은 경우 相反하는 작용은 없고 甘遂의 부작용을 없앨 수 있을 가능성이 있다. 다만, 甘草의 용량이 甘遂보다 많으면 相反하는 작용을 일으키고 甘草가 많을수록 毒性도 강하게 된다.

適應症

婦人의 少腹에 敦(고대의 그릇)과 같이 脹滿하고 排尿가 약간 어려운데 口渴은 없다. 産後의 경우에는 水와 血이 血室에 結聚해 있다.

方解

尤在涇說: 「周禮의 注에 『盤(소반)은 小皿(작은 그릇)을 담고, 敦은 식사를 담기 위한 옛날의 그릇이다』라고 하였다. 少腹이 敦과 같이 그득해 있는 것은 少腹이 앞으로 나와서 敦과 같이 되어 있는 것이다. 排尿困難은 病이 血에만 있는 것이 아님을 표시하고 있다. 口渴이 없는 것은 上焦 氣分의 熱이 없는 것을 표시하고 있다. 産後에 이렇게 되어서 水와 血이 결합해서 病이 下焦에 속한 것이다. 故로 大黃으로 血을 下하고, 甘遂로 水를 물리치며, 阿膠를 가하여 五濁을 제거하니 겸하여 養血하게 된다.」

|應用|

本方은 血臟腹水(간경변에 의한 복수)의 重症例에도 쓸 수 있다.

방제색인

생약색인

명의의 경방응용——상한금궤방의 해설과 증례
名醫의 經方應用——傷寒金匱方의 解說과 證例

2023년 4월 11일 1판 1쇄 발행

저자   姜春華 · 戴克敏
역자   김영철

발행인   최봉규
발행처   청홍(지상사)
출판등록 1999년 1월 27일 제2017-000074호

주소   서울 용산구 효창원로64길 6(효창동) 일진빌딩 2층
우편번호 04317
전화번호 02)3453-6111 팩시밀리 02)3452-1440
홈페이지 www.cheonghong.com
이메일   jhj-9020@hanmail.net

ISBN 979-11-91136-14-2   93510